Atlas of Sellar, Suprasellar, and Parasellar Lesions

鞍区、鞍上与鞍旁病变手术图谱

主　编　[印]纳拉亚南·贾纳基拉姆（Narayanan Janakiram）
副主编　[新加坡]达兰比尔·S.塞西（Dharambir S. Sethi）
　　　　[印]希尔比·巴蒂亚·夏尔马（Shilpee Bhatia Sharma）
主　译　汤文龙　刘庆国　王　龙
主　审　赵　曜　王镛斐
副主译　曾宪海　高大宽　石照辉
译　者　（按姓氏笔画排序）
　　　　王　巍　王柏淼　元红艳　乔晋晟　刘　永
　　　　苏常锐　苏燕东　张　珂　陈灵朝　林　鹏
　　　　林曾萍　赵九洲　胡　滨　莫梦燕　郭琇茜
　　　　唐寅达　麻晓峰　彭利艳　曾晓霞

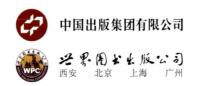

中国出版集团有限公司

世界图书出版公司
西安　北京　上海　广州

图书在版编目（CIP）数据

鞍区、鞍上与鞍旁病变手术图谱 /（印）纳拉亚南·贾纳基拉姆（Narayanan Janakiram）主编；汤文龙，刘庆国，王龙主译 . -- 西安：世界图书出版西安有限公司，2025.5. -- ISBN 978-7-5232-2002-3

Ⅰ. R651.1-64

中国国家版本馆 CIP 数据核字第 2025AY3308 号

Copyright © 2020 of the original English language edition by Thieme Medical and Scientific Publishers Private Limited, India.（由印度 Thieme Medical and Scientific Publishers 公司 2020 年英文原版授权）
Original title（原书名）: *Atlas of Sellar, Suprasellar, and Parasellar Lesions*
by（主编）Narayanan Janakiram(Editor-in-Chief)
　（副主编）Dharambir S. Sethi and Shilpee Bhatia Sharma (Associate Editors)

封面、封底图片引自原著正文第 2 章（图 2.8，P_{16}），第 6 章（图 6.2，P_{69}；图 6.40，P_{81}；图 6.55，P_{87}），第 8 章（图 8.321，P_{278}）。

书　　名	鞍区、鞍上与鞍旁病变手术图谱
	ANQU ANSHANG YU ANPANG BINGBIAN SHOUSHU TUPU
主　　编	[印] 纳拉亚南·贾纳基拉姆（Narayanan Janakiram）
主　　译	汤文龙　刘庆国　王　龙
责任编辑	张　丹　岳姝婷
装帧设计	新纪元文化传播
出版发行	世界图书出版西安有限公司
地　　址	西安市雁塔区曲江新区汇新路 355 号
邮　　编	710061
电　　话	029-87214941　029-87233647（市场营销部）
	029-87234767（总编室）
网　　址	http://www.wpcxa.com
邮　　箱	xast@wpcxa.com
经　　销	新华书店
印　　刷	西安雁展印务有限公司
开　　本	889mm × 1194mm　1/16
印　　张	26.5
字　　数	750 千字
版次印次	2025 年 5 月第 1 版　2025 年 5 月第 1 次印刷
版权登记	25-2025-028
国际书号	ISBN 978-7-5232-2002-3
定　　价	368.00 元

医学投稿　xast@163.com　‖　029-87279745　029-87285296
☆如有印装错误，请寄回本公司更换☆

谨将本书献给我的导师 Amin B. Kassam 教授、Ricardo Carrau 教授和 Dharamvir S. Sethi 教授，感谢三位老师向我传授了广博的知识。

献给我的母亲 Kalyani 和父亲 Narayanan，他们是模范父母，也是我的动力、灵感、正直、毅力的源泉。

感谢我的儿子 Sathyanarayanan J. D. 不断追求和渴望探索新的领域，这同样激励着我不断前行。

主编 / 副主编
Editor/Associate Editors

Editor-in-Chief
Narayanan Janakiram, DLO, MS

Skull Base Surgeon
Managing Director
Royal Pearl Hospital
Tiruchirapalli
Tamil Nadu, India

Associate Editors
Dharambir S. Sethi, MBBS, FRCSEd

Senior Consultant
Ear, Nose, and Throat Surgeon
Novena ENT – Head and Neck Surgery Specialist Centre
Mount Elizabeth Novena Hospital
Visiting Consultant
Department of Otolaryngology
Singapore General Hospital
Bukit Merah, Singapore

Shilpee Bhatia Sharma, MS

Consultant
Department of Otolaryngology
Royal Pearl Hospital
Tiruchirapalli
Tamil Nadu, India

主编简介
About the Author

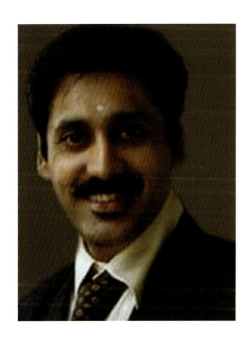

　　Narayanan Janakiram，MS，DLO，是印度泰米尔纳德邦特里奇皇家珍珠医院的常务董事。他因在颅底手术方面的工作而享誉国际，是青少年鼻咽纤维血管瘤内镜治疗领域的先驱。Janakiram博士撰写了多篇（部）与颅底手术有关的论文和图书，包括一部关于青少年鼻咽纤维血管瘤的著作和一本由Thieme出版社出版的 Step-by-Step Approach to Endoscopic Cadaveric Dissection。

原著作者
Contributors

Alberto Schreiber, MD, PhD
Consultant
Unit of Otorhinolaryngology–Head and Neck Surgery
ASST Spedali Civili Brescia
University of Brescia
Brescia, Italy

Atul Goel, MD, MCh
Professor and Head
Department of Neurosurgery
KEM Hospital and Seth GS Medical College
Mumbai, India

Babu Rajendran, MD, DMRT, DNB
Senior Consultant
Department of Radiation Oncology
Apollo Cancer Institutes
Chennai, India

Balamurugan Chinnasamy, DA
Consultant
Department of Anaesthesiology
Royal Pearl Hospital
Tiruchirapalli
Tamil Nadu, India

Beng-Ti Ang, MBBS, FRCSEd (SN)
Senior Consultant and Head
Department of Neurosurgery
Singapore General Hospital
Bukit Merah, Singapore

Bhargavi Ilangovan, DMRT, DNB, FRCR
Junior Consultant
Department of Radiation Oncology
Apollo Cancer Institutes
Chennai, India

Chaithra B. G., MS, DNB
Junior Consultant
Department of Otolaryngology
Royal Pearl Hospital
Tiruchirapalli
Tamil Nadu, India

Dharambir S. Sethi, MBBS, FRCSEd
Senior Consultant
Ear, Nose, and Throat Surgeon
Novena ENT–Head and Neck Surgery Specialist Centre
Mount Elizabeth Novena Hospital
Visiting Consultant
Department of Otolaryngology
Singapore General Hospital
Bukit Merah, Singapore

Dipen Thakkar, MS
Junior Consultant
Department of Otolaryngology
Royal Pearl Hospital
Tiruchirapalli
Tamil Nadu, India

Hira Burhan, MBBS
Resident
Institute of Neurosciences
Nobel Medical College and Teaching Hospital
Biratnagar, Nepal

Iype Cherian, MCh
Director and Chair
Institute of Neurosciences
Nobel Medical College and Teaching Hospital
Biratnagar, Nepal

Joseph Nadakkavukaran, MS
Junior Consultant
Royal Pearl Hospital
Tiruchirapalli
Tamil Nadu, India

Karunasagar Abhilasha, MS
Junior Consultant
Department of Otolaryngology
Royal Pearl Hospital
Tiruchirapalli
Tamil Nadu, India

Michel Roethlisberger, MD, FMH
Senior Consultant
Department of Neurosurgery
Faculty of Medicine
University of Basel
Basel, Switzerland
Consultant Specialist in SkullBase Surgery
Department of Neurosurgery and Otorhinolaryngology
Faculty of Medicine
University of Malaya
Kuala Lumpur, Malaysia

Murali Venkatraman, MSc, PhD
Chief Medical Physicist
Department of Medical Physics
Apollo Cancer Institutes
Chennai, India

Murugan Logamuthukrishnan, MCh
Senior Consultant
Department of Neurosurgery
Apollo Cancer Institutes
Chennai, India

Narayanan Janakiram, DLO, MS
Skull Base Surgeon
Managing Director
Royal Pearl Hospital
Tiruchirapalli
Tamil Nadu, India

Nisha Shrivastava, MS
Junior Consultant
Department of Otolaryngology
Royal Pearl Hospital
Tiruchirapalli
Tamil Nadu, India

Prepageran Narayanan, FRCSEd, FRCS (Glas), MS
Professor
Department of Otorhinolaryngology
Faculty of Medicine
University of Malaya
Kuala Lumpur, Malaysia

Puya Dehgani-Mobaraki, MD
Consultant
Unit of Otorhinolaryngology–Head and Neck Surgery
Gubbio-Gualdo Tadino Hospital
Association "Naso Sano"
Umbria Regional Registry of Volunteer Activities
Corciano, Italy

R. Bavaharan Rajalingam, DNB, FRCR
Consultant Interventional Radiologist
Managing Director
Magnum Imaging and Diagnostics Pvt. Ltd.
Tiruchirapalli
Tamil Nadu, India

Shilpee Bhatia Sharma, MS
Consultant
Department of Otolaryngology
Royal Pearl Hospital
Tiruchirapalli
Tamil Nadu, India

Vicknes Waran
Neurosurgery Division
Faculty of Medicine
University of Malaya
Kuala Lumpur, Malaysia

Vignesh G., MD, DM
Consultant Endocrinologist
Endocrine and Diabetes Centre
Tiruchirappalli
Tamil Nadu, India

主译简介
Main Translators

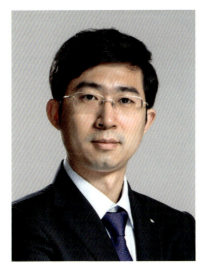

汤文龙，医学硕士，硕士研究生导师，深圳市龙岗区耳鼻咽喉医院耳鼻咽喉头颈外科医师，耳鼻咽喉头颈外科解剖培训中心负责人，深圳市耳鼻咽喉研究所解剖研究室主任，长治医学院附属和平医院颅底外科研究所副所长。意大利皮亚琴察Gruppo Otologico颅底中心访问学者，师从国际著名耳科及颅底外科专家Mario Sanna教授。任中国解剖学会耳鼻咽喉头颈外科学分会常委，中国解剖学会神经外科学分会常委，中国解剖学会临床神经解剖学分会常务委员，海峡两岸医学会神经外科专委会颅底外科学组委员，山西省医师协会神经外科分会委员，中国医药教育协会神经外科专业委员会委员。

出版专著《侧颅底显微外科解剖图谱》（2015年，人民卫生出版社），*The Temporal Bone: Anatomical Dissection and Surgical Approaches*（2018年，德国Thieme出版社），《颞骨与侧颅底手术径路图谱》（2020年，人民卫生出版社）；主译英文著作《颞骨解剖与手术径路》（2020年，世界图书出版西安有限公司），《颞骨与侧颅底显微外科手术中面神经的处理》（2020年，世界图书出版西安有限公司），《经鼻内镜颅底与脑外科手术学：手术解剖与临床应用》（2023年，世界图书出版西安有限公司），《内镜侧颅底外科学：原理、解剖与手术径路》（2025年，世界图书出版西安有限公司）。发表SCI收录及核心期刊论文8篇。举办国家级和省级继续教育学习班6期。先后主持粤港澳大湾区等基础研究课题3项。参与国家自然科学基金联合研究项目1项。从事颅脑及颅底临床应用解剖与临床应用研究10余年，擅长听神经瘤、垂体瘤等颅底疾病的治疗。入选2018年首批"三晋英才"支持计划青年优秀人才，荣获第19届"山西青年五四奖章"。

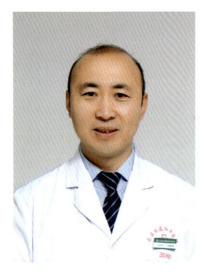

刘庆国，医学博士，硕士研究生导师，主任医师，长治医学院附属和平医院神经外科主任、颅底外科研究所所长。1996年于天津医科大学取得医学学士学位，2009年于天津医科大学取得神经外科博士研究生学位。2019年赴英国伦敦国王大学医院（King's College Hospital）神经外科研修。

任山西省医学会神经外科专业委员会常务委员，山西省医师协会神经外科医师分会常务委员，山西省医师协会创伤外科医师分会常务理事，中国医师协会长治市神经外科分会总干事，长治市医疗质量控制中心神经外科质量控制部常务委员。主要从事脑血管疾病的循证医学研究。擅长脑血管疾病外科治疗、脑和脊髓肿瘤外科治疗、三叉神经痛和面肌痉挛的显微血管减压治疗，以及颅脑损伤综合治疗。

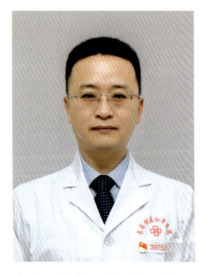

王龙，医学博士，副教授，硕士研究生导师，副主任医师，长治医学院附属和平医院党委委员、副院长，颅底外科研究所副所长。2000年于长治医学院取得医学学士学位，2008年于中南大学附属湘雅二医院取得硕士研究生学位，2015年于华中科技大学同济医学院附属同济医院取得博士研究生学位。2017年赴意大利皮亚琴察Gruppo Otologico颅底中心研修。

任山西省针灸学会脑外科专业委员会副主任委员，长治市医学会第三届神经外科专业委员会副主任委员，山西省医学会神经外科专业委员会常委，山西省医师协会神经外科分会神经脊柱专业学组委员，山西省医师协会神经外科分会委员，长治市医学会骨科专业委员会脊柱病学组常务委员、秘书长。参编、参译教材及专著5部，发表相关专业学术论文10余篇。擅长重型颅脑损伤的综合治疗、神经系统肿瘤的外科治疗、脑血管疾病的外科治疗。先后荣获"山西省五一劳动奖章""山西省首届好医师""山西省敬业奉献好人""山西省担当作为先进个人"。

译者名单
Translators

主　译　汤文龙　深圳市龙岗区耳鼻咽喉医院
　　　　　　刘庆国　长治医学院附属和平医院
　　　　　　王　龙　长治医学院附属和平医院

副主译　曾宪海　深圳市龙岗区耳鼻咽喉医院
　　　　　　高大宽　空军军医大学西京医院
　　　　　　石照辉　中山大学附属第三医院

译　者（按姓氏笔画排序）
　　　　　　王　巍　天津市第一中心医院
　　　　　　王柏森　上海交通大学医学院附属新华医院
　　　　　　元红艳　深圳市光明区人民医院
　　　　　　乔晋晟　山西医科大学第一医院
　　　　　　刘　永　南京医科大学附属脑科医院
　　　　　　苏常锐　长治医学院附属和平医院
　　　　　　苏燕东　厦门大学附属中山医院
　　　　　　张　珂　北京大学第三医院
　　　　　　陈灵朝　复旦大学附属华山医院
　　　　　　林　鹏　天津市第一中心医院
　　　　　　林曾萍　深圳市龙岗区耳鼻咽喉医院
　　　　　　赵九洲　深圳市龙岗区耳鼻咽喉医院
　　　　　　胡　滨　长治医学院附属和平医院
　　　　　　莫梦燕　长治医学院附属和平医院
　　　　　　郭琇茜　上海交通大学医学院
　　　　　　唐寅达　上海交通大学医学院附属新华医院
　　　　　　麻晓峰　南京大学医学院附属鼓楼医院
　　　　　　彭利艳　华中科技大学同济医学院附属同济医院
　　　　　　曾晓霞　深圳市龙岗区耳鼻咽喉医院

译序一
Foreword

> 凡是过往，皆为序章（What is past is prologue）
> —— 莎士比亚

历史是人类的宝贵财富，是取之不竭的知识源泉。

探寻神经外科的源头，最早记载有关钻颅术的是希波克拉底（Hippocrates，前460—前370）。此外，他还对癫痫、肺结核致脊柱畸形、脊髓压迫症、面瘫、坐骨神经痛、视力障碍、失语、瞳孔不等大、昏迷等有所论述，其专著曾被外科医生应用了2000多年。

现代神经外科始于20世纪初期，代表人物首推美国的哈维·库欣（Harvey Cushing，1869—1939），被称为"现代神经外科之父"。他长期从事脑瘤的研究，一生做了2000多例脑瘤手术，并对脑瘤进行了系统分类，大大提高了脑瘤手术的疗效。他不仅是一位杰出的外科医生，还是位博学多才、著作等身的学者，以他姓氏命名的14种手术、技术、疾病、综合征等，沿用至今。

显微神经外科是现代神经外科在20世纪60年代飞跃发展的里程碑。显微神经外科领域最负盛名者公认是土耳其的亚萨吉尔（Yasargil）。他在瑞士苏黎世成功完成了世界首例人类颞浅动脉-大脑中动脉皮层支吻合术。之后，他把显微神经外科技术应用于神经外科几乎所有领域，取得了令人瞩目的非凡成就，被誉为"显微神经外科之父"。他编著的 *Microneurosurgery*（《显微神经外科学》，共4卷6册）亦是显微神经外科领域经典中的经典，是神经外科技术和临床解剖最权威、论述最透彻的教科书之一。

虽然显微神经外科极大地提高了手术的成功率和安全性，但是显微手术仍有一些局限性，较为突出的有两点：①桶状视野，存在视野盲区；②照明度随手术区域的深度增加而逐渐减弱。而神经内镜具有广角视野、抵近观察、深部照明等优势，弥补了显微手术的不足之处。自20世纪90年代美国匹兹堡的Jho和Ricardo Carrau医生，以及意大利那不勒斯的Paolo Cappabianca和Enrico de Divitiis医生将内镜应用于颅底手术以来，纯内镜下颅底手术目前已在世界范围内被广泛应用，并且方兴未艾。我国的内镜神经外科在北京天坛医院张亚卓教授的引领下，也得到了长足发展，手术水平达到国际领先。

世界著名显微神经解剖教授Albert Rhoton一贯主张"The anatomy of the brain is the foundation of neurosurgery"（脑解剖是神经外科的基础）。汤文龙教授受此影响，师从世界著名耳显微外科及侧颅底外科大师Mario Sanna教授，早在2015年就编写并在人民卫生出版社出版了专著《侧颅底显微外科解剖图谱》，得到了业内专家的高度认可；中国科学院院士、上海复旦大学眼耳鼻喉科医院王正敏教授，中国医师协会副会长、中国神经外科医师分会会长、首都医科大学神经外科凌锋教授，以及意大利皮亚琴察 Gruppo Otologico 颅底中心主任 Mario Sanna 教授等国内外知名专家均欣然为该书作序。2018 年汤文龙教授与 Mario Sanna 教授合著的 The Temporal Bone: Anatomical Dissection and Surgical Approaches 一书由德国 Thieme 出版社出版；该书中文版《颞骨解剖与手术径路》由世界图书出版西安有限公司出版，受到了国内读者的普遍欢迎，成为青年医生在接受颞骨和侧颅底解剖实验室规范化培训中难得的实用手册。此后，汤文龙教授在国内知名出版社出版主编和主译颅底相关著作 10 部。

汤文龙教授以其精湛的手术技巧和精美绝伦的解剖学研究享誉国际。对于相同专业领域的热忱也让我们成为挚友。在一次学术交流会议上，汤文龙教授特地向我们推荐了由印度的 Narayanan Janakiram 教授主编的 Altas of Sellar, Suprasellar, and Parasellar Lesions 一书，我们都被书中大量清晰精美的手术图片和精心剪辑的手术视频所吸引。该书重点向读者传递了以下三条理念：首先，重点强调解剖的重要性，这是实施原创手术（从 0 到 1）的关键，该论点非常契合华山金垂体团队近年来积极推广的 "From the Lab to the OR（从实验室解剖到手术室临床实践）" 理念；其次，科学技术的发展进步是神经外科，特别是内镜神经外科发展的重要推动力，这一点相信国内长期从事神经内镜工作的同道都有切身体会；最后，该书还充分阐述了循证审查的重要性，提醒临床医生，充分的循证基础才能保证新技术的安全可靠及可持续发展，而非昙花一现。

相信广大神经外科同道能从这本译著中得到收获和启发，从而更好地服务于我们的患者。

赵　曜　王镛斐
2025 年 3 月

译序二
Foreword

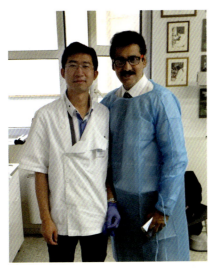

第一次遇到来自印度的 Narayanan Janakiram 教授是 2016 年 10 月在意大利皮亚琴察 Gruppo Otologico 举办的侧颅底外科学习班上。由于 Janakiram 教授和我对于颅底解剖方面有着共同的兴趣，因此在为期 5 天的学习期间，他向我展示了一系列他在内镜经鼻颅底解剖与手术方面，尤其是在青少年鼻咽纤维血管瘤内镜治疗领域所做出的惊人成就，同时也向我传授了很多他的导师 Amin Kassam 教授在内镜手术方面的理念。临别之际他告诉我正在计划写一本关于鞍区的手术图谱，而在 4 年之后，这本书终于出版了。我在第一时间购买了这本图谱的英文原著，并在世界图书出版西安有限公司的支持下着手组织进行翻译工作。

鞍区、鞍上和鞍旁相关病变的手术涉及多个学科的综合治疗和专业化的围手术期管理。本书内容非常丰富，不仅提供了大量鞍区、鞍上和鞍旁内镜手术病例，同时涵盖了内镜颅底外科解剖学、影像学、麻醉学、围手术期管理、放射治疗、传统经典显微外科入路以及多种颅底重建的技巧方法。值得一提的是，本书附带了系列内镜手术视频并带有详细的分步讲解，为更好地理解鞍区手术的手术步骤和操作技巧提供了极大参考价值。

为了高效、出色地完成这部堪称经典的著作的翻译工作，我很荣幸邀请到了国内在鼻内镜手术方面颇有造诣的中青年专家共同翻译。在此感谢参与本书翻译工作的每一位译者，感谢复旦大学附属华山医院金垂体团队的赵曜教授和王镛斐教授对本书的审阅工作并欣然作序。感谢长治医学院附属和平医院神经外科王龙教授和刘庆国教授在本书出版过程中给予的支持和帮助。

近年来，国内在经鼻内镜下颅底外科手术方面发展迅速，涌现出一批充满朝气与活力的中心团队致力于内镜手术的发展。希望通过将该著作引进并翻译分享给国内的广大同仁，能对我国内镜颅底外科的发展起到推动作用。

汤文龙
2025 年 1 月

原 序
Foreword

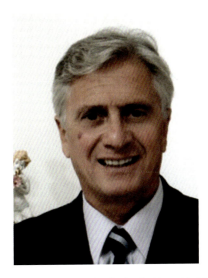

我认为这本关于内镜神经外科的书是每位从事内镜颅底手术的医生都应该阅读的专业著作。本书展示了作者多年来的手术经验，内容全面，可引导读者学习各种病变的病理学知识，内镜下切除鞍区、鞍上和鞍旁肿瘤的手术技术，以及相关的颅底重建技术。书中表达清晰，并配有非常高质量的图表、示意图、术中照片和手术视频。当我们需要在颅底，特别是针对鞍区的典型病变进行内镜手术时，我非常推荐同道阅读本书，并将其作为重要参考。在此，我要祝贺各位作者，特别是主编 Narayanan Janakiram 教授。我相信，本书的出版会使全球神经外科学界的医生和学者受益，并得到他们的高度认可。

Roberto R. Herrera, MD, PhD
Board of Director
Walter Dandy Neurosurgical Society
Chairman
Neurosurgery Department
Belgrano Adventist Clinic
Buenos Aires
Consultant Neurosurgeon
Private Rosario Hospital
Rosario, Santa Fe
Pergamino Diagnostic Institute Director
Pergamino, Buenos Aires, Argentine Republic

前言
Preface

颅底外科医生一直以来为颅底不同部位的内镜手术所深深吸引。鞍区、鞍上和鞍旁病变的治疗在技术上具有挑战性,需要严格的训练来完成这些手术并避免并发症。掌握这一完美技术的学习曲线较为陡峭,因此需要强大毅力和专注精神。

为了使这些领域的手术入路标准化,我们考虑出版一本彩色图谱,让读者清楚地了解我们在处理涉及这些复杂区域病变方面的理念。

为了应对治疗鞍区、鞍上和鞍旁病变所需的更多内镜技术的需求,我们整理了一系列精心挑选的图像,涵盖了这些区域的手术。然而,直接在手术室与经验丰富的内镜团队一起工作始终是该领域培训中不可替代的一部分。

颅底手术需要团队合作,涉及神经外科、耳鼻喉科、内分泌科、放射科、眼科和麻醉科等各专业团队之间的密切协作。在本书中,我们试图将所有这些专业带入一个共同的领域,以便读者对所处理的问题有更全面的了解。然而,无论写得多么好,也没有任何标准化的文本能够完全捕捉到外科手术的艺术和精神。因此,通过增加手术视频,展示所涉及的细微差别,以及仅靠文本或静态图像无法捕捉到的显微外科解剖,使本书成为拓展学习的宝贵工具。

本书讨论了垂体大腺瘤、颅咽管瘤、脑膜瘤以及涉及鞍区、鞍上和鞍旁的其他几种病变的内镜治疗。我们试图通过描述各种案例来标准化这些步骤,这将有助于提高读者的手术技术,从而获得良好的手术效果,且避免并发症。我们不仅收集了皇家珍珠医院(Royal Pearl Hospital)的作者经验,还收集了该领域其他几个开创性中心的作者经验。

书中描述的大多数技术都是我接受两位导师 Amin Kassam 教授和 Ricardo Carrau 教授训练的成果。他们给予了我非常专业性的指导,让我不断追求操作的灵巧、耐心和对手术细节的谨慎关注。他们帮助我深入理解了颅内解剖学,并能在手术操作过程中运用技巧,以避免这些区域手术常常面临的并发症。

希望本书能帮助颅底外科医生理解这一学科的细微差别,从而使更多患者受益。

Narayanan Janakiram

郑重声明

医学是不断更新并拓展的领域，因此相关实践操作、治疗方法及药物都有可能会改变，希望读者审查书中提及的器械制造商所提供的信息资料及相关手术的适应证和禁忌证。作者、编辑、出版者或经销商不对书中的错误或疏漏以及应用其中信息产生的任何后果负责，关于出版物的内容不作任何明确或暗示的保证。作者、编辑、出版者和经销商不就由本出版物所造成的人身或财产损害承担任何责任。

目 录
Contents

1	内镜垂体手术：我的 25 年职业生涯（1994—2019）	1
2	鞍区、鞍上区和鞍旁区解剖学	10
3	鞍区、鞍上区和鞍旁区的影像学表现	28
4	前颅底肿瘤的围手术期管理	52
5	鞍区、鞍上和鞍旁病变手术中的麻醉考量	55
6	鞍区、鞍上和鞍旁病变手术重建选择	59
6A	颞顶筋膜瓣在颅底重建中的应用	84
7	内镜入路治疗鞍区病变	86
8	内镜入路治疗鞍上病变	159
9	内镜入路治疗鞍旁病变	266
10	垂体腺瘤经鼻内镜手术的术中磁共振成像	340
11	鞍区和鞍旁病变的内镜手术：一种量身定制的手术入路	344
12	经典颅底入路治疗鞍区、鞍旁病变：相关解剖、技术和理念	361
13	鞍区和鞍旁病变的外科治疗	371
14	垂体瘤的放射治疗	377
索 引		397

视频目录
Videos

★ 扫描文中二维码即可观看本书视频

视频 7.1	垂体大腺瘤	90
视频 7.2	垂体脓肿	107
视频 7.3	纤维性垂体大腺瘤：纤维性病变	122
视频 7.4	扩展至左侧蝶窦的垂体大腺瘤	128
视频 7.5	垂体结核	135
视频 7.6	Rathke 裂囊肿 1	141
视频 7.7	Rathke 裂囊肿 2	146
视频 7.8	鞍区颅咽管瘤	152
视频 8.1	垂体大腺瘤伴鞍上扩展 1	164
视频 8.2	纤维性垂体腺瘤	169
视频 8.3	垂体大腺瘤伴鞍上扩展 2	175
视频 8.4	垂体大腺瘤伴鞍上扩展的翻修手术	182
视频 8.5	蝶骨平台 – 鞍结节脑膜瘤 1	215
视频 8.6	蝶骨平台 – 鞍结节脑膜瘤 2	220
视频 8.7	颅咽管瘤 1	231
视频 8.8	颅咽管瘤 2	238
视频 8.9	颅咽管瘤 3	243
视频 9.1	伴有肢端肥大症的垂体大腺瘤	271
视频 9.2	垂体大腺瘤伴海绵窦下内侧部受累	277
视频 9.3	垂体大腺瘤伴海绵窦上内侧部受累	280
视频 9.4	垂体大腺瘤修复手术：纤维型伴鞍旁扩展	285
视频 9.5	伴有肢端肥大症的垂体大腺瘤的修复手术	292
视频 9.6	海绵状血管瘤：海绵窦	324
视频 12.1	Dolenc 入路，第 1 部分	361
视频 12.2	Dolenc 入路，第 2 部分	361

1 内镜垂体手术：我的 25 年职业生涯（1994—2019）

Dharambir S. Sethi

引 言

自 20 世纪 80 年代以来，使用内镜诊治鼻窦炎以及其他各种鼻窦疾病已经被大部分人所接受。毫无疑问，内镜可以提供极好的照明条件，并且具有放大倍率高及广角手术视野等优点。内镜在鼻腔和鼻窦的广泛应用，使我们对鼻窦的解剖结构和生理功能有了进一步了解。随着鼻内镜手术的出现，我们对内镜下的鼻窦解剖有了更为深入的理解，同时对内镜手术器械也更加熟悉，这也自然而然地促进了内镜手术向周围邻近区域的扩展应用，例如内镜颅底手术。

20 世纪 80 年代末开始有关于内镜修复脑脊液（CSF）漏的手术报道。20 世纪 90 年代初，外科医生开始使用内镜切除垂体肿瘤。这代表着一个新领域的开始。25 年后，内镜下垂体手术已相当成熟，同时也是一种非常先进的手术。在过去 10 年的早期阶段，随着技术的进步和设备的发展，结合我们在垂体手术以及脑脊液漏修补方面的经验，外科医生已经可以扩展到鞍区以外的区域，从而推动了内镜颅底手术的发展。如今，大多数内镜颅底手术中心都拥有非常先进的设备，比如高清内镜摄像系统、经鼻神经外科磨钻、内镜清洗系统、术中导航系统、术中磁共振成像仪（iMRI）、术中 CT 扫描仪（iCT）、经鼻多普勒以及各种止血材料。但我们在 25 年前开始进行垂体手术时根本没有这样的条件，只有最基本的手术设备可用。当时配备的设备包括：单晶片内镜摄像系统、内镜鼻窦外科常规手术器械以及由经蝶显微外科手术器械改造而来的内镜手术器械，就这样我们开始了内镜垂体手术。那时也没有刨削器、经鼻颅底磨钻、神经导航以及各种各样的止血材料。

本章是对这段历史的一个简述。

初始发展阶段（1994—2000）

1993 年 8 月，我在约翰斯·霍普金斯大学医学院完成了一年的鼻科和内镜鼻窦外科访学。回到新加坡中央医院后，神经外科主任 Prem Pillay 教授问我是否有可能使用内镜切除垂体肿瘤。回顾历史文献发现，当时仅有一篇由 Jankowski 博士发表的关于内镜下垂体手术的文章[1]。我设法与 Jankowski 博士取得了联系，并了解到他们已经做了 5 例垂体瘤的内镜手术，但是之后便不再开展了。由于缺乏内镜垂体手术方面的文献，也没有手术经验可借鉴，我决定做一个尸体解剖研究，以了解蝶窦的解剖结构和使用内镜进行垂体手术的可行性。这项研究于 1993 年年底完成。研究的结果令人振奋，并在随后进行了发表[2]。1993 年 12 月，我们进行了第一例内镜垂体手术（图 1.1），采用的是经筛入路[3]。

后来经过讨论，我们认为没有必要通过切除筛窦来到达蝶鞍，于是此后的手术决定采用大多数医生都非常熟悉的经鼻中隔入路进入蝶鞍（图 1.2），目的是保留正常鼻窦结构。经鼻中隔入路虽然手术速度快，但也有一些局限性。两名外科医生一起通过一条狭长的通道操作是非常困难的[4-5]。随后我们放弃了经鼻中隔入路，开展了双侧蝶窦开放入路。这种入路比较直观，需要分别在双侧蝶筛隐窝内找到蝶窦开口。然后扩大两侧蝶窦口，形成广泛的蝶窦切开术。蝶窦的切开范围从上方的蝶骨平台至下方的蝶窦底，两边向外侧开放的界限为上鼻甲。在当时那个时代，鼻科医生普遍担心切除上鼻甲之后

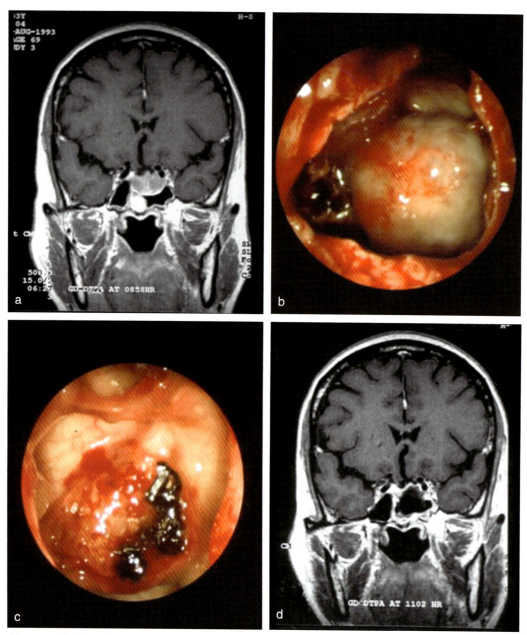

图1.1 （a）术前MRI显示鞍区扩大。（b）鞍区手术术中内镜照片。（c）术后3周鞍区内镜复查照片。（d）术后MRI显示肿瘤全切。

嗅觉丧失的问题。为了便于从对侧进行手术操作，通常会将鼻中隔后部切除约1cm。这个步骤创造了一个宽敞的手术通道，除了便于器械操作外，也便于两名外科医生同时进行操作。这种入路随后被我们报道称为"四手入路"（图1.3）。我们非常小心地保护蝶窦黏膜，从而获得了良好的黏膜愈合效果。

在接下来的18个月里，我们为50例垂体瘤患者进行了手术。大部分都是垂体大腺瘤患者，手术的主要目的就是对肿瘤进行减压。图1.4是一例患者1995年所做的MRI影像资料。

1995年6月，在匹兹堡举行的国际耳鼻咽喉科与神经外科微创手术联合大会上，我们分享了50例内镜垂体手术的初步经验[6]。在这次会议上，我有幸结识了神经外科专家Jho医生和耳鼻咽喉科专家Ricardo Carrau医生，他们在匹兹堡大学医学中心做着与我们类似的工作。他们刚开始将内镜作为显微外科的辅助，随后转向纯内镜手术[7]。1997年，他们报道了50例患者，其中46例采用纯内镜技术进行治疗。

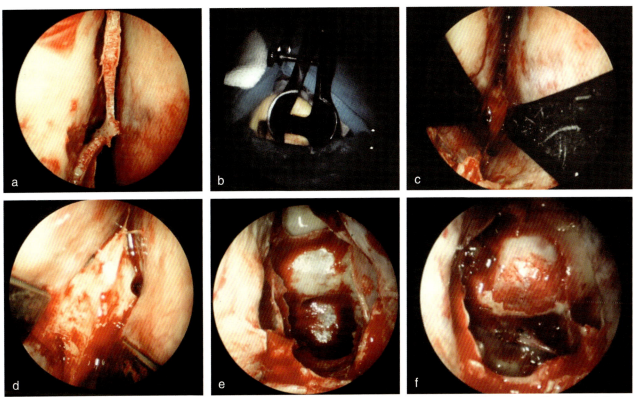

图1.2 内镜经鼻中隔入路。（a）鼻中隔软骨已经从骨性鼻中隔上分离。（b）微型自动牵开器用于牵开黏膜软骨膜。（c）骨性鼻中隔已被去除，暴露出蝶嘴。（d）蝶嘴与蝶窦口放大观。（e）暴露蝶鞍。（f）去除鞍底，暴露硬脑膜。

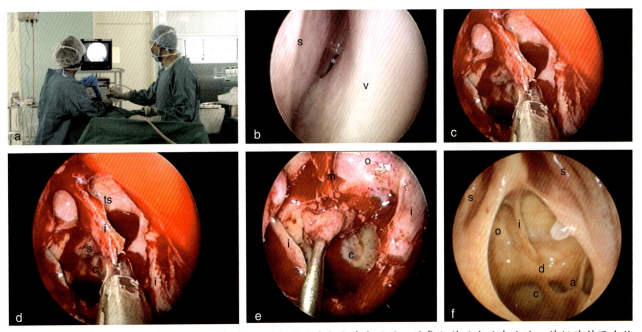

图1.3 双侧蝶窦切开术的四手入路。（a）1995年时的手术室基本设置。耳鼻喉科医生站在右边，神经外科医生位于左边。视频显示器放置在患者头端。麻醉医生位于患者尾侧。（b）蝶窦口（白色星号）位于蝶筛隐窝内。s：上鼻甲；v：犁骨。（c–d）已经完成双侧蝶窦切开术，鼻中隔后部被部分切除。ts：鞍结节；i：窦内间隔；s：蝶鞍；c：斜坡。（e）切除肿瘤。o：视神经；m：黏膜；i：窦内间隔；c：斜坡。（f）蝶窦切开术后。s：上鼻甲；o：视神经；a：颈内动脉斜坡旁段；i：窦内间隔；c：斜坡。

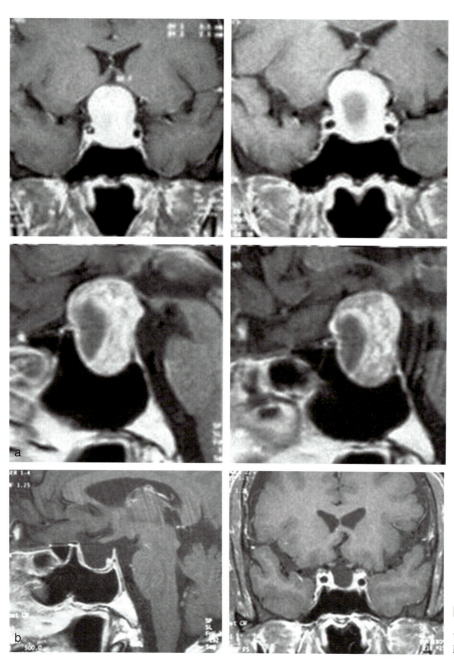

图 1.4 垂体大腺瘤患者术前（a，上四幅）及术后（b，下两幅）MRI 影像资料。

在 1995 年同年，我有幸作为大会发言人先后在澳大利亚凯恩斯举办的第三届国际鼻窦研讨会、美国新奥尔良举办的美国耳鼻咽喉-头颈外科学术年会以及美国奥兰多举办的美国鼻科学会会议上分享介绍了内镜垂体手术。神经外科医生与耳鼻咽喉科医生均对内镜垂体手术表现出极大的兴趣和热情。显然，内镜垂体手术标志着一个新时代的开始。

1997 年 1 月，我有幸在印度孟买的一个鼻窦内镜手术研讨会上结识了 Aldo Stamm 教授。他以鼻窦手术和颅底手术的显微外科技术而闻名，此次内镜技术的呈现给他留下了非常深刻的印象。同年 11 月，我非常荣幸地被邀请到巴西圣保罗作为主教员讲授第一堂鼻窦内镜手术课程（图 1.5）。Stamm 教授凭借其高超的手术技术和既往的神经外科相关训练，在接下来的几年里为内镜颅底外科领域做出了重大贡献。

到了 1998 年，关于内镜垂体手术的报道开始陆续出现。值得关注的是来自意大利那不勒斯的 Paolo Cappabianca 和 Enrico de Divitiis 所做的工作，他们报道了纯内镜手术技术的相关经验，并引入了"功能性内镜垂体手术（FEPS）"这一理念[8]。

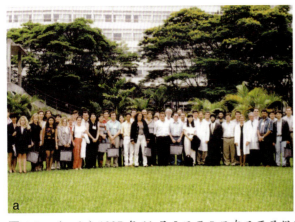
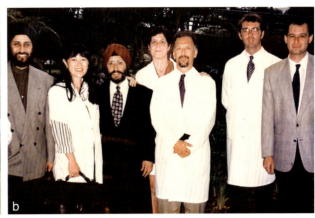

图 1.5　（a–b）1997 年 11 月 5 日至 8 日在巴西圣保罗举办的鼻窦内镜手术培训。

接下来的十年（2000—2010）

在接下来的几年里，Paolo Cappabianca 教授与其团队为内镜垂体手术的发展做出了卓越贡献。他们发明了专用的内镜手术器械[9]，报道了相关技术改进，对学科基础发展做出了重大贡献[12-14]，并对手术技术进行了批判性评价[15-18]。由于来自世界各地同行的相关报道的支持，内镜垂体手术被广为接受。

到了 2000 年已经有了一些科技方面的进步。三晶片摄像系统可以提供更加清晰的图像。20 世纪 90 年代中期出现的鼻内使用的动力系统已经得到了改进，经鼻神经外科磨钻也已经出现。神经导航设备以及微血管多普勒超声等其他手术辅助设备的出现，使得内镜垂体手术可以扩展至鞍外，从而引入了可以到达颅底的扩大入路这一概念。

我们关于内镜垂体手术的初步经验有两方面的局限性：一是当患者的肿瘤向鞍上有较大范围侵袭时对于残余肿瘤的处理，二是对肿瘤侵入或者包绕海绵窦时的处理。

随后这些局限性被几位外科医生所描述的新技术所克服。

Kaptain 等在 2001 年报道了针对向前颅窝和（或）鞍上池侵袭的鞍区肿瘤的扩大入路，该入路通过去除部分蝶骨平台、鞍结节以及切断前海绵间窦来扩大暴露范围[19]。

Giorgio Frank 和 Ernesto Pasquini 分别为来自意大利博洛尼亚的神经外科医生和耳鼻咽喉科医生，二人创造了经筛-翼突-蝶骨的内镜入路，该入路主要适用于切除侵入海绵窦内或者主要位于海绵窦内的垂体腺瘤[20]。

2005 年，匹兹堡大学医学中心发表了几篇关于使用纯经鼻内镜技术治疗各种颅底疾病的病例报道[21-24]。颅底小组成员包括神经外科医生 Amin Kassam、耳鼻咽喉科医生 Ricardo L. Carrau 和 Carl Snyderman。这些扩大入路可充分切除颅底肿瘤，但也会造成较大的颅底缺损。无法处理的大范围颅底缺损可导致 10%~40% 的高并发症率及死亡率。最常见的并发症是术后脑脊液漏和潜在的感染性并发症，如脑膜炎和脑室炎。随后相关文献介绍了一些修补颅底缺损的手术技术，包括使用游离移植物和阔筋膜或颞肌筋膜进行底层重建，并上覆人工生物制品等来进行两层或三层重建[25-28]。所有的这些移植物均没有直接血液供应，重建的效果取决于这些移植物是否能够从周围获得足够的血液供应。

匹兹堡团队在 2005 年开始使用以蝶腭动脉为血管蒂的带蒂鼻中隔黏膜瓣。该黏膜瓣是由阿根廷的 Drs Gustavo Hadad 教授和 Louis Bassagaisteguy 教授发明的，他们从 1999 年开始一直使用。匹兹堡团队在 2006 年报道了他们在 43 名患者中使用这种黏膜瓣的结果，成功率为 95%。43 例患者中，仅 2 例术后出现轻度脑脊液漏，后采用脂肪填充成功修复[29]。带血管蒂鼻中隔黏膜瓣成为内镜颅底手术后修补颅底大面积缺损的首选材料[30-31]。

匹兹堡团队为内镜颅底外科手术创立了标准的培训计划，这必须得到应有的赞扬。标准的培训计划包括对耳鼻咽喉科医生和神经外科医生进行模块化和渐进式的培训，目的是丰富外科医生的专业知识与提高专业技能，将并发症的发生风险降到最低[32]。

2007年，我们所在的新加坡中央医院采购了iMRI设备（图1.6）。这套设备包括iMRI组件、iCT组件、4个可移动式导航系统和4个固定式导航系统。iMRI由西门子MAGNETOM Espree超导1.5 T强磁场组成，长120 cm，内径70 cm，配备场强高达33 mT/m（有效为57 mT/m）的梯度系统，切换率高达100 T/（m·s）[有效为173 T/（m·s）]。

我们从2008年开始使用iMRI作为内镜手术的辅助设备。第一年我们使用该设备为42名肿瘤向鞍上扩展的患者进行了手术。我们将肿瘤的全切率从78.5%（33例）提高到93%（39例）（表1.1）。根据我们最初的经验，iMRI确实是一种有用的辅助设备；但通过熟练的内镜技术对瘤腔及鞍区进行全方位的系统化检查来发现并切除残余肿瘤，对于垂体大腺瘤的预后非常关键。我们发现iMRI在处理非常大的垂体大腺瘤时更有用，因为肿瘤的推挤导致了鞍膈扭曲变形并被拉长。我们注意到，随着肿瘤的逐步切除，鞍膈的不规则下降遮挡了残余的肿瘤。被拉长的鞍膈下降形成的褶皱紧密接触而呈现鞍膈连续的假象，这导致在内镜下无法发现。在这种情况下，iMRI可以帮助我们发现这些残余的肿瘤。在一些病例中将褶皱分开能够发现较大的残余肿瘤。在新加坡中央医院，手术治疗一些垂体大腺瘤时我们仍然继续使用iMRI。

2010年1月13日至17日，一些鼻科医生和神经外科医生在奥地利的斯图拜山谷举行会议。由Stammberger教授和Valerie Lund教授担任团队的主席，成立了关于鼻、鼻窦和颅底肿瘤内镜治疗的专业委员会，并拟定了欧洲治疗指南。该文章随后于2013年6月发表[33]。其发表的主要目的包括：①对诊断方法进行循证审查；②结合其他可用的治疗方法，对内镜技术进行循证审查；③提出疾病管理新模式；④为科研提出成效评量指导，并鼓励进行前瞻性数据收集。

最近十年（2011—2019）

在手术器械和新技术的发展方面有了进一步的提高。在成像质量、摄像机清晰度、导航、经鼻神经外科磨钻和手术技术方面有了改进和提升（图1.7）[34]。

从20世纪90年代初的单晶片摄像系统发展到现在最新、最先进的高清（HD）摄像系统和4K显示器，现代的设备展现了令人惊叹的画质。

垂体手术的理念已经从最初的减压转变为现在的几乎完全切除（图1.8a）。当肿瘤侵及海绵窦，尤其是包绕颈内动脉海绵窦段时曾认为是手术禁区（图1.8b-c）；如今，许多外科医生都可以非常灵巧地完成从海绵窦切除肿瘤的壮举。

三维内镜已经变得更加方便使用，并且是最近新增加在经蝶手术入路中用于治疗垂体、前颅底以及鞍旁相关病变的设备。初步研究表明，它是二维

表1.1 作者关于iMRI辅助手术早期的未发表数据

N = 42	全切率
初步手术	33（78.5%）
再次探查后	39（93%）

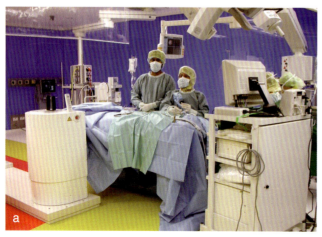
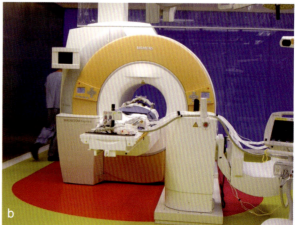

图1.6 （a）iMRI辅助下进行内镜垂体手术（2008年）。（b）患者正在进行iMRI扫描（2008年）。

1

内镜垂体手术：我的25年职业生涯（1994—2019）

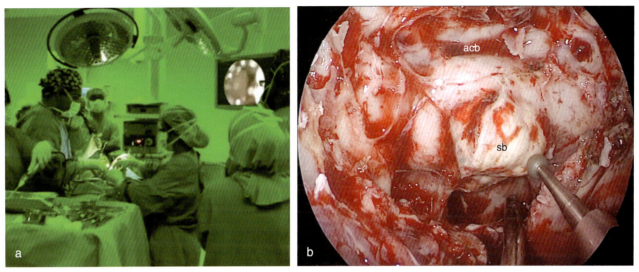

图 1.7 （a）内镜垂体手术的设备及人员。（b）内镜垂体手术时使用 S3 神经外科磨钻。sb：鞍底骨质；acb：前颅底。

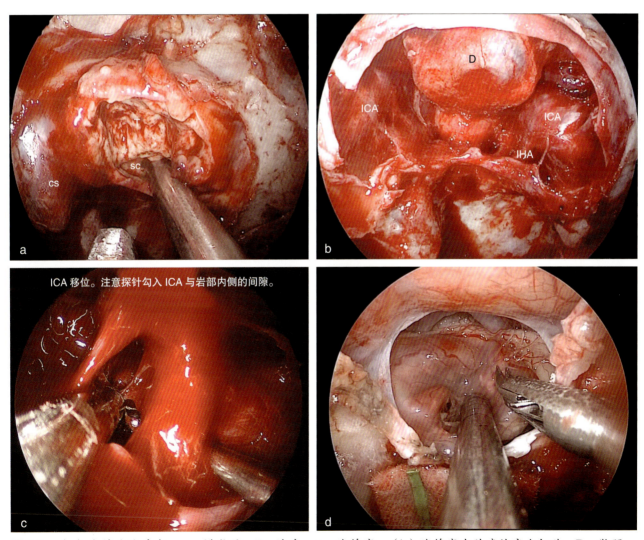

图 1.8 （a）内镜垂体手术。sc：蝶鞍腔；T：肿瘤；cs：海绵窦。（b）海绵窦内肿瘤被完全切除。D：鞍膈；ICA：颈内动脉；IHA：垂体下动脉。（c）通过 ICA 移位可 360°切除肿瘤。（d）颅咽管瘤的硬膜内分离。

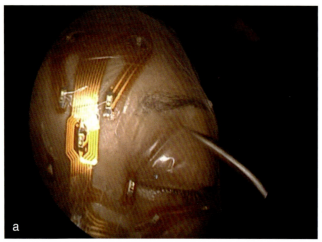 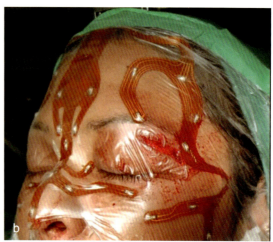

图 1.9 （a-b）神经导航下经眶内镜手术。

高清内镜的高效替代品，使得手术效率更高，学习曲线更短[35]。

为了克服许多外科医生遇到的一个共性问题，即内镜与手术器械的碰撞导致手术操作空间受限，而设计了可塑内镜，目前正在对其进行评估。可塑内镜通过调整使摄像机头远离鼻腔入口处，具有减少与手术器械碰撞的潜在优势[36]。

颅底外科领域的新兴方向之一是经眶内镜手术（图1.9）[37]。采用经眶内镜入路处理颅底疾病的一些新兴应用包括处理一些硬膜外和硬膜内病变，已有相关报道。这些入路可以到达前颅底和中颅底。它们可能是一些安全可行的技术，在不远的将来有巨大的应用潜力。

机器人技术已经被外科医生所接受，并被应用于腹部、胸部以及头颈部手术中。然而，机器人技术在颅底手术中的应用尚未实现。该技术的临床前研究正在进行中，并已开展相关工作[38]。

总　结

内镜垂体手术虽然在初始阶段并不被人关注，但在不久之后便被广泛接受。随后的25年里，在成像技术、手术器械、颅底解剖学知识和颅底重建技术方面取得了重大进展，使得经鼻内镜入路到达颅底的范围扩展，促进了内镜颅底外科的发展。在一些有远见卓识的外科医生的推动下，创造了很多新技术并对其进行了改良，使得内镜颅底外科手术有了如今的水平。但内镜鼻窦外科手术的学习曲线以及采用多学科交叉的手术入路仍应被重视。

三维内镜和机器人内镜颅底手术可能是下一个发展前沿。

致　谢

我要感谢在过去的25年里与我共事的神经外科医生，他们是Prem Pillay博士、Alvin Hong博士、John Thomas博士和Krishan Kumar博士。

（乔晋晟　汤文龙　译）

参考文献

[1] Jankowski R, Auque J, Simon C, et al. Endoscopic pituitary tumor surgery. Laryngoscope, 1992, 102(2): 198–202

[2] Sethi DS, Stanley RE, Pillay PK. Endoscopic anatomy of the sphenoid sinus and sella turcica. J Laryngol Otol, 1995, 109(10): 951–955

[3] Sethi DS, Pillay PK. Endoscopic management of lesions of the sella turcica. J Laryngol Otol, 1995, 109(10): 956–962

[4] Sethi DS, Prem K. Pillay: endoscopic pituitary surgery – a minimally invasive technique. Am J Rhinol, 1996, 10(3): 141–147

[5] Sethi DS, Prem K. Pillay: endoscopic surgery for pituitary tumours. Oper Tech Otolaryngol-Head Neck Surg, 1996, 7(3): 264–268

[6] Sethi DS. International Joint Congress on Minimally Invasive Surgery in Otolaryngology and Neurosurgery. June 17–20, 1995; Pittsburgh, PA

[7] Carrau RL, Jho HD, Ko Y. Transnasal-transsphenoidal endoscopic surgery of the pituitary gland. Laryngoscope, 1996, 106(7): 914–918

[8] Cappabianca P, Alfieri A, de Divitiis E. Endoscopic endonasal transsphenoidal approach to the sella: towards functional endoscopic pituitary surgery (FEPS). Minim Invasive Neurosurg, 1998, 41(2): 66–73

[9] Cappabianca P, Alfieri A, Thermes S, et al. Instruments for endoscopic endonasal transsphenoidal surgery. Neurosurgery, 1999, 45(2): 392–395, discussion 395–396

[10] Cappabianca P, Cavallo LM, Valente V, et al. Sellar repair with fibrin sealant and collagen fleece after endoscopic endonasal transsphenoidal surgery. Surg Neurol, 2004, 62(3): 227–233, discussion 233

[11] Cappabiance P, Frank G, Pasquini E, et al. Extended endonasal trans-sphenoidal approaches to the suprasellar region, planum sphenoidale and clivus // de Divitiis E, Cappabianca P. Endoscopic Endonasal Trans-sphenoidal Surgery. Wien: Springer-Verlag, 2003

[12] Cappabianca P, Cavallo LM, de Divitiis E. Endoscopic endonasal transsphenoidal surgery. Neurosurgery, 2004, 55(4): 933–940, discussion 940–941

[13] Cavallo LM, Cappabianca P, Galzio R, et al. Endoscopic transnasal approach to the cavernous sinus versus transcranial route: anatomic study. Neurosurgery, 2005, 56(2, Suppl): 379–389, discussion 379–389

[14] de Divitiis E, Cappabianca P. Microscopic and endoscopic transsphenoidal surgery. Neurosurgery, 2002, 51(6): 1527–1529, author reply 1529–1530

[15] Cappabianca P, Cavallo LM, Colao A, et al. Endoscopic endonasal transsphenoidal approach: outcome analysis of 100 consecutive procedures. Minim Invasive Neurosurg, 2002, 45(4): 193–200

[16] Cappabianca P, Cavallo LM, Mariniello G, et al. Easy sellar reconstruction in endoscopic endonasal transsphenoidal surgery with polyester-silicone dural substitute and fibrin glue: technical note. Neurosurgery, 2001, 49(2): 473–475, discussion 475–476

[17] Cavallo LM, Briganti F, Cappabianca P, et al. Hemorrhagic vascular complications of endoscopic transsphenoidal surgery. Minim Invasive Neurosurg, 2004, 47(3): 145–150

[18] de Divitiis E, Cappabianca P, Cavallo LM. Endoscopic trans-sphenoidal approach: adaptability of the procedure to different sellar lesions. Neurosurgery, 2002, 51(3): 699–705, discussion 705–707

[19] Kaptain GJ, Vincent DA, Sheehan JP, et al. Transsphenoidal approaches for the extracapsular resection of midline suprasellar and anterior cranial base lesions. Neurosurgery, 2001, 49(1):94–100, discussion 100–101

[20] Frank G, Pasquini E. Approach to the cavernous sinus. In: de Devitiis E, Cappabianca P, eds. Endoscopic Endonasal Transsphenoidal Surgery. Wien. Springer-Verlag. 2003: 159–175

[21] Kassam A, Snyderman CH, Mintz A, et al. Expanded endonasal approach: the rostrocaudal axis. Part I. Crista galli to the sella turcica. Neurosurg Focus, 2005, 19(1): E3

[22] Kassam A, Snyderman CH, Mintz A, et al. Expanded endonasal approach: the rostrocaudal axis. Part II. Posterior clinoids to the foramen magnum. Neurosurg Focus, 2005, 19(1): E4

[23] Kassam AB, Gardner P, Snyderman C, et al. Expanded endonasal approach: fully endoscopic, completely transnasal approach to the middle third of the clivus, petrous bone, middle cranial fossa, and infratemporal fossa. Neurosurg Focus, 2005, 19(1): E6

[24] Kassam AB, Snyderman C, Gardner P, et al. The expanded endonasal approach: a fully endoscopic transnasal approach and resection of the odontoid process: technical case report. Neurosurgery, 2005, 57(1, Suppl): E213, discussion E213

[25] McMains KC, Gross CW, Kountakis SE. Endoscopic management of cerebrospinal fluid rhinorrhea. Laryngoscope, 2004, 114(10): 1833–1837

[26] Kirtane MV, Gautham K, Upadhyaya SR. Endoscopic CSF rhinorrhea closure: our experience in 267 cases. Otolaryngol Head Neck Surg, 2005, 132(2): 208–212

[27] Locatelli D, Rampa F, Acchiardi I, et al. Endoscopic endonasal approaches to anterior skull base defects in pediatric patients. Childs Nerv Syst, 2006, 22(11): 1411–1418

[28] Shah AR, Pearlman AN, O'Grady KM, et al. Combined use of fibrin tissue adhesive and acellular dermis in dural repair. Am J Rhinol, 2007, 21(5): 619–621

[29] Hadad G, Bassagasteguy L, Carrau RL, et al. A novel reconstructive technique after endoscopic expanded endonasal approaches: vascular pedicle nasoseptal flap. Laryngoscope, 2006, 116(10): 1882–1886

[30] Harvey RJ, Smith JE, Wise SK, et al. Intracranial complications before and after endoscopic skullbase reconstruction. Am J Rhinol, 2007, 22: 619–621

[31] Harvey RJ, Nogueira JF Jr, Schlosser RJ, et al. Closure of large skull base defects after endoscopic transnasal craniotomy. Clinical article. J Neurosurg, 2009, 111(2): 371–379

[32] Snyderman C, Kassam A, Carrau R, et al. Acquisition of surgical skills for endonasal skull base surgery: a training program. Laryngoscope, 2007, 117(4): 699–705

[33] Lund VJ, Stammberger H, Nicolai P, et al. European Rhinologic Society Advisory Board on Endoscopic Techniques in the Management of Nose, Paranasal Sinus and Skull Base Tumours. European position paper on endoscopic management of tumours of the nose, paranasal sinuses and skull base. Rhinol Suppl, 2010, 22:1–143

[34] Lobo B, Heng A, Barkhoudarian G, et al. The expanding role of the endonasal endoscopic approach in pituitary and skull base surgery: a 2014 perspective. Surg Neurol Int, 2015, 6(6): 82

[35] Barkhoudarian G, Del Carmen Becerra Romero A, Laws ER. Evaluation of the 3-dimensional endoscope in transsphenoidal surgery. Neurosurgery, 2014, 73:74–79

[36] Elhadi AM, Zaidi HA, Hardesty DA, et al. Malleable endoscope increases surgical freedom compared with a rigid endoscope in endoscopic endonasal approaches to the parasellar region. Neurosurgery, 2014, 10(Suppl 3): 393–399, discussion 399

[37] Locatelli D, Pozzi F, Turri-Zanoni M, et al. Transorbital endoscopic approaches to the skull base: current concepts and future perspectives. J Neurosurg Sci, 2016, 60(4): 514–525

[38] Kupferman ME, Hanna E. Robotic surgery of the skull base. Otolaryngol Clin North Am, 2014, 47(3): 415–423

2 鞍区、鞍上区和鞍旁区解剖学

Shilpee Bhatia Sharma, Abhilasha Karunasagar, Narayanan Janakiram

引 言

经蝶入路的广泛用途构成了经鼻入路扩大至鞍区、鞍旁、鞍上区域的基础[1-3]。内镜技术有助于降低并发症发生率、死亡率和面部畸形率，从而带来了外科模式的转变[3-5]。然而，技术的进步并不能取代术者对解剖的全面掌握，解剖学一直是外科手术的基础。掌握手术技巧、内镜视图和解剖学标志定位对避免并发症的发生至关重要。在这一章中，作者从内镜的角度简要介绍了鞍区、鞍上区和鞍旁区的解剖结构。

发 育

颅底的发育分3个阶段：膜化、软骨化和骨化。

在软骨阶段，蝶骨由眶蝶骨（蝶骨小翼和前床突）、翼蝶骨（蝶骨大翼）、前蝶骨骨化中心（结节前的蝶骨体）和后蝶骨骨化中心（结节后的蝶骨体）发育而来，构成两个垂体软骨中心（蝶鞍、鞍背）[6]（图2.1）。眶蝶骨由两个脚组成，它们形成视神经管的前脚和后脚的分界线[7]。

骨化阶段十分复杂，源自18或19个骨化中心（表2.1和表2.2）。后蝶骨有4个骨化中心：一对内侧骨化中心（鞍底和鞍背）和其余的外侧骨化中心（蝶骨小舌和颈动脉沟）。在80%的病例中，发育是由两个内侧骨化中心连接，然后在妊娠第5个月末与外侧骨化中心连接，在第6个月末与前蝶骨连接。

眶蝶骨和翼蝶骨的融合分别开始于出生后的第6个月和第9个月，完成于第10个月。前蝶骨骨化中心与其对侧和眶蝶骨的融合从第4个月到第9个月逐渐发生[7]。融合区位于鞍结节水平[8]。融合

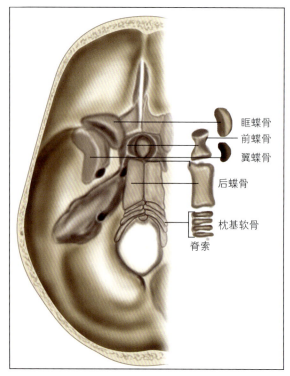

图2.1 蝶骨的胚胎软骨前体。

板在结合点发育，并提供阻力使其发生气化形成蝶嵴和间隔（图2.2）[8]。

出生时，蝶窦由3个节段组成：中央节段（体和小翼）和两个外侧节段（大翼和翼突）。此时蝶窦内充满红骨髓[9]。未骨化的软骨存在于蝶骨体、蝶枕和蝶岩交界处及破裂孔[6]。出生后1年内，蝶骨大翼与蝶骨体在翼管周围融合[6]。

7个月至2岁期间，红色的促红细胞生成素在蝶骨前板中转化为黄色，然后向后延伸至蝶骨基板[8]。气化过程早在4个月大时就开始了（一般在3岁左右），但到10~14岁时才成熟[10]。蝶枕软骨联合直到16~18岁才会骨化，18岁后气化可延伸至枕骨（图2.3）[10]。

表 2.1 蝶骨骨化中心的胚胎学

前蝶骨		后蝶骨	
9 周	小翼骨化中心出现	8 周	蝶骨大翼
5 个月	蝶骨甲出现		眶、翼外侧中颅窝膜性结构骨化
3~4 岁	蝶骨空洞出现	9 周	蝶鞍中心出现
4 岁	与筛骨迷路融合		翼内肌骨化中心
9~12 岁	与蝶骨结合	3 个月	翼突钩骨化
		4 个月	小舌中心出现

8 个月：蝶骨前、后联合

1 岁：蝶骨大翼和蝶骨体结合，蝶轭形成

25 岁：蝶骨和枕骨融合

表 2.2 蝶骨骨孔及其内容物

骨孔	内容物
卵圆孔	三叉神经下颌支 脑膜中静脉 岩浅小神经 脑膜副动脉
棘孔	脑膜中动脉 脑膜中静脉 下颌神经脑膜支
圆孔	三叉神经上颌支
破裂孔	咽升动脉脑膜支 翼管神经和静脉 导静脉
翼管	翼管神经 翼管动脉
Vesalius 孔	翼管静脉 脑膜副动脉
Arnold 管	岩浅小神经
视神经管	眼动脉 视神经
眶上裂	脑神经Ⅲ、Ⅳ、Ⅴ（V1，眼支）、Ⅵ 眼上静脉 泪腺动脉脑膜返支 脑膜中动脉眶支

出生后 1 年通过眶蝶中突的融合形成蝶骨平台中心区域[7]。前蝶骨持续向上增长，最终与蝶骨小翼的前上根融合，这一融合导致蝶骨平台的形成。其后方的生长模式是多样的。平台的后缘称为蝶棱，与蝶骨平台不重叠的蝶骨前部区域是视交叉沟。通常鞍结节 - 视交叉沟和蝶棱平面与水平面所成夹角为 45°。在蝶棱向后生长的情况下，视交叉沟与蝶骨较长的前壁垂直。在鞍结节向上过度生长的情况下，它更为水平（图 2.4）[11]。前蝶骨和蝶骨平台之间的融合在 6 岁时完成[7]。

筛窦在出生时发育完全，但迷路未完全骨化。出生后第 1 年垂直板开始骨化并在出生后第 2 年与迷路融合，其次是筛板和鸡冠。单个筛骨在 3 岁时发育。上颌窦在 2~5 岁内完全气化。但是蝶窦会持续气化到青春期[8]。图 2.5 和表 2.2 讨论了中颅底的正常变异。

蝶 骨

"sphenoid"一词源自希腊语的"sphen"，意为"楔形"[12]。蝶骨像一只楔形的张开翅膀的鸟在颅底中心的位置。它与许多骨质相连，有很多孔，与很多重要的神经和血管有关。蝶骨位于颅底中心，在颞骨和枕骨前面，额骨和筛骨后面。

它由一个立方体形状的中心、两个从蝶骨体上表面向外侧延伸出的小翼、两个从蝶骨体下部向上展开的大翼和两个从蝶骨体向下的翼突及翼内板和翼外板组成（图 2.6）。

蝶骨体

蝶骨体呈立方体，内部为含有间隔的蝶窦，在蝶骨体的上表面前方，蝶骨平台与筛骨的筛板相连形成前颅窝。在侧面，它形成视神经管并与前床突融合。视交叉沟在蝶骨平台后缘形成轻微凹陷，并

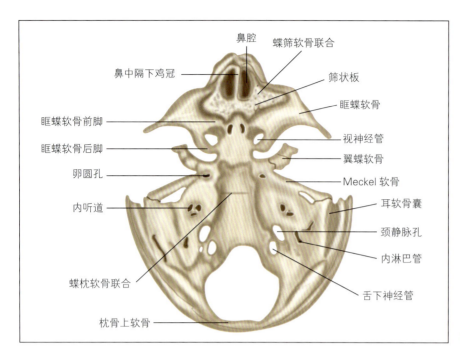

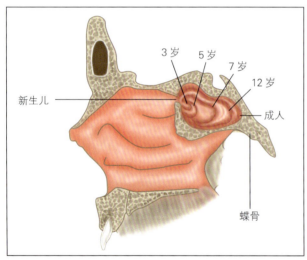

图 2.2 胎儿蝶骨的骨化。

图 2.3 蝶窦的发育。

向外侧延伸至视神经管。视交叉沟前界为蝶棱，也是蝶骨平台的后界，鞍结节位于视交叉沟后部（图 2.7）。

蝶鞍是蝶骨上部的凹陷，内部容纳脑垂体。中床突形成蝶鞍的前界，两侧各有两个隆起，后方的鞍背有两个结节——后床突。后床突比前床突窄，小脑幕在其上固定。颈内动脉（ICA）在前床突和中床突之间穿行并在该水平穿过硬脑膜。鞍背两侧各有一个展神经切迹，切迹下方有尖突，与颞骨顶端相连，形成破裂孔内侧界。鞍背下方的斜坡为浅凹陷，斜坡向后倾斜，与枕骨基底部的凹槽相接（图 2.8）。

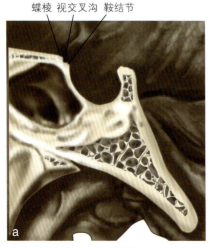
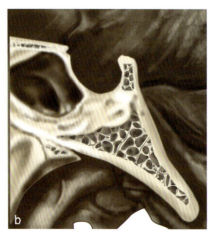
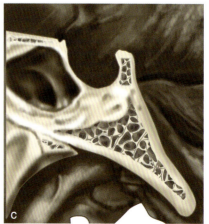

图 2.4 视交叉沟－鞍结节平面成角。（a）视交叉沟－鞍结节和水平面成角 45°。（b）视交叉沟的垂直位。（c）视交叉沟的水平位。

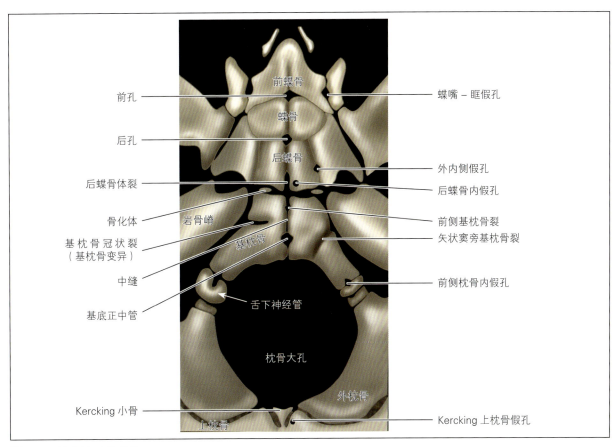

图 2.5 颅底的正常变异。

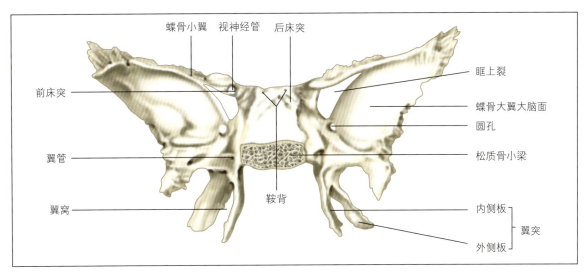

图 2.6 蝶骨后位视图。

■ 外侧面

外侧面蝶骨大翼和翼板相连。在每个大翼的附着点上方有一个骨沟，它容纳 ICA，称为颈动脉沟。在蝶骨体和大翼之间的骨沟外侧缘后部的骨嵴，称为蝶骨小舌（图 2.8）。

■ 后 面

蝶骨后面是一个四边形的形状，在 18~25 岁与枕骨骨化。

■ 下 面

蝶骨下面正中是一个三角形的锐嵴——蝶嘴，

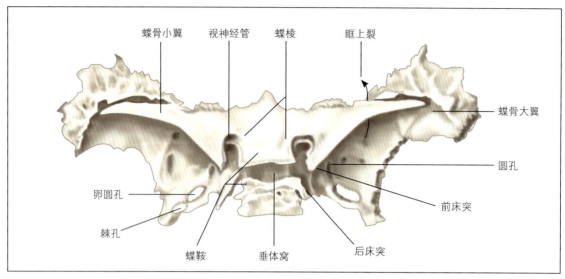

图 2.7 蝶骨上位视图。

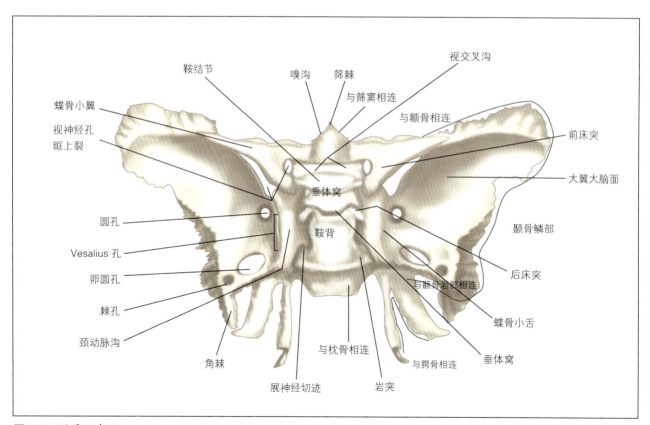

图 2.8 蝶骨上表面。

它与前表面的蝶嵴相连。另一边是鞘突,从翼突内侧板基部指向内侧(图 2.9)。

■ 前　面

蝶骨体的前面中线处有一个蝶嵴,它与筛骨的垂直板相连。在蝶嵴的两侧,有蝶窦口通向蝶窦。前表面外侧缘与后筛相连,下缘与腭骨眶突相连,上缘与额骨眶板相连(图 2.9)。

■ 蝶骨大翼

大翼自体的两侧向上方、侧方和后方弯曲延伸,后部的突起部分呈三角形,它的角度与颞骨的

2 鞍区、鞍上区和鞍旁区解剖学

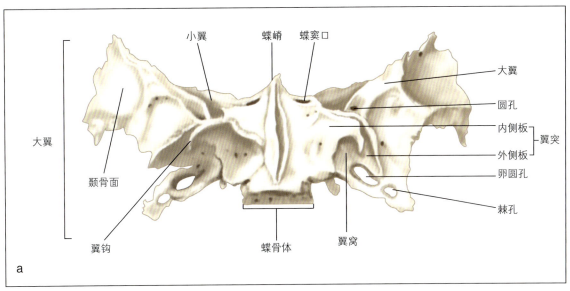

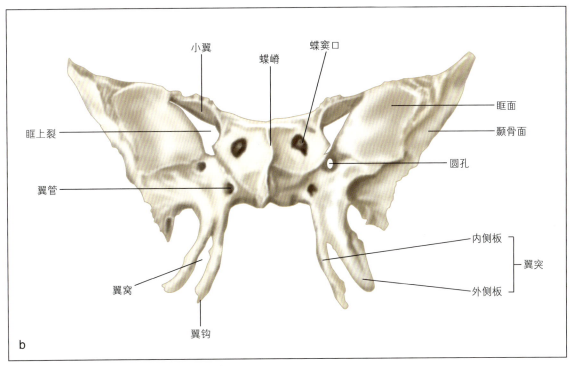

图 2.9 （a）蝶骨下位视图。（b）蝶骨前位视图。

鳞部和岩部之间的角度相吻合，在它的顶端有一个向下的突起——角棘（蝶棘）。大翼有许多面，形成中颅窝、眶窝、颞窝、颞下窝和翼腭窝的部分（图 2.8）。

上表面构成颅骨中颅窝的一部分，有大脑颞叶压迹的凹陷。在它的前方内侧有一个圆形的孔，即圆孔，有上颌神经通过。在它的侧后方是卵圆孔，有下颌神经、脑膜副动脉通过，有时还有较小的岩浅神经。卵圆孔内侧有一个小孔，即 Vesalius 孔，偶尔可在翼突根对面看到；它在舟状窝附近下方开口，来自海绵窦的一条小静脉从中穿过。最后，在后角附近棘突的前面是棘孔，它是一个短的管道，偶尔会是两个孔，孔内通过脑膜中动脉和来自下颌神经的返支。

外侧面被一横嵴（颞下嵴）分为两部分。颞骨上或垂直部分构成颞窝的一部分，并附着于颞肌；在下方或水平有较小且凹陷的颞下窝，颞肌进入颞下窝并与颞下嵴一起附着于翼外肌。卵圆孔和棘孔与之连通，其后部为角棘，其内侧面常有沟槽，内有鼓索神经走行。角棘附着于蝶下颌韧带和腭帆张肌。颞下嵴前肢的内侧是一个三角突，用于增强翼外肌的附着力；从这个突起向下内侧延伸到翼外板的前部是一个嵴，它形成了颞下面的前界，并且在整体的颅骨中形成了翼上颌裂的后边界（图 2.10）。

表面光滑且呈四边形的大翼眶面朝向前方内侧，构成眼眶外侧壁的后部。其上锯齿状边缘与额骨的眶板相连，其下圆形边界构成眶下裂的后外侧边界，其锐利的内侧边缘构成眶上裂的下边界。其锯齿状侧缘与颧骨相连。眶上裂内侧端下方的沟槽面形成翼腭窝的后壁，圆孔从中穿出（图 2.8）。

■ 蝶骨小翼

小翼和眶蝶骨是两个薄的三角形板，它们自蝶骨外侧的平台发出，构成前颅窝的后底部。下表面构成眼眶顶的后部和眶上裂的上边界。前缘呈锯齿状，与额骨相连；后缘光滑圆润，止于脑外侧裂中。该边界的内缘参与构成前床突，与小脑幕相连，有时通过骨桥连接到中床突，当这种情况出现时，颈动脉沟的末端转变为一个孔（颈动脉床突孔）。小翼通过两根与体连接，上部薄而扁平，下部厚而呈三角形；两根之间是视神经孔，有视神经和眼动脉通过（图 2.8）。

■ 翼 突

翼突从体两侧与大翼连接的区域垂直向下。每个翼突由内侧板和外侧板组成，其上方部分是内侧板与外侧板的融合，垂直沟即翼腭沟，在融合线的前面向下走行。这些板被下面的角状裂缝分开形成翼裂，其边缘粗糙，与腭骨的锥状突起相连。两板后方分叉，围合为"V"形窝，即翼窝，包含翼突内侧板和腭帆张肌。在翼窝上方是一个浅小椭圆形的凹陷——舟状窝，腭帆张肌起自舟状窝。翼突的前表面根部附近是宽的三角形，此处构成了翼腭窝的后壁，并且有翼管的前口（图 2.10）。

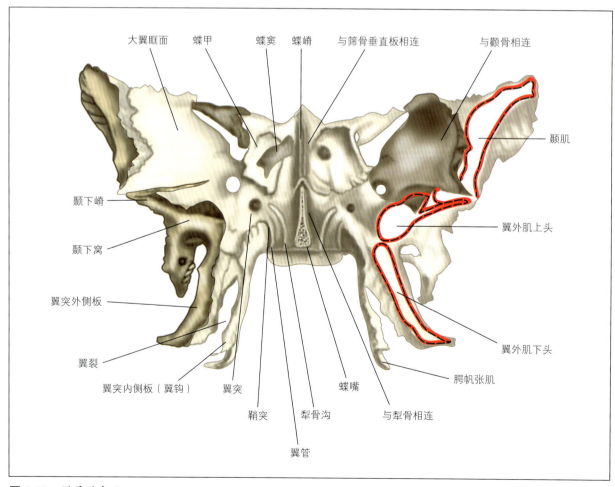

图 2.10　蝶骨前表面。

■ 翼突内侧板

翼突内侧板（翼内板）比翼突外侧板（翼外板）更窄更长，翼内板形成一个钩状突起——翼钩，腭帆张肌的肌腱围绕其滑动。其外侧面形成翼窝的一部分，其内侧表面构成后鼻孔的外侧边界。上附咽上基底筋膜，下附咽上缩肌（图 2.10）。翼管在翼突和蝶骨体交界处，通向翼窝。翼突的前表面构成翼腭窝的后边界，这正是翼腭神经节的位置。

■ 翼突外侧板

翼外板宽、薄且向外翻，其外侧面形成了颞下窝内侧壁的一部分，并与翼外肌相连，其内侧面形成翼窝的一部分，并与翼内肌相连（图 2.9）。

■ 蝶骨固有韧带

其中比较重要的是在角棘和翼外板之间的翼棘韧带，连接前床突和后床突的纤维突起——床突间韧带，连接前床突和中床突的颈动脉床突韧带。这些韧带偶尔会骨化，形成一些孔。表 2.3 描述了蝶骨中的这些孔。

蝶 窦

蝶窦是通过内镜手术进入蝶鞍、鞍上和鞍旁区域的手术窗。它被重要的解剖结构包围，例如 ICA、视神经和其他脑神经。蝶窦的大小、形状和间隔各不相同。三维内镜解剖学知识和标志点的定位对于降低并发症发生率和死亡率至关重要。内镜技术的发展使人们对蝶窦有了更深入的了解。经蝶入路至蝶鞍、鞍上和鞍旁区域受蝶窦解剖变异的影响很大。

蝶窦有一对，位于蝶骨内。其前方是筛窦气房，外侧是海绵窦及其内容物，下方是后鼻孔，后方是斜坡，上方是垂体窝和蝶骨平台[13-15]。蝶窦上外侧与视神经相邻，后外侧与 ICA 相邻[15]，下方与上颌神经翼腭窝段相邻（图 2.11）。左右蝶窦被蝶窦间隔分开，蝶窦间隔不一定位于中线位置，蝶窦开口在蝶筛隐窝引流至鼻咽部。窦内间隔将蝶窦分为多个腔室（图 2.12）。蝶窦间隔分为蝶窦中隔和窦内间隔。一般情况下，存在一个或多个蝶窦中隔，变异很大。在神经血管结构中出现间隔会增加损伤的风险（图 2.12）。最近的研究表明：在内镜鼻窦手术期间，将蝶窦中隔作为中线以及视神经和（或）ICA 附着点的定位标志是不可靠的。蝶窦的平均容积为 3~10 mL[16]。

Ramalho 等人注意到有 52% 的患者在 ICA 上有间隔。这种患病率在气化良好的蝶窦中更高（62.4%）[17]。该数据与 Fernandez-Miranda 等人的数据形成对比，后者显示 ICA 中至少有一处间隔的概率为 85%[18]。Renn 和 Rhoton 在尸体解剖中发现，在 ICA 通道旁出现蝶窦中隔的概率为 32%[19]。Sethi 等人在 1995 年的一项内镜研究中，描述了 30 具尸体中有 40% 在 ICA 中出现了蝶窦中隔[20]。Unal 等和 Abdullah 等使用 CT 扫描分别报道有 30% 和 31% 的蝶窦中隔附着在 ICA 壁上[21]。

■ 蝶窦的气化模式

目前已有许多分型来理解蝶窦的气化模式（图 2.13 和图 2.14）[22-23]。蝶窦的气化模式促进了经蝶入路扩大至更复杂的解剖区域，如海绵窦、鞍上和中颅窝。蝶窦高度气化改变了解剖结构，因此，掌握蝶窦的气化模式对于解剖定位至关重要，而影像等辅助技术只是用于验证的工具。Wang 等人报道：蝶鞍区气化型最常见[24]，其次是鞍后型和鞍前型，而甲介型最不常见。蝶窦发育不全是一种罕见病症，Sonbay 等人报道其发病率为 0.67%[25]，Cakur 等人

表 2.3 蝶骨中心骨化的理论

Cope 等	骨化中心的融合平面作为边界线	· 前蝶骨 · 中蝶骨 · 后蝶骨
Elewany 等	鞍结节为垂直线	· 鞍前 · 鞍后
Hamberger 等	基于蝶鞍关系的气化模式	· 鞍甲 · 鞍前 · 蝶鞍
Hammer 等	将蝶鞍分为不完全和完全	· 鞍甲 · 鞍前 · 蝶鞍 · 鞍后
Wang 等		· 蝶骨体 · 侧面型 · 后面型 · 上面型 · 前面型 · 混合型

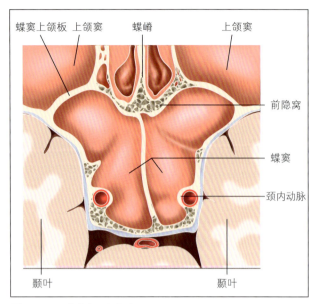

图2.11 蝶窦解剖关系。

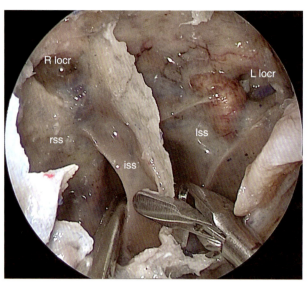

图2.12 蝶窦中隔嵌入右侧的颈内动脉（ICA）。iss：蝶窦中隔；rss：右侧蝶窦；lss：左侧蝶窦；locr：外侧视神经颈内动脉隐窝。

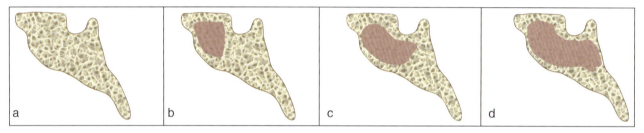

图2.13 传统的蝶窦气化类型。（a）甲介型：蝶鞍内无气腔。（b）鞍前型：气腔仅限于鞍前壁前方的垂直线。（c）蝶鞍型：气化良好直至蝶鞍后壁。（d）鞍后型：气化延伸至蝶鞍后壁。

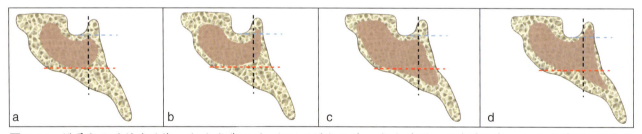

图2.14 蝶骨气化的斜坡延伸。（a）鞍背下型：仅限于蝶鞍后壁。（b）背型：延伸到鞍背。（c）枕骨型：延伸到后壁后方、翼管神经上缘以下。（d）枕背联合型。黑色虚线平行于蝶鞍后壁，蓝色虚线平行于鞍底，红色虚线平行于翼管。

报道发病率为0.26%[26]。偶有报道[27]显示，其通常单独出现或与颅面综合征或原发性纤毛运动障碍有关[28]。蝶窦气化模式的差异似乎与种族有关。

蝶窦口

蝶窦口位于蝶窦前壁，通过蝶筛隐窝与后鼻腔相通。目前已报道了多个鼻内标志用于定位蝶窦口（表2.4）[29-30]。自然窦口大约位于蝶窦前表面的中点（图2.15）[30]。Millard 和 Orlandi 报道称蝶窦口总是位于上鼻甲的内侧。其他研究报道蝶窦口位于上鼻甲外侧的比例从17%至1.36%不等[29]。最近的报道表明了蝶窦气化与蝶窦口之间的关系。有人指出在鞍前和蝶鞍型气化模式中，平面和开口之间的距离较短[31]。

Onodi 气房

Onodi 气房是一种解剖学变异，其中最靠后

鞍区、鞍上区和鞍旁区解剖学

表 2.4 蝶窦口的识别标志

上鼻甲的后下端（最可靠的标志）
距上鼻甲下端 0.8~1 cm
后鼻孔上弓约 1.5~3 cm
距中线 1 cm
25°~34°，距离鼻梁 55~62 mm
100% 的概率位于上鼻甲内侧
上颌窦顶内侧端始终低于颅底
蝶窦口刚好高于上颌窦内侧顶的高度

的筛窦气房向后延伸到位于蝶窦的外侧和（或）上方的位置。它可以到达视神经和（或）ICA。仅根据轴位或冠状位视图很难准确判定 Onodi 气房的存在与否及其形状。外科医生了解 Onodi 气房与视神经、ICA 和垂体的解剖关系非常重要。然而，大的 Onodi 气房常常与蝶窦混淆，这使得蝶窦手术变得困难。筛窦或 Onodi 气房后壁是蝶窦的前壁。在基于 CT 的研究中，Onodi 气房的发生率较低（8%~24%）[32]。在基于矢状位 CT 的详细研究中，Tomovic 等人报道，Onodi 气房的发生率为 65.3%[33]，但他们没有提供有关其判断方法的详细信息。同时，在尸检研究中报道 Onodi 气房的发生率为 42%~60%[34-35]。

■ 蝶窦后壁

斜坡切迹是一个恒定的手术标志，其上界为鞍底，侧面以 ICA 为界（图 2.16）[36]。Alferidi 等人[36]将蝶窦后壁的解剖结构分为 5 个部分：中线、双侧旁正中区、双外侧区。斜坡切迹上方中线的结构是鞍突、鞍结节和蝶骨平台。

蝶骨平台

蝶骨体的内侧前表面较平坦，称为蝶骨平台，形成前颅窝的后部。它在中线处连接蝶骨的两个小翼，前界为后筛，位于鞍结节上方（图 2.17）。平台的后部称为蝶棱，在它的后面，有一个视交叉沟，然后是骨性突起——鞍结节，再后方是蝶鞍。

鞍结节

蝶鞍结节区包括由两个前床突的前面和鞍背的后面以及蝶骨平台的前面之间构成的空间（图 2.17）。内镜下，它的前界为两个视神经颈内动脉隐窝之间的连线，下界为蝶窦上缘的连线，外侧为 ICA 床突旁段的内侧（图 2.16）。鞍结节的外侧部分被称为内侧视神经颈内动脉隐窝（MOCR），据报道是经蝶入路手术的重要标志（图 2.19）。

经结节手术入路的边界下方经过鞍上部 1/3 处，外侧为 ICA 鞍旁段的内侧，上方为视神经管上缘的连线（颅内称为蝶棱）（图 2.17 和图 2.18）。该节段有硬脑膜反折，称为镰状韧带，其前面的任意骨切除都被称为经平台入路（图 2.18）。鞍结节从内侧向外侧钻入内侧视神经颈内动脉隐窝（MOCR），再进入鞍上池。根据 Fujii 等的研究，

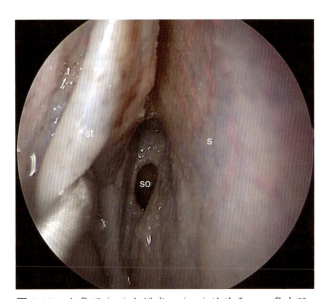

图 2.15 上鼻甲（st）与蝶窦口（so）的关系。s：鼻中隔。

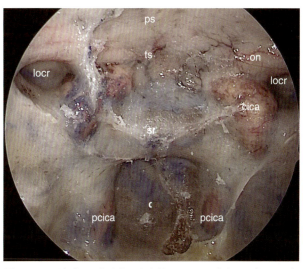

图 2.16 蝶骨后壁的解剖结构。locr：外侧视神经颈内动脉隐窝；on：视神经；ps：鞍后；ts：鞍结节；cica：颈内动脉海绵窦段；pcica：颈内动脉斜坡旁段。

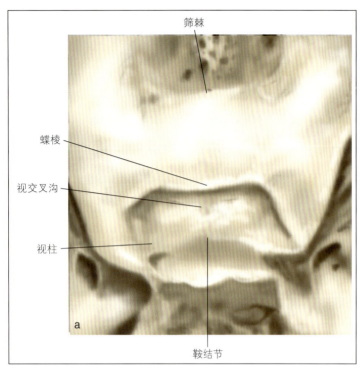
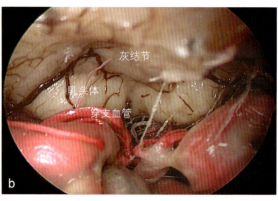

图 2.17 （a）蝶骨平台和鞍结节的颅外解剖结构。（b）第三脑室底的内镜下解剖。

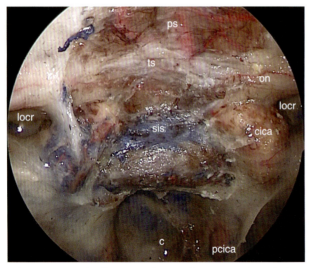

图 2.18 镰状韧带：可见的硬脑膜褶皱可区分经结节入路与经平台入路。ps：鞍后；ts：鞍结节；on：视神经；sis：前海绵间窦；locr：外侧视神经颈内动脉隐窝；cica：颈内动脉海绵窦段；pcica：颈内动脉斜坡旁段；c：斜坡。

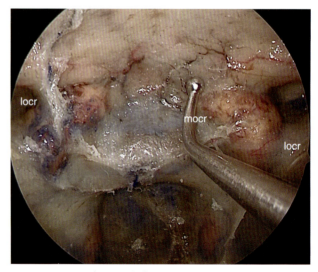

图 2.19 经结节入路最外侧边界的内镜视图：内侧视神经颈内动脉隐窝（mocr）。locr：外侧视神经颈内动脉隐窝。

鞍结节平均厚度为 1.0 mm（0.2~4.3 mm），蝶骨平台平均厚度为 0.6 mm（0.2~1.4 mm）[37]。两侧动脉之间的最短距离通常位于鞍结节水平。

在旁正中垂直腔室，可以看到颈动脉隆起，此处的 ICA 被细分为斜坡旁段和鞍旁段（图 2.20）。

ICA 斜坡旁段

ICA 斜坡旁段从破裂孔的后外侧部分延伸至鞍底下方，与内侧岩尖的上界重合（图 2.21）。由舌隐窝上缘水平的一条假想线可将 ICA 斜坡旁段分为两段：海绵窦外段和海绵窦内段（图 2.22）。

ICA 鞍旁段

ICA 鞍旁段是唯一位于海绵窦内的部分，从内侧岩尖延伸至近端硬膜环。ICA 鞍旁段与颈动脉沟广泛分离，并且不受硬脑膜的约束，如内侧岩尖、斜坡、前床突、视柱、舌突、床突旁段的远端硬膜

2 鞍区、鞍上区和鞍旁区解剖学

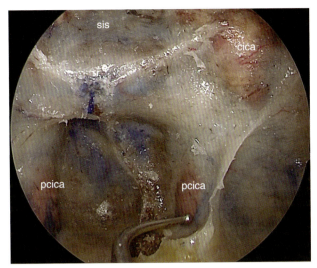

图 2.20　旁正中腔室显示颈内动脉斜坡旁段和鞍旁段隆起。sis：前海绵间窦；cica：颈内动脉海绵窦段；pcica：颈内动脉斜坡旁段。

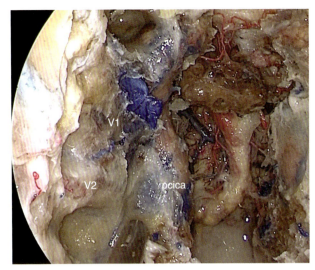

图 2.22　内镜图像显示在 V2 以下切除蝶骨舌突。pcica：颈内动脉斜坡旁段。

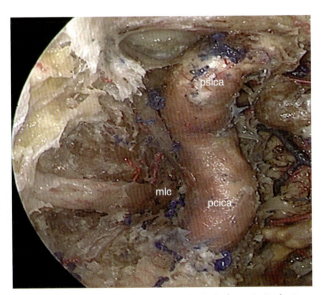

图 2.21　内镜图像显示颈内动脉斜坡旁段和鞍旁段。pcica：颈内动脉斜坡旁段；psica：颈内动脉鞍旁段；mlc：Meckel 囊。

环部分（图 2.19）。ICA 鞍旁段和颈动脉沟之间的空间可向鞍底下方及外侧扩展，也可以作为海绵窦的一个后上方腔室。ICA 鞍旁段与海绵窦中走行的神经十分靠近。

内侧视神经颈内动脉隐窝

MOCR 是进入鞍旁和鞍上区域的一个标志。MOCR 位于蝶鞍、鞍结节、颈动脉隆起、视神经管和蝶骨平台的汇合处（图 2.16）。它是在视神经上方内侧突、ICA 床突旁段的内侧部分下方（因为它在硬膜内走行）和蝶鞍的上外侧表面之间形成的骨质凹陷[38]。中床突位于蝶鞍外侧面的颈动脉沟下内侧缘[38]。中床突是一个独立于 MOCR 的结构（图 2.19）。通过去除 MOCR 上的骨质可以更早识别视神经和 ICA 床突旁段。

ICA 床突旁段

ICA 床突旁段虽小，但从解剖学的角度来看至关重要。它具有多个标志，可指导术中切除。该段从 ICA 的近端延伸到远端硬膜环。外侧结节隐窝（LTR）是鞍结节最外侧的骨性凹陷，以 ICA 床突旁段的内侧表面为界。连接外侧视神经颈内动脉隐窝（LOCR）和 LTR 的骨弓被称为远端骨弓，覆盖在远端硬膜环上。

对蝶窦后壁的外侧垂直部分研究得已较为深入，其具有 4 个骨性突起和 3 个骨性凹陷。从头侧至尾侧，4 个骨性突起分别为视神经管、海绵窦尖、三叉神经上颌支（V2）及三叉神经下颌支（V3）。3 个骨性凹陷分别是视神经颈内动脉隐窝、海绵窦尖与 V2 之间的凹陷，以及 V2 和 V3 之间的凹陷（图 2.20）。

视神经管

视神经管以蝶骨体为内界，视柱为下界，蝶骨前根为上界。前根在内侧连接蝶棱，在外侧连接前床突，向前延伸到眶尖。

外侧视神经颈内动脉隐窝

LOCR 是鞍结节最外侧边缘的骨质凹陷[36,38]。它代表视柱腹侧面的气化。上界为视神经管底，下界为眶上裂，内界为覆盖在颈动脉突起外侧部分的骨质。在大多数情况下，覆盖颈动脉的骨质会变薄或缺如。上表面和内侧表面的交界处在颅外，称为视下弓。

视神经支柱（视柱）

视柱构成蝶骨小翼的后根[36,38]。它从前床突基底的下内侧延伸到蝶骨体。它的下界为眶上裂，上界为视神经，后界为颈动脉沟。

上表面从其颅内边缘向下和向前倾斜以形成视神经管的底部。下表面是眶上裂顶部的一部分。视柱的后表面朝下并向内倾斜与蝶骨体的颈动脉沟融合时变宽。视柱的上表面和后表面之间的交界处在视神经管底部的最上层形成一个略微凹入的边缘。

垂 体

垂体腺或大脑垂体是一个外观呈红灰色的卵圆形结构，位于蝶骨垂体窝内，上面被鞍膈覆盖[36,40-41]。垂体被重要的神经血管结构包围，例如上方有视神经、视交叉和前交通动脉，外侧为海绵窦、ICA、脑神经，后方为脑干和后交通动脉（图2.23）。垂体分为前叶（腺垂体）、后叶（神经垂体）和中间叶。腺垂体由前叶、中间部和结节部组成。结节部是前叶的一部分，在垂体柄周围形成"衣领"结构。

人类原始前叶和后叶之间的狭窄中间部区域，通常包含Rathke裂隙的微小残留物。后叶、漏斗柄和正中隆起形成神经垂体。垂体通过漏斗部与大脑相连，漏斗部是一种管状结构，起源于灰结节和下丘脑的正中隆起。垂体柄分为结节部和漏斗后部。前叶较坚硬，但易与鞍前壁和侧壁分离。后叶柔软呈胶状，牢固地黏附在腺体上，很难剥离。支配前叶和后叶的自主神经完全由下丘脑神经纤维组成。腺垂体和下丘脑共享复杂的门脉血供，携带来自下丘脑的营养和抑制激素，调节前叶激素的释放。

前叶的血液供应来自垂体上动脉。垂体上动脉起源于床突上段ICA的内侧，距离眼动脉约5 mm（图2.24）。每条垂体上动脉通常发出3个分支：一支至视神经（返支），一支至视交叉和上漏斗部的下表面（吻合支），还有一支至下漏斗部和鞍膈（降支）。上漏斗部的分支与来自对侧垂体上动脉的分支形成毛细血管网络。垂体门脉系统流入垂体上动脉的毛细血管丛，将血液输送到前叶，使下丘脑分泌的激素前体被输送到腺垂体。人们认为后叶的大部分血液供应来自垂体下动脉。垂体下动脉是脑膜垂体干的一个分支，是海绵窦内ICA的第一个分支（图2.25）。然而，新近证据表明，两支垂体下动脉受损并不会导致垂体后叶功能障碍（尿崩症），这表明垂体上动脉系统存在替代的血液供应[8]。来自前叶和后叶的静脉回流汇集入海绵窦。

大部分垂体被两层硬脑膜覆盖：外层骨膜层和内层脑膜层。这两层硬脑膜横向分开形成海绵窦的一部分。在前面，外骨膜层向外侧延伸形成海绵窦

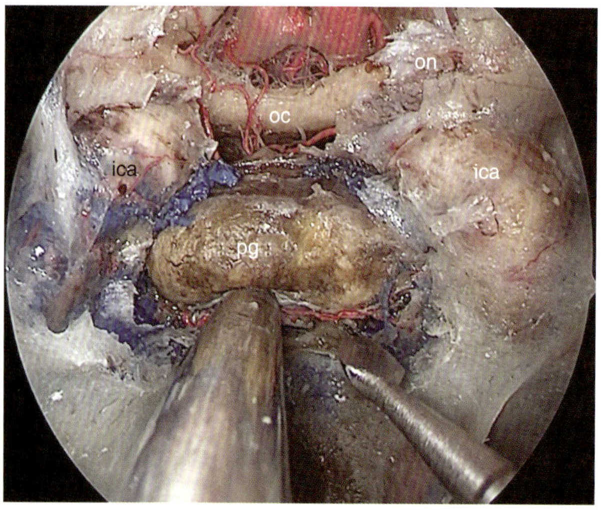

图2.23 垂体解剖关系的内镜图像。oc：视交叉；on：视神经；ica：颈内动脉；pg：垂体。

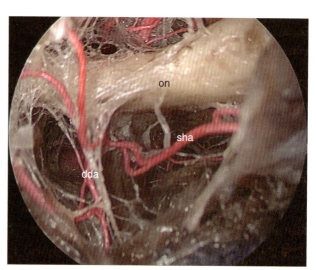

图2.24 垂体上动脉到垂体柄。on：视神经；sha：垂体上动脉；dda：鞍膈降动脉。

2 鞍区、鞍上区和鞍旁区解剖学

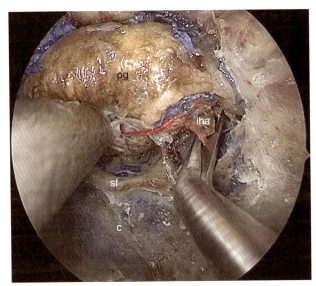

图 2.25 垂体下动脉结扎的内镜图像。pg：垂体；iha：垂体下动脉；sf：鞍底；c：斜坡。

的蝶骨前壁，内脑膜层与腺体相连并向后转向鞍背形成海绵窦的内侧壁。内侧壁也是蝶鞍区的外侧壁。它常被压迫，有时甚至被垂体肿瘤侵袭。此外，蝶鞍区存在两层硬脑膜是海绵窦间静脉连接的基础，它可以存在于腺体前部、后部或下部的任何位置。

鞍 膈

鞍膈是由两片硬脑膜形成的硬脑膜鞘，覆盖在垂体顶部。呈长方形，通常有 54% 的患者呈凸形，42% 的患者呈扁平状，4% 的患者呈凹形。除了从第三脑室下降的垂体柄中央部分，膈膜通常是完整的。鞍膈在漏斗周围较薄，在周边较厚。膈膜上的开口通常大于垂体柄的大小，且开口的大小和形态存在显著差异。一项研究显示：56% 的患者膈膜开口大于 5 mm，54% 的患者为圆形，46% 的患者为椭圆形。鞍膈开口的大小和形态决定了垂体腺瘤的哑铃状生长模式。中央或外周的较大膈膜缺损也被认为易导致患者出现空蝶鞍综合征。蛛网膜从这里穿过，如果破坏蛛网膜，垂体手术后可能会导致脑脊液漏。

鞍上区解剖

鞍上区域从鞍膈下方延伸至第三脑室底上方，去除鞍结节、视交叉前沟和蝶骨平台后部可进入鞍上区域。鞍上空间分为视交叉下区、视交叉上区和视交叉后区（图 2.17 和图 2.26）[39–43]。

在视交叉下区域内可见视交叉的下表面和中线漏斗部。漏斗部前面被鞍上池蛛网膜覆盖，后面被 Liliequist 膜覆盖。视神经从视交叉前外侧走行进入视神经管。眼动脉是床突上段 ICA 在远端硬膜环上方的第一个分支。它起源于 ICA 的腹侧表面，进入视神经管，在视神经下方走行。垂体上动脉起源于床突上段 ICA 内侧、眼动脉远端。覆盖漏斗前方的蛛网膜也包绕垂体上动脉分支。延伸到该区域的鞍结节脑膜瘤会向后推移漏斗部和垂体上动脉。

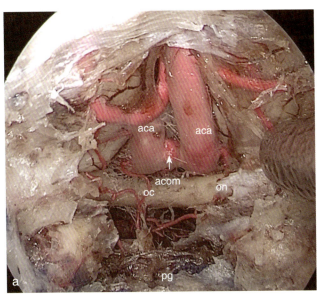
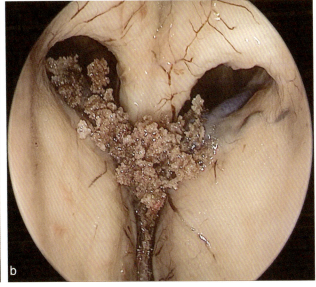

图 2.26 （a）鞍上区内镜解剖。aca：大脑前动脉；acom：前交通动脉；oc：视交叉；on：视神经；pg：垂体。（b）内镜图像显示内镜入路下的第三脑室底。

打开终板后，视交叉上入路可以观察第三脑室的漏斗部区域、丘脑，并可以使用成角度内镜观察丘脑间裂。

视交叉上间隙延伸到视交叉上方。此处可见嗅束后部，因为它们分裂成位于视神经上方的嗅纹。大脑前动脉的 A1 段从颈动脉分叉处延伸至视交叉正上方的中线。它通过前交通动脉与此处的对侧 A1 段吻合。A2 段从这里进入大脑间裂。视交叉上间隙内有两条重要的动脉分支：一条是 Heubner 回返动脉，它从中线走行到前穿质；另一条是眶额动脉，它是 A2 段的第一个皮层分支，常被该区域的肿瘤侵袭。蝶骨平台脑膜瘤通常占据该解剖区域，并使视交叉和相连血管结构向后方和（或）下方移位。

视交叉后间隙或漏斗后间隙从漏斗前下方延伸至后穿质和后方大脑脚。该间隙上方以第三脑室的底部为界。Liliequist 膜提供了通往脚间池的通道，后方可见基底动脉尖。后交通动脉与动眼神经一起在脚间池的外侧隐窝内穿行，走行在小脑上动脉和大脑后动脉之间。

视交叉下入路通过垂体柄和乳头体之间的灰结节通往第三脑室底部。垂体柄的横断和垂体的移位有助于显示第三脑室底的外表面。在中线可以看到向上和横向持续延伸的穹隆。Monro 孔的下外侧表面由同侧丘脑形成。在 Monro 孔内可见脉络丛，通过脉络裂与侧脑室相通，前方可见前连合（图 2.26b）。可以通过从丘脑间连合下方进入脑室后部，以观察松果体、松果体上隐窝、后连合、缰连合、缰三角和大脑导水管。

■ 视交叉

正常视交叉覆盖鞍膈和脑垂体，前置型的视交叉覆盖结节，后置型的视交叉覆盖鞍背。在我们大约 70% 的病例中，视交叉处于正常位置；在剩下的 30% 中，大约一半是前置的，另一半是后置的。

鞍旁区解剖

鞍旁区是位于蝶鞍和颞窝之间的中颅底的一部分，因为鞍旁容纳海绵窦，所以被认为是颅底神经血管结构最集中和关键的部分。形成鞍旁区的骨性结构是颞骨岩尖和蝶骨。蝶骨是负责支撑海绵窦的主要骨性结构，在鞍旁可见前床突和蝶骨体的外侧部分，蝶骨大翼附着在蝶骨旁[44-48]。

海绵窦是由双层硬脑膜包裹的静脉汇合处。海绵窦后方以岩尖和鞍背为界，前方以眶上裂为界。成对的海绵窦有硬脑膜包围着静脉区域，一段 ICA 和一段脑神经通过该区域走行。

每个海绵窦有 4 个壁：朝向基底池的顶壁；朝向后颅窝上部的后壁；内侧壁由一层薄薄的硬脑膜构成，将海绵窦与蝶鞍和蝶鞍内容物隔开，这一解剖结构使蝶鞍区肿瘤可以向海绵窦延伸；外侧壁面向颞叶内侧[1]。

打开蝶鞍底后，可以辨认出覆盖垂体的硬脑膜。在这个层面上，有两层不同的硬脑膜。一层与骨壁相邻，即骨膜层硬脑膜，覆盖蝶鞍底部，向外侧延伸超出蝶鞍，与颈动脉沟相连，形成海绵窦内侧壁的一部分，然后延伸至海绵窦底部。与脑垂体相邻的硬膜层将腺体与海绵窦的内侧间隙分开。再往上，这一层反折形成鞍膈的两层。这个反折形成了鞍膈的中央开口，漏斗从中通过。这一层继续向外作为外层硬脑膜（固有硬脑膜）的顶壁和外侧壁。因此，海绵窦内侧壁由垂体硬脑膜层形成，没有骨质支撑。在它下方的区域，海绵窦的内侧壁由蝶鞍的骨膜层硬脑膜构成，并由蝶窦外侧壁的骨质支撑。

在蝶鞍两层硬脑膜之间常见有静脉通道。这些静脉通道连接两侧海绵窦。通常，这些静脉通道同时形成一个前海绵间窦和一个后海绵间窦，两个海绵窦结合称为环窦。

内镜经鼻入路开辟了通往包括海绵窦在内的腹侧颅底的新途径。内镜提供的更宽的视野使外科医生能够直接使用从内侧到外侧的路径观察海绵窦的外侧壁和内侧壁。基于 Fernandaz 等人提出的分类，作者描述了海绵窦与海绵窦内 ICA 的不同分区（图 2.27）[48]。这是对 Harris 和 Rhoton 在 1976 年提出的分类的改良[46]。

■ 海绵窦上腔

海绵窦的上腔位于海绵窦内 ICA 水平段的上方和前膝的后方。它被海绵窦的顶壁、外侧壁所限制：前外侧为床突旁段 ICA 的腹侧面（对应床突三角），后外侧为动眼神经三角的硬脑膜。

2 鞍区、鞍上区和鞍旁区解剖学

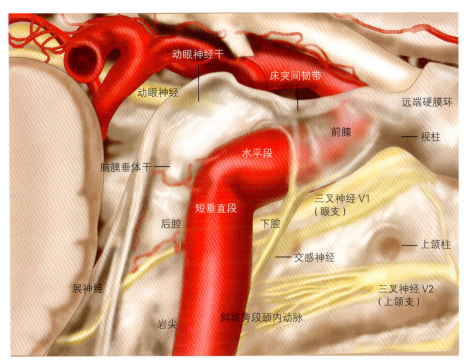

图 2.27　海绵窦及其腔室的内镜解剖。

　　动眼神经走行于动眼神经三角相邻的外侧壁。这一动眼神经节段在动眼神经三角的两层硬脑膜之间穿过，因此被定义为硬膜间段，也被定义为动眼神经池。神经继续向前走行，合并到海绵窦外侧壁的最上段。动眼神经进入海绵窦外侧壁的入口点恰好位于 ICA 前膝的外侧。床突间韧带是在海绵窦上腔顶端的重要识别标志。ICA 床突旁段走行于床突间韧带的内侧和前方，而动眼神经仅走行于外侧和后方。

■ 海绵窦后腔

　　海绵窦的后腔位于海绵窦内 ICA 短垂直段后方和外侧岩斜硬脑膜前方，形成了海绵窦的后壁。海绵窦段 ICA 的短垂直段和水平段（海绵窦段 ICA 后膝）的过渡标志着上部和后部腔隙之间的过渡。

　　在此移行段，脑膜垂体干起源于 ICA 后膝的后壁。垂体下动脉有一条走向鞍底硬膜的后内侧分支，而背脑膜动脉有一条朝向鞍背硬膜的后下方内侧分支。这两条动脉与小脑幕动脉共同起源于脑膜垂体干，或者作为独立的分支直接起源于 ICA。展神经的静脉湖段在穿过 Dorello 管进入海绵窦时位于该腔室的最下部，就在 ICA 后面。该神经段位于岩尖最内侧的上方，以蝶岩韧带或 Gruber 韧带为后界[7]。值得注意的是：当展神经进入海绵窦时，它位于岩上窦和岩下窦与基底窦的汇合处。一旦进入海绵窦，就没有任何保护神经的硬脑膜层。

■ 海绵窦外侧腔

　　海绵窦的外侧腔室位于 ICA 前膝段和水平段的外侧。该腔室的上界由覆盖视柱下表面的近端硬膜环形成。上颌柱将眶上裂与圆孔分开，并与 V2 隆起一起标志着外侧腔室的下界。在视柱和上颌柱的前缘，脑神经进入眶上裂并离开海绵窦（图 2.28）。

　　该腔室包含位于海绵窦外侧壁的动眼神经和滑车神经以及三叉神经的第一支。如上所述，展神经的远端海绵窦段位于下腔和外侧腔室之间的移行处。下外侧干的动脉分支（起源自海绵窦段 ICA 的水平段下表面）可以在该区域被识别，从内侧到外侧它们沿着海绵窦的外侧壁分布。

■ 海绵窦下腔

　　海绵窦下腔位于 ICA 的水平段和前膝段下方、短垂直段前方。海绵窦下腔的前壁是海绵窦的前壁。海绵窦下腔向外侧连接于外侧腔。

　　交感神经或神经丛位于 ICA 周围的海绵窦下腔，亦即 ICA 从其短垂直段走行到水平段的位置。展神经的远端海绵窦段位于 ICA 水平段的下外侧，位于下外侧腔室之间的移行处。交感神经位于展神经的更内侧，且呈斜行走向，从 ICA 的表面走行与展神经汇合，展神经在该节段的走向更趋于水平。

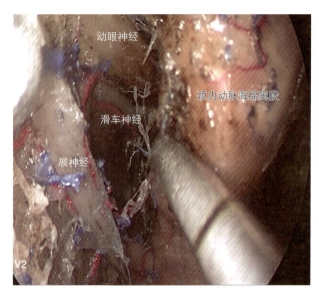

图 2.28 内镜图像显示经翼突入路进入海绵窦的显露情况。

总 结

鼻内镜入路提供了更好的视野,可以沿着腹侧颅底不规则的骨面进入其不同区域,有助于更好地清除肿瘤。对内镜解剖的准确定位和对解剖学变异的透彻理解,以及娴熟的外科技术和对合适器械的选择是经鼻内镜处理颅底病变的首要先决条件。掌握复杂的内镜颅底技术可达到出色的手术效果。熟练的手术技能可以通过坚持不懈的内镜尸头颅底解剖来实现,至少在训练阶段是这样。详细研究解剖可使解剖者熟悉内镜的局部解剖视图、二维视图,并获得适当的实践技能。培训学员及解剖人员应当掌握重要的解剖标志,以避开关键的神经血管结构。

(王巍 林鹏 译)

参考文献

[1] Kassam A, Snyderman CH, Mintz A, et al. Expanded endonasal approach: the rostrocaudal axis. Part I. Crista galli to the sella turcica. Neurosurg Focus, 2005, 19(1): E3

[2] Kassam A, Snyderman CH, Mintz A, et al. Expanded endonasal approach: the rostrocaudal axis. Part II. Posterior clinoids to the foramen magnum. Neurosurg Focus, 2005, 19(1): E4

[3] Koutourousiou M, Fernandez-Miranda JC, Stefko ST, et al. Endoscopic endonasal surgery for suprasellar meningiomas: experience with 75 patients. J Neurosurg, 2014, 120(6): 1326–1339

[4] Romano A, Zuccarello M, van Loveren HR, et al. Expanding the boundaries of the transsphenoidal approach: a microanatomic study. Clin Anat, 2001, 14(1): 1–9

[5] Cappabianca P, Cavallo LM, Esposito F, et al. Extended endoscopic endonasal approach to the midline skull base: the evolving role of transsphenoidal surgery. Adv Tech Stand Neurosurg, 2008, 33:151–199

[6] Kuta AJ, Laine FJ. Imaging the sphenoid bone and basiocciput: anatomic considerations. Semin Ultrasound CT MR, 1993, 14(3): 146–159

[7] Szolar D, Preidler K, Ranner G, et al. The sphenoid sinus during childhood: establishment of normal developmental standards by MRI. Surg Radiol Anat, 1994,16(2):193–198

[8] Scuderi AJ, Harnsberger HR, Boyer RS. Pneumatization of the paranasal sinuses: normal features of importance to the accurate interpretation of CT scans and MR images. AJR Am J Roentgenol, 1993, 160(5): 1101–1104

[9] Aoki S, Dillon WP, Barkovich AJ, et al. Marrow conversion before pneumatization of the sphenoid sinus: assessment with MR imaging. Radiology, 1989, 172(2): 373–375

[10] Van Alyea OE. Sphenoid sinus. Arch Otolaryngol, 1941, 34: 225–253

[11] Som PM, Naidich TP. Development of the skull base and calvarium: an overview of the progression from mesenchyme to chondrification to ossification. Neurographics, 2013, 3(4): 169–184

[12] Anderson JE. Grant's Atlas of Anatomy. Baltimore, MD: Williams & Wilkins, 1978

[13] Kayalioglu G, Govsa F, Erturk M, et al. The cavernous sinus: topographic morphometry of its contents. Surg Radiol Anat, 1999, 21(4): 255–260

[14] Lanza DC, Kennedy DW. Endoscopic sinus surgery// Bailey BJ. Head and Neck Surgery—Otolaryngology. Philadelphia, PA: J.B. Lippincott, 1993: 389–398

[15] Sinnatamby C. Last's Anatomy: Regional and Applied. 11th ed.Edinburgh: Churchill Livingstone, 2006

[16] Sareen D, Agarwal AK, Kaul JM, et al. Study of sphenoid sinus anatomy in relation to endoscopic surgery. Int J Morphol, 2005, 23(3): 261–266

[17] Ramalho CO, Marenco HA, de Assis Vaz Guimarães Filho F, et al Intrasphenoid septations inserted into the internal carotid arteries: a frequent and risky relationship in transsphenoidal sur geries. Rev Bras Otorrinolaringol (Engl Ed), 2017, 83(2): 162–167

[18] Fernandez-Miranda JC, Prevedello DM, Madhok R, et al. Sphenoid septations and their relationship with internal carotid arteries: anatomical and radiological study. Laryngoscope, 2009, 119(10): 1893–1896

[19] Renn WH, Rhoton AL Jr. Microsurgical anatomy of the sellar region. J Neurosurg, 1975, 43(3): 288–298

[20] Sethi DS, Stanley RE, Pillay PK. Endoscopic anatomy of the sphenoid sinus and sella turcica. J Laryngol Otol, 1995, 109(10): 951–955

[21] Hamid O, El Fiky L, Hassan O, et al. Anatomic variations of the sphenoid sinus and their impact on transsphenoid pituitary surgery. Skull Base, 2008, 18(1): 9–15

[22] Hamberger CA, Hammer G, Norlen G, et al. Transantrosphenoidal hypophysectomy. Arch Otolaryngol, 1961, 74: 2–8

[23] Hammer G, Radberg C. The sphenoidal sinus. An anatomical and roentgenologic study with reference to transsphenoid hypophysectomy. Acta Radiol, 1961, 56: 401–422

[24] Wang J, Bidari S, Inoue K, et al. Extensions of the sphenoid sinus: a new classification. Neurosurgery, 2010, 66(4): 797–816

[25] Sonbay D, Saka C, Akin I, et al. Prevalence of sphenoid sinus agenesis in adults: a CT scan study. B-ENT, 2010, 6(3): 167–169

[26] Cakur B, Sümbüllü MA, Yılmaz AB. A retrospective analysis of sphenoid sinus hypoplasia and agenesis using dental volumetric CT in Turkish individuals. Diagn Interv Radiol, 2011, 17(3): 205–208

[27] Keskin G, Ustündag E, Ciftçi E. Agenesis of sphenoid sinuses.Surg Radiol Anat, 2002, 24(5): 324–326

[28] Pifferi M, Bush A, Caramella D, et al. Agenesis of paranasal sinuses and nasal nitric oxide in primary ciliary dyskinesia.Eur Respir J, 2011, 37(3): 566–571

[29] Millar DA, Orlandi RR. The sphenoid sinus natural ostium is consistently medial to the superior turbinate. Am J Rhinol, 2006, 20(2): 180–181

[30] Hidir Y, Battal B, Durmaz A, et al. Optimum height from the roof of the choana for seeking the sphenoid ostium. J Craniofac Surg, 2011, 22(3): 1077–1079

[31] Perondi GE, Isolan GR, de Aguiar PH, et al. Endoscopic anatomy of sellar region. Pituitary, 2013, 16(2): 251–259

[32] Yanagisawa E, Weaver EM, Ashikawa R. The Onodi (sphenoethmoid). Ear Nose Throat J, 1998, 77(8):578–580

[33] Tomovic S, Esmaeili A, Chan NJ, et al. High-resolution computed tomography analysis of the prevalence of Onodi cells. Laryngoscope, 2012, 122(7): 1470–1473

[34] Kantarci M, Karasen RM, Alper F, et al. Remarkable anatomic variations in paranasal sinus region and their clinical importance. Eur J Radiol, 2004, 50(3): 296–302

[35] Thanaviratananich S, Chaisiwamongkol K, Kraitrakul S, et al. The prevalence of an Onodi cell in adult Thai cadavers. Ear Nose Throat J, 2003, 82(3): 200–204

[36] Alferidi A, Jho HD. Endoscopic endonasal cavernous sinus surgery: an anatomic study. Neurosurgery, 2001, 48(4): 827–836, discussion 836–837

[37] Fujii K, Chambers SM, Rhoton AL Jr. Neurovascular relationships of the sphenoid sinus. A microsurgical study. J Neurosurg, 1979, 50(1): 31–39

[38] Labib MA, Prevedello DM, Fernandez-Miranda JC, et al. The medial opticocarotid recess: an anatomic study of an endoscopic "key landmark" for the ventral cranial base. Neurosurgery, 2013, 72(1, Suppl Operative): 66–76, discussion 76

[39] Fernandez-Miranda JC, Gardner PA, Rastelli mm Jr, et al. Endoscopic endonasal transcavernous posterior clinoidectomy with interdural pituitary transposition. J Neurosurg, 2014, 121(1): 91–99

[40] Fernandez-Miranda JC, Gardner PA, Snyderman CH, et al. Craniopharyngioma: a pathologic, clinical, and surgical review. Head Neck, 2012, 34(7): 1036–1044

[41] Rhoton AL Jr. The anterior and middle cranial base. Neurosurgery, 2002, 51(4, Suppl): S273–S302

[42] Everton KL, Rassner UA, Osborn AG, et al. The oculomotor cistern: anatomy and high-resolution imaging. AJNR Am J Neuroradiol, 2008, 29(7): 1344–1348.

[43] Rhoton AL Jr. Anatomy of the pituitary gland and sellar region//Thapar K, Kovacs K, Scheithauer B, et al. Diagnosis and Management of Pituitary Tumors. Totowa, NJ: Humana Press, Inc, 2001: 13–40

[44] Martins C, Yasuda A, Campero A, et al. Microsurgical anatomy of the oculomotor cistern. Neurosurgery, 2006, 58: ONS-220–ONS-227

[45] Khan AA, Niranjan A, Kano H, et al. Stereotactic radiosurgery for cavernous sinus or orbital hemangiomas. Neurosurgery, 2009, 65(5): 914–918, discussion 918

[46] Harris FS, Rhoton AL. Anatomy of the cavernous sinus. A microsurgical study. J Neurosurg, 1976, 45(2): 169–180

[47] Micko AS, Wöhrer A, Wolfsberger S, et al. Invasion of the cavernous sinus space in pituitary adenomas: endoscopic verification and its correlation with an MRI-based classification. J Neurosurg, 2015, 122(4): 803–811

[48] Fernandez-Miranda JC, Zwagerman NT, Abhinav K, et al. Cavernous sinus compartments from the endoscopic endonasal approach: anatomical considerations and surgical relevance to adenoma surgery. J Neurosurg, 2018, 129(2): 430–441

3 鞍区、鞍上区和鞍旁区的影像学表现

R. Bavaharan Rajalingam, Narayanan Janakiram, Joseph Nadakkavukaran

引言

颅底是一个紧凑而复杂的空间，具有许多重要的神经血管结构。颅底病变多样。CT 在许多病变的评估中发挥着重要作用，它可以非常详细地描述骨质侵蚀，并可以观察钙化的肿瘤基质。磁共振成像（MRI）是对大多数发生在颅底的病变进行神经成像评估的主要手段。凭借多种序列和更高的软组织分辨率，MRI 已被证明在颅底成像方面具有显著优势。MRI 可以提供有关脂质、顺磁性和抗磁性以及肿瘤细胞结构的信息。此外，目前可用的 MRI 技术能够生成高空间分辨率图像，使脑神经及其邻近的病理变化可视化。影像学信息有助于区分疾病的进展过程，并有助于在活检或治疗计划开始之前准确描述它们的范围[1]。

解剖学

蝶鞍的主要组成部分是蝶骨，其中一部分连接枕骨基底。前部以一条骨嵴、鞍结节为界，后部以鞍背和后床突为界。蝶骨小翼的前床突位于鞍结节的外侧并向后突出。蝶鞍顶由被称为鞍膈的硬脑膜延伸部分形成。它沿蝶鞍排列，包裹垂体，形成不完整的上缘。外侧面有海绵窦的静脉窦，中床突不恒定存在。

蝶鞍是蝶骨体中的马鞍形凹陷，外侧面和上方没有骨质覆盖。垂体位于蝶鞍内，由腺垂体和神经垂体组成。远端部、中间部和结节部形成腺垂体。神经垂体由神经部、漏斗柄和漏斗体组成。垂体的高度（头尾径）随年龄和性别而变化（表 3.1）。

蝶鞍以海绵窦为外界，海绵窦是硬脑膜内外层之间的大型静脉丛。海绵窦沿垂体前、下、后表面

表 3.1 与年龄、性别和不同生理条件相关的垂体正常头尾尺寸

类别	头尾尺寸（mm）
儿童	6
男性	8
女性	
绝经后	8
绝经前	10
哺乳期	12

穿过中线的通道相互连接。垂体上方的内层硬脑膜反折形成鞍膈，鞍膈有一个大小变化较大的漏斗口。

下丘脑和垂体通过重要的神经血管连接相连。下丘脑的视上核和室旁核的轴突穿过漏斗柄并延伸到神经垂体。携带加压素和催产素的分泌颗粒在 T1 加权（T1W）平扫 MRI 上表现为垂体后叶的"亮点"。下丘脑神经元中产生的释放和抑制因子通过结节垂体神经束和垂体门脉系统。异位垂体后叶腺可见于蝶鞍上方以及下丘脑 – 垂体轴的不同水平（图 3.1 至图 3.3）。

双侧海绵窦从颞骨岩部延伸至眼眶。颈内动脉（ICA）的海绵窦段及其脑膜垂体干穿过这些双层的硬膜骨膜间隙。第Ⅲ脑神经（动眼神经）、第Ⅳ脑神经（滑车神经）以及 V1（三叉神经眼支）和 V2 脑神经（三叉神经上颌支）沿海绵窦的外侧走行，位于海绵窦最内侧的结构是 ICA 和第Ⅵ脑神经（展神经）。三叉神经的下颌支（V3）位于海绵窦外部，并通过 Meckel 囊下方垂直方向的卵圆孔穿出。双侧 Meckel 囊位于双侧海绵窦的下外侧。

蝶鞍区上方是鞍上池。几个关键结构穿过该区

3 鞍区、鞍上区和鞍旁区的影像学表现

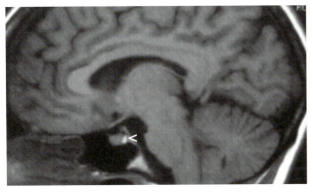

图 3.1　矢状位 T1 加权（T1W）MRI 显示正常的垂体腺和正常的垂体后叶亮点（白色箭头）。

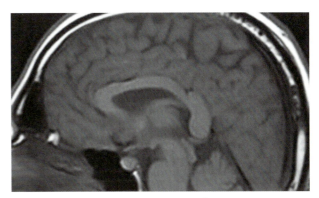

图 3.2　矢状位 T1W MRI 显示后叶亮点缺失。

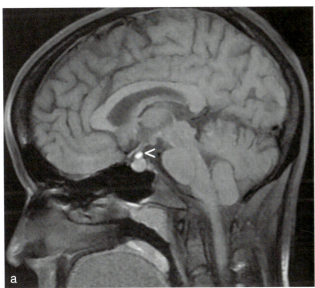

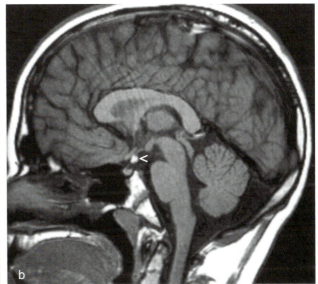

图 3.3　（a–b）矢状位 T1W MRI 显示异位的鞍上垂体后叶（白色箭头）。

域，包括 Willis 环、视神经和视交叉、下丘脑、垂体漏斗部以及第三脑室的漏斗部和视交叉上隐窝。

影像学

CT 有助于观察蝶鞍的骨性边缘以及骨的病理变化过程。CT 可能是一些无法进行 MRI 检查的患者（例如，带有起搏器、不兼容硬件和患有严重幽闭恐惧症的患者）的唯一选择。0.625 mm 薄层轴向螺旋采集的图像可以重建为矢状面和冠状面图像。CT 可以在没有造影剂的情况下进行专门的骨评估。增强 CT 动脉造影和静脉造影可以分别评估颈动脉和海绵窦的病理情况，这在手术治疗中非常有用。

阅读 CT 扫描图像时（0.6~1 mm 层厚），需要记住以下观察清单（图 3.4 至图 3.16）。

- 冠状面：
  - 泡状鼻甲（图 3.14）；
  - 鼻中隔偏曲（图 3.4 和图 3.14）；
  - 鼻窦疾病（图 3.5）；
  - Onodi 气房；
  - 蝶窦气化（甲介型、鞍前型、蝶鞍型）（图 3.6 至图 3.8）；
  - 鸡冠（图 3.13）；
  - 筛顶类型（图 3.10 至图 3.12）。
- 轴面：
  - 肿瘤侵蚀鞍背的情况；
  - 肿瘤扩散至膝后区和海绵窦的情况（增强 CT）。
- 矢状面：
  - 脑膜瘤病例中的平台结节角。

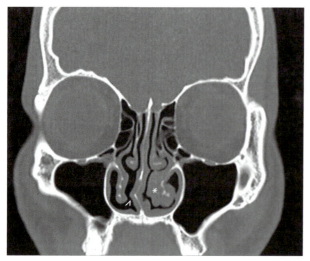

图 3.4　鼻中隔向右偏曲导致左侧下鼻甲肥大。

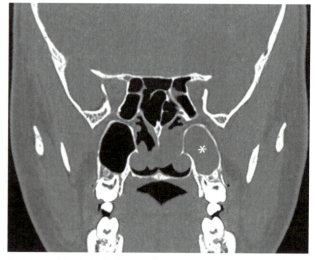

图 3.5　左侧上颌窦软组织息肉状黏膜增厚，延伸至鼻腔。

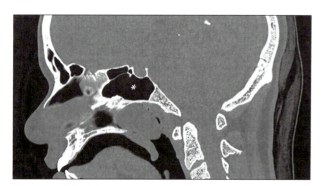

图 3.6　蝶鞍型气化。

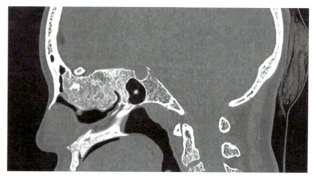

图 3.7　鞍前型气化。

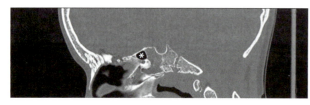

图 3.8　甲介型气化。

MRI 可提供蝶鞍区和鞍旁区结构的详细信息，是基本的术前和术后成像方式。

蝶鞍部薄层矢状面和冠状面图像（3 mm）显示鞍上池、海绵窦、Meckel 囊和下丘脑等鞍旁结构。压脂后获得钆增强序列，可提高病变部位和颅骨之间的对比。

■ 磁共振成像方案

- 增强前：
  - 矢状位 T1 → 3 mm 层厚；
  - 轴位 T2 → 3 mm 层厚；
  - 冠状位 T1 → 3 mm 层厚；
  - 冠状位 T2 → 3 mm 层厚。
- 增强后：
  - 动态冠状位 T1 → 每 10 s 拍摄 5 层；
  - 冠状位 T1 → 3 mm 层厚；
  - 矢状位 T1 → 3 mm 层厚；
  - 轴位 T1 三维压脂增强 → 从鼻窦水平到顶点的三维容积数据。

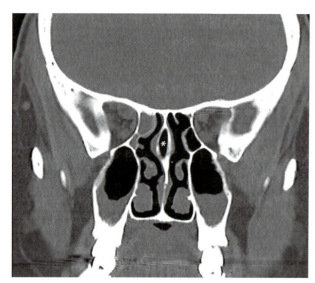

图 3.9　蝶嘴气化。

3 鞍区、鞍上区和鞍旁区的影像学表现

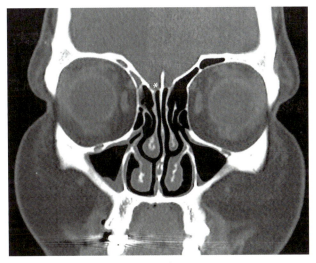

图 3.10　Kero 分类法的 1 型筛顶。

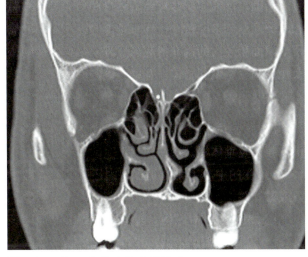

图 3.11　Kero 分类法的 2 型筛顶。

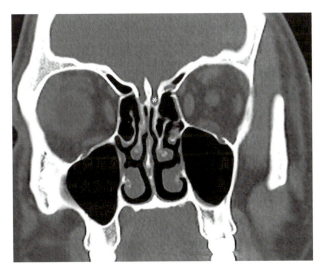

图 3.12　Kero 分类法的 3 型筛顶。

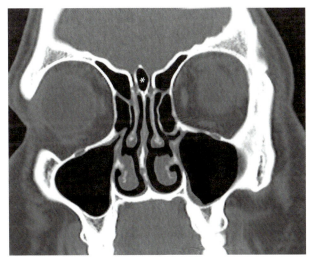

图 3.13　鸡冠气化。

■ 动态增强 MRI

动态增强 MRI 已被证明是评价垂体腺瘤最好的影像学工具。三维傅里叶变换梯度回波或快速涡轮自旋回波（TSE）序列可用于动态研究。静脉内注射剂量为 0.05 mmol/kg 的钆，而后，每 10 s 连续获得 6 组 5 幅冠状位图像。强化首先出现在垂体柄，然后出现在垂体柄与腺体的交界处，最后出现整个前叶。在 30~60 s，整个腺体显示均匀强化。静脉注射造影剂后 30~60 s，正常垂体组织和微腺瘤之间的图像对比度达到最大。大多数微腺瘤在明显强化的垂体腺内表现为相对无强化（暗）的病变[2]。

垂体腺瘤的峰值强化出现在 60~200 s，通常在正常脑垂体最明显强化后出现，并持续较长时间[3]。延迟扫描（造影剂注射后 30~60 min）可能会观察到动态扫描在 30~60 s 时获得的图像对比度发生逆转。这是因为来自正常脑垂体的对比减弱，但造影剂扩散到呈高信号病灶的微腺瘤中[4]。Yuh 等人[5] 发现微腺瘤的早期强化远早于前叶，这归因于垂体腺瘤具有与垂体后叶相似的直接动脉血液供应[6]。在常规冠状位图像基础上增加动态矢状位图像可提高垂体微腺瘤的总体检出率[7]。动态增强 MRI 不仅可用于评估垂体微腺瘤，在评估大腺瘤、大腺瘤侵入海绵窦方面具有同等重要的作用，并可以从术后组织中区分残留及复发肿瘤[8-10]。

由于蝶鞍和鞍上区域结构复杂，鉴别诊断可能很困难。将该区域分为垂体窝、海绵窦和鞍上池会有所帮助。然而，许多疾病进展过程可能涉及蝶鞍和鞍旁区域的多个部分，有时很难描述较大的肿瘤及受累面积较大的病变的起源过程。识别正常结构及相关病变，例如垂体，有助于确定病因。

MRI 观察鞍区和鞍上病变的系统描述

- 在矢状位 T1 和冠状位 T2 序列中识别蝶鞍、垂体腺体及垂体柄。
- 病变的中心（无论是在鞍内还是鞍上、鞍下方或鞍外侧）。
- 如果病变在蝶鞍内，蝶鞍有无扩大（深度 > 12 mm，前后径 > 15 mm）？
- 如果肿块位置清晰，可以分析信号强度模式：病变是囊性、实性、脂肪还是出血（表 3.2）？
- 是否包含任何异常血管？必要时做 MRI 血管造影或 CT 血管造影。
- 鉴别诊断（表 3.3）。

以下病变显示 MRI 弥散受限：
- 急性梗死/出血；
- 表皮样囊肿；
- 淋巴瘤；
- 脉络丛病变；
- 髓母细胞瘤；
- 原始外胚层肿瘤；
- 脓肿；
- 急性脱髓鞘疾病；
- 高级神经胶质瘤；
- 一氧化碳中毒。

空蝶鞍

"空蝶鞍"外观是由扩大的鞍膈和鞍上蛛网膜下腔向下延伸而形成的。垂体上缘呈扁平或凹陷，蝶鞍常增大，偶见第三脑室前下部或视神经/视交叉出现鞍内疝。通常垂体不会出现功能障碍。然而，绝经前女性偶尔可以看到部分空蝶鞍并具有假性脑

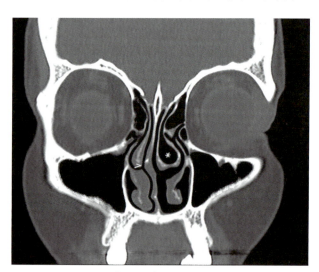

图 3.14 左侧泡状鼻甲伴鼻中隔向右偏曲、右侧下鼻甲肥大。

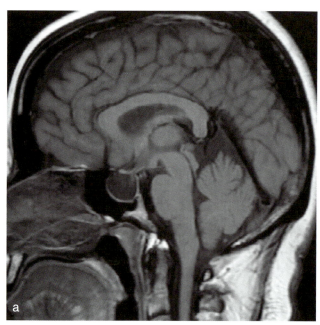
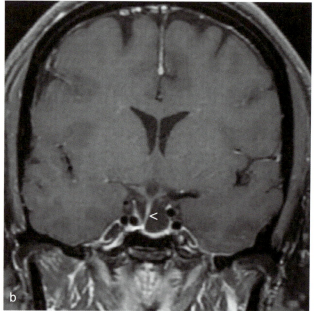

图 3.15 （a–b）空蝶鞍：矢状位和冠状位 T1W 增强 MRI 显示，蝶鞍区呈现为脑脊液信号强度，垂体受压，垂体柄正常（白色箭头）。

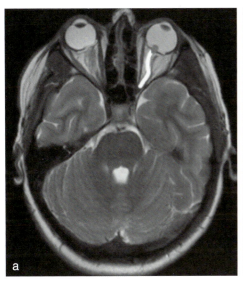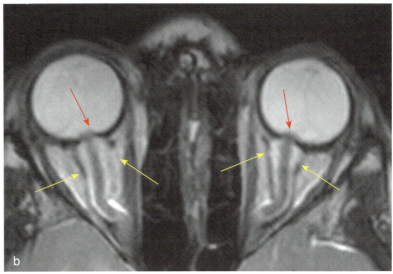

图 3.16　(a-b) 脑和眼眶的轴位 T2 图像显示特发性颅内高信号。

表 3.2　肿瘤内容物的 MRI 特征表现

内容物		MRI 特征		
		T1	T2	其他
1	囊肿（呈现脑脊液信号强度）	低信号	高信号	FLAIR 低信号
2	出血			
	超急性（< 12 h，氧合血红蛋白）	等信号	高信号	FLAIR 高信号渐渐增多
	急性（脱氧血红蛋白）（12 h 至 2 d）	等信号	低信号	FLAIR 低信号渐渐增多
	亚急性（高铁血红蛋白）			
	早期（2~7 d）	高信号	低信号	FLAIR 低信号渐渐增多
	晚期（7 d 至 1 个月）	高信号	高信号	FLAIR 高信号渐渐增多
	慢性（含铁血黄素、铁蛋白）（> 1 个月）	低信号	低信号	FLAIR 低信号渐渐增多
3	蛋白质含量			
	< 10%	低信号	高信号	FLAIR 高信号
	20%~25%	高信号	高信号	FLAIR 高信号
	> 25%	高信号	低信号	FLAIR 低信号
4	脂肪	高信号	高信号	FLAIR 高信号和压脂图像上的信号抑制
5	固体	低信号	高信号到等信号（取决于细胞结构和组织学）	FLAIR 高信号

FLAIR：液体衰减反转恢复序列。

瘤的体征和症状[11]。据报道，垂体微腺瘤与空蝶鞍常常共存[12]（图 3.15 和图 3.16）。

Rathke 裂囊肿

　　Rathke 裂囊肿是发生在蝶鞍区（25%）、鞍上区（5%）或横跨两者（70%）的先天性囊性病变，内有立方形或柱状细胞排列。这些病变的 MRI 信号强度和 CT 衰减因其中蛋白质物质的含量而异。它们的增强图像偶尔可以表现为周边强化（图 3.17）。

表 3.3　涉及不同解剖部位的病理情况

区域	可能的病理
垂体	垂体腺瘤 Rathke 裂囊肿 颅咽管瘤
垂体柄	Rathke 裂囊肿 颅咽管瘤 生殖细胞瘤 嗜酸性肉芽肿 转移瘤
视交叉	神经胶质瘤 脱髓鞘
下丘脑	神经胶质瘤 错构瘤 生殖细胞瘤 嗜酸性肉芽肿
颈动脉	动脉瘤 颈动脉扩张
海绵窦	神经鞘瘤 颈动脉海绵窦瘘
脑膜	脑膜瘤 炎症
蝶窦/颅底	鳞状细胞癌 脊索瘤 肉瘤 转移瘤 炎症/感染

垂体增生

当垂体大小大于正常的头尾尺寸（表3.1），且具有正常的组分和均匀的强化时，即为垂体增生。

这种现象可能是妊娠期或哺乳期由于催乳素细胞肥大而形成的一种生理表现。也可发生于甲状腺、肾上腺或性腺功能减退的情况下，原因是缺乏负反馈[13]。结节性或弥漫性垂体增生也可被视为库欣病的原因之一。

垂体腺瘤

垂体腺瘤占颅内肿瘤的 10%~15%[14]，具体可分为：

- 微腺瘤（<10 mm）和大腺瘤（>10 mm）。微腺瘤可能因其太小而难以检测，但仍然具有很显著的症状，而大腺瘤则有可能压迫周围组织。
- 根据其细胞来源可分为催乳素细胞腺瘤、生长激素细胞腺瘤、促性腺激素细胞腺瘤、促肾上腺皮质激素细胞腺瘤和促甲状腺激素细胞腺瘤。
- 在一项流行病学研究中，74% 的大腺瘤和 22% 的微腺瘤没有分泌功能[15]。25%~41% 的功能性腺瘤患者分泌催乳素，5% 和 2.8% 的患者分别分泌促肾上腺皮质激素和生长激素[16]。

对小病灶的识别主要借助于动态对比增强 MRI，较少使用 CT 技术（通常在无法进行 MRI 时采用），基于腺瘤与垂体组织强化率的不同而诊断。正常垂体实质在使用造影剂后 60~80 s 显示均匀强化[17]。腺瘤和垂体组织之间的最大图像对比度在大约 1min 时出现，此后逐渐降低[18]。然而，腺瘤因为直接动脉供应可能比垂体组织更早强化[17]。由于出血、囊肿或坏死，T2 加权序列上的信号强度是可变的（特别是在大肿瘤中）[19]，但对于分泌生长激素的腺瘤，普遍报道为 T2 低信号[20]（表 3.4）。大腺瘤通常浸润腺体，因此，虽体积增大（移位）但其他方面正常的垂体可能有助于排除腺瘤（图 3.18 至图 3.36）。

高达 10% 的腺瘤侵入海绵窦[8-10]。影像学特

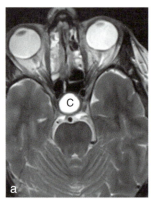
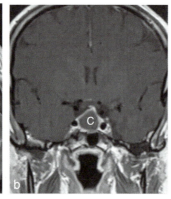
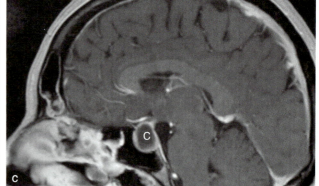

图 3.17　（a–c）T2 轴位、T1 冠状位和矢状位增强图像显示的 Rathke 裂囊肿，呈现环状增强的囊性病变表现（C）。

表 3.4 垂体微腺瘤和大腺瘤的 MRI 特征

垂体病理学	MRI 平扫		增强 MRI
	T1	T2	
1 微腺瘤	观察不清晰		与正常垂体强化相比，早期无强化，延迟对比可出现强化
2 大腺瘤			
无出血	低信号	高信号 低信号（功能性生长激素分泌性肿瘤）	早期对比强化明显
伴出血	高信号	取决于出血的阶段	周边强化
伴坏死	低信号	高信号	周边强化
囊性改变	低信号	混合信号强度	实质部分强化

征高度提示海绵窦浸润时，通常在冠状位增强 T1 加权序列上进行评估[10,21]：

- ICA 被肿瘤包裹 > 67%（约 240°），手术证实侵犯的阳性预测值（PPV）为 100%[10]；
- 颈动脉沟静脉腔室闭塞（95% PPV）；
- 肿瘤延伸至颈外动脉线以外（85% PPV）[10]。

以下特征提示海绵窦未受侵及：

- ICA 包裹 < 25%；
- 肿瘤与 ICA 之间存在垂体组织；
- 肿瘤扩展范围未超过 ICA 中线[10]。

大于 4 cm 的腺瘤被归类为"巨大腺瘤"[14]。尽管其组织学为良性，但此类肿瘤可浸润颅底，延伸至鼻咽部的情况较罕见[22]。大腺瘤出现自发性梗死的概率高于其他任何中枢神经系统肿瘤，可能是由于它们的血供特点导致的外生性生长、扩张导致的血管受压，或其他固有的特征等造成的[23-24]。这种情况伴有或不伴有出血，并可能导致垂体卒中，但很少并发斜坡后血肿[23-25]。

MRI 在区分实性和囊性垂体腺瘤中起重要作用。它还有助于识别腺体出血或涉及腺体肿瘤的出血。

手术过程中肿瘤的可吸除性（suckabilty）取决于肿瘤的纤维含量。这种纤维化成分在 T2 上可能呈低信号或高信号，但可能不会像可吸除的非纤维化细胞肿瘤那样形成强烈的对比。

颅咽管瘤

颅咽管瘤是一种非胶质性上皮性肿瘤，起源于 Rathke 囊肿残余物或沿颅咽管路径的黏膜残余。大多数累及蝶鞍内和鞍上隔室（70%），10% 仅在鞍内，20% 仅在鞍上。儿童（高峰期为 5~10 岁）和成人（50~70 岁）均可发病。

颅咽管瘤可引起视力障碍、内分泌异常、运动障碍和颅内压升高等。主要的组织学亚型是造釉细胞型和鳞状乳头型（表 3.5）。造釉型常见于儿童的鞍上区域，主要是囊性和分叶状钙化，易于复发。鳞状乳头型在成人中更常见，主要是实心球形的，

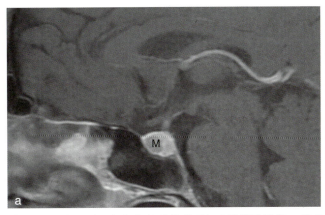 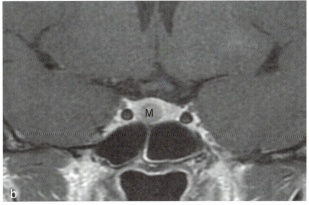

图 3.18 （a–b）矢状位和冠状位 T1 压脂增强图像，显示非强化的垂体微腺瘤（M）与强化的正常垂体相比较。

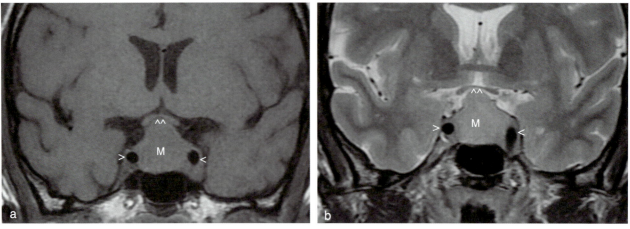

图3.19 （a-b）冠状位T1W和T2W图像显示蝶鞍和鞍上肿块（M）与在视交叉上方的灰质呈等信号（白色双箭头）。双侧ICA（白色单箭头）。

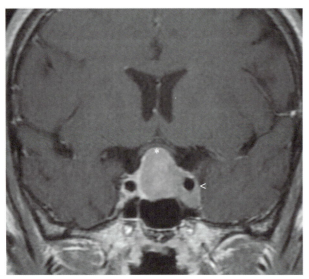

图3.20 冠状位T1W增强图像显示强化的垂体大腺瘤挤压视交叉（＊）并包裹左侧ICA（白色箭头）。正常脑垂体未单独显示。

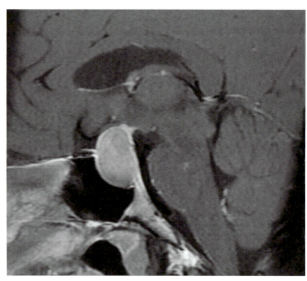

图3.21 矢状位T1W增强图像显示强化的垂体大腺瘤。

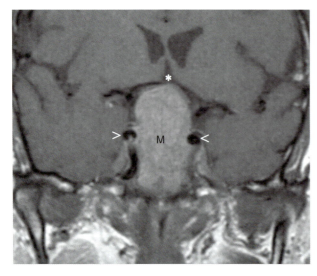

图3.22 冠状位T1W增强图像显示均匀强化的垂体大腺瘤，向蝶鞍上延伸压迫视交叉。没有鞍旁延伸的迹象。垂体大腺瘤（M），ICA（白色箭头）。

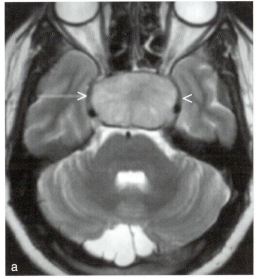
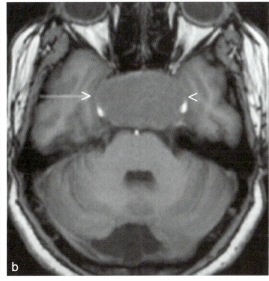

图 3.23 （a-b）轴位 T2 和 T1W 图像显示垂体大腺瘤向 ICA 方向占位（白色箭头）。没有颈动脉包绕/鞍旁延伸的迹象。

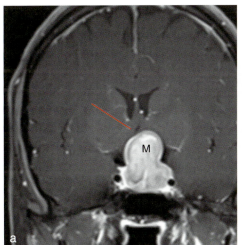
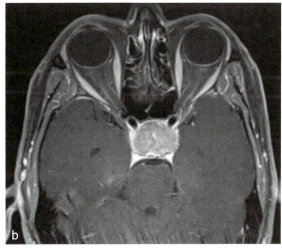

图 3.24 （a-b）冠状位和轴位 T1 增强图像显示均匀强化的垂体大腺瘤（M），向鞍上延伸在视交叉形成压痕。

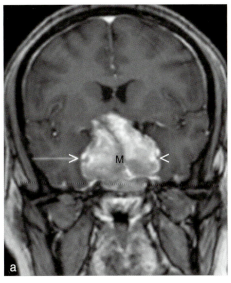
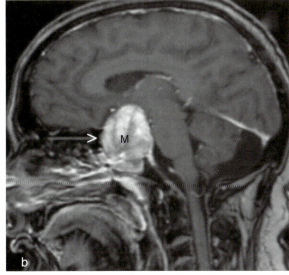

图 3.25 （a-b）冠状位和矢状位 T1W 增强图像显示均匀强化的垂体大腺瘤（M），向鞍上延伸包绕双侧 ICA（箭头）。

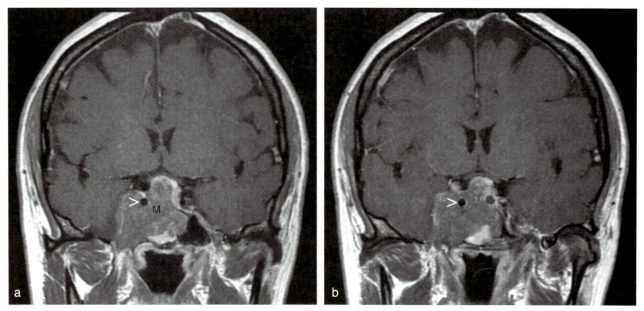

图 3.26 （a–b）冠状位 T1W 增强图像显示轻度强化的垂体大腺瘤（M），完全包绕右侧 ICA（箭头）并侵犯海绵窦。

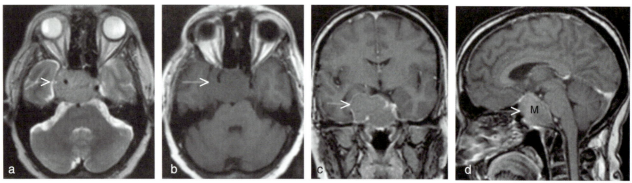

图 3.27 （a）轴位 T2W。（b）轴位 T1W。（c）冠状位 T1 增强。（d）矢状位 T1 增强。垂体大腺瘤（M）包绕右侧 ICA 并侵犯海绵窦（箭头）。

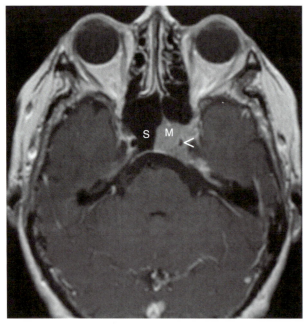

图 3.28 轴位 T1W 增强 MRI 显示垂体大腺瘤（M）包绕左侧 ICA（箭头）并延伸至蝶窦（S）。

鞍区、鞍上区和鞍旁区的影像学表现

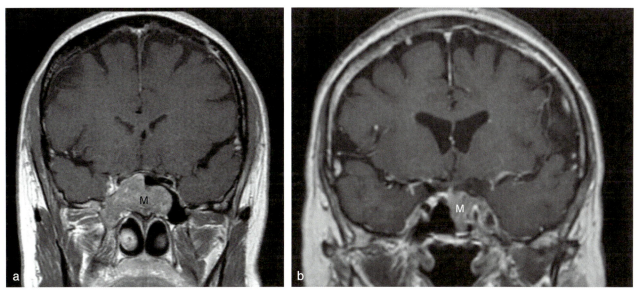

图 3.29 （a–b）冠状位 T1W 增强图像显示垂体大腺瘤向蝶窦延伸（M）。

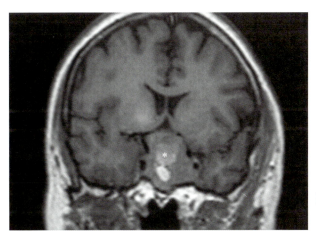

图 3.30 冠状位 T1W 图像显示垂体大腺瘤伴急性出血（*）（垂体卒中）。

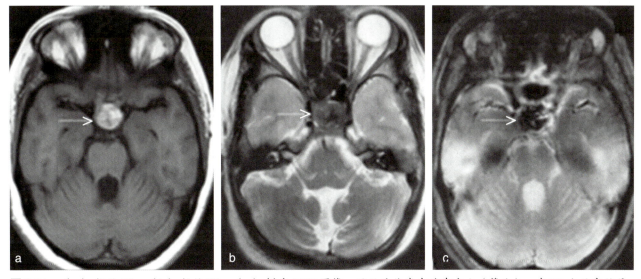

图 3.31 （a）轴位 T1。（b）轴位 T2。（c）梯度 MRI 图像。显示垂体卒中伴有出血（箭头），在 T1 上呈高信号，在 T2 上呈低信号并伴有梯度扩散。

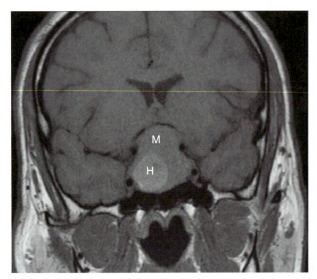

图 3.32　冠状位 T1W 图像显示垂体大腺瘤（M）伴有急性出血（H）（垂体卒中）。

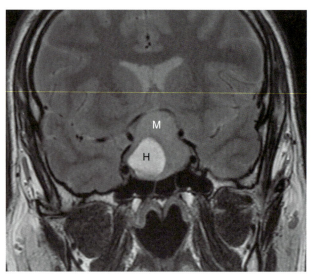

图 3.33　冠状位 T2W 图像显示垂体腺瘤（M）和 T2 高信号出血灶（H）。

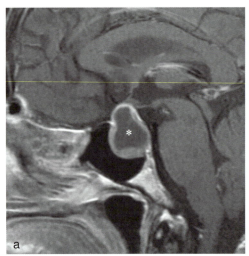
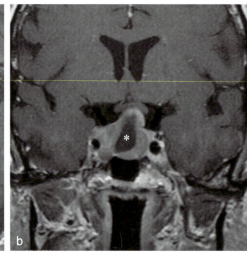

图 3.34　（a-b）矢状位和冠状位 T1W 增强图像显示垂体大腺瘤伴无强化中央病灶坏死（*）。

表 3.5　颅咽管瘤的类型

颅咽管瘤类型	CT	MRI		对比增强	其他
		T1	T2		
造釉型					
囊性成分	呈现脑脊液的密度	等信号到高信号（取决于蛋白质含量）	可变	无	囊肿在 MR 波谱上显示脂质峰
固体成分	软组织密度	低信号	可变	存在强化	
钙化	点状钙化（90%）	低信号（致密钙化）		无	
乳头型（主要为固体内容物，很少为囊性）					
囊性成分	呈现为脑脊液的密度（如果存在则非常小）	可变（取决于蛋白质含量）	无		囊肿在 MR 波谱上显示脂质峰
固体成分（主要为固体内容物，很少为囊性）	软组织密度	等信号到低信号	可变	明显强化	
钙化	罕见				

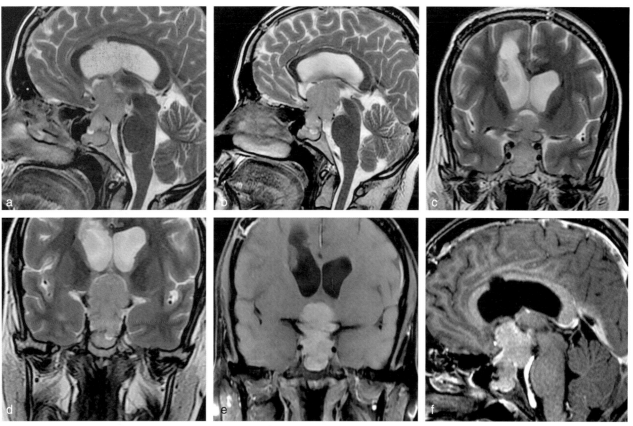

图3.35 复发性垂体大腺瘤：蝶鞍上延伸至第三脑室底，并延伸至蝶窦。（a-b）矢状位T2图像显示等信号肿块。（c-d）冠状位T2图像显示等信号肿块。（e）冠状位T1增强图像显示肿块有强化。（f）矢状位T1增强图像显示肿块有强化。

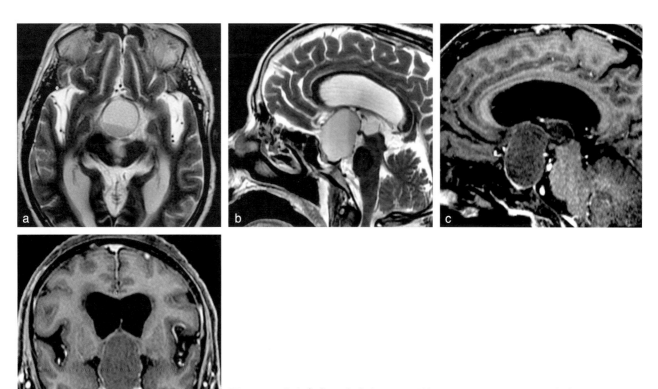

图3.36 垂体卒中。（a）轴位T2图像显示血液的液面水平。（b）矢状位T2图像显示血液的液面水平。（c）矢状位T1增强图像显示周边强化。（d）冠状位T1增强图像显示周边强化。

常发生在蝶鞍内或鞍上区域[26]。钙化见于80%的病灶，CT上显示得最清楚。在MRI上，有85%的病例可观察到囊性区域，且根据含铁血红蛋白的占比和（或）蛋白质含量的高低，外观可能会有所不同。强化可为实性或结节状（图3.37至图3.44）。

由于乳头型颅咽管瘤常发生于漏斗部、发病时年龄相对较大以及缺乏钙化或囊性改变的迹象，因此乳头型颅咽管瘤可能难以与生殖细胞瘤区分开来。虽然二者通常都显示出明显的对比度增强，但与乳头型颅咽管瘤相比，生殖细胞瘤具有较低的表观扩散系数（ADC）值，这是由于它们的组织分化和细胞密度高于乳头型颅咽管瘤[27]。

根据颅咽管瘤相对于垂体柄的位置，可分为中心型和外周型。

- 中心型：
  - 沿垂体柄垂直生长，将其包裹在中线；
  - 未扩展至第三脑室；
  - 由于在手术过程中很难保留垂体柄，因此外科医生手术过程中应该小心，以防止损伤下丘脑。
- 外周型：
  - 沿垂体柄或其两侧垂直或水平生长模式；
  - 通常为向第三脑室扩展的大肿瘤。

根据位置，它被细分为下丘脑型、鞍上型、蝶鞍内型。

- 下丘脑型：
  - 长入第三脑室；
  - 在这种情况下，下丘脑有受伤的危险，但垂体柄很可能得以保留。
- 鞍上型：
  - 生长在蝶鞍和下丘脑之间；
  - 向第三脑室上方生长；
  - 在这种亚型中，下丘脑和垂体柄都可能在手术过程中得到保留；
  - 垂体柄的移位方向取决于肿瘤生长的部位，位于后上方的肿瘤将垂体柄向前下方推移。
- 蝶鞍内型：
  - 多见于儿童；
  - 沿垂体柄垂直生长的模式（表3.6）；
  - 垂体柄在手术过程中容易受伤；
  - 进行对比增强有助于区分正常垂体和病变。

表3.6　不同病理情况的垂体柄位置

	病理情况	垂体柄位置
1	垂体腺瘤	上
2	蝶骨平台脑膜瘤（延伸至鞍上池）	后上
3	脊索瘤	前上

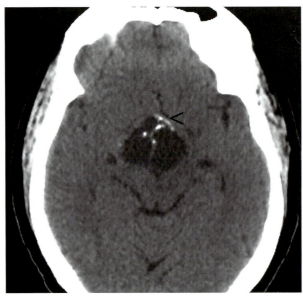

图3.37　脑部轴位CT平扫显示颅咽管瘤，表现为低密度鞍上病灶，伴有周边钙化病变（箭头）。

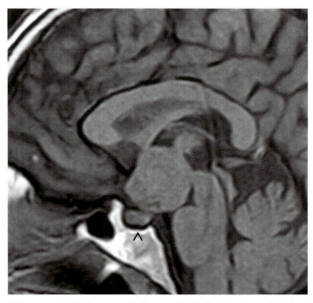

图3.38　矢状位T1W图像。T1低信号鞍上肿块病变（下丘脑垂体柄型）延伸至第三脑室。请注意垂体与蝶鞍凹陷（箭头）分离。

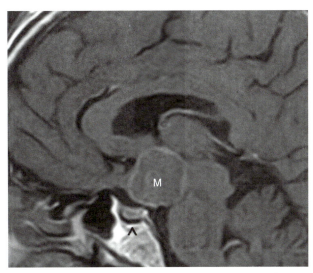

图 3.39 矢状位 T1W 增强图像显示周围强化的囊性鞍上颅咽管瘤（M）和强化的正常垂体（箭头）。

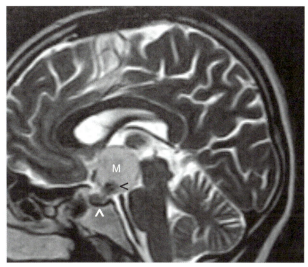

图 3.40 矢状位 T2W 图像显示鞍上颅咽管瘤（M），表现为高信号伴低信号钙化，向后移动垂体柄（黑色箭头）（造釉型）。正常垂体（白色箭头）。

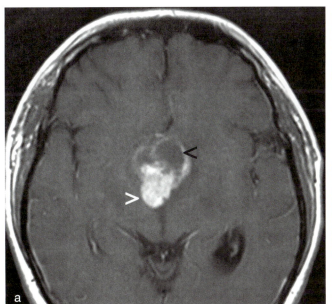

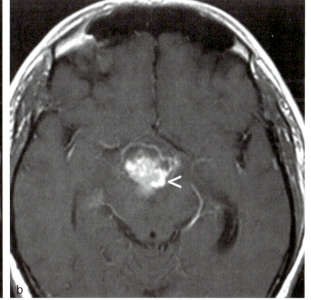

图 3.41 （a-b）轴位 T1W 增强图像显示鞍上颅咽管瘤（造釉型）的强化实性区域（白色箭头）和非强化囊性区域（黑色箭头）。

脑膜瘤

该区域的脑膜瘤起源于鞍结节、前床突、鞍膈、蝶骨平台和斜坡上部。脑膜瘤起源于软脑膜中的蛛网膜帽细胞，软脑膜来源于间充质和神经嵴[28-29]。

有一半的前颅底脑膜瘤起源于蝶骨翼，其余起源于鞍结节、蝶棱、视交叉和嗅沟[30]。因此，经常向视神经管、海绵窦或蝶鞍中生长。可能存在 ICA 包绕，从而导致颈动脉狭窄[31]。前颅底脑膜瘤可导致相邻鼻窦异常扩大（鼻窦扩张症）[32]。

在非增强 CT 上，脑膜瘤往往与大脑皮层呈等密度，除非病灶较大或存在钙化、骨质增生，否则很难看到。与凸面脑膜瘤相比，位于颅底的病灶似乎更常见（发生在 50% 的患者中）[33]。脑膜瘤可引起骨质变化，包括骨质增生和侵蚀。在 MRI 上：T1 加权成像呈等信号到轻微低信号；T2 加权成像呈等信号到轻微高信号，并随着硬脑膜末端的强化而均匀性强化。这些病变的血管供应来自 ICA 脑膜支和眼动脉（图 3.45 至图 3.50）

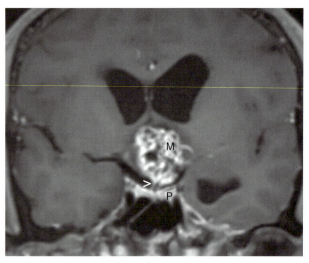

图 3.42 冠状位 T1W 增强图像显示不均匀强化的多房鞍上肿物（M）（乳头型）。垂体（P）和垂体柄（白色箭头）分别可见。

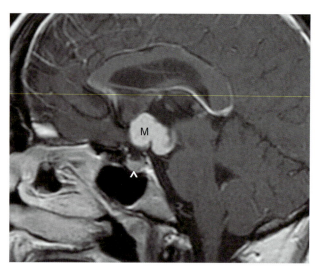

图 3.43 矢状位 T1W 增强图像显示均匀强化的鞍上实性肿物（M）（乳头型），向前推移垂体柄。正常垂体（白色箭头）。

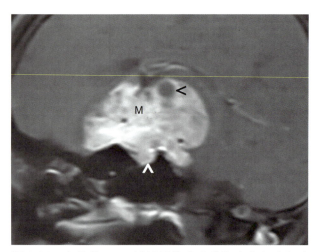

图 3.44 矢状位 T1W 增强图像显示强化的鞍上巨大肿物（乳头型）和周围小囊肿（黑色箭头），肿物延伸到第三脑室（下丘脑垂体柄型）。正常垂体（白色箭头）。

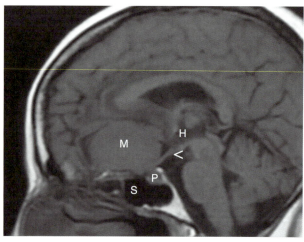

图 3.45 矢状位 T1W 图像显示脑膜瘤（M），额叶基底区域出现基底广泛附着于平台的低信号轴外肿物。正常垂体和垂体柄分别可见。蝶骨（S）、垂体（P）、垂体柄（S）、下丘脑（H）。

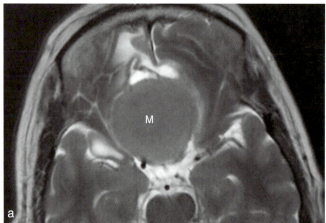

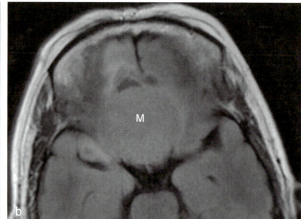

图 3.46 （a–b）基底额区的轴位 T2 和 T1 图像显示低信号轴外脑膜瘤（M）。

3 鞍区、鞍上区和鞍旁区的影像学表现

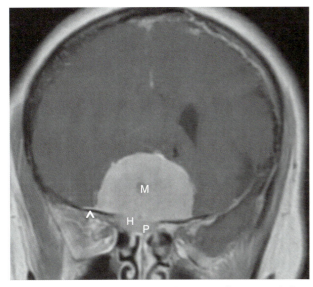

图 3.47 冠状位 T1W 增强图像显示显著强化的蝶骨平台脑膜瘤（M）伴硬膜尾征（白色箭头）和骨质增生。

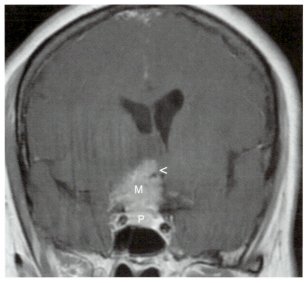

图 3.48 部分包绕右大脑前动脉（白色箭头）的脑膜瘤（M）向鞍上扩展。可见正常垂体（P）。

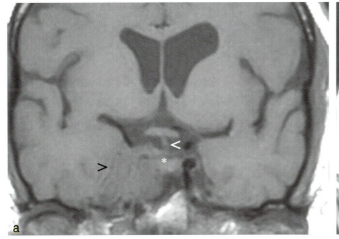

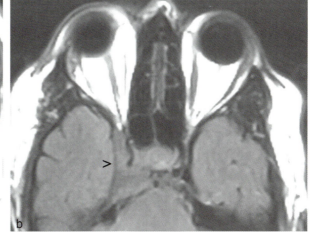

图 3.49 （a–b）冠状位和轴位 T1W 图像显示右侧鞍旁脑膜瘤包绕右侧 ICA（黑色箭头），呈界线不清的低信号到等信号。还可以看到垂体（*）和垂体柄（白色箭头）。

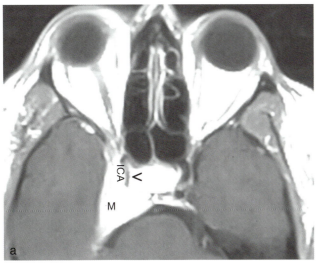

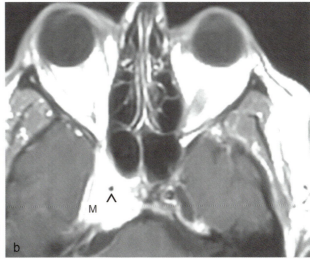

图 3.50 （a–b）轴位增强图像显示显著强化的右侧鞍旁区脑膜瘤（M），包绕右侧 ICA（黑色箭头），累及右侧海绵窦。

垂体柄病变

垂体柄是一个漏斗状结构，连接下丘脑的正中隆起和垂体。肿瘤、炎症和感染性疾病等均可影响垂体柄，导致垂体柄增厚，如生殖细胞瘤、朗格汉斯细胞组织增生症（LCH）、淋巴细胞性漏斗神经垂体炎和结节病等[35-39]。这些病变通常累及下丘脑，可导致尿崩症。LCH是最常见的小儿漏斗部肿瘤[35,40]，可有脑膜受累和脉络丛病变[17]。在几乎所有的LCH病例中，均无法观察到神经垂体的正常T1高信号[35]。

可导致垂体柄增大的肿瘤包括淋巴瘤、转移瘤、生殖细胞瘤和畸胎瘤。据报道，3%的癌症患者会发生垂体柄转移，尤其是乳腺癌或原发性支气管癌[41]。血行途径、轴内或轴外病变可能是诊断线索。它们可能通过侵入蝶鞍而具有哑铃形态。

原发性脑肿瘤，如髓母细胞瘤、松果体母细胞瘤和生殖细胞瘤以及淋巴瘤和白血病，可能通过脑脊液播散至漏斗部或鞍上区域。生殖细胞瘤在儿科人群中更常见，表现为尿崩症、垂体功能减退和视交叉受压。患者可能同时存在松果体肿物，也可能向蛛网膜下腔扩散。

异位神经垂体可由创伤或肿瘤引起，这些过程会破坏激素从下丘脑到神经垂体的运输。先天性异位神经垂体与其他中线异常有关，例如透明隔-视神经发育不良。此时正常的垂体后叶亮点常位于鞍上区，这会导致生长激素缺乏。异位神经垂体的极端异常表现，即垂体柄阻断综合征，也存在漏斗柄和腺垂体的缺如或发育不良[42]。

淋巴细胞性垂体炎是一种自身免疫性疾病，主要见于围产期或产后女性，但也有男性和绝经后女性发病的报道[43]。在MRI上，垂体肿物沿漏斗延伸至下丘脑底部，呈现明显强化。垂体后叶亮点可能不存在。腺垂体和（或）神经垂体可能受到影响[44]。动态MRI研究表明，神经垂体的血供常受损。由于对邻近结构的占位效应，患者可能会出现视野缺损和头痛。由于垂体实质被炎症破坏，可能有部分或完全垂体功能丧失的情况出现[43]，但这种情况使用皮质类固醇治疗有效且可自发消退。

神经结节病是一种炎症性肉芽肿性病变，好发于软脑膜[45]，可累及视交叉、下丘脑、垂体和漏斗部。

脊索瘤

大多数脊索瘤是组织学级别较低、但具有局部侵袭性的肿瘤[46]，源自脊索的胚胎残余物[46]。半数脊索瘤发生在骶尾部，1/3发生在颅底，很小一部分起源于脊柱[47]。脊索瘤在男性中的发病率约是平均发病率的2倍[48]，发病高峰在50~60岁，儿童和青少年很少见[48]。虽然软骨样亚型倾向于在岩-斜交界外侧出现，但总体而言脊索瘤最常发生在蝶-枕软骨联合的中线[46-48]。脊索瘤发生于硬膜外，几乎全部起源于骨骼，这可能导致骨坏死，软骨样脊索瘤可能具有可在CT上显示的真正钙化基质[48]。在MRI上，脊索瘤边界清楚，有假包膜外观，且在T2加权序列上显示为明显亮点，这可能因黏蛋白和（或）坏死导致[48-49]。由于软骨组织的存在，软骨样脊索瘤的T2信号可能相对较低[50]。小叶间隔由上皮样细胞形成，在T2上呈低信号，有不同程度的对比增强[48-49]。脊索瘤是较软的肿瘤，往往会移位或包裹血管，但不会引起狭窄[51]。脊索瘤可能存在硬脑膜侵犯，可能延伸到蛛网膜下腔，增加脑脊液漏和感染的风险[52]。硬脑膜破裂可以在T2加权成像上识别，但最清晰的观察是基于SSFP的高分辨率序列，其中造影剂的使用可能有助于观察肿瘤与非强化硬脑膜的轮廓，并描述其与脑神经的关系[53]（图3.51至图3.53）。

混合病变

灰结节错构瘤（图3.54和图3.55）是一种发育异常疾病，在儿童期表现为性早熟和痴笑发作（癫痫）。还可能出现胼胝体和视束的相关异常。这些鞍上肿物在CT上呈等密度，在T1加权MRI上呈等信号，在T2加权MRI上呈高信号和无强化。

累及鞍上池的其他病变包括表皮样瘤、畸胎瘤和脂肪瘤。液体衰减反转恢复序列（FLAIR）可以区分表皮样瘤与蛛网膜囊肿，其中表皮样瘤会出现轻度高信号和模糊，并且在弥散加权成像上显示受限（出现明亮）。

视交叉胶质瘤和下丘脑胶质瘤（图3.56至图3.58）主要见于10岁前的儿童，这些患者中有20%~50%患有神经纤维瘤病[44]。这些病变难以与下丘脑星形细胞瘤或神经节胶质瘤区分，表现为不同程度的强化，出现T1低信号和T2高信号，信

鞍区、鞍上区和鞍旁区的影像学表现

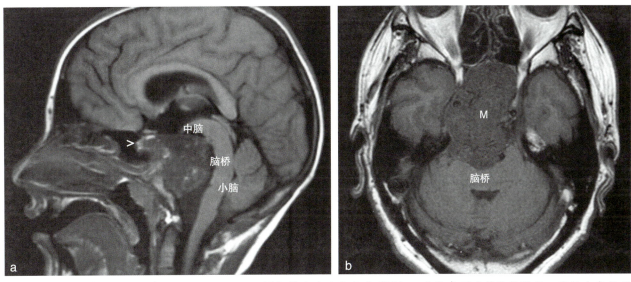

图 3.51 （a–b）矢状位和轴位 T1W MRI 显示颅底斜坡处的脊索瘤（M），主要表现为低信号肿物，黏液内容物呈现高信号。病变使正常垂体向前或向后移位（白色箭头）。病变向后扩展至桥前池，导致脑干受压。

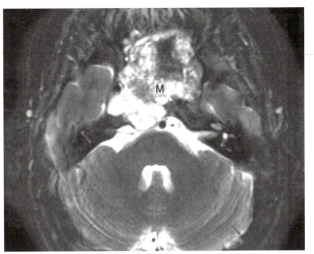

图 3.52 轴位 T2 压脂图像显示斜坡脊索瘤（M），主要表现为高信号并伴有多发性分隔。

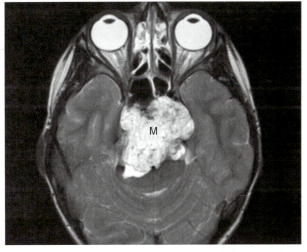

图 3.53 轴位 T2W 图像中高信号斜坡脊索瘤（M）伴低信号分隔，显示延伸到桥前池压迫基底动脉。

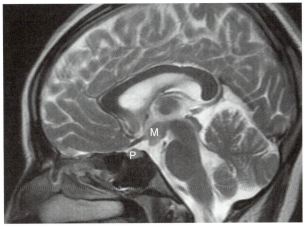

图 3.54 矢状位 T2W 图像显示灰结节错构瘤（M）出现在下丘脑中，呈等信号至低信号病变。可见正常垂体（P）。

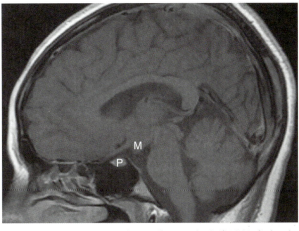

图 3.55 矢状位 T1W 增强图像显示灰结节错构瘤（M）无强化。可见正常垂体（P）。

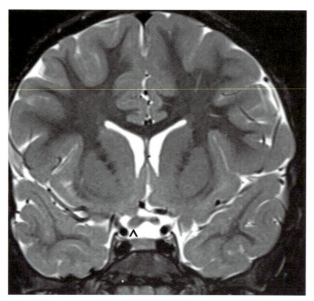

图 3.56 冠状位 T2 图像显示扩大的右侧视神经靠近视交叉（视神经胶质瘤）（黑色箭头）。

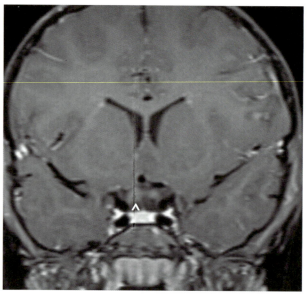

图 3.57 T1W 压脂增强图像显示右侧视神经（视神经胶质瘤）脑池成分的强化团块（白色箭头）。

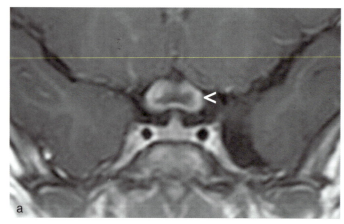

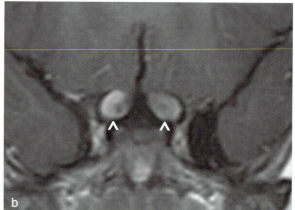

图 3.58 （a-b）T1 压脂增强图像显示均匀强化的双侧视神经肿物（双侧视神经胶质瘤）（白色箭头）。

号强度沿着视神经束延伸。

蛛网膜囊肿 可发生于鞍上区，其边缘平滑，在 CT 和 MRI 上呈现出脑脊液的成像特征。蛛网膜囊肿可能使邻近结构移位或压迫邻近的结构，包括漏斗、垂体和第三脑室（图 3.59 和图 3.60）。

蝶窦黏液囊肿 可延伸至鞍上池。

海绵窦区病变 可见动脉瘤、海绵窦段颈动脉瘘、海绵窦血栓形成或血栓性静脉炎等。动脉瘤会对海绵窦内脑神经产生压迫效应。海绵窦段颈动脉动脉瘤破裂可导致海绵窦段颈动脉瘘（表 3.7）。

术后影像

术后成像的理想时间是术后第 2 天或第 3 天，术后首选的成像方式是 MRI，因为 MRI 可以发现早期出血，并有助于区分残余肿瘤和手术填充物。

平扫 MRI 有助于识别：
- 梗死；
- 轻微的蛛网膜下腔或脑室内出血；
- 手术填充物，如脂肪、速即纱或凝胶泡沫。

增强 MRI 有助于识别（图 3.61 和图 3.62）：
- 颅底黏膜瓣的完整性；
  - 在存活黏膜瓣中可见均匀强化；
  - 未强化区域提示黏膜瓣坏死。
- 颅底黏膜瓣移位：
  - 开口结构提示黏膜瓣无移位；
  - 闭口结构表明黏膜瓣移位。

鞍区、鞍上区和鞍旁区的影像学表现 3

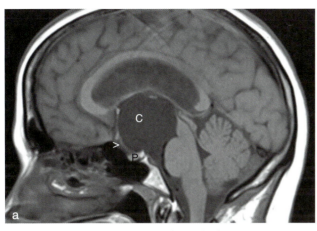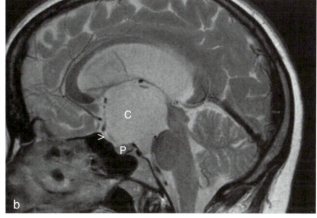

图 3.59 （a–b）鞍上蛛网膜囊肿（C）的矢状位 T1W 和 T2 图像显示为脑脊液的信号强度。正常垂体（P）可见，垂体柄向前移位（白色箭头）。

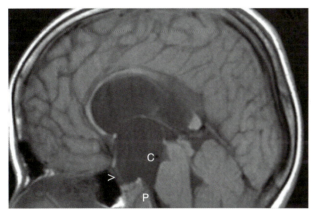

图 3.60 T1W 增强图像显示鞍上蛛网膜囊肿（C）无强化。正常垂体（P）可见，垂体柄向前移位（白色箭头）。

表 3.7 不同鞍区及鞍上病变的 CT 和 MRI 表现

	病理学	CT	MRI		
			T1	T2	对比增强
1	Rathke 裂囊肿	呈现脑脊液密度（可能是高密度）	高信号变量（取决于蛋白质含量）		周边强化
2	脑膜瘤	大脑皮层等密度或高密度 钙化 骨质增生 骨侵蚀	低信号到轻度低信号	低信号至轻度高信号	硬脑膜末端均匀强化
3	脊索瘤	低密度伴钙化	低信号	高信号伴小叶间隔	可变的
4	错构瘤	等密度	等信号	高信号	无
5	视交叉和下丘脑神经胶质瘤		低信号	高信号	可变的
6	蛛网膜囊肿	呈现脑脊液成像特征			无
7	黏液囊肿	等密度或高密度	取决于蛋白质含量	高信号	无
8	表皮样囊肿	低密度	低信号	高信号	轻度或无强化
9	畸胎瘤	脂肪和钙化	高信号	可变	异质性或无强化
10	脂肪瘤	低密度	高信号	高信号	无

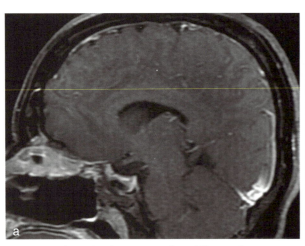 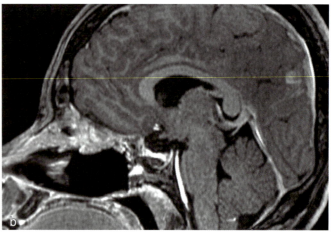

图 3.61　（a-b）矢状位 T1 增强图像显示术后 Hadad 瓣呈开口结构，呈现强化，表明瓣与颅底贴附良好。

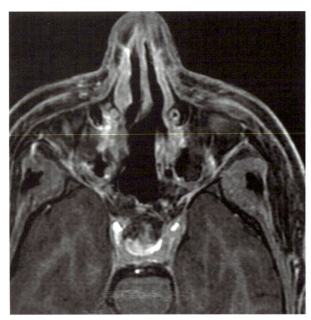

图 3.62　轴位 T1 增强图像显示术后 Hadad 瓣呈开口结构，呈现强化，表明瓣与颅底贴附良好。

（王巍　林鹏　译）

参考文献

[1] Carlos Zamora MD, Mauricio Castillo MD. Sellar and parasellar imaging. Neurosurgery, 2017, 80(1): 17–38

[2] Cheemum L, Walter K, Walter JM, et al. Magnetic Resonance Imaging of the Brain and Spine. Vol. 2. Philadelphia, PA: Lippincott Williams & Wilkins, 2002, 1283–1362

[3] Sakamoto Y, Takahashi M, Korogi Y, et al. Normal and abnormal pituitary glands: gadopentetate dimeglumineenhanced MR imaging. Radiology, 1991, 178(2): 441–445

[4] Dwyer AJ, Frank JA, Doppman JL, et al. Pituitary adenomas in patients with Cushing disease: initial experience with Gd-DTPA-enhanced MR imaging. Radiology, 1987, 163(2): 421–426

[5] Yuh WT, Fisher DJ, Nguyen HD, et al. Sequential MR enhancement pattern in normal pituitary gland and in pituitary adenoma. AJNR Am J Neuroradiol, 1994, 15(1): 101–108

[6] Bonneville JF, Cattin F, Gorczyca W, et al. Pituitary microadenomas: earlyenhancement with dynamic CT—implications of arterial blood supply and potential importance. Radiology, 1993, 187(3): 857–861

[7] Gao R, Isoda H, Tanaka T, et al. Dynamic gadolinium-enhanced MR imaging of pituitary adenomas: usefulness of sequential sagittal and coronal plane images. Eur J Radiol, 2001, 39(3): 139–146

[8] Potorac I, Petrossians P, Daly AF, et al. Pituitary MRI characteristics in 297 acromegaly patients based on T2-weighted sequences. Endocr Relat Cancer, 2015, 22(2): 169–177

[9] Ahmadi J, North CM, Segall HD, et al. Cavernous sinus invasion by pituitary adenomas. AJR Am J Roentgenol, 1986, 146(2): 257–262

[10] Cottier JP, Destrieux C, Brunereau L, et al Cavernous sinus invasion by pituitary adenoma: MR imaging. Radiology, 2000, 215(2): 463–469

[11] Zagardo MT, Cail WS, Kelman SE, et al. Reversible empty sella in idiopathic intracranial hypertension: an indicator of successful therapy? AJNR Am J Neuroradiol, 1996, 17(10): 1953–1956

[12] Swanson JA, Sherman BM, Van Gilder JC, et al. Coexistent empty sella and prolactin-secreting microadenoma. Obstet Gynecol, 1979, 53(2): 258–263

[13] Shimono T, Hatabu H, Kasagi K, et al. Rapid progression of pituitary hyperplasia in humans with primary hypothyroidism: demonstration with MR imaging. Radiology, 1999, 213(2): 383–388

[14] Chabot JD, Chakraborty S, Imbarrato G, et al. Evaluation of outcomes after endoscopic endonasal surgery for large and giant pituitary macroadenoma: a retrospective review of 39 consecutive patients. World Neurosurg, 2015, 84(4): 978–988.

[15] Agustsson TT, Baldvinsdottir T, Jonasson JG, et al. The epidem iology of pituitary adenomas in Iceland, 1955-2012: a nationwide population-based study. Eur J Endocrinol, 2015, 173(5): 655–664

[16] Ezzat S, Asa SL, Couldwell WT, et al. The prevalence of pituitary adenomas: a systematic review. Cancer, 2004, 101(3): 613–619

[17] Castillo M. Pituitary gland: development, normal appearances, and magnetic resonance imaging protocols. Top Magn Reson Imaging, 2005, 16(4): 259–268

[18] Miki Y, Matsuo M, Nishizawa S, et al. Pituitary adenomas

and normal pituitary tissue: enhancement patterns on gadopentetateenhanced MR imaging. Radiology, 1990, 177(1): 35–38
[19] Bonneville JF, Bonneville F, Cattin F. Magnetic resonance imaging of pituitary adenomas. Eur Radiol, 2005, 15(3): 543–548
[20] Hagiwara A, Inoue Y, Wakasa K, et al. Comparison of growth hormone-producing and non-growth hormone-producing pituitary adenomas: imaging characteristics and pathologic correlation. Radiology, 2003, 228(2): 533–538
[21] Vieira JO Jr, Cukiert A, Liberman B. Evaluation of magnetic resonance imaging criteria for cavernous sinus invasion in patients with pituitary adenomas: logistic regression analysis and correlation with surgical findings. Surg Neurol, 2006, 65(2): 130–135, discussion 135
[22] Inagawa H, Ishizawa K, Mitsuhashi T, et al. Giant invasive pituitary adenoma extending into the sphenoid sinus and nasopharynx: report of a case with intraoperative cytologic diagnosis. Acta Cytol, 2005, 49(4): 452–456
[23] Briet C, Salenave S, Chanson P. Pituitary apoplexy. Endocrinol Metab Clin North Am, 2015, 44(1): 199–209
[24] Oldfield EII, Merrill MJ. Apoplexy of pituitary adenomas. the perfect storm. J Neurosurg, 2015, 122(6): 1444–1449
[25] Azizyan A, Miller JM, Azzam RI, et al. Spontaneous retroclival hematoma in pituitary apoplexy: case series. J Neurosurg, 2015, 123(3): 808–812
[26] Sartoretti-Schefer S, Wichmann W, Aguzzi A, et al. MR differentiation of adamantinous and squamous-papillary craniopharyngiomas. AJNR Am J Neuroradiol, 1997, 18(1): 77–87
[27] Lee HJ, Wu CC, Wu HM, et al. Pretreatment diagnosis of suprasellar papillary craniopharyngioma and germ cell tumors of adult patients. AJNR Am J Neuroradiol, 2015, 36(3): 508–517
[28] Fathi AR, Roelcke U. Meningioma. Curr Neurol Neurosci Rep, 2013, 13(4): 337
[29] Barshes N, Demopoulos A, Engelhard HH. Anatomy and physiology of the leptomeninges and CSF space. Cancer Treat Res, 2005, 125:1–16
[30] DeMonte F. Surgical treatment of anterior basal meningiomas. J Neurooncol, 1996, 29(3): 239–248
[31] Nanda A, Konar SK, Maiti TK, et al. Stratification of predictive factors to assess resectability and surgical outcome in clinoidal meningioma. Clin Neurol Neurosurg, 2016, 142: 31–37
[32] Parizel PM, Carpentier K, Van Marck V, et al. Pneumosinus dilatans in anterior skull base meningiomas. Neuroradiology, 2013, 55(3): 307–311
[33] Pieper DR, Al-Mefty O, Hanada Y, et al. Hyperostosis associated with meningioma of the cranial base: secondary changes or tumor invasion. Neurosurgery, 1999, 44(4): 742–746, discussion 746–747
[34] Shah LM, Phillips CD. Imaging sellar and suprasellar pathology. Appl Radiol, 2009, (September): 24
[35] Hamilton BE, Salzman KL, Osborn AG. Anatomic and pathologic spectrum of pituitary infundibulum lesions. AJR Am J Roentgenol, 2007, 188(3): W223-32
[36] Kanagaki M, Miki Y, Takahashi JA, et al. MRI and CT findings of neurohypophyseal germinoma. Eur J Radiol, 2004, 49(3): 204–211
[37] Tien RD, Newton TH, McDermott MW, et al. Thickened pituitary stalk on MR images in patients with diabetes insipidus and Langerhans cell histiocytosis. AJNR Am J Neuroradiol, 1990, 11(4): 703–708
[38] Sato N, Sze G, Endo K. Hypophysitis: endocrinologic and dynamic MR findings. AJNR Am J Neuroradiol, 1998, 19(3): 439–444
[39] Bihan H, Christozova V, Dumas JL, et al. Sarcoidosis: clinical, hormonal, and magnetic resonance imaging (MRI) mani festations of hypothalamic-pituitary disease in 9 patients and review of the literature. Medicine (Baltimore), 2007, 86(5): 259–268
[40] Prayer D, Grois N, Prosch H, et al. MR imaging presentation of intracranial disease associated with Langerhans cell histiocytosis. AJNR Am J Neuroradiol, 2004, 25(5): 880–891
[41] Schubiger O, Haller D. Metastases to the pituitaryhypothalamic axis: an MR study of 7 symptomatic patients. Neuroradiology, 1992, 34(2): 131–134
[42] Vijayanand P, Mahadevan S, So Shivbalan, et al. Pituitary stalk interruption syndrome (PSIS). Indian J Pediatr, 2007, 74(9): 874–875
[43] Quencer RM. Lymphocytic adenohypophysitis: autoimmune disorder of the pituitary gland. AJNR Am J Neuroradiol, 1980, 1(4): 343–345
[44] Osborn A, Blaser S, Salzman K. Sella and pituitary. Diagnostic Imaging: Brain. Salt Lake City, UT: Amirsys, 2004
[45] Friedman TC, Zuckerbraun E, Lee ML, et al. Dynamic pituitary MRI has high sensitivity and specificity for the diagnosis of mild Cushing's syndrome and should be part of the initial workup. Horm Metab Res, 2007, 39(6): 451–456
[46] Almefty K, Pravdenkova S, Colli BO, et al. Chordoma and chondrosarcoma: similar, but quite different, skull base tumors. Cancer, 2007, 110(11): 2457–2467
[47] Fernandez-Miranda JC, Gardner PA, Snyderman CH, et al. Clival chordomas: a pathological, surgical, and radiotherapeutic review. Head Neck, 2014, 36(6): 892–906
[48] Jahangiri A, Jian B, Miller L, et al. Skull base chordomas: clinical features, prognostic factors, and therapeutics. Neurosurg Clin N Am, 2013, 24(1): 79–88
[49] Erdem E, Angtuaco EC, Van Hemert R, et al. Comprehensive review of intracranial chordoma.Radiographics, 2003, 23(4): 995–1009
[50] Sze G, Uichanco LS III, Brant-Zawadzki MN, et al. Chordomas: MR imaging. Radiology, 1988, 166(1 Pt 1): 187–191
[51] Meyers SP, Hirsch WL Jr, Curtin HD, et al. Chordomas of the skull base: MR features. AJNR Am J Neuroradiol, 1992, 13(6): 1627–1636
[52] Choi D, Gleeson M. Surgery for chordomas of the craniocervical junction: lessons learned. Skull Base, 2010, 20(1): 41–45
[53] Blitz AM, Macedo LL, Chonka ZD, et al. High-resolution CISS MR imaging with and without contrast for evaluation of the upper cranial nerves: segmental anatomy and selected pathologic conditions of the cisternal through extraforaminal segments. Neuroimaging Clin N Am, 2014, 24(1): 17–34

4 前颅底肿瘤的围手术期管理

Vignesh G.

引 言

垂体病变在普通人群中很常见，可表现为不同的临床体征和症状[1-2]。患者可出现激素分泌不足或分泌过多的症状和（或）肿瘤占位效应。评估包括详细的临床检查、激素检查和垂体影像学检查。评估垂体激素的功能对于治疗这些肿瘤至关重要，包括内科和外科治疗。术前内分泌检查至少应包括血清电解质、垂体前叶激素及其靶器官激素。在诊断及术前和术后随访时，评估垂体功能非常重要。内分泌科医生、神经外科医生/颅底外科医生和神经眼科医生的多学科团队协作对于制定治疗计划将发挥关键作用[3]。

术前评估

所有垂体病变患者均需要完整的症状病史和详细的临床检查，包括视野评估。如果磁共振成像（MRI）显示鞍区-鞍上区病变邻近或压迫视交叉，则须进行正规的视野检查。内分泌激素评估应包括血清电解质、游离 T_4、促甲状腺激素（TSH）、皮质醇、催乳素（稀释）、睾酮、雌二醇、卵泡刺激素、黄体生成素和胰岛素样生长因子-1（IGF-1）。在高催乳素血症和垂体大腺瘤患者中，肿瘤性催乳素高分泌必须与垂体柄受压引起的高催乳素血症相区分[4]。在免疫放射分析（IRMA）中，巨催乳素瘤的催乳素水平极高，可能会使催乳素抗体的结合位点饱和[4]。这种高剂量的"钩状效应"实际上会降低测定样本中的催乳素值。对于催乳素水平轻度升高的大腺瘤患者，应始终进行样本稀释，以排除这种"钩状效应"，从而避免对巨催乳素瘤进行不适当的手术。药物治疗是催乳素分泌腺瘤首选的初始治疗方式[4]。如果临床怀疑库欣综合征，应进行皮质醇增多症的评估。通常采用夜间地塞米松抑制试验对库欣综合征进行初步评估[5]。内源性皮质醇增多症的进一步评估包括小剂量地塞米松抑制试验、24h 尿游离皮质醇水平和午夜唾液皮质醇测定。临床怀疑肢端肥大症的患者应进行 IGF-1 测定或生长激素抑制试验[6]。

垂体功能减退的评估包括对中枢性甲状腺功能减退、肾上腺功能减退和性腺功能减退的评估。术前和围手术期补充缺乏的甲状腺素和皮质醇对获得最佳手术效果很重要。性激素的替代治疗通常延迟至术后长期随访时。应测定晨起皮质醇，以评估肾上腺功能。基础皮质醇< 100 nmol/L（3 μg/dL）提示肾上腺皮质功能不全。基础皮质醇> 450 nmol/L（18 μg/dL）可排除肾上腺皮质功能不全。可能需要对上述区间值进行兴奋试验以明确诊断[7]。继发性甲状腺功能减退症会出现低游离 T_4 以及低、正常或轻度升高的 TSH。中枢性尿崩症（DI）在垂体腺瘤中罕见，但常发生于颅咽管瘤和下丘脑病变[8]。糖皮质激素治疗肾上腺皮质功能不全可能导致 DI。肢端肥大症和库欣病可能伴发糖尿病、高血压或心功能不全。对这些患者应进行代谢和心血管功能评估。

围手术期管理

有几种围手术期和术后糖皮质激素的管理方案。在类固醇激素减量方案中，术前皮质醇水平正常的患者将不使用类固醇。应密切监测患者的皮质醇缺乏情况，并在术后数天内测定基础皮质醇水平，如果提示肾上腺皮质功能不全，则开始糖皮质激素替代治疗[7]。标准的围手术期方案包括在麻醉诱导时给予 50~100 mg 氢化可的松，之后第 1 天每 6 h 输注 50 mg，或每小时输注 10 mg，72 h 后根据临床进展逐渐减量至常规剂量。

钠和液体平衡的改变在术后早期相对常见。高达 30% 接受垂体手术的患者可能发生 DI [8]。DI 表现为多尿和高钠血症，比术后早期表现为低钠血症的抗利尿激素分泌不当综合征（SIADH）更常见。术后 DI 可能是暂时性的，也可能是永久性的[8]。暂时性 DI 一般发生在手术后 24~48 h，通常在几天内消退。在三相性 DI 中：第一阶段通常持续 5~7 d；继之进入第二阶段，即 SIADH 的抗利尿期，出现尿量减少和低钠血症[9]，SIADH 的持续时间为 2~14 d；之后进入第三阶段 DI 慢性期[8]。DI 的诊断基于持续性低渗性多尿伴高血浆渗透压。如果围手术期静脉输注过多液体，而术后又适当排出，则可能根据由此产生的低渗性多尿而做出 DI 的错误诊断。因此，只有当血钠升高伴低渗性多尿时，才能诊断和治疗 DI。一项研究表明，当遵循类固醇激素减量方案时，DI 的发生率较低。DI 可以用去氨加压素（DDAVP）治疗，通过皮下或静脉给药（0.5~2 μg，每天 1 次），或鼻内给药（10 μg 定量剂量），或口服配方给药（从 0.1~0.2 mg 开始，每天 1~3 次）[10]。通常将 DDAVP 鼻内给药推迟至术后鼻塞改善后。SIADH 阶段也可表现为孤立性低钠血症。轻度低钠血症（130~135 mmol/L）可通过限制液体摄入和高盐饮食进行纠正。普坦类药物（Vaptans）是一种竞争性血管升压素受体拮抗剂，可用于治疗重度低钠血症。

术后长期管理

建议所有患者应在术后至少 6 周进行垂体功能评估[11]。有时垂体激素缺乏可发生在切除压迫正常垂体的腺瘤后。因此，所有垂体前叶激素轴通常在手术后重新评估。如果患者围手术期使用类固醇激素治疗，应评估是否需要长期使用激素。基础皮质醇水平 < 100 nmol/L（3 μg/dL）提示肾上腺皮质功能不全，基础皮质醇 > 450 nmol/L（18 μg/dL）可排除肾上腺皮质功能不全；检测结果处于上述区间时，可进行促肾上腺皮质激素（ACTH）兴奋试验。还可进行胰岛素耐量试验，但一般不常规进行，因为易感个体有诱发癫痫发作或心肌缺血的风险，需要密切监测[12]。ACTH 兴奋试验因易于给药而常用。甲状腺素替代应与类固醇替代同时开始或之后开始。游离 T_4 低或正常可能提示轻度中枢性甲状腺功能减退，如果这些患者有症状或随访时游离 T_4 水平下降 20%，则可开始使用甲状腺素[13]。如果没有禁忌证，应开始对中枢性性腺功能减退的男性进行睾酮替代治疗[14]。同样，对于患中枢性性腺功能减退的绝经前女性，应启动性腺激素替代治疗。

术后 MRI 通常在术后 12 周进行，此时已消除了手术带来的变化对最佳解读的干扰[15-16]。手术 12 周后，根据患者的临床状况、是否需要调整激素替代治疗以及是否有持续性垂体激素分泌过多，定期进行临床评估。垂体影像学随访取决于肿瘤类型、术后残留肿瘤及生化指标。许多患者需要根据术后临床和生化缓解情况进行个体化治疗。

总　结

内分泌科、颅底外科/神经外科、神经眼科等多学科团队协作对垂体瘤的评估和治疗至关重要。对垂体激素分泌过多或不足以及相关的合并症进行治疗，是优化总体生活质量的必要措施。所有患者都需要终生观察，以便进行最佳激素治疗和监测肿瘤复发。术后管理流程参见图 4.1。

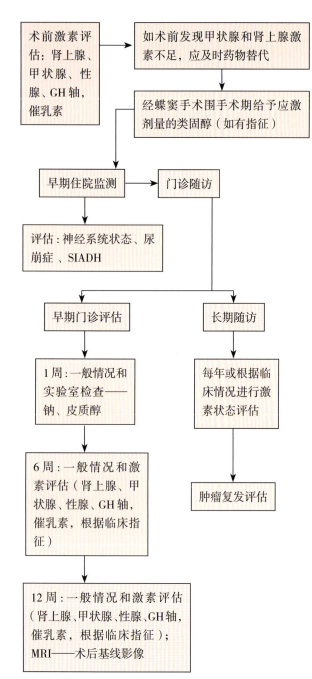

图4.1 垂体手术后的术后管理。GH：生长激素；SIADH：抗利尿激素分泌不当综合征（来源：美国临床内分泌医师协会垂体瘤的围手术期管理）。

（赵九洲　林曾萍　译）

参考文献

[1] Ezzat S, Asa SL, Couldwell WT, et al. The prevalence of pituitary adenomas: a systematic review. Cancer, 2004, 101(3): 613–619

[2] Scangas GA, Laws ER Jr. Pituitary incidentalomas. Pituitary, 2014, 17(5): 486–491

[3] McLaughlin N, Laws ER, Oyesiku NM, et al. Pituitary centers of excellence. Neurosurgery, 2012, 71(5): 916–924, discussion 924–926

[4] Melmed S, Casanueva FF, Hoffman AR, et al; Endocrine Society. Diagnosis and treatment of hyperprolactinemia: an Endocrine Society Clinical Practice guideline. J Clin Endocrinol Metab, 2011, 96(2): 273–288

[5] Nieman LK, Biller BM, Findling JW, et al. The diagnosis of Cushing's syndrome: an Endocrine Society Clinical Practice guideline. J Clin Endocrinol Metab, 2008, 93(5): 1526–1540

[6] Katznelson L, Atkinson JL, Cook DM, et al. American Association of Clinical Endocrinologists. American Association of Clinical Endocrinologists medical guidelines for clinical practice for the diagnosis and treatment of acromegaly: 2011 update. Endocr Pract, 2011, 17(Suppl 4): 1–44

[7] Inder WJ, Hunt PJ. Glucocorticoid replacement in pituitary surgery: guidelines for perioperative assessment and management. J Clin Endocrinol Metab, 2002, 87(6): 2745–2750

[8] Loh JA, Verbalis JG. Diabetes insipidus as a complication after pituitary surgery. Nat Clin Pract Endocrinol Metab, 2007, 3(6): 489–494

[9] Kelly DF, Laws ER Jr, Fossett D. Delayed hyponatremia after transsphenoidal surgery for pituitary adenoma: report of nine cases. J Neurosurg, 1995, 83(2): 363–367

[10] Di Iorgi N, Napoli F, Allegri AE, et al. Diabetesinsipidus: diagnosis and management. Horm Res Paediatr, 2012, 77(2): 69–84

[11] Fleseriu M, Hashim IA, Karavitaki N, et al. Hormonal replace-ment in hypopituitarism in adults: an Endocrine Society Clinical Practice guideline. J Clin Endocrinol Metab, 2016, 101(11): 3888–3921

[12] Erturk E, Jaffe CA, Barkan AL. Evaluation of the integrity of the hypothalamic-pituitary-adrenal axis by insulin hypoglycemia test. J Clin Endocrinol Metab, 1998, 83(7): 2350–2354

[13] Alexopoulou O, Beguin C, De Nayer P, et al. Clinical and ormonal characteristics of central hypothyroidism at diagnosis and during follow-up in adult patients. Eur J Endocrinol, 2004, 150(1): 1–8

[14] Snyder PJ, Peachey H, Berlin JA, et al. Effects of testosterone replacement in hypogonadal men. J Clin Endocrinol Metab, 2000, 85(8): 2670–2677

[15] Dina TS, Feaster SH, Laws ER Jr, et al. MR of the pituitary gland postsurgery: serial MR studies following transsphenoidal resection. AJNR Am J Neuroradiol, 1993, 14(3): 763–769

[16] Rajaraman V, Schulder M. Postoperative MRI appearance after transsphenoidal pituitary tumor resection. Surg Neurol, 1999, 52(6): 592–598, discussion 598–599

5 鞍区、鞍上和鞍旁病变手术中的麻醉考量

Balamurugan Chinnasamy

引言

鞍区、鞍上和鞍旁病变患者的围手术期麻醉护理需要仔细的术前评估和术后管理。这些患者的问题是由于：
- 原发性激素分泌过多及其并发症；
- 肿瘤的占位效应。

本章旨在介绍使这些具有挑战性的患者安全渡过麻醉管理期的关键点。

前面的章节已详述了相关解剖、生理和病理疾病，本章将讨论麻醉管理中必须考虑到的临床表现。

临床表现

垂体病变可表现为：
- 激素分泌过多综合征：高催乳素血症、肢端肥大症和库欣病；
- 占位效应：视觉障碍或颅内压升高；
- 非特异性表现：不孕、头痛、癫痫等；
- 偶发性：在其他疾病影像检查中发现；
- 罕见：腺瘤出血后垂体卒中，引起内分泌急剧改变，表现为头痛、脑膜炎、视觉障碍和其他占位性病变的体征[1]。

术前评估

神经外科患者的麻醉前评估包括放射学检查及激素评估，具体如下：
- 视觉功能：必须记录视野；
- 颅内压升高的体征和症状：为排除病变，如脑积水，应进行颅脑 CT，最好是 MRI[2]；
- 内分泌评估；
- 激素分泌过多的效应。
  - 肢端肥大症被公认为是困难气道管理和气管插管的原因之一。必须使用常规标准和术前评估进行仔细的气道评估。肢端肥大症所致睡眠呼吸暂停与围手术期气道受损高风险密切相关[3]。需进行心脏评估以排除高血压、心肌肥厚和间质纤维化。肢端肥大症患者可发生葡萄糖不耐受。
  - 库欣综合征可表现为高血压、心电图（ECG）异常（QRS 波群高电压和 T 波倒置）、左心室肥厚和非对称性间隔肥厚。其他需要注意的关键点是葡萄糖不耐受、肥胖、胃食管反流、表皮脆弱和容易出现瘀伤[4]。

麻醉管理

本章并不涉及所有神经外科方面的麻醉，而是聚焦与垂体手术相关的问题。麻醉的目标包括血流动力学稳定、维持脑氧合、提供有利于手术显露的条件、预防术中并发症和快速苏醒以促进早期神经学评估。

激素替代

术前激素替代治疗应持续至手术期。通常，所有接受垂体手术的患者均应在麻醉诱导时给予氢化可的松 100 mg[5]。

气道管理

术前仔细评估以诊断困难气道。
- 肢端肥大症中描述了 4 个级别的气道受累：
  - 1 级：无明显受累；
  - 2 级：鼻和咽黏膜肥大，但声带和声门正常；

➢ 3级：声门受累，包括声门狭窄或声带麻痹；
➢ 4级：2级和3级的结合，即声门和软组织异常。

我们在困难气道的管理中采用光导纤维插管[6]。应提前准备气管切开设备，以应对气道提前发生变化。

插管后应很快填塞口腔和咽后壁，可防止术中出血进入声门区，以及血液和分泌物进入胃内，这可能引发术后呕吐。气管插管的位置应不影响神经外科医生进入切口操作。

■ 鼻黏膜的准备

在经蝶手术前，大多数外科医生倾向于将血管收缩剂滴入双侧鼻孔。可首选作用于α肾上腺素受体的拟交感类药物——赛洛唑啉。它可快速产生持续长达8 h的血管收缩，当与利多卡因合用时，其作用与传统的可卡因相当[7-8]。

■ 腰大池引流

少数外科医生要求在鞍上肿瘤明显扩散的患者中使用腰大池引流。这有两个用途：
- 在经蝶手术期间，打入10 mL生理盐水，使肿瘤的鞍上部分脱垂到术野内；
- 如果在手术过程中硬脑膜被破坏，术后可将导管留在原位，作为脑脊液（CSF）引流管，以控制CSF漏。

■ 体 位

经蝶手术时患者取仰卧位，呈适当的头高脚低位。可将头部略微转向一侧，以便于手术。外科医生可站在手术台顶部、头部后方或右侧或左侧。气管插管和麻醉回路应放置在远离术野处。应注意确保没有压迫到颈部静脉。

麻醉诱导和维持

所有患者均应开放大口径静脉通路，用于快速容量复苏。建议在口腔左侧放置加强型经口气管导管。置入咽部填塞物并确保在拔管前将其取出。

在选择麻醉方法的同时，应遵循神经麻醉的基本原则。

麻醉方法的选择通常由个人偏好所决定，并根据患者的需求量身定制。这里不讨论神经麻醉期间吸入麻醉和全静脉麻醉的优点，在大多数情况下其中一种均不优于另一种。

在颅内压升高的情况下，建议进行全静脉麻醉并避免使用氧化亚氮（N_2O）[9]。无论选择哪种麻醉方法，使用短效药物对手术结束时快速苏醒很重要。首选丙泊酚、七氟烷等。在经蝶手术期间，应通气至血碳酸正常。过度通气将导致脑体积损失，并使肿瘤的鞍上部分从下方不易触及。在经蝶窦进入垂体窝的过程中存在强刺激期。在麻醉手术期间，超短效阿片类药物瑞芬太尼可维持神经外科患者的稳定状态，在经蝶手术期间非常有用[10]。其半衰期短，停止输注后作用迅速消除，且苏醒迅速。

■ 监 测

垂体手术期间的监测包括ECG、脉搏血氧饱和度（SpO_2）、呼气末二氧化碳和直接动脉血压。在库欣综合征患者中，可能需要额外的有创性心血管监测。如果怀疑海绵窦有侵袭，且患者处于更显著的头高脚低位，应监测有无静脉空气栓塞的可能性。在视觉通路区域肿瘤的手术中，推荐记录视觉诱发电位（VEP）。在麻醉过程中，由于VEP对麻醉药较为敏感而使监测波形太不稳定，因此一些人认为实用性并不强[11]。

■ 预防性抗生素

一些神经外科医生不会给患者预防性使用抗生素，并声称没有问题；但大多数医院采用了一致的策略，包括在麻醉诱导时和手术期间每3 h给予一次头孢菌素。术后不再给药，以尽量减少耐药菌的产生。

术中并发症

经蝶手术期间的并发症罕见。垂体瘤通常不是血管性的，不可避免的轻微静脉渗血很容易通过轻度按压控制。

如果发生颈动脉损伤，应通过填塞控制。由于术后存在假性动脉瘤的风险，因此应进行颈动脉血管造影。如果确诊为动脉瘤，应通过血管内放射治疗或夹闭术治疗，以防止后期动脉瘤破裂。如果外科医生完全未找到垂体窝，可能会发生脑桥损伤，这将会造成严重后果。在经蝶手术过程中，应通过对位置进行反复的影像学确认，以将这些并发症的风险降至最低。

苏 醒

神经外科手术麻醉后平稳、快速的苏醒对于早期神经学评估和维持稳定的呼吸及心血管指标至关重要。在维持麻醉期间使用短效药物可实现这一点。

经蝶手术结束后，应在自主通气恢复、直视下咽吸、移除咽部填充物及喉反射恢复后拔管。通过将患者置于半坐位并确保在拔管前对口头指令有反应，以促使其平稳苏醒。

应注意确保手术结束时放置的鼻腔填塞材料或支架在拔管期间不会移位。

术后护理

包括仔细的气道管理，提供充分的术后镇痛，进行适当的液体和激素替代治疗以及仔细监测术后并发症。在麻醉复苏室短暂观察后，患者通常可返回普通病房。经颅垂体手术后，患者应在神经外科重症监护室或高依赖病房监测和护理至少 24 h。

■ 气道管理

保持气道通畅很困难，需要时刻注意。所有经蝶手术的患者必须密切观察，直至完全清醒。气道管理在肢端肥大症患者中尤其重要，特别是有睡眠呼吸暂停病史的患者。当有发生通气不足和呼吸道阻塞的可能时，这些患者术后当晚将在高依赖病房里接受护理。经蝶手术后不能应用经鼻持续气道正压通气（CPAP）等常规治疗方案。

■ 术后镇痛

经蝶手术通常仅引起中度术后疼痛，但由于存在鼻腔填塞物而引起的鼻塞感经常令患者感到苦恼。开颅手术疼痛更严重，需更强的镇痛。在神经外科患者中已成功应用经静脉给予吗啡自控镇痛。围手术期推荐使用对乙酰氨基酚（或扑热息痛），可减少阿片类药物用量[12]。

■ 尿崩症

尿崩症通常在术后 24 h 内发生。当患者 12 h 内产生的稀释尿液 > 1 L 且血浆 Na^+ 浓度 > 143 mmol/L 时，应考虑术后发生了尿崩症。垂体手术后应常规测定尿量和尿比重。

术后早期的中度多尿可能是由手术期间给予的液体排泄延迟或皮质类固醇诱导的高血糖所致。经蝶手术后的患者可能会感到口渴，但这与尿崩症无关，可能是由于鼻腔填塞而用口腔呼吸所致。在开始治疗前，必须通过生化检查来确诊尿崩症，依据的诊断标准如下：

- 血浆渗透压升高（> 295 mosmol/kg）；
- 低渗尿（< 300 mosmol/kg）；
- 尿量多 [> 2mL/（kg·h）]。

尿崩症通常用醋酸去氨加压素（DDAVP）治疗。如果患者清醒且口渴机制正常，允许自由饮用液体最安全，而不是尝试过量静脉输注液体和 DDAVP 替代治疗。过度使用 DDAVP 可能导致低钠血症，引发意识模糊、癫痫发作和昏迷。大多数尿崩症患者随着垂体后叶功能恢复，症状可在数天内自行消退。昏迷患者以及那些没有口渴反应和少数尿量严重过多的患者都面临着特殊的风险，包括尿崩症导致的水化不足或治疗导致的水化过度。在这种情况下，通常需要使用 DDAVP 治疗。推荐静脉或肌内给药，剂量为 0.1 μg，根据需要可重复给药。在急性期，静脉给予较低剂量（0.04 μg）即可提供足够的短时作用。应密切监测血浆 Na^+ 浓度和渗透压，直至恢复正常的水平衡。仅少数病例需要长期 DDAVP 治疗。

■ 低钠血症

垂体手术后低钠血症的常见原因是 DDAVP 的过度使用。

低钠血症也可能是由于变性的垂体后叶的神经分泌末梢非特异性释放抗利尿激素引起的抗利尿激素分泌不当综合征（SIADH）所致[13]。这会导致水潴留和继发性尿钠丢失。通常为一过性，很少会持续超过 7~10 d。通过限制液体摄入进行管理，并应定期检查血浆电解质。

罕见情况下，颅内神经外科手术后的低钠血症可能不仅与尿钠排泄有关，还与利尿倾向有关，导致循环和细胞外容量显著减少[14]，这种现象被称为脑性盐耗（CSW）综合征，且可能与SIADH难以鉴别。诊断正确至关重要，因为这两种情况的治疗方案截然相反。在SIADH中，问题之一是水潴留引起的细胞外容量扩张，最佳方法是根据血浆Na^+浓度将饮水量限制在500~1000 mL/d[15]。在CSW综合征中，不能通过限制液体来纠正低钠血症，会适得其反，因为这会进一步减少血管内容量。应使用高渗盐水来纠正CSW的低钠血症。低Na^+浓度的纠正应始终在24~48 h内进行，以使血浆Na^+浓度增加的速率< 1 mmol/h；纠正过快可能导致脑桥中央髓鞘溶解。

■ 垂体卒中

垂体卒中定义为因肿瘤或妊娠而导致垂体血供早期受损引发的急性出血性梗死。特征性表现为剧烈头痛、恶心呕吐、视野缺损、脑神经麻痹等。通过静脉补液、紧急经蝶减压和氢化可的松替代治疗等治疗肾上腺皮质衰竭。

总　结

垂体手术涉及多学科方法，包括内分泌科医生、神经外科医生、放射科医生和麻醉医生均需参与。他们的团队合作和协调是非常重要的。垂体受累所致的全身性疾病须在术前进行优化。术中应根据患者疾病和手术操作进行适当的麻醉处理。由于早期神经系统评估可以发现最严重的手术并发症，故从麻醉中快速恢复至关重要。

（郭琇茜　刘庆国　译）

参考文献

[1] Molitch ME. Management of prolactinomas. Annu Rev Med, 1989, 40: 225–232

[2] Levy A, Lightman SL. Diagnosis and management of pituitary tumours. BMJ, 1994, 308(6936): 1087–1091

[3] Burn JM. Airway difficulties associated with anaesthesia in acromegaly. Br J Anaesth, 1972, 44(4): 413–414

[4] Crapo L. Cushing's syndrome: a review of diagnostic tests. Metabolism, 1979, 28(9): 955–977

[5] Bornstein SR, Allolio B, Arlt W, et al. Diagnosis and treatment of primary adrenal insufficiency: An Endocrine Society Clinical Practice Guideline. J Clin Endocrinol Metab, 2016 Feb, 101(2): 364-89

[6] Ovassapian A. Fiberoptic Airway Endoscopy in Anesthesia and Critical Care. New York, NY: Raven Press, 1990

[7] Campbell JP, Campbell CD, Warren DW, et al. Comparison of the vasoconstrictive and anesthetic effects of intranasally applied cocaine vs. xylometazoline/lidocaine solution. Otolaryngol Head Neck Surg, 1992, 107(5): 697–700

[8] Chiu YC, Brecht K, DasGupta DS, et al. Myocardial infarction with topical cocaine anesthesia for nasal surgery. Arch Otolaryngol Head Neck Surg, 1986, 112(9): 988–990

[9] Ravussin P, de Tribolet N, Wilder-Smith OHG. Total intravenous anesthesia is best for neurological surgery. J Neurosurg Anesthesiol, 1994, 6(4): 285–289

[10] Guy J, Hindman BJ, Baker KZ, et al. Comparison of remifentanil and fentanyl in patients undergoing craniotomy for supratentorial space-occupying lesions. Anesthesiology, 1997, 86(3): 514–524

[11] Cedzich C, Schramm J, Mengedoht CF, et al. Factors that limit the use of flash visual evoked potentials for surgical monitoring. Electroencephalogr Clin Neurophysiol, 1988, 71(2): 142–145

[12] Powell M, Lightman SL. Post-operative management//Powell M, Lightman SL. The Management of Pituitary Tumours: A Handbook. London: Churchill Livingstone, 1996, 145–58

[13] Cusick JF, Hagen TC, Findling JW. Inappropriate secretion of antidiuretic hormone after transsphenoidal surgery for pituitary tumors. N Engl J Med, 1984, 311(1): 36–38

[14] Kelly DF, Laws ER Jr, Fossett D. Delayed hyponatremia after transsphenoidal surgery for pituitary adenoma. Report of nine cases. J Neurosurg, 1995, 83(2): 363–367

[15] Lolin Y, Jackowski A. Hyponatraemia in neurosurgical patients: diagnosis using derived parameters of sodium and water homeostasis. Br J Neurosurg, 1992, 6(5): 457–466

6 鞍区、鞍上和鞍旁病变手术重建选择

Joseph Nadakkavukaran, Shilpee Bhatia Sharma, Narayanan Janakiram

引 言

内镜颅底重建（ESBR）技术一直是颅底内镜手术的瓶颈。近年来，该领域的发展带来了范式转变，并彻底改变了颅底病变的内镜治疗方式。目前，扩大鼻内镜入路（EEA）可用于前、中、后颅窝，使用多种内镜通路，如经筛板、经蝶骨平台、经鞍结节、经蝶鞍、经斜坡和经齿状突入路[1]（图6.1）。术后脑脊液漏是反映ESBR成功与否最重要的预后指标。带血管蒂瓣的使用已将术后脑脊液漏的发生率显著降低至5%以下[2-5]。根据作者经验，采用带血管蒂瓣的多层封闭技术，术后脑脊液漏的发生率为3%~5%。

内镜颅底重建的目标

- 主要目标是创建有效的水密封闭将颅内与鼻窦隔离开，防止术后脑脊液漏和上行性颅内感染，如脑膜炎、脑炎和颅内脓肿形成[6-9]。这可以通过多层闭合技术和带血管蒂瓣移植来实现，重建该区域的空间完整性[10-15]。
- 减少肿瘤切除后的无效腔（图6.2）。
- 重建鼻窦腔内衬和引流。
- 促进伤口更快愈合。
- 提供足够的覆盖范围，支撑暴露或脱垂的脑组织、重要神经血管结构和眼眶内容物，保护神经血管和视觉功能[16]（图6.3）。

重建方式的选择

选择适当的重建方式取决于以下因素。
- 患者相关因素：
  ➢ 年龄与性别。

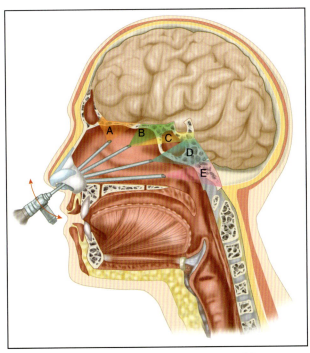

图6.1 各种内镜颅底通路的图示：A：经筛板；B：经蝶骨平台/经鞍结节；C：经蝶鞍；D：经斜坡；E：经齿状突。

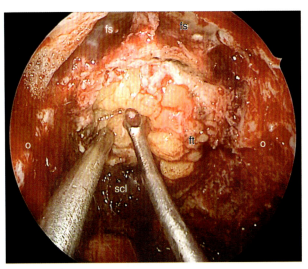

图6.2 缺损使用自体哑铃状脂肪修复。ft：脂肪；o：眶；fs：额窦；scl：速即纱。

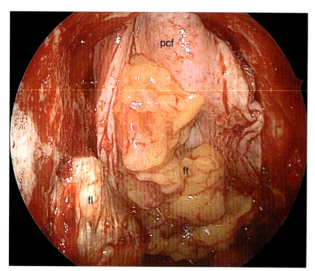

图 6.3 颅骨膜瓣位于阔筋膜上方，自体脂肪用于支撑该瓣。注：另一层阔筋膜用于覆盖右侧眼眶内容物。pcf：鼻中隔黏膜瓣；ft：脂肪；fl：阔筋膜。

- 存在合并症，如肥胖、颅内压（ICP）增高[17-18]、库欣综合征和糖尿病（伤口愈合不良）[9-10]。
- 既往放疗史，可导致移植床血供阻断[6,10,19-20]。
- 既往鼻部手术史，局部带蒂黏膜瓣的可用性。
- 疾病相关因素：
  - 良性或恶性病理决定切除的范围。
  - 术后需化疗或放疗。
- 入路相关因素和术中因素：
  - 入路的选择及保留局部带蒂瓣的可能性。
  - 所产生的颅底缺损位置和尺寸：
    1. ＜1 cm 的缺损可以用游离黏膜[21-23]、脂肪、筋膜和其他移植物支撑材料来处理[21]。
    2. 较大的缺损，特别是＞3 cm 的缺损需要采用带血管蒂瓣作为覆盖移植物进行多层闭合[10-15]。
  - 硬脑膜切除和蛛网膜剥离程度[9]。
  - 术中出现脑脊液漏：
    1. 高流量漏需要使用带血管蒂瓣，脑脊液分流手术，如腰椎穿刺引流、脑室-腹腔（VP）或蛛网膜下腔-腹腔分流术（TP）引流，以及使用乙酰唑胺来减少脑脊液产生[9-10,22,24-25]。
    2. 低流量漏通常只需要带血管蒂瓣重建。
  - 在缺损周围保留一定的骨缘，作为移植物的支撑[9]。

基本原则

清除硬脑膜和骨周围的手术碎屑，以准备移植床。与瓣接触的鼻黏膜应从骨质上剥离，以防止迟发性黏液囊肿形成[9]。

本章介绍的多层闭合技术是多数情况下首选的技术[10-15]（图 6.4）。

- 颅内嵌入式移植：自体组织如脂肪（图 6.2）[20,22]、软骨和（或）合成材料（Surgicel、Duraform 或 DuraGen）被用作嵌入式移植物[9]（图 6.5 和图 6.6）。其被置于硬膜下层（硬脑膜和蛛

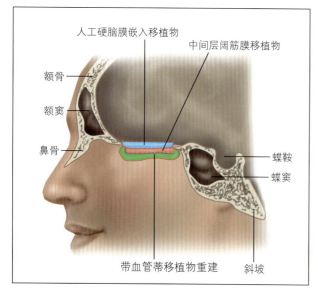

图 6.4 嵌入式和覆盖式移植的多层闭合技术示意图。

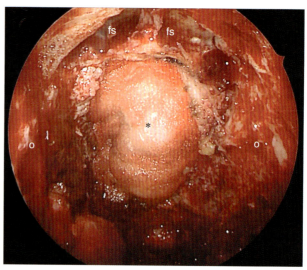

图 6.5 Duraform（*）用作硬膜外嵌入层。fs：额窦；o：眶。

6 鞍区、鞍上和鞍旁病变手术重建选择

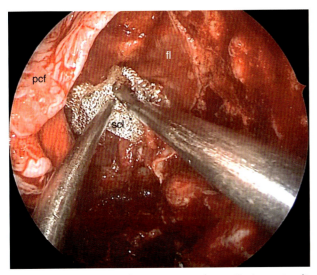

图 6.6　Surgicel 放置在阔筋膜上。fl：阔筋膜；pcf：鼻中隔黏膜瓣；scl：速即纱。

网膜之间）或硬膜外层（骨和硬脑膜之间）[20]（图 6.7 和图 6.8）。移植材料应比骨缺损的尺寸至少大 1 cm[9]。在某些情况下，可采用 Leng 等人描述的"衬垫式密封"闭合。将软移植物如阔筋膜放置于缺损上，与周围骨重叠。然后制作成与缺损几乎相同大小的较硬移植物，如软骨或骨，放置在筋膜上，轻轻推入缺损[26]（图 6.9）。在已行硬脑膜切除的病例中，应注意将移植物与硬脑膜边缘对齐。

- 颅外覆盖式移植：移植材料为带游离黏膜的阔筋膜[8,27]或带血管蒂瓣，将其制作成至少比骨缺损的尺寸大 1 cm，并直接放置在骨缺损上（图 6.6 和图 6.10）。游离黏膜移植物或带蒂瓣再放置于阔筋膜上，与周围骨重叠。
  - ➤ 游离黏膜移植物：从鼻甲、鼻中隔或鼻底获取，置于缺损和周围骨质之上，使黏膜面朝向鼻腔[18,28-29]。
  - ➤ 带血管蒂黏膜瓣：
    1. 移动和放置带蒂瓣于缺损处：应注意避免瓣撕裂、扭曲或血管蒂扭转。瓣的骨膜侧应贴附于颅底缺损，其边缘无褶皱。对应鼻中隔前上段的部分黏膜瓣较厚，应放置在硬脑膜缺损的部位。
    2. 瓣的方向定位：在鞍区和鞍上重建中，该瓣方向垂直，可以覆盖的缺损从鞍区延伸到额窦和从眼眶到眼眶。在完全切除黏膜后，蝶窦内填充满脂肪，以增加

黏膜瓣覆盖的范围。血管蒂支撑在眶内侧壁、蝶底和斜坡隐窝上。

3. 蒂部护理：骨膜表面应与组织接触，以防止术后挛缩。过多的黏膜瓣蒂部可折叠以提供接触。应避免对蒂部过度牵引、扭转和在其附近使用电凝刀。
4. 确保完全覆盖缺损：如果黏膜瓣有撕裂或不能完全覆盖缺损，则可以使用脂肪、筋膜或从切除的鼻甲（最常见的是中鼻甲）中获取游离黏膜移植物进行增强。最常见的失败原因是不完全闭合。

- 支撑层：正确定位后，在纱条的帮助下将移植物推平，以确保移植物和颅底之间的紧密密封。将速即纱（氧化纤维素聚合物制成的止血纱；Ethicon, Johnson & Johnson）放置在移植物上并覆盖边缘，固定到位并防止组织胶渗入瓣下。纤维蛋白胶（Tisseel，Baxter）是一种由纤维蛋白原（冻干混合人纤维蛋白原浓缩物）和凝血酶（牛源，用氯化钙重组）组成的手术制剂，作为下一层，产生纤维蛋白凝块以止血并促进伤口更快愈合。放置明胶海绵（由纯化的猪皮、明胶颗粒和注射用水制备

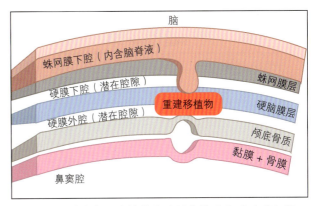

图 6.7　硬膜外嵌入移植物位于颅底骨质和硬脑膜之间。

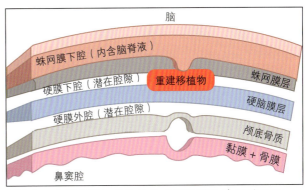

图 6.8　硬膜下嵌入移植物位于硬脑膜和蛛网膜之间。

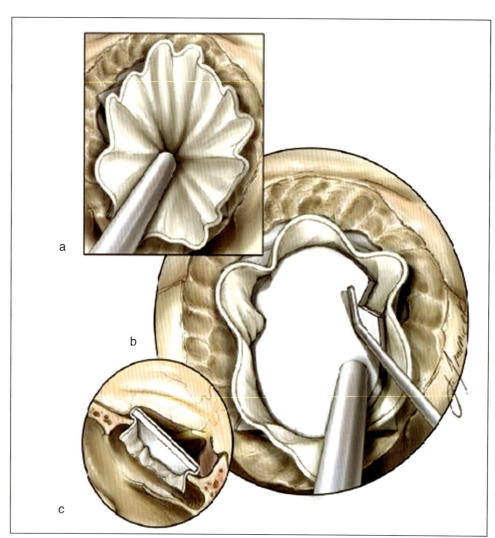

图 6.9 （a）衬垫式密封技术：使用硬脑膜替代物或阔筋膜需比硬脑膜缺口大 1 cm。（b–c）制作成与骨缺损几乎相同大小的软骨，放置在硬脑膜替代物或阔筋膜层上，在软骨上轻轻施加压力，使其埋于骨缘下。

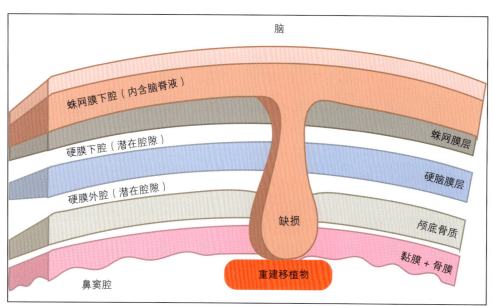

图 6.10 比缺损大 1cm 的颅外覆盖式移植物。

的无菌压缩海绵）以确保位置和轮廓，并在组织胶和填充物之间提供缓冲。Foley 球囊导管充气成符合腔体的形状，用于将不同的层固定到位。最后，Merocel 膨胀海绵（标准鼻腔敷料，Medtronic）用于填充剩余的鼻腔，并在原位放置 5~7 d [9]（图 6.3，图 6.11 至图 6.13）。

带血管蒂黏膜瓣在前颅底重建中的应用

有两种类型的带血管瓣：带蒂瓣和游离瓣。本章稍后将讨论其中一些瓣的重要功能。

- 带血管蒂黏膜瓣：
  A. 局部或鼻内带血管蒂黏膜瓣

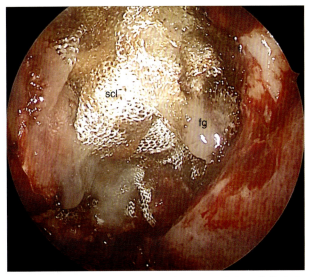

图 6.11 在移植物上放置一层速即纱，并使用生物合成胶进行固定。fg：纤维蛋白胶；scl：速即纱。

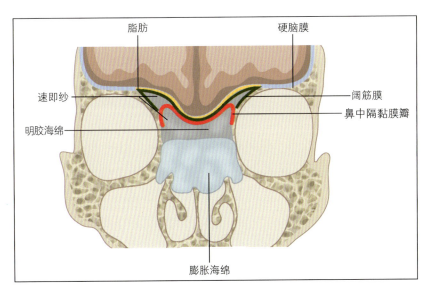

图 6.12 通过嵌入脂肪和覆盖鼻中隔黏膜瓣进行多层闭合。移植物支撑使用的材料包括速即纱、明胶海绵和 Merocel 膨胀海绵。

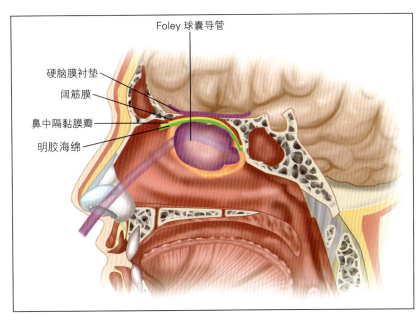

图 6.13 多层闭合技术中用 Foley 球囊导管充气支撑各层。

➢ 蒂在后的黏膜瓣：
1. 鼻中隔黏膜瓣（Hadad-Bassagasteguy 或 HB 瓣）[30-31]；
2. 下鼻甲黏膜瓣；
3. 中鼻甲黏膜瓣；
4. 鼻外侧壁黏膜瓣（Carrau-Hadad 瓣）。

➢ 蒂在前的黏膜瓣：
1. 鼻外侧壁黏膜瓣（Hadad-Bassagasteguy 2 或 HB2 瓣）；
2. 下鼻甲黏膜瓣。

B. 区域或鼻外血管瓣
1. 颅骨膜瓣（中线）；
2. 颞顶筋膜瓣（旁正中）；
3. Oliver 腭瓣；
4. 面动脉颊肌瓣。

• 带血管游离瓣：
➢ 股前外侧（ALT）皮瓣；
➢ 前臂桡侧皮瓣（RFF）。

■ 鼻中隔黏膜瓣

鼻中隔黏膜瓣（NSF）通常被描述为内镜下颅底重建的主力，被认为是大多数颅底重建手术的首选[20,30]。

血管解剖

血管蒂：基于鼻中隔后动脉，即蝶腭动脉（SPA）的末端后支。它从蝶腭孔（SPF）出，并上行穿过蝶窦前壁，位于窦口和后鼻孔上缘之间，到达鼻中隔（图 6.14）。在此过程中，40% 的病例在起源后不久分成两个分支，其中 70% 的病例在蝶窦口水平[30-33]。

【鼻中隔黏膜瓣的优点】

• 将术后脑脊液漏的发生率降低到 5% 以下，使 NSF 成为大多数前颅底缺损重建的首选[2-5]。

• 强大的血管供应有效缩短愈合时间，尤其是在需要放疗的情况下。

• 能够设计具有不同程度的旋转、移动、长度和宽度的黏膜瓣，以适应经鞍上、鞍区、鞍旁和鞍下径路从额窦到斜坡平面的各种尺寸的缺损。

• 降低其他术后并发症的发生率，如脑膜炎、脑炎、气颅。

• 翻修病例可重复使用：在恶性疾病没有复发或良性疾病黏膜瓣未受累的情况下，可重新使用[9]。应从黏膜瓣边缘取样制作冰冻切片来确定黏膜瓣有无被累及[34]。在大多数情况下，此处有良好的解剖平面且黏膜瓣的轮廓得到保留（图 6.15 至图 6.17）。

【鼻中隔黏膜瓣的局限性】

• 不能同时覆盖鞍上和鞍下缺损。

• 双侧黏膜瓣剥离导致鼻中隔软骨缺血和坏死。

• 局部因素（如鼻中隔偏曲、鼻中隔棘突、鼻中隔穿孔和既往手术）可能会对黏膜瓣剥离造成挑战，但并非绝对禁忌证[9]。

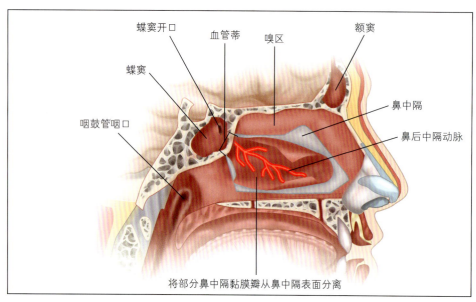

图 6.14 部分鼻中隔黏膜瓣及其血管蒂被剥离。

鞍区、鞍上和鞍旁病变手术重建选择 | **6**

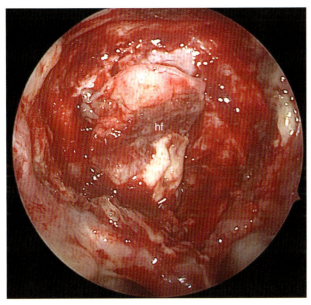

图 6.15　鼻中隔黏膜瓣（NSF）再利用：翻修手术中分离前的 NSF。hf：鼻中隔黏膜瓣（Hadad 瓣）。

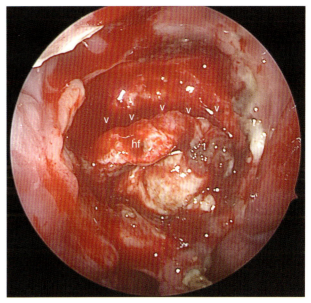

图 6.16　鼻中隔黏膜瓣（NSF）再利用：部分剥离的 NSF。hf：鼻中隔黏膜瓣（Hadad 瓣）。

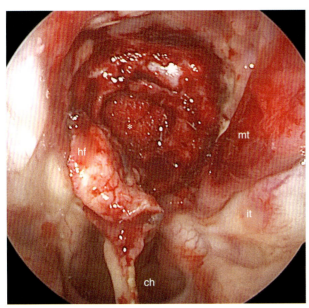

图 6.17　鼻中隔黏膜瓣（NSF）再利用：完全剥离后的 NSF。*代表颅底缺损。hf：鼻中隔黏膜瓣（Hadad 瓣）；mt：中鼻甲；it：下鼻甲；ch：后鼻孔。

- 在儿童（＜ 14 岁）中，鼻中隔相对面积小于颅底[35]。
- 在生长期儿童中，对鼻腔生长的长期影响尚不清楚。
- 供区结痂（可通过使用反向黏膜瓣覆盖暴露的软骨来预防）[36-37]。

侧别的选择

侧别选择取决于多种因素[9,38]。

- 鼻中隔因素：
  - 鼻中隔偏曲和棘突：同侧黏膜瓣剥离可能导致撕裂，因此，对侧为佳。
  - 穿孔：在中等大小的穿孔中，应避开穿孔区域准备黏膜瓣；在小穿孔中，使用游离黏膜移植物、脂肪或筋膜来增强黏膜瓣。
  - 疾病病理累及鼻中隔黏膜。
  - 既往手术：这并不是制备 NSF 的绝对禁忌证。抬起黏膜瓣时应小心地进行钝性及锐性分离。
- 肿瘤/缺损侧别：如果入路对同侧血管蒂构成风险，或如果保留同侧血管蒂影响手术暴露、操作灵活性和器械使用，则剥离对侧黏膜瓣。在其他情况下，首选同侧黏膜瓣，因为它增加了可达范围并缩短了蒂与缺损之间的距离。
- 外科医生的偏好：对于惯用右手的外科医生来说，右侧黏膜瓣更容易剥离。
- 鼻道尺寸：涉及显露和器械操作。

手术技术[30-31]

【黏膜瓣制备】

- 减轻黏膜充血：局部使用浸泡肾上腺素的脱脂棉（图 6.18）。
- 蝶筛隐窝和血管蒂的暴露：通过鼻甲外移或部分中鼻甲切除来实现（图 6.19 至图 6.21）。

- 确认蒂部的血运：对于既往有手术史的病例，用内镜多普勒探头确认血运[39]。
- 鼻中隔黏膜浸润：用生理盐水在同侧鼻中隔前端浸润以达到水分离，同时易于解剖。
- 切口：使用 15 号刀片或针尖延伸单极电凝器，功率设置为 15 W。黏膜瓣的制备需要 3 种不同的切口（图 6.22）。
  - 下切口：从后鼻孔上缘开始，向内侧沿犁骨后缘延伸至鼻底。进一步沿鼻中隔和鼻底交界处向前延伸至皮肤黏膜交界处（图 6.23 和图 6.24）。
  - 上切口：从蝶窦口开始，于距鼻穹隆（嗅沟）下方 1 cm 向前平行于颅底。在中鼻甲前附着处，切口向上朝向鼻背方向延伸直至包含前上区（图 6.23）。
  - 前切口：位于连接上、下切口的皮肤黏膜交界处（图 6.24 和图 6.25）。
  - 为增加移动度和宽度的改良切口（图 6.26 至图 6.30）。
    1. 移动度：行扩大中鼻道开窗术（MMA），并识别蝶腭孔（SPF）。下切口在 SPF 和咽鼓管（ET）之间从后鼻孔延伸到鼻

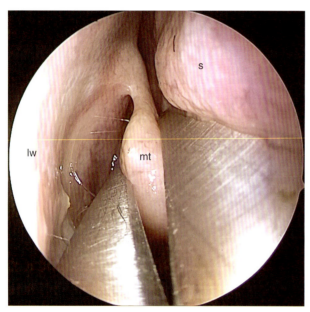

图 6.18 在部分中鼻甲切除前，充分减轻鼻腔充血。lw：外侧壁；mt：中鼻甲；s：鼻中隔。

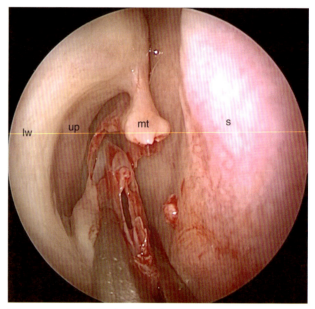

图 6.19 借助鼻甲剪完成中鼻甲部分切除。lw：外侧壁；up：钩突；mt：中鼻甲；s：鼻中隔。

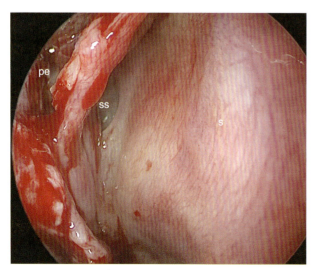

图 6.20 蝶筛隐窝中蝶窦口的识别。pe：后组筛窦；ss：蝶窦口；s：鼻中隔。

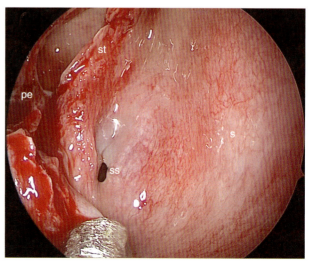

图 6.21 蝶筛隐窝中蝶窦口的识别。pe：后组筛窦；ss：蝶窦口；s：鼻中隔；st：上鼻甲。

6

鞍区、鞍上和鞍旁病变手术重建选择

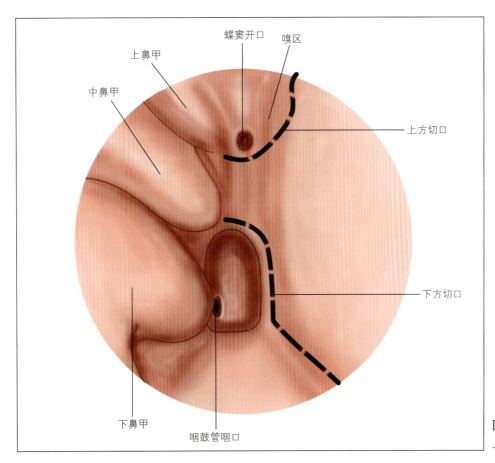

图 6.22 鼻中隔剥离前的上、下切口线。

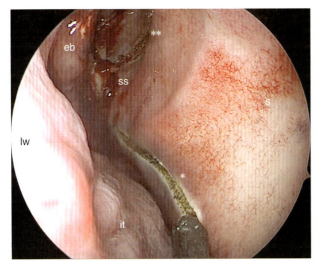

图 6.23 切口：使用针尖延伸单极电凝器，功率设置为 15 W。*下切口，**上切口。lw：外侧壁；it：下鼻甲；ss：蝶窦口；eb：筛泡；s：鼻中隔。

腔外侧壁。然后将带蒂黏膜瓣从翼板底部剥离，并移至翼腭窝（PPF），翼管为剥离的外侧极限。

2. 宽度：下鼻甲内移后，下切口沿鼻底后部延伸至下鼻道，继续向前延伸。前切口从下鼻道至鼻中隔尾缘，横跨鼻底前部。

- 黏膜瓣剥离：与下层骨膜紧密贴附的部位，如上颌骨前部、上颌骨嵴区以及鼻中隔与鼻底交界处，剥离黏膜瓣时应小心（图 6.31 至图 6.34）。
- 固定黏膜瓣：黏膜瓣固定在鼻咽部（适用于鞍区及鞍上入路）或上颌窦（适用于经斜坡入路）（图 6.35 和图 6.36）。
- 黏膜瓣移动和缺损覆盖：黏膜瓣从矢状方向旋转到轴向平面，以无褶皱方式覆盖缺损（图 6.37）。
- 供区护理：将游离黏膜移植物或反向黏膜瓣缝合于鼻中隔前部以覆盖黏膜瓣供区（图 6.38 和图 6.39）[36-37]。这促进暴露软骨的黏膜化，有助于减少术后长期结痂（图 6.40）。在不需要使用黏膜瓣的情况下，可以将黏膜瓣缝回鼻中隔。

■ 鼻中隔"补救"瓣

如果预期不会发生脑脊液漏，但存在这样的可能性，则在手术开始时不用制备传统的鼻中隔黏膜瓣（NSF），而只需在整个手术过程中移动

67

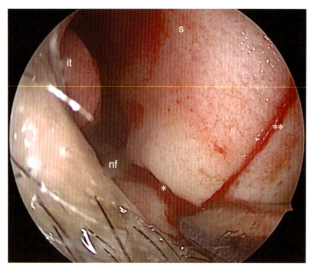

图6.24 切口：使用15号刀片。**前切口：位于连接上、下切口的皮肤黏膜交界处。*下切口。it：下鼻甲；nf：鼻底；s：鼻中隔。

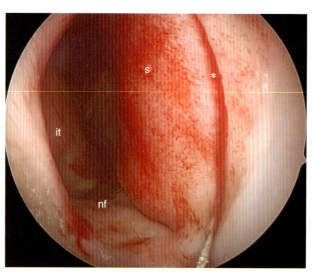

图6.25 切口：使用15号刀片。*前切口：位于皮肤黏膜交界处。it：下鼻甲；nf：鼻底；s：鼻中隔。

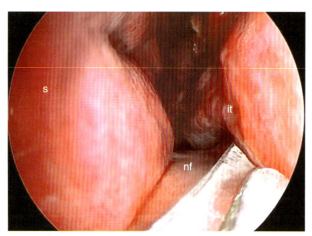

图6.26 在下鼻道切开以扩展Hadad黏膜瓣。s：鼻中隔；nf：鼻底；it：下鼻甲。

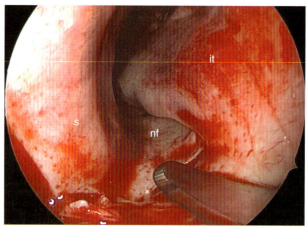

图6.27 前切口延长跨鼻底前部，从下鼻道延伸至鼻中隔前部。it：下鼻甲；nf：鼻底；s：鼻中隔。

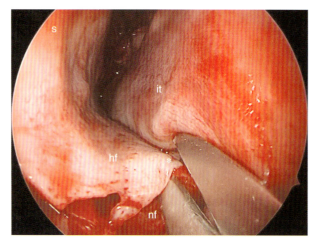

图6.28 将黏膜瓣从鼻中隔、鼻底和下鼻道部分剥离。*松解前方切口以利于后部剥离。s：鼻中隔；hf：鼻中隔黏膜瓣；nf：鼻底；it：下鼻甲。

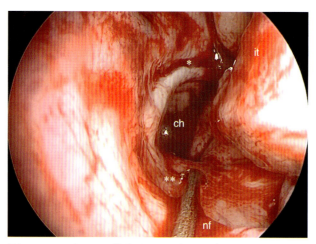

图6.29 下切口沿鼻底向后延伸至下鼻道。*下切口，**切口沿鼻底向后至下鼻道。s：鼻中隔；nf：鼻底；ch：后鼻孔；it：下鼻甲。

6

鞍区、鞍上和鞍旁病变手术重建选择

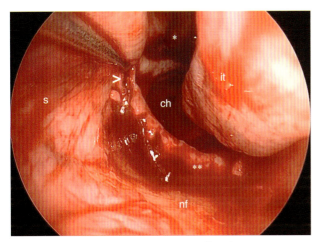

图 6.30 用圆刀剥离黏膜瓣（开口箭头）。*下切口，**切口沿鼻底向后至下鼻道。s：鼻中隔；nf：鼻底；ch：后鼻孔；it：下鼻甲。

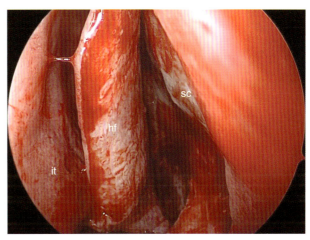

图 6.31 黏膜软骨膜下剥离。sc：鼻中隔软骨；hf：鼻中隔黏膜瓣；it：下鼻甲。

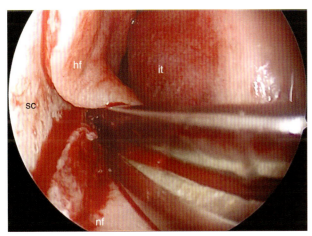

图 6.32 沿鼻中隔与鼻底交界处剥离黏膜瓣。sc：鼻中隔软骨；hf：鼻中隔黏膜瓣；it：下鼻甲；nf：鼻底。

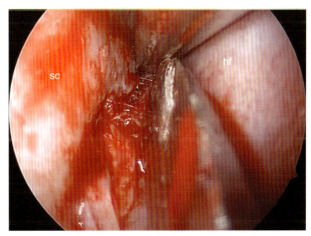

图 6.33 黏膜瓣剥离：在黏膜瓣与下层骨膜紧密贴附的部位，如上颌骨前部和上颌骨嵴区域，应小心剥离黏膜瓣。sc：鼻中隔软骨；hf：鼻中隔黏膜瓣。

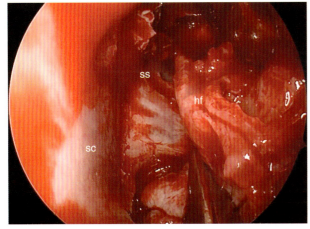

图 6.34 固定黏膜瓣：黏膜瓣固定于鼻咽部。sc：鼻中隔软骨；ss：蝶窦开口；hf：鼻中隔黏膜瓣。

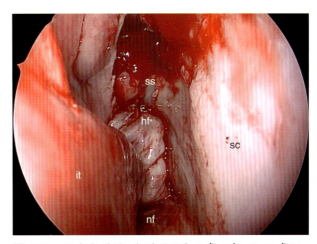

图 6.35 固定黏膜瓣：黏膜瓣固定于鼻咽部。it：下鼻甲；hf：鼻中隔黏膜瓣；nf：鼻底；sc：鼻中隔软骨；ss：蝶窦开口。

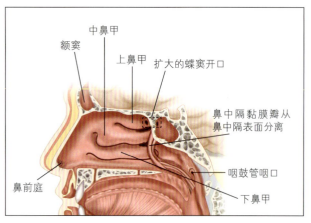

图 6.36　鼻中隔黏膜瓣完全剥离后置于鼻咽部。

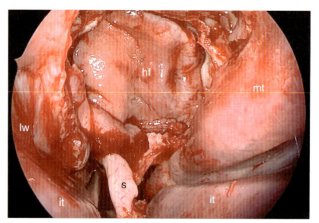

图 6.37　黏膜瓣移动和缺损覆盖：黏膜瓣从矢状方向旋转以无褶皱方式覆盖缺损。lw：外侧壁；hf：鼻中隔黏膜瓣；s：鼻中隔；it：下鼻甲；mt：中鼻甲。

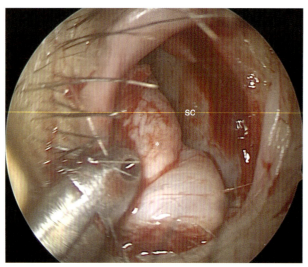

图 6.38　黏膜瓣转位：一旦切口游离了反向黏膜瓣，将其旋转 180° 转到对侧的鼻腔。sc：鼻中隔软骨。

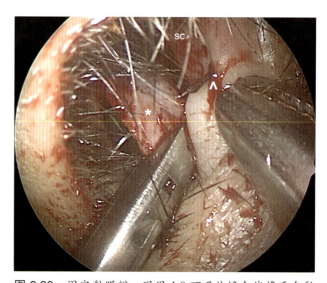

图 6.39　固定黏膜瓣：现用 4-0 可吸收缝合线将反向黏膜瓣游离边缘缝合到小柱，用 3-0 可吸收缝合线缝合到鼻中隔软骨。sc：鼻中隔软骨。

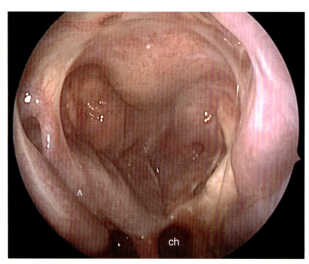

图 6.40　鼻中隔黏膜瓣生长良好的术后内镜视图。ch：后鼻孔。

和保护血管蒂。如果发生了脑脊液漏，可以在手术结束时制备传统的 NSF 以修复缺损。在通过器械时，应注意避免损伤非内镜侧的鼻中隔黏膜。这种方法避免了在无指征的情况下使用 NSF 带来的供区相关鼻部并发症[9,38,40]。

血管解剖

血管蒂：对于 NSF，它以鼻后中隔动脉为基础，即蝶腭动脉的末端后支[38]。

手术技术[38,40]

- 减轻黏膜充血：局部使用浸泡肾上腺素的脱脂棉。

- 切口：使用 15 号刀片或设置为 15 W 的针尖延伸单极电凝切开双侧，以移动包含血管蒂的黏膜骨膜条。
  - 下切口：沿着后鼻孔上缘内侧沿犁骨的后缘延伸（图 6.41）。
  - 上切口：从蝶窦口开始，类似于 NSF，朝向鼻中隔上部至中鼻甲前端附着处（图 6.41）。
- 黏膜骨膜下剥离：使用 Freer 剥离子将其双侧剥离，使蒂部从蝶窦前面游离出来，暴露鼻中隔后部和蝶嘴（图 6.42）。
- 蒂部移位：将血管蒂向两侧下方移位（图 6.43）。
- 鼻中隔后部切除和双侧扩大蝶窦开放：在不损伤血管蒂的情况下，从血管蒂上、下两侧进行操作。
- 脑脊液漏：
  - 如果存在，则完成掀起 NSF 所需的切口和步骤，以封闭缺损。
  - 如果不存在，将蒂部移回原位，覆盖蝶窦前面。

■ 反向鼻中隔旋转瓣（Caicedo 瓣）

反向鼻中隔旋转瓣也称为 Caicedo 反向瓣，旨在处理与 NSF 供区相关的鼻部并发症。裸露的鼻中隔软骨和骨需要 3~6 个月才能完全再生黏膜，导致长时间的鼻痂需要反复清创。反向 NSF 通过覆盖供区并在 2 周内促进黏膜再生而加速愈合[36-38]。

血管解剖

反向 NSF 本质上是一个蒂在前的 NSF，通过筛前动脉和面动脉的分支供血[36-38]。

手术技术[36-38]

- 减轻黏膜充血：局部使用浸泡肾上腺素的脱脂棉。
- 制备 NSF。
- 鼻中隔后部切除：使同侧鼻中隔骨软骨连接处脱位，去除犁骨和筛骨垂直板，以暴露对侧鼻中隔黏膜骨膜。
- 黏膜骨膜下剥离：在同侧使用 Freer 剥离子进行对侧黏膜骨膜下剥离，直至蝶嘴（图 6.44）。
- 切口：进入对侧鼻腔，使用 15 号刀片或针尖延伸单极电凝设备（功率 15 W）进行鼻中隔黏膜骨膜切开。移动黏膜瓣需要 3 个不同的切口：
  - 下水平切口：始于犁骨后下缘，沿鼻底继续向前，直到剩余鼻中隔的游离缘后部；
  - 上水平切口：从蝶窦口开始，在鼻穹隆（嗅

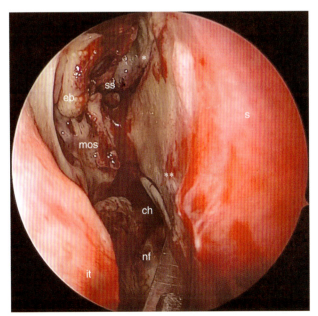

图 6.41 *下切口：沿着后鼻孔的上缘内侧沿犁骨的后缘延伸。**上切口：从蝶窦口开始，沿鼻中隔上部继续延伸。ss：蝶窦开口；eb：筛泡；mos：上颌窦开口；ch：后鼻孔；nf：鼻底；it：下鼻甲；s：鼻中隔。

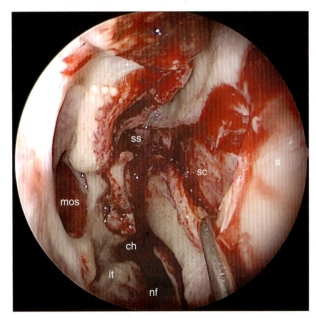

图 6.42 使用 Freer 剥离子进行双侧黏膜骨膜下剥离，从蝶窦前面游离蒂部。它还暴露了鼻中隔后部和蝶嘴。ss：蝶窦开口；eb：筛泡；mos：上颌窦开口；sc：鼻中隔软骨；ch：后鼻孔；it：下鼻甲；nf：鼻底。

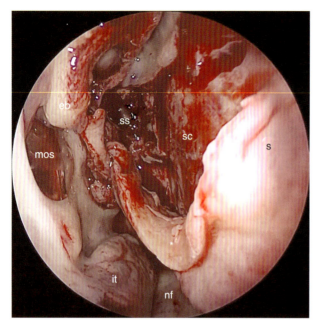

图 6.43 蒂部移位：将血管蒂向两侧下方移位。ss：蝶窦开口；eb：筛泡；mos：上颌窦开口；sc：鼻中隔软骨；it：下鼻甲；nf：鼻底。

密的鼻腔填塞和缝合线有助于防止鼻中隔血肿的形成（图 6.39）。

■ 下鼻甲黏膜瓣

2007 年，Fortes-Carrau 等人首次描述了蒂在后的下鼻甲黏膜瓣（PPITF）[41]。它最常用于斜坡和鞍区小缺损的修复。

最近，Gil Z 等人在 2012 年描述的蒂在前的下鼻甲黏膜瓣（APITF）又被报道用于修复额窦后骨板、筛板和筛顶的缺损[42]。

血管解剖

• PPITF：基于下鼻甲动脉，这是鼻后外侧动脉（鼻外侧动脉）的末端分支，而鼻后外侧动脉又是蝶腭动脉的分支[41]。

在距离后鼻孔 10~15 mm 处，鼻外侧动脉进入下鼻甲外侧附着处的后上侧。它向前穿行 12 mm，然后进入下鼻甲骨和软组织[43-44]。

• APITF：基于筛前动脉的前外侧分支和面动脉的鼻外侧分支[42]。

手术技术

PPITF[41] 的手术技术分步描述如下。

• 减轻黏膜充血：局部使用浸泡肾上腺素的脱脂棉。

沟）下 1 cm 处向前平行于颅底，直到剩余鼻中隔的游离缘后端。

➤ 后垂直切口：于蝶骨前面的翼蝶软骨联合处连接上、下两个切口（图 6.45）。

• 黏膜瓣转位：一旦切口游离了反向黏膜瓣，将其旋转 180° 转位到对侧的鼻腔（图 6.38 和图 6.46）。

• 固定黏膜瓣：现在用 4-0 可吸收缝合线将反向黏膜瓣的游离边缘缝合到剩余的黏膜骨膜上。紧

• 下鼻甲内移。

• 行钩突切除术、筛泡切除术和中鼻道开窗术。

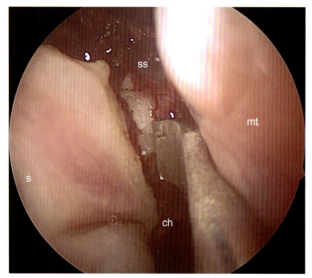

图 6.44 从蝶窦前面剥离黏膜瓣。ss：蝶窦开口；mt：中鼻甲；ch：后鼻孔；s：鼻中隔。

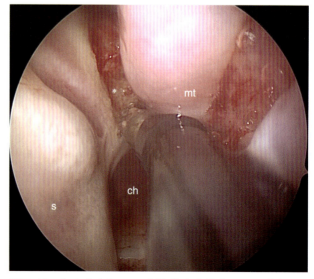

图 6.45 *后垂直切口：于蝶嘴处连接上、下两个切口。mt：中鼻甲；ch：后鼻孔；s：鼻中隔。

鞍区、鞍上和鞍旁病变手术重建选择

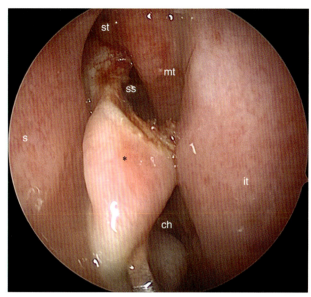

图 6.46 *从后到前完成黏膜瓣剥离，直至鼻中隔后部切除水平。st：上鼻甲；mt：中鼻甲；ss：蝶窦开口；ch：后鼻孔；it：下鼻甲；s：鼻中隔。

- 蝶腭孔处蝶腭动脉和鼻外侧动脉的识别：在腭骨升部突起的后方进行骨膜下剥离，以识别筛嵴。用咬骨钳去除筛嵴，以识别蝶腭动脉及其分支。在某些情况下，鼻外侧动脉可能位于上颌窦后囟的前方，因此在上颌窦开放术中应注意不要损伤它。
- 切口（图 6.47 和图 6.48）：
  ➢ 用电刀或手术刀做两个平行的上、下水平切口。

1. 上切口：始于下鼻甲的上缘，在上颌窦囟门的水平。可延伸到更高的水平，包括鼻外侧壁，以获得更宽的黏膜瓣。
2. 下切口：始于下鼻甲的下缘，后界为咽鼓管。可修改为包括鼻底/下鼻道，以获得更宽的黏膜瓣。

➢ 前垂直切口：始于下鼻甲头部，连接平行切口。

- 黏膜瓣剥离：使用 Freer 剥离子在骨膜下平面前后方向从内到外剥离。
- 黏膜瓣移动和缺损覆盖（图 6.49）[42]。

■ 中鼻甲黏膜瓣

Prevedello 等和 Simal 等首次描述了后部带蒂黏膜瓣。它在前颅窝、筛板、筛凹、蝶骨平台、鞍区的小缺损修复中应用有限[10,38,45-47]。

血管解剖

血管蒂基于蝶腭动脉的前支[38,45]。

【中鼻甲黏膜瓣的缺点】[10,38,45-46]

- 难以剥离，因为厚的黏膜骨膜紧密贴附于不规则的中鼻甲上。
- 可能破坏中鼻甲及其与筛板的连接，导致脑脊液漏。
- 既往的蝶腭动脉结扎将排除其使用，并且是

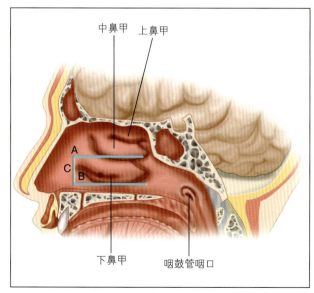

图 6.47 制备蒂在后的下鼻甲黏膜瓣所采用的各切口。A：沿下鼻甲上缘的上切口；B：沿下鼻甲下缘的下切口；C：沿下鼻甲头部的前垂直切口。

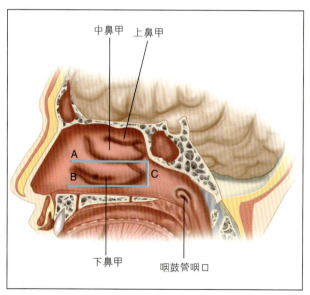

图 6.48 制备蒂在前的下鼻甲黏膜瓣所采用的各切口。A：沿下鼻甲上缘的上切口；B：沿下鼻甲下缘的下切口；C：沿下鼻甲头部的后垂直切口。

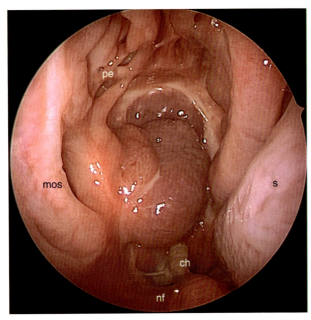

图6.49 下鼻甲黏膜瓣生长良好的术后视图。pe：后组筛窦；mos：上颌窦开口。ch：后鼻孔；nf：鼻底；s：鼻中隔。

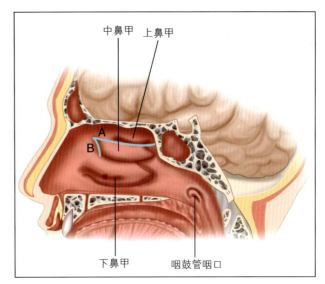

图6.50 制备中鼻甲黏膜瓣所采用各种切口的示意图。A：在中鼻甲腋水平，沿着中鼻甲的内侧和外侧做两个平行切口；B：在中鼻甲头部表面的一个前垂直切口。

中鼻甲黏膜瓣的禁忌证。

- 中鼻甲的变异，如泡状鼻甲、中鼻甲反常弯曲和鼻甲窦，可能带来挑战。

手术技术 [10,38,45-47]

- 减轻黏膜充血：局部使用浸泡肾上腺素的脱脂棉。
- 切口：使用15号刀片或针尖延伸单极电凝设备，功率设置为15 W（图6.50）。
  ➢ 制作两个前后平行的切口。
    1. 外侧切口：始于腋外侧，向后方延伸至蝶腭孔（SPF）水平。
    2. 内侧切口：始于中鼻甲内侧，沿其在颅底下方垂直附着处。
  ➢ 一个前垂直切口：从中鼻甲头部表面开始。
- 黏膜瓣剥离：在黏膜骨膜下平面沿上下方向进行，围绕中鼻甲骨至蒂部水平高度。
- 中鼻甲骨移除：移除中鼻甲的垂直附着处和基板，使黏膜瓣及其蒂部可移动。
- 移动黏膜瓣和覆盖缺损。

■ 蒂在后的鼻外侧壁黏膜瓣（Carrau-Hadad黏膜瓣）

该黏膜瓣的设计包括鼻外侧壁和鼻腔底部的黏膜骨膜。它可用于覆盖两眶之间从蝶骨平台到鼻咽部的缺损[38,48]。

血管解剖

后部血管蒂基于蝶腭动脉的分支[38,48]。

手术技术 [38,48]

- 减轻黏膜充血：局部使用浸泡肾上腺素的脱脂棉。
- 切口：使用15号刀片或针尖延伸单极电凝设备，功率设置为15 W。分步描述切口如下（图6.51）：
  ➢ 前切口：始于上颌突前缘和下鼻甲头部，延伸至鼻底（图6.52）。
  ➢ 后切口：始于钩突，沿下鼻甲上缘向后方延伸，直至其后缘（图6.53）。在钩突的后方，该切口可向上切开，将上颌窦囟门区域纳入黏膜瓣（图6.54）。
  ➢ 前后切口：始于鼻外侧壁与鼻底交界处，该切口可在鼻底、鼻中隔连接处，或者为获得更宽黏膜瓣可至鼻中隔更高位置（图6.55）。
  ➢ 前水平切口：始于鼻外侧壁前方，连接前、后两个切口（图6.56）。
- 黏膜骨膜剥离：从鼻外侧壁、下鼻甲内侧和外侧，最后到鼻底，使用Freer剥离子进行（图6.54、

鞍区、鞍上和鞍旁病变手术重建选择 **6**

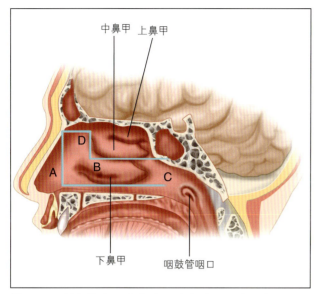

图 6.51 制备蒂在后的鼻外侧壁黏膜瓣所采用各切口的示意图。A：前切口；B：后切口；C：前后切口；D：前水平切口。

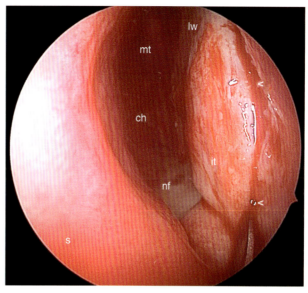

图 6.52 前切口：沿上颌骨突前缘和下鼻甲头延伸至鼻底。lw：外侧壁；mt：中鼻甲；ch：后鼻孔；nf：鼻底；it：下鼻甲；s：鼻中隔。

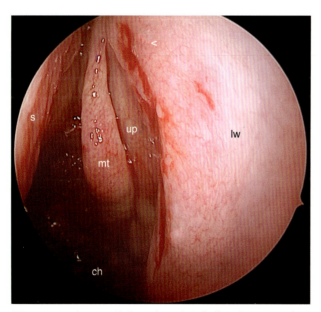

图 6.53 后切口：钩突正前方（白色箭头）。lw：外侧壁；up：钩突；mt：中鼻甲；ch：后鼻孔。

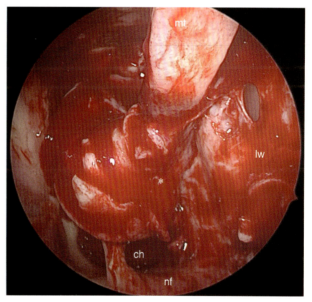

图 6.54 移动黏膜瓣，覆盖缺损：黏膜瓣从矢状位旋转到轴位平面以无褶皱方式覆盖缺损。上颌窦副口（白色箭头）*黏膜瓣蒂部。lw：外侧壁；mt：中鼻甲；ch：后鼻孔；nf：鼻底。

图 6.57 和图 6.58）。

- 下鼻甲骨折和骨质移除。
- 黏膜瓣移动和缺损覆盖：黏膜瓣从矢状位旋转到轴位平面，以无任何褶皱的方式覆盖缺损（图 6.59）。
- 黏膜瓣支撑：如前文基本原则所述。

■ 鼻外侧壁前部带蒂黏膜瓣（Hadad-Bassagaisteguy 2 或 HB2 瓣）

2011 年，Hadad 等人描述了当 Hadad 黏膜瓣不可行或缺损需使用多个黏膜瓣时，将鼻外侧壁前部带蒂黏膜瓣作为 Hadad 黏膜瓣的替代方案。该黏膜瓣有足够的长度和宽度来覆盖从前面鸡冠到后面两眶之间鞍结节的缺陷[38,49]。

75

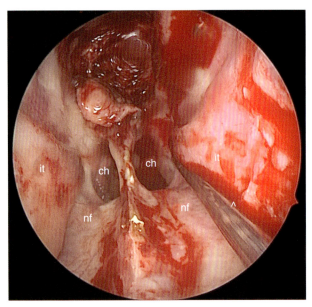

图 6.55 前后切口：沿鼻外侧壁与鼻底交界处。ch：后鼻孔；it：下鼻甲；nf：鼻底。

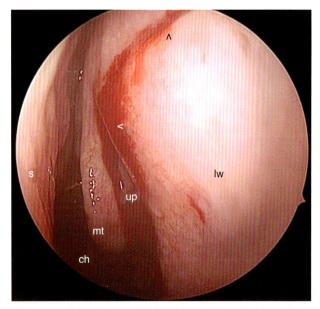

图 6.56 前水平切口：鼻外侧壁前方，连接前、后切口（黑色箭头）；后切口（白色箭头）。up：钩突；mt：中鼻甲；ch：后鼻孔；lw：外侧壁；s：鼻中隔。

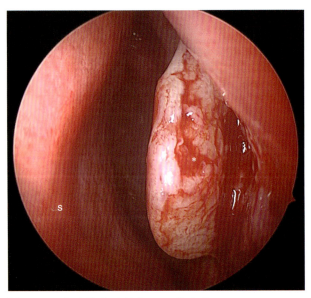

图 6.57 黏膜骨膜下剥离。s：鼻中隔。

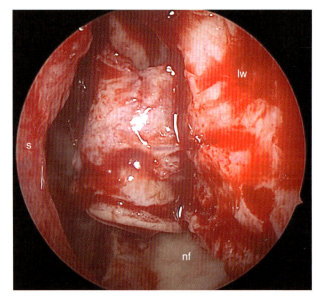

图 6.58 黏膜骨膜下剥离。s：鼻中隔；lw：外侧壁；nf：鼻底。

血管解剖

前部血管蒂基于面动脉和筛前动脉的分支。蒂部垂直于鼻外侧壁，它从中鼻甲的前部延伸至下鼻甲头部[38,49]。

手术技术 [38,49]

- 减轻黏膜充血：局部使用浸泡肾上腺素的脱脂棉。
- 切口：使用 15 号刀片或针状单极电凝，功率设定为 15 W。分步列举切口（图 6.60）：
  - 前切口：沿上颌突前缘和下鼻甲头部至鼻底。
  - 后切口：始于钩突，沿下鼻甲上缘向后方延伸，直至后端。钩突后方的切口可以向上沿将上颌囟门区域纳入黏膜瓣内。
  - 前后切口：始于鼻外侧壁和鼻底的交界处。该切口可以在鼻底、鼻中隔连接处，或者为获得更宽黏膜瓣可至鼻中隔更上位置。

6 鞍区、鞍上和鞍旁病变手术重建选择

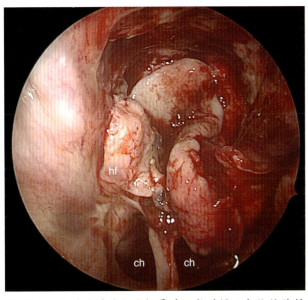

图 6.59 黏膜瓣移动和缺损覆盖：黏膜瓣从矢状位旋转到轴位平面，以无任何褶皱的方式覆盖缺损。重新使用的鼻中隔黏膜瓣（hf）填充鼻腔外侧壁。ch：后鼻孔。

> 后垂直切口：从鼻外侧壁后部开始，连接前后切口和后切口。
- 黏膜骨膜剥离：使用 Freer 剥离子从鼻外侧壁、下鼻甲内侧和外侧开始，最后至鼻底。
- 下鼻甲骨折和骨质移除。
- 黏膜瓣移动和缺损覆盖：黏膜瓣从矢状位旋转到轴位平面，用于覆盖缺损，无任何褶皱（图 6.61）。
- 黏膜瓣支撑：如前文基本原则所述。

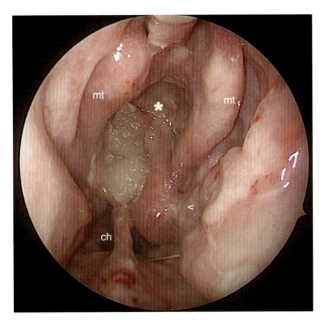

图 6.61 鼻腔外侧壁黏膜瓣生长良好的术后视图。mt：中鼻甲；ch：后鼻孔。

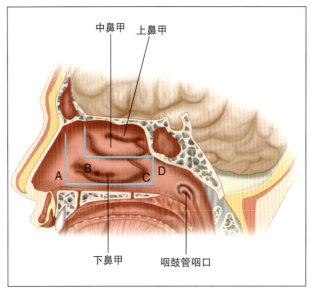

图 6.60 制备鼻外侧壁前部带蒂黏膜瓣所采用的各切口示意图。A：前切口；B：后切口；C：前后切口；D：后垂直切口。

■ 颅骨膜瓣

在鼻中隔黏膜瓣不可用或不足以完全覆盖而需要使用多个黏膜瓣的情况下，它是大型前颅底缺损的带血管蒂瓣的选择。该瓣由 Wolfe 于 1978 年首次描述用于颅面重建[50]，最初用于开放颅底重建手术。目前，颅骨膜瓣（PCF）被认为是内镜下颅底大型缺损重建的第二选择[10,51]。尽管已描述了微创内镜制备技术，但作者更喜欢使用经典双侧冠状切口的传统技术[38,52-54]。

传统技术的优点：
- 缩短手术时间，节省成本；
- 更大的自由度和双手操作的灵活性，可以更好地解剖瓣和护理蒂部；
- 暴露效果极好，可有效地将瓣设计成所需尺寸，从而避免瓣较小；
- 更美观，因为切口隐藏于发际线，避免了单独的眉间切口。

血管解剖

蒂部为眶上动脉和滑车上动脉，眼动脉的分支又是颈内动脉（ICA）床突上段的分支[16]。它们通过眶上和滑车上切迹或孔（位于眶上缘上方约 1 cm）离开。这些动脉在帽状腱膜额肌层中走行，向颅骨膜发出分支[38,52-55]（图 6.62 和图 6.63）。

手术技术 [38,52-54,56]

- 切口：双侧冠状头皮切口位于顶点，延伸至双侧耳前区域。切口从一侧颞上线至另一侧，深至颅骨膜水平。注意不要切开颅骨膜（图6.64）。
- 皮瓣剥离：沿前后方向将头皮层从颅骨膜剥离，直至眶上缘。
- 制备PCF：在颅骨膜上设计切口，不穿过中线，可获得所需尺寸的骨膜瓣。对于额外长度，该切口可以在双侧冠状头皮切口的后面做得更远。
- PCF剥离：将PCF从颅骨钝性剥离，直到前方眶上缘水平（图6.65）。
- 蒂部：眶上和滑车上神经血管束在离开各自的孔时被识别。注意不要对蒂部造成创伤或过度牵引（图6.63）。
- 鼻开窗术：使用5 mm的切割磨钻和微型钻头在鼻根处行2 cm的骨切开（图6.66）。
- 瓣输送：瓣通过骨切开缓慢输送至鼻额区，并通过内镜接受（图6.67）。
- 瓣放置：无任何褶皱放置瓣，并用棉纱紧贴

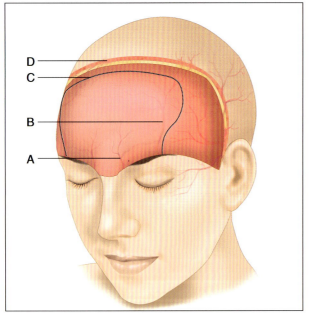

图6.62　A：滑车上动脉；B：眶上动脉；C：颅骨膜切口；D：双侧冠状头皮切口。

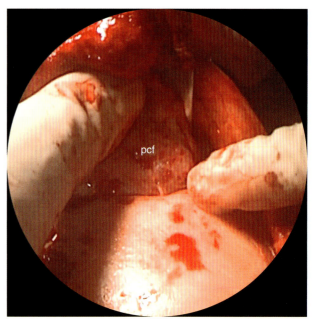

图6.63　蒂部：眶上和滑车上神经血管束在其离开各自的孔时被识别。pcf：颅骨膜瓣。

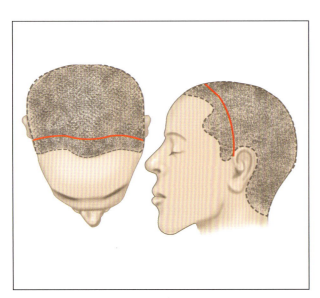

图6.64　双侧冠状切口延长线的示意图。

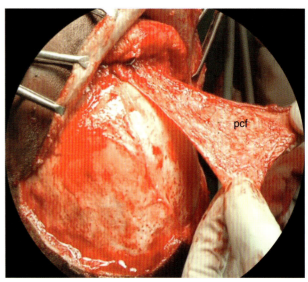

图6.65　颅骨膜瓣（pcf）完全剥离。

6 鞍区、鞍上和鞍旁病变手术重建选择

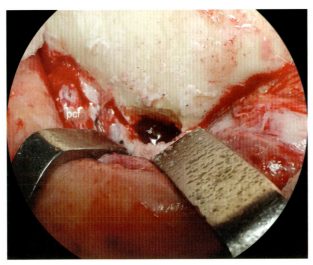

图 6.66 *鼻开窗术：使用 5 mm 的切割磨钻和微型钻头在鼻根处行 2 cm 的骨切开。pcf：颅骨膜瓣。

缺损。

- 瓣支撑：如前文基本原则所述（图 6.3、图 6.6、图 6.11 和图 6.68）。

■ 颞顶筋膜瓣

颞顶筋膜瓣（TPFF）于 1898 年首次被描述用于外耳和下眼睑的重建。此后，它被用于各种头颈部重建手术。在颅底重建中，当鼻中隔黏膜瓣不可用或缺损需要使用多个瓣的情况下，它通常作为替代方案。该瓣是来自头皮的颞顶区的扇形筋膜瓣，厚度为 2~3 mm。其蒂位于耳前区，表面积为 17 cm × 14 cm，用于重建颅底后部和中部的大缺损。需要创建经翼突通道将筋膜瓣输送到

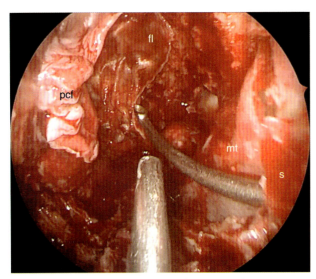

图 6.68 阔筋膜置于 Duraform（人工硬膜）上。fl：阔筋膜；pcf：颅骨膜瓣；mt：中鼻甲；s：鼻中隔。

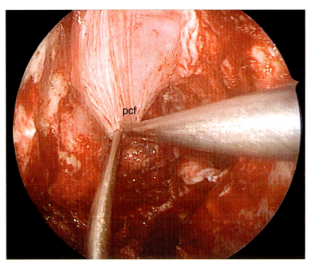

图 6.67 瓣输送：通过骨切开将颅骨膜瓣（pcf）缓慢输送至鼻额区，并通过内镜接受。

鼻腔内 [10,13,38,46,57-59]。

血管解剖

其蒂基于颞浅动脉的分支及其伴随的静脉 [13,38,57-58]（图 6.69）。

手术技术 [10,13,38,46,57-59]

- 半冠状头皮切口：在毛囊水平处做切口（图 6.69）。
- TPFF 剥离：从皮下浅层组织开始，创建足够尺寸的筋膜瓣。下方剥离一直延伸到蒂部水平。剥离时注意不要损伤面神经额支。这可以通过保持在发际线后面和连接耳屏和外侧眉的假想线来确保（图 6.70）。
- TPFF 翻起：沿着黏膜瓣边缘加深切口，向下至颅骨膜上，以及颞浅线以下的颞深筋膜（图 6.71）。
- 经翼突通道的创建。
  - ▸ 经翼突通道的鼻内部分：
    1. 行同侧前筛和后筛切除，然后行扩大的上颌窦造口并切除上颌窦后壁。识别并结扎蝶腭动脉。将翼腭窝的内容物向外侧移位以暴露翼突外侧板，然后钻孔减小翼突外侧板。
  - ▸ 经翼突通道的鼻外部分：
    1. 外眦切开切口：它是为了从眶外侧壁及翼上颌裂暴露和分离颞肌，从而创建一个连接颞部、颞下和翼腭窝的软组织通道。

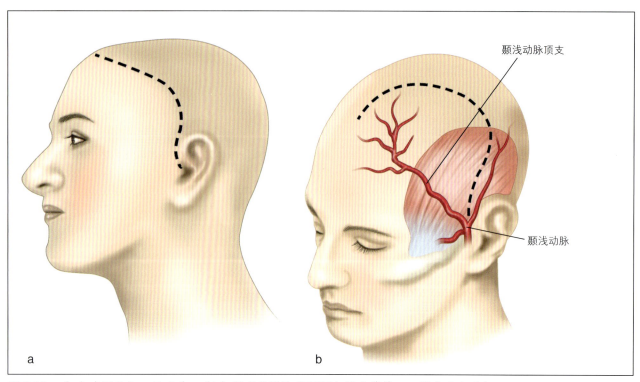

图 6.69 （a）半冠状切口的延伸。（b）颞顶筋膜瓣（TPFF）的血管蒂——颞浅动脉顶支。

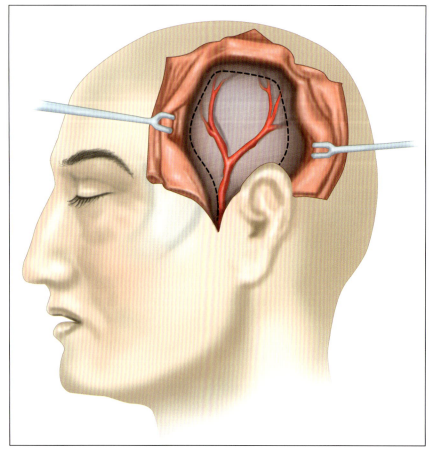

图 6.70 颞顶筋膜瓣（TPFF）切口线及其血管蒂的示意图。

鞍区、鞍上和鞍旁病变手术重建选择

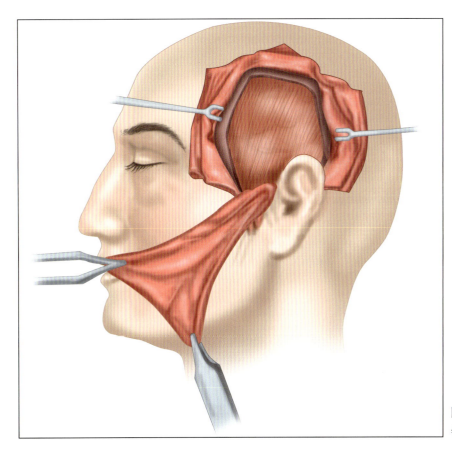

图 6.71 颞顶筋膜瓣（TPFF）完全翻起的示意图。

2. 软组织通道扩张：通过引导丝和扩张器穿过软组织进入鼻腔来完成。

- 将瓣置入鼻腔：引导丝的外端绑在瓣的远端。然后将引导丝从鼻孔中拉出，通过经翼突通道将瓣送入鼻腔。
- 瓣放置：瓣以无任何褶皱方式平铺于缺损，使用棉纱将其紧密覆盖。
- 瓣支撑：如前文基本原则所述。

■ 腭 瓣

如尸体解剖学研究所述，腭瓣由硬腭的黏膜骨膜组织组成，由腭大血管供血。通过骨膜下分离将其提起，并经腭大孔向鼻内输送。由于缺乏临床经验和供区的并发症，腭瓣并不受青睐[10,46]。

■ 面颊肌瓣

Rivera Serrano 等人在 2010 年的尸体解剖学研究中描述了颊肌瓣。它的蒂基于面动脉，由颊部软组织和周围的肌肉（面动脉颊肌肌瓣）和黏膜（面动脉颊肌肌黏膜瓣）构成。该瓣通过上颌骨开窗向鼻内输送[60]。

总 结

内镜下颅底重建已经发展到使用多层闭合技术和带蒂瓣来解决涉及整个前颅窝底的缺损。术前规划和围手术期护理是成功修复颅窝底的关键。根据作者的经验，上述内镜下颅底重建技术的使用已将术后脑脊液漏的发生率大幅降低至 3%~5%。在着手内镜下前颅底肿瘤切除之前，必须掌握颅底重建技术，以避免术后不良的后遗症。

（元红艳 译 汤文龙 审）

参考文献

[1] Kassam A, Thomas AJ, Snyderman C, et al. Fully endoscopic expanded endonasal approach treating skull base lesions in pediatric patients. J Neurosurg, 2007, 106(2, Suppl): 75–86

[2] Eloy JA, Kuperan AB, Choudhry OJ, et al. Efficacy of the pedicled nasoseptal flap without cerebrospinal fluid (CSF) diversion for repair of skull base defects: incidence of postoperative CSF leaks. Int Forum Allergy Rhinol, 2012, 2(5): 397–401

[3] Martín-Martín C, Martínez-Capoccioni G, Serramito-García R, et al. Surgical challenge: endoscopic repair of

cerebrospinal fluid leak. BMC Res Notes, 2012, 5: 459

[4] Shin M, Kondo K, Saito N. Current status of endoscopic endonasal surgery for skull base meningiomas: review of the literature. Neurol Med Chir (Tokyo), 2015, 55(9): 735–743

[5] Kassam A, Carrau RL, Snyderman CH, et al. Evolution of reconstructive techniques following endoscopic expanded endonasal approaches. Neurosurg Focus, 2005, 19(1): E8

[6] Harvey RJ, Smith JE, Wise SK, et al. Intracranial complications before and after endoscopic skull base reconstruction. Am J Rhinol, 2008, 22(5): 516–521

[7] Bernal-Sprekelsen M, Bleda-Vázquez C, Carrau RL. Ascending meningitis secondary to traumatic cerebrospinal fluid leaks. Am J Rhinol, 2000, 14(4): 257–259

[8] Bernal-Sprekelsen M, Alobid I, Mullol J, et al. Closure of cerebrospinal fluid leaks prevents ascending bacterial meningitis. Rhinology, 2005, 43(4): 277–281

[9] Bleier BS. Comprehensive Techniques in CSF Leak Repair and Skull Base Reconstruction. Adv Otorhinolaryngol. Basel, Karger, 2013, 74: 104–118

[10] Zanation AM, Thorp BD, Parmar P, et al. Reconstructive options for endoscopic skull base surgery. Otolaryngol Clin North Am, 2011, 44(5): 1201–1222

[11] Liu JK, Schmidt RF, Choudhry OJ, et al. Surgical nuances for nasoseptal flap reconstruction of cranial base defects with high-flow cerebrospinal fluid leaks after endoscopic skull base surgery. Neurosurg Focus, 2012, 32(6): E7

[12] Chin D, Harvey RJ. Endoscopic reconstruction of frontal, cribiform and ethmoid skull base defects. Adv Otorhinolaryngol, 2013, 74: 104–118

[13] Kim GG, Hang AX, Mitchell CA, et al. Pedicled extranasal flaps in skull base reconstruction. Adv Otorhinolaryngol, 2013, 74:71–80

[14] Soudry E, Turner JH, Nayak JV, et al. Endoscopic reconstruction of surgically created skull base defects: a systematic review. Otolaryngol Head Neck Surg, 2014, 150(5): 730–738

[15] Pinheiro-Neto CD, Snyderman CH. Nasoseptal flap. Adv Otorhinolaryngol, 2013, 74: 42–55

[16] Snyderman CH, Janecka IP, Sekhar LN, et al. Anterior cranial base reconstruction: role of galeal and pericranial flaps. Laryngoscope, 1990, 100(6): 607–614

[17] Schlosser RJ, Wilensky EM, Grady MS, et al. Cerebrospinal fluid pressure monitoring after repair of cerebrospinal fluid leaks. Otolaryngol Head Neck Surg, 2004, 130(4): 443–448

[18] Schlosser RJ, Bolger WE. Nasal cerebrospinal fluid leaks: critical review and surgical considerations. Laryngoscope, 2004, 114(2): 255–265

[19] Zanation AM, Carrau RL, Snyderman CH, et al. Nasoseptal flap reconstruction of high flow intraoperative cerebral spinal fluid leaks during endoscopic skull base surgery. Am J Rhinol Allergy, 2009, 23(5): 518–521

[20] Snyderman CH, Kassam AB, Carrau R, et al. Endoscopic reconstruction of cranial base defects following endonasal skull base surgery. Skull Base, 2007, 17(1): 73–78

[21] Harvey RJ, Nogueira JF, Schlosser RJ, et al. Closure of large skull base defects after endoscopic transnasal craniotomy. Clinical article. J Neurosurg, 2009, 111(2): 371–379

[22] Leong JL, Citardi MJ, Batra PS. Reconstruction of skull base defects after minimally invasive endoscopic resection of anterior skull base neoplasms. Am J Rhinol, 2006, 20(5): 476–482

[23] El-Banhawy OA, Halaka AN, Altuwaijri MA, et al. Long-term outcome of endonasal endoscopic skull base reconstruction with nasal turbinate graft. Skull Base, 2008, 18(5): 297–308

[24] Carrau RL, Snyderman CH, Kassam AB. The management of cerebrospinal fluid leaks in patients at risk for high-pressure hydrocephalus. Laryngoscope, 2005, 115(2): 205–212

[25] Seth R, Rajasekaran K III, Luong A, et al. Spontaneous CSF leaks: factors predictive of additional interventions. Laryngoscope, 2010, 120(11): 2141–2146

[26] Leng LZ, Brown S, Anand VK, et al. "Gasket-seal" watertight closure in minimal-access endoscopic cranial base surgery. Neurosurgery, 2008, 62(5, Suppl 2): E342–E343, discussion E343

[27] Gil Z, Abergel A, Leider-Trejo L, et al. A comprehensive algorithm for anterior skull base reconstruction after oncological resections. Skull Base, 2007, 17(1): 25–37

[28] Mattox DE, Kennedy DW. Endoscopic management of cerebrospinal fluid leaks and cephaloceles. Laryngoscope, 1990, 100(8): 857–862

[29] Lee TJ, Huang CC, Chuang CC, et al. Transnasal endoscopic repair of cerebrospinal fluid rhinorrhea and skull base defect: ten-year experience. Laryngoscope, 2004, 114(8): 1475–1481

[30] Hadad G, Bassagasteguy L, Carrau RL, et al. A novel reconstructive technique after endoscopic expanded endonasal approaches: vascular pedicle nasoseptal flap. Laryngoscope, 2006, 116(10): 1882–1886

[31] Kassam AB, Thomas A, Carrau RL, et al. Endoscopic reconstruction of the cranial base using a pedicled nasoseptal flap. Neurosurgery, 2008, 63(1, Suppl 1): ONS44–ONS52, discussion ONS52–ONS53

[32] Babin E, Moreau S, de Rugy MG, et al. Anatomic variations of the arteries of the nasal fossa. Otolaryngol Head Neck Surg, 2003, 128(2): 236–239

[33] Pinheiro-Neto CD, Ramos HF, Peris-Celda M, et al. Study of the nasoseptal flap for endoscopic anterior cranial base reconstruction. Laryngoscope, 2011, 121(12): 2514–2520

[34] Snyderman CH, Carrau RL, Kassam AB, et al. Endoscopic skull base surgery: principles of endonasal oncological surgery. J Surg Oncol, 2008, 97(8): 658–664

[35] Shah RN, Surowitz JB, Patel MR, et al. Endoscopic pedicled nasoseptal flap reconstruction for pediatric skull base defects. Laryngoscope, 2009, 119(6): 1067–1075

[36] Caicedo-Granados E, Carrau R, Snyderman CH, et al. Reverse rotation flap for reconstruction of donor site after vascular pedicled nasoseptal flap in skull base surgery. Laryngoscope, 2010, 120(8): 1550–1552

[37] Kasemsiri P, Carrau RL, Otto BA, et al. Reconstruction of

the pedicled nasoseptal flap donor site with a contralateral reverse rotation flap: technical modifications and outcomes. Laryngoscope, 2013, 123(11): 2601–2604

[38] Tang IP, Carrau RL, Otto BA, et al. Technical nuances of commonly used vascularised flaps for skull base reconstruction. J Laryngol Otol, 2015, 129(8): 752–761

[39] Pinheiro-Neto CD, Carrau RL, Prevedello DM, et al. Use of acoustic Doppler sonography to ascertain the feasibility of the pedicled nasoseptal flap after prior bilateral sphenoidotomy. Laryngoscope, 2010, 120(9): 1798–1801

[40] Rivera-Serrano CM, Snyderman CH, Gardner P, et al. Nasoseptal "rescue" flap: a novel modification of the nasoseptal flap technique for pituitary surgery. Laryngoscope, 2011, 121(5): 990–993

[41] Fortes FS, Carrau RL, Snyderman CH, et al. The posterior pedicle inferior turbinate flap: a new vascularized flap for skull base reconstruction. Laryngoscope, 2007, 117(8): 1329–1332

[42] Gil Z, Margalit N. Anteriorly based inferior turbinate flap for endoscopic skull base reconstruction. Otolaryngol Head Neck Surg, 2012, 146(5): 842–847

[43] Hadar T, Ophir D, Yaniv E, et al. Inferior turbinate arterial supply: histologic analysis and clinical implications. J Otolaryngol, 2005, 34(1): 46–50

[44] Padgham N, Vaughan-Jones R. Cadaver studies of the anatomy of arterial supply to the inferior turbinates. J R Soc Med, 1991, 84(12): 728–730

[45] Prevedello DM, Barges-Coll J, Fernandez-Miranda JC, et al. Middle turbinate flap for skull base reconstruction: cadaveric feasibility study. Laryngoscope, 2009, 119(11): 2094–2098

[46] Patel MR, Stadler ME, Snyderman CH, et al. How to choose? Endoscopic skull base reconstructive options and limitations. Skull Base, 2010, 20(6): 397–404

[47] Simal Julián JA, Miranda Lloret P, Cárdenas Ruiz-Valdepeñas E, et al. Middle turbinate vascularized flap for skull base reconstruction after an expanded endonasal approach. Acta Neurochir (Wien), 2011, 153(9): 1827–1832

[48] Rivera-Serrano CM, Bassagaisteguy LH, Hadad G, et al. Posterior pedicle lateral nasal wall flap: new reconstructive technique for large defects of the skull base. Am J Rhinol Allergy, 2011, 25(6): e212–e216

[49] Hadad G, Rivera-Serrano CM, Bassagaisteguy LH, et al. Anterior pedicle lateral nasal wall flap: a novel technique for the reconstruction of anterior skull base defects. Laryngoscope, 2011, 121(8): 1606–1610

[50] Wolfe SA. The utility of pericranial flaps. Ann Plast Surg, 1978, 1(2): 147–153

[51] Zanation AM, Snyderman CH, Carrau RL, et al. Minimally invasive endoscopic pericranial flap: a new method for endonasal skull base reconstruction. Laryngoscope, 2009, 119(1): 13–18

[52] Yoshioka N, Rhoton AL Jr. Vascular anatomy of the anteriorly based pericranial flap. Neurosurgery, 2005, 57(1, Suppl): 11–16, discussion 11–16

[53] Price JC, Loury M, Carson B, et al. The pericranial flap for reconstruction of anterior skull base defects. Laryngoscope, 1988, 98(11): 1159–1164

[54] Smith JE, Ducic Y. The versatile extended pericranial flap for closure of skull base defects. Otolaryngol Head Neck Surg, 2004, 130(6): 704–711

[55] Yoshioka N, Kishimoto S. Anteriorly based pericranial flap: an anatomic study of feeding arteries. Skull Base Surg, 1991, 1(3): 161–164

[56] Patel MR, Shah RN, Snyderman CH, et al. Pericranial flap for endoscopic anterior skull-base reconstruction: clinical outcomes and radioanatomic analysis of preoperative planning. Neurosurgery, 2010, 66(3): 506–512, discussion 512

[57] David SK, Cheney ML. An anatomic study of the temporoparietal fascial flap. Arch Otolaryngol Head Neck Surg, 1995, 121(10): 1153–1156

[58] Fortes FS, Carrau RL, Snyderman CH, et al. Transpterygoid transposition of a temporoparietal fascia flap: a new method for skull base reconstruction after endoscopic expanded endonasal approaches. Laryngoscope, 2007, 117(6): 970–976

[59] Harvey RJ, Parmar P, Sacks R, et al. Endoscopic skull base reconstruction of large dural defects: a systematic review of published evidence. Laryngoscope, 2012, 122(2): 452–459

[60] Rivera-Serrano CM, Oliver CL, Sok J, et al. Pedicled facial buccinator (FAB) flap: a new flap for reconstruction of skull base defects. Laryngoscope, 2010, 120(10): 1922–1930

6A 颞顶筋膜瓣在颅底重建中的应用

Alberto Schreiber, Puya Dehgani-Mobaraki

鼻中隔黏膜瓣凭借其安全性、可靠性和多用途，目前被认为是经鼻内镜手术后颅底重建的首选。然而，如果鼻内局部黏膜瓣不可用或不足，颅底外科医生应熟悉其他选择。局部的鼻外血管瓣，如颅骨膜瓣或颞顶筋膜瓣（TPFF），在以下关键情况下更可取：骨质大面积裸露，颈内动脉（ICA）暴露，既往治疗，骨髓炎，或需要（再次）放疗[1-3]。TPFF具有厚度适中、柔韧性、蒂部长和旋转弧度宽的特点，可以广泛用于对中后颅底复杂缺损的修补[4]。近来被认为是前颅底重建的较好选择[5]。

必须首先对同侧鼻腔的上颌窦内侧壁进行切除，以掌控上颌窦的后壁。从蝶腭孔开始，将上颌窦后壁的所有骨质切除，以暴露下方骨膜。应打开骨膜以暴露颞下窝的脂肪，必须将其部分去除，以识别颞肌的冠突附着处和上颌动脉。上颌动脉可避免结扎，但在此情况下，在瓣移位过程中必须仔细操作动脉。

从耳屏前到颅顶行"问号"形冠状切口，沿着虚拟平面在毛囊下方小心地从颞顶筋膜和帽状腱膜处剥离皮下皮肤层（图6A，1a）。识别并保留颞浅动脉及其分支（图6A，1b）。在前部皮下剥离中应注意避免损伤面神经额支。TPFF以颞浅动脉主干（通常为顶支）为中心制备，并包括颅骨膜（图6A，1c-d）。沿颧弓游离缘在颞深筋膜上切开，将颞肌前缘向后移位（图6A，1e-f）。然后用手指沿着肌肉的前缘和冠突内侧滑动，直至已打开的上颌窦后壁（图6A，2a），完成经颞窝和颞下窝的通道。使用Ciaglia经皮气管切开套装

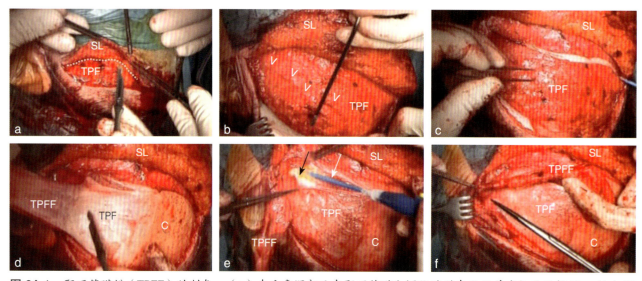

图6A.1 颞顶筋膜瓣（TPFF）的制备。（a）在毛囊深部及在颞顶筋膜和帽状腱膜表面沿着虚拟平面解剖。（b）颞浅束的识别。在前部皮下剥离过程中应注意避免损伤面神经额支。（c-d）提起包含颅骨膜的TPFF。（e）沿着颧弓的游离缘切开颞深筋膜和脂肪垫，并解剖颞肌前缘。（f）对TPFF蒂后部解剖，以增加旋转弧度。C：颅骨；SL：皮下层；TF：颞深筋膜；TPF：颞顶筋膜。虚线：沿毛囊深部的虚拟平面；白色箭头头部：颞浅动脉顶支；黑色箭头：脂肪垫；白色箭头：颞肌前缘。

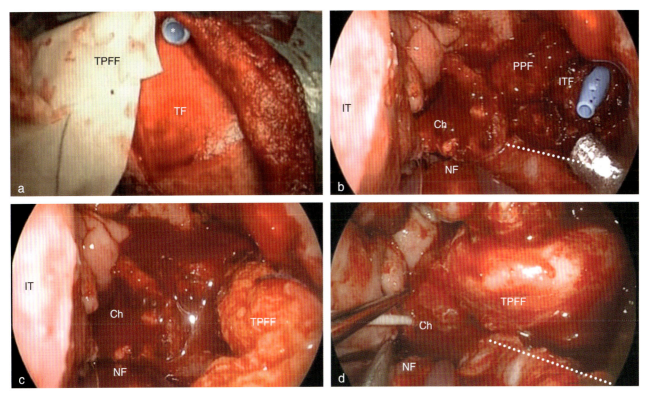

图 6A.2 颞顶筋膜瓣（TPFF）移位。（a-b）用 Ciaglia 扩张器扩大颞窝和颞下窝通道。（c）TPFF 移位至鼻内。（d）定位 TPFF 以重建中、后颅底。Ch：鼻后孔；IT：下鼻甲；ITF：颞下窝；NF：鼻腔；PPF：翼腭窝；TF：颞深筋膜。白色虚线：上颌窦内侧壁切除向下延伸。

提供的扩张器（Cook 经皮气管切开导管套装，Cook Critical Care，Bloomington，IN）扩大通道（图 6A，2a-b），TPFF 的远端部分缝合一针固定在套管引导丝上，最终将其转位到鼻腔内（图 6A，2c-d）。

（元红艳 译 汤文龙 审）

参考文献

[1] Kim GG, Hang AX, Mitchell CA, et al. Pedicled extranasal flaps in skull base reconstruction. Adv Otorhinolaryngol, 2013, 74: 71–80

[2] Tang IP, Carrau RL, Otto BA, et al. Technical nuances of commonly used vascularised flaps for skull base reconstruction. J Laryngol Otol, 2015, 129(8): 752–761

[3] Bolzoni Villaret A, Nicolai P, Schreiber A, et al. The temporoparietal fascial flap in extended transnasal endoscopic procedures: cadaver dissection and personal clinical experience. Eur Arch Otorhinolaryngol, 2013, 270(4): 1473–1479

[4] Fortes FS, Carrau RL, Snyderman CH, et al. Transpterygoid transposition of a temporoparietal fascia flap: a new method for skull base reconstruction after endoscopic expanded endonasal approaches. Laryngoscope, 2007, 117(6): 970–976

[5] Ferrari M, Vural A, Schreiber A, et al. Side-door temporoparietal fascia flap: a novel strategy for anterior skull base reconstruction. World Neurosurg, 2019

7 内镜入路治疗鞍区病变

Nisha Shrivastava, Shilpee Bhatia Sharma, Narayanan Janakiram

引 言

大约10%~15%的颅内肿瘤累及垂体和鞍区[1-2]，其中近9%为垂体腺瘤，其余为肿瘤性、炎症性、血管性或发育性病变[2]。

随着内镜和拍摄高分辨率和高清图像的高质量摄像系统的发展，在过去的几十年里，垂体手术技术已经有了巨大发展。内镜扩展了手术视野，尤其对较大的肿瘤更为有利，减少了并发症并且降低了医疗费用。目前，鼻内镜经蝶入路、经鞍入路、经鞍结节入路和经蝶骨平台入路都是作为全内镜入路来操作。

对颅底解剖结构的精细认识，加上设计合理的器械和先进的导航系统，增加了这种入路的稳定性。

经蝶入路的优点在于该方法的多样性：①这是对鞍区创伤最小的方法；②避免脑牵拉和外部瘢痕；③它提供了垂体和该区域其他肿瘤的直接可视化，并且简化了肿瘤与视交叉或垂体柄界面的分离，可获得全景和抵近的视角；④与经颅入路相比，其发病率和死亡率较低。

垂体腺瘤的分类

1. 根据大小分类

根据放射学检查结果，垂体腺瘤根据其大小分为：

- 垂体微腺瘤（小于 10 mm）；
- 垂体大腺瘤（大于 10 mm）。

2. 通过 WHO 的组织学分类[3]

WHO（2007）将腺垂体肿瘤根据组织学分为：

- 典型腺瘤；
- 非典型腺瘤；
- 癌。

根据 2004 年 WHO 中枢神经系统（CNS）肿瘤分类，诊断非典型腺瘤的标准是：p53 免疫反应性过高，MIB-1 增值指数升高（>3%），有丝分裂活性增加，形态特征不典型[4]。

伴有脑脊髓和（或）系统转移的垂体肿块归为癌[4]。

3. 垂体腺瘤的 Hardy 分类[5]

这种分类是基于垂体腺瘤的放射学参数，即肿瘤的大小、浸润范围和手术扩张情况。

- Ⅰ级和Ⅱ级肿瘤位于鞍内；
- Ⅲ级和Ⅳ级是浸润性的。

4. 鞍外分类

- A、B 和 C 为直接鞍上腺瘤数量的增加；
- D 为两侧不对称扩展；
- E 为向外侧扩展至海绵窦。

经蝶鞍入路的适应证

鞍区肿瘤种类繁多，可为发育性、感染性、炎症性、血管性、良性或肿瘤性。垂体病变最初累及鞍区，可进一步扩展到鞍上或鞍旁区域。

- 良性垂体腺瘤占鞍区病理的 85%[3]。
- 垂体癌和垂体细胞瘤是累及鞍区的肿瘤病变。
- 非垂体良性肿瘤如颅咽管瘤、脑膜瘤、脂肪瘤、神经节细胞瘤、神经鞘瘤、血管母细胞瘤等均为鞍区病变。
- 占据鞍区的恶性非垂体病变包括胶质瘤、生殖细胞瘤、脊索瘤、软骨肉瘤、孤立纤维瘤、神经垂体颗粒细胞瘤、垂体转移瘤等罕见病变。

• 发育性病变如 Rathke 裂囊肿、表皮样/皮样囊肿和蛛网膜囊肿属于鞍区病变。

• 感染性情况如垂体脓肿、肺结核或真菌病可能会扩展到这个区域。

• 肉芽肿性病变也有报道，如结节病、韦格纳肉芽肿病和下垂体炎。

• 动脉瘤、海绵窦血栓形成和颈内动脉海绵窦瘘的血管性病变是占据鞍区的其他病变。

在广泛的鞍区病变的鉴别诊断中，最常见的需要手术治疗的病变是[3]：

• 垂体腺瘤（85%）；
• 颅咽管瘤（3%）；
• Rathke 裂囊肿（2%）；
• 脑膜瘤（1%）；
• 转移（0.5%）和其他（垂体炎、垂体细胞瘤、梭形细胞嗜酸细胞瘤、神经垂体颗粒细胞瘤），如果药物治疗无效或产生压迫症状。

经蝶鞍入路的局限性

• 肿瘤相关因素：

➢ 向外侧扩展至海绵窦内侧壁和颈内动脉的肿瘤，无法完全通过该入路进入[6]。

➢ 向上扩展至鞍膈以外的肿瘤，很难单独通过这种入路到达，通常需要采用联合入路方法。

• 患者相关因素：

➢ 患者的一般情况和是否适合全身麻醉是任何外科手术都要考虑的首要因素。

➢ 存在鼻窦感染是此类手术的绝对禁忌证。

➢ 极度肥胖的患者术后发生并发症的概率更高，因为他们可能无法耐受鼻腔填塞（急需持续气道正压通气），或者其脑脊液(CSF)漏的风险可能增加[7]。

• 外科医生相关因素[7]：

➢ 缺乏多学科团队。
➢ 缺乏先进的设备。
➢ 外科医生需要接受大量的训练，就详细的解剖知识、术前计划和先进的显微解剖技术而言，使得该入路方法的学习曲线很长。缺乏这些能力会增加手术相关的风险。

术前准备

完善血常规检查和完整的激素概况检查，并听取内分泌科专家的观点。另外根据肿瘤的范围和临床表现决定是否需要眼科医生或神经科医生的意见以及其他意见。因此，手术需要在各自相关亚专科中训练有素的医生合作下，采用多学科方法治疗。

术前进行颅脑 MRI(高分辨率，无对比，增强 T1 和 T2 加权像)和冠状位、矢状位和轴位的 CT 鼻窦检查以观察肿瘤的扩展情况、解剖结构、骨侵蚀（如有）和肿瘤钙化等，为术前制定的手术中要实施的一系列步骤顺序做准备。

对患者的鼻腔进行适当的内镜探查。在第一步中，外科医生必须从解剖学角度、鼻中隔偏曲（如果有的话）和修补手术中剩余的解剖标志来预测手术的框架。

术前用3%生理盐水和莫匹罗星冲洗和消毒鼻腔。

手术步骤

• 步骤1：术前消除鼻腔充血。作者在麻醉诱导前使用5%葡萄糖酸氯己定和肾上腺素以1:5000比例稀释浸泡的脑棉片来减少鼻腔充血。

• 步骤2：全身麻醉和插管。将 250 mg 氢化可的松配制于 50 mL 生理盐水，以 2 mL/h 的速度开始输注。作者首选经口气管插管。插管后常规插入 Foley 导尿管来监测术中和术后的尿量。在右侧锁骨下静脉置入中心静脉导管以避免外周静脉反复堵塞和多次静脉穿刺。在手术开始前，必须对计划的重建部位（股部和腹部）消毒和铺单，以便需要时方便操作。然后定位图像制导系统，完成配准过程并进行检查。

• 步骤3：患者体位。将患者头部置于中立位，在头顶下方用马蹄形垫或头圈固定头部，使头部保持稳定。在作者的标准操作中，他们没有用头圈将患者置于反 Trendelenburg 位。对于需要进行鞍区分离操作的采用头部最小屈曲位，而对于需要进行鞍上或蝶骨平台分离操作的采用头部最小过伸位。

• 步骤4：术中鼻腔填塞。在内镜引导下使用 1:1000 稀释的肾上腺素浸泡的脑棉片进一步消除鼻腔充血。

■ 鼻腔阶段

将摄像头和光源连接到一个 4 mm 的 0° 硬质内镜上，进行鼻内镜检查。识别在鼻腔中的标志点和解剖变异。尽可能拓宽手术通道，并矫正任何可见的鼻中隔偏曲或骨棘。

- 步骤 5：外移下鼻甲。将右侧下鼻甲外移可以获得额外的手术空间。
- 步骤 6：切除部分中鼻甲。通过切除部分中鼻甲进一步扩大鼻腔通道。
- 步骤 7："一个半腔"的原则。右侧后组筛窦切除术有利于四手技术，拓宽了到达蝶窦的手术通道。"一个半腔"原则意味着打开蝶窦，蝶窦代表"腔"，后组筛窦代表"半"。在这一精细的操作过程中，正确处理组织、避免拖拽黏膜，对于最大限度地减少嗅上皮细胞的损伤是极其重要的。
- 步骤 8：识别和扩大蝶窦口。将上鼻甲外移以暴露蝶窦开口。蝶窦开口位于后鼻孔上缘上方约 1.2~1.5 cm，在蝶筛隐窝内，上鼻甲的下 1/3 处。它可能被最上鼻甲覆盖，根据外科医生手术需要的舒适程度，可以将最上鼻甲切除或轻轻地向外侧牵开以显露蝶窦开口。在这些步骤中，外科医生必须轻柔地分离并确保蝶腭动脉的鼻中隔支不被破坏，因为在手术结束后，它将是鼻中隔黏膜瓣重建的主要血供来源。
- 步骤 9：外移左侧鼻腔鼻甲。外移左侧下、中、上鼻甲可以暴露后组筛窦和蝶窦开口。
- 步骤 10："一个半腔"原则。左侧后组筛窦和蝶窦按照上述的"一个半腔"原则进行解剖。
- 步骤 11：制备鼻中隔黏膜瓣和补救瓣。在作者行经鞍入路手术的所有病例中，鼻中隔黏膜瓣都取自右侧。黏膜瓣更大一些总是更好的。必须使用锋利的器械进行黏膜切开。将制备好的 Hadad 瓣或补救瓣放置在鼻后孔可以避免在磨除骨质时造成的干扰。
- 步骤 12：鼻中隔后部切除术。鼻中隔的后部即骨性鼻中隔，与蝶喙分离。为了辅助双鼻孔四手技术，使用反咬钳或刨削器切除鼻中隔后缘 1~2 cm，从而增加了器械的操作空间。两边的蝶窦开口和中间的蝶喙呈猫头鹰眼睛样外观。

- 步骤 13：转为两人四手技术。在这个步骤中，作者转为两人四手技术，即助手没有支架的情况下手持内镜和传递器械，主刀医生一手持器械，一手持吸引器。这一技术增强了手术的三维视角。

蝶窦阶段

- 步骤 14：三处骨质磨除。蝶骨平台处骨质磨除是在蝶骨平台下方磨除骨质，肩部磨骨是在蝶翼突软骨结合处水平磨除骨质。在蝶骨平台骨质磨除的水平方向和下内侧方向肩部骨质磨除操作中使用高速磨钻或咬骨钳。
- 步骤 15：去除蝶喙。将鼻腔中蝶喙去除，从而暴露鞍底。
- 步骤 16：暴露。广泛蝶窦开放的外侧界是蝶窦外侧壁和翼内板，上界限为蝶骨平台，下界限为鞍凸下方的两个吸引器头的距离。蝶骨平台黏膜出血可能造成内镜雾化，这种情况可以使用等离子体低温射频消融来避免。在这一步和之后的单极烧灼应避免热损伤。用咬切钳或用金刚砂钻头去除蝶窦间隔。沿着蝶窦后壁留出一个光滑的表面可以放置鼻中隔黏膜瓣。去除蝶窦黏膜可以防止术后形成蝶窦黏液囊肿，同时用温盐水冲洗手术过程中出现的静脉出血。
- 步骤 17：识别标志。划分蝶窦后壁并且识别鞍凸、视神经—颈内动脉内侧隐窝和视神经—颈内动脉外侧隐窝、鞍旁颈动脉隆起和斜坡隐窝。对于蝶窦气化不良的鞍前型和甲介型，由于缺少这些标记，外科医生很难将其定位。建议在向蝶鞍操作的过程中保持在中线并使用神经导航和微血管多普勒来避免对重要结构的意外损伤。在这里要注意的是，完全依赖这些工具并非是安全的，掌握详细的解剖细节才是保证安全的关键。

鞍区阶段

- 步骤 18：鞍底骨质的磨除。使用带有 4 mm 金刚砂钻头的高速电钻磨除覆盖鞍底的骨质，并使用 Rosen 剥离子从硬脑膜表面分离骨板。在这一阶段，作者使用了带有 4 mm 金刚砂钻头的 Karl Storz S3 神经科动力系统。这时用正常生理盐水持续冲洗是很重要的。沿着右侧海绵窦至左侧海绵窦的外侧方向和前海绵间窦至后海绵间窦的上方清除鞍区骨质，从而暴露"四蓝"（前后海绵间窦，左右侧海绵窦）。神经导航或微血管多普勒用于精确识别颈内动脉。用 Rosen 剥离子将靠近神经血管结构的骨质快速移除以避免损伤，并且避免使用 Kerrison 钳。

- 步骤 19：切开硬脑膜。一旦找到颈内动脉和海绵间窦，就要切开硬脑膜。文献中已经描述了各种切口形状，但作者更倾向于用 Cappabianca 刀在中心下方做水平切口，然后用可旋转剪刀在两侧向上方延伸切口，切口应位于颈内动脉内侧。用 Rosen 剥离子掀起内层硬脑膜的上部 U 形黏膜瓣。
- 步骤 20：分离肿瘤。质地柔软的肿瘤在双吸引器的帮助下从下方开始在内部减瘤。这样可以避免鞍膈的早期下降。从海绵窦的内侧壁进一步清除肿瘤，然后向后方和上外侧完全切除肿瘤。

棉签技术，即用棉签或纱布在空腔的角落操作并彻底检查术野，以避免忽略任何残留的肿瘤，尤其是集中在垂体柄周围的区域。一旦正常腺体出现在术野中，应将其牵开并妥善保护。

质地较硬的肿瘤通过包膜外剥离连同假包膜一起切除，确认识别并保存正常腺体。在内镜下通过精细钝性解剖分离纤维带。

- 步骤 21：重建。在无脑脊液漏的情况下，用脂肪填充蝶鞍腔和蝶窦直到窦前壁，重新复位硬脑膜的内层并进一步用速即纱、明胶海绵和纤维蛋白胶覆盖其表面。

在术中出现脑脊液漏的情况下，放置重建移植物或鼻中隔黏膜瓣，然后在其表面涂上纤维蛋白胶并进行多层填塞。

所有重建方法的细节已在本书中第 6 章详细阐述。

结 论

内镜经鼻入路具有优于经颅入路且侵袭性小的特点，因此世界范围内的颅底外科医生都采用这种入路。尽管与经颅入路相比，该入路有一定的局限性且脑脊液漏的风险会增加，但是精细完善的术前计划、深刻理解的解剖知识和使用合适的器械会使外科医生对内镜经鼻入路有很好的体验。此外，内镜经鼻入路可实现更高的缓解率和最小的瘢痕，这对患者极具吸引力。随着时间的推移，期望会出现更加有效的技术和工具，改良手术入路并将其带到新的高度。

致 谢

感谢我们的神经外科团队在患者术中和术后管理中所做出的贡献。

典 型 病 例

病例 1：垂体大腺瘤

56 岁男性，表现为头痛。此前他已接受了多日的对症治疗。经过长时间的治疗，病情没有任何改善。进行了 MRI 扫描，结果显示鞍区病变（图 7.1），诊断为垂体大腺瘤。该患者在全身麻醉下接受治疗。首先收缩双侧鼻腔黏膜。向外移位右侧下鼻甲，切除中鼻甲（图 7.2）。根据"一个半腔"技术，进行右侧后组筛窦切除术，进入蝶窦（图 7.3）。通过外移下鼻甲和中鼻甲暴露左侧蝶窦开口。鼻中隔黏膜瓣切口位于鼻中隔右侧（图 7.4），将鼻中隔黏膜瓣掀起并推入鼻咽部，以保护其在手术过程中免受任何损伤。进行鼻中隔后部切除术（图 7.5），去除骨性鼻中隔及其黏膜，露出蝶喙（图 7.6）。在此步骤中，作者使用如前所述的两人四手技术。随后进行三处骨质磨除，即磨除蝶骨平台处骨质（图 7.7）、右侧和左侧蝶窦前壁骨质（图 7.8），最后取出蝶喙。蝶窦后壁获得广泛暴露，并使用 Storz S3 钻头对鞍底骨质进行磨除（图 7.10），这一钻头提供了良好的触觉反馈。磨除骨质后，使用 Rosen 骨瓣（图 7.11）。通过移除鞍结节表面的骨质来扩大暴露范围（图 7.12）。使用微型多普勒定位颈内动脉（图 7.13）。使用 Capabianca 刀水平切开硬脑膜内层（图 7.14），并通过可旋转的 Kassam 剪刀在两侧垂直延伸，获得基底位于上方的 U 形硬脑膜瓣（图 7.15）。将肿瘤暴露，并进行组织活检。然后术者转换为使用双吸引器技术（图 7.16），从 6 点钟位置开始，将肿瘤吸出。用吸引器头顶起后壁硬脑膜脑膜层，首先清除右侧海绵窦区，然后清除左侧海绵窦区、清除后壁，最后清除上外侧区域。吸引器头必须像画笔一样移动，以均匀吸除肿瘤避免遗漏。使用 Q 尖技术去除残留肿瘤（图 7.17）。所有这些都是在直视下进行的，直到暴露出正常的垂体组织（图 7.18）。使用速即纱填充最后的空腔。重新复位硬脑膜瓣（图 7.19），并使用鼻中隔黏膜瓣进行重建（图 7.20）。参见视频 7.1。

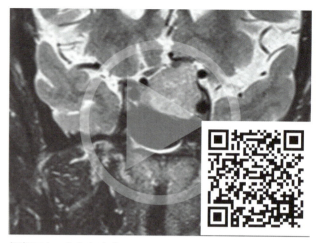

视频 7.1 垂体大腺瘤。https://www.thieme.de/de/q.htm?p=opn/cs/19/9/10104320-c36436b2

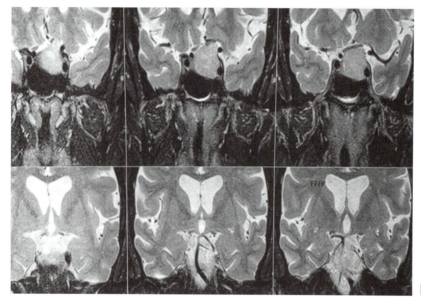

图 7.1 鞍区病变的 MRI 冠状位视图。

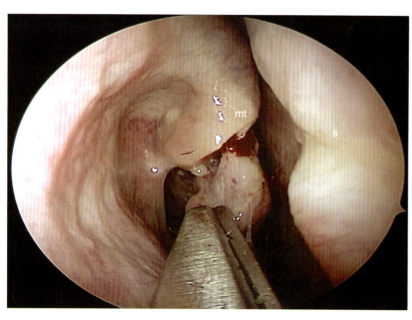

图 7.2 切除中鼻甲。mt：中鼻甲；s：鼻中隔。

内镜入路治疗鞍区病变 | 7

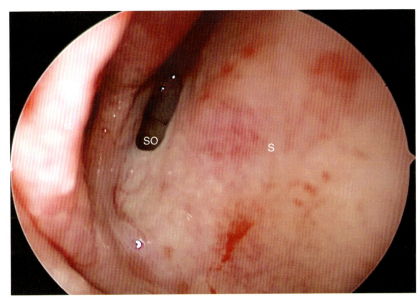

图7.3 暴露右侧蝶窦开口。so：蝶窦开口；s：鼻中隔；st：上鼻甲。

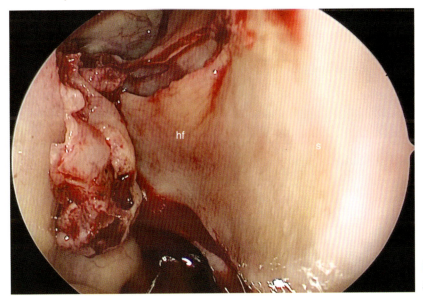

图7.4 鼻中隔黏膜瓣切口。hf：鼻中隔黏膜瓣；s：鼻中隔。

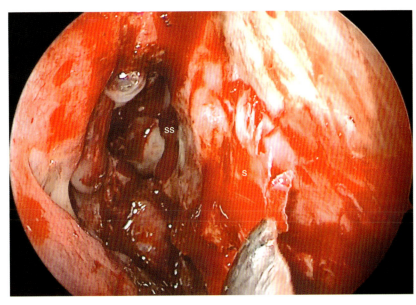

图7.5 切除鼻中隔后部。s：鼻中隔；ss：蝶窦。

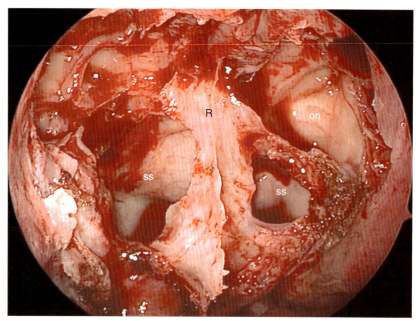

图 7.6 暴露蝶喙。on：视神经；R：蝶喙；ss：蝶窦。

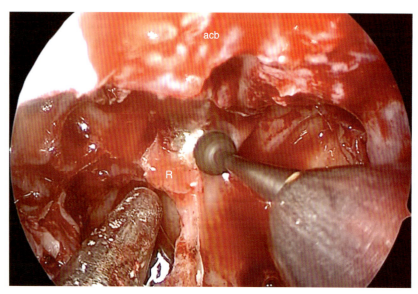

图 7.7 磨除蝶骨平台处骨质。acb：前颅底；R：蝶喙。

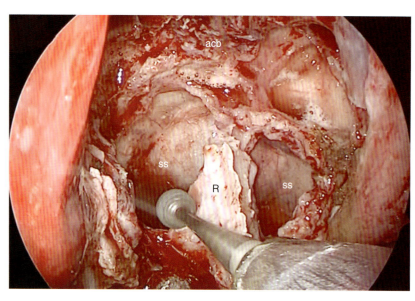

图 7.8 磨除右侧翼－蝶结合处骨质。acb：前颅底；R：蝶喙；ss：蝶窦。

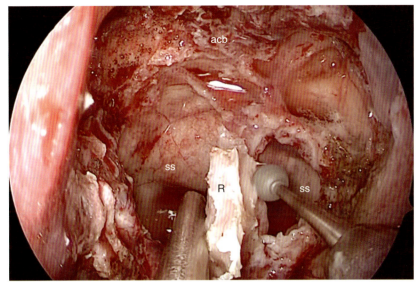

图 7.9 磨除左侧翼－蝶结合处骨质。acb：前颅底；R：蝶喙；ss：蝶窦。

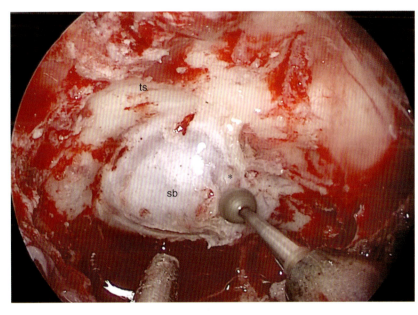

图 7.10 磨除鞍底骨质。sb：鞍底骨质；ts：鞍结节表面的骨质；*：正在磨除中的鞍底骨质。

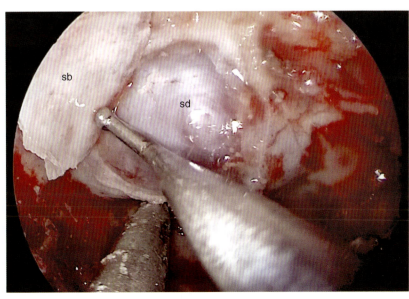

图 7.11 用剥离子掀开已蛋壳化的鞍底骨质。sb：鞍底骨质；sd：内层硬脑膜。

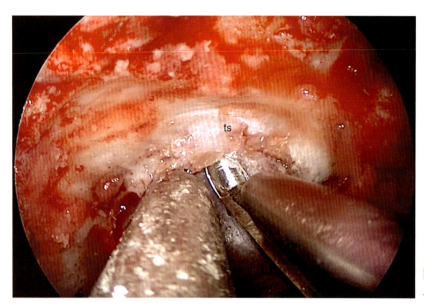

图 7.12 通过去除鞍结节表面的骨质来扩大暴露范围。ts：鞍结节表面的骨质。

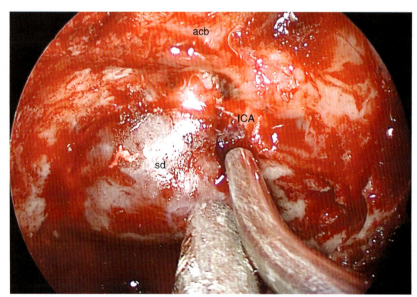

图 7.13 使用多普勒定位 ICA。acb：前颅底；ICA：颈内动脉；sd：内层硬脑膜。

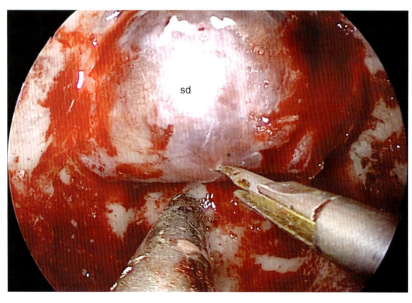

图 7.14 使用 Capabianca 刀切开内层硬脑膜。sd：内层硬脑膜；*：切口线。

7 内镜入路治疗鞍区病变

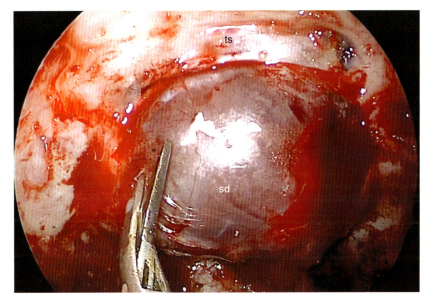

图 7.15 使用 Kassam 可转向剪刀延长硬脑膜切口。sd：内层硬脑膜；ts：鞍结节表面的骨质；*：内层硬脑膜切口延长线。

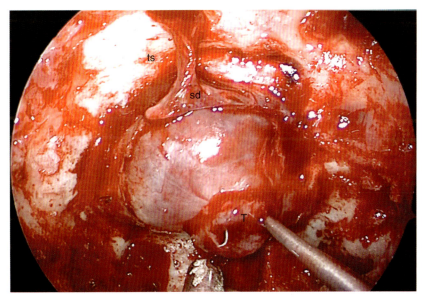

图 7.16 暴露肿瘤和切除肿瘤的双吸引器技术。sd：内层硬脑膜；ts：鞍结节表面的骨质；T：肿瘤。

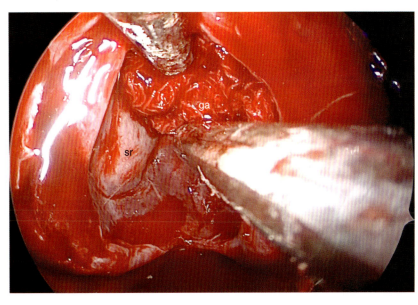

图 7.17 可以显露任何残留肿瘤的"Q尖"技术。ga：纱布；sr：鞍区。

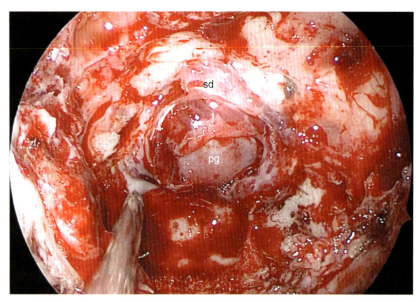

图 7.18 肿瘤切除后暴露的正常垂体。pg：垂体；sd：内层硬脑膜。

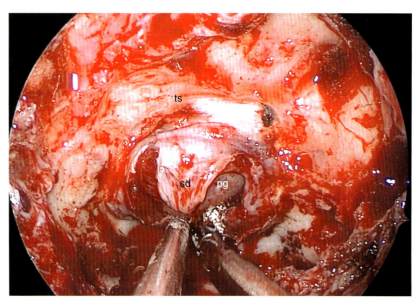

图 7.19 复位 U 形硬脑膜瓣。pg：垂体；sd：内层硬脑膜；ts：鞍结节表面的骨质。

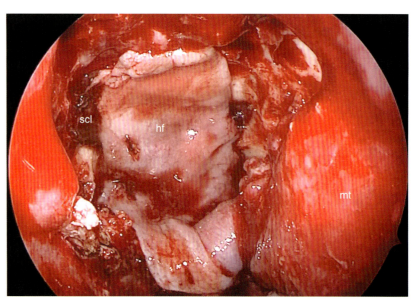

图 7.20 放置鼻中隔黏膜瓣进行缺损处的重建。hf：鼻中隔黏膜瓣；mt：中鼻甲；scl：速即纱。

病例 2：垂体卒中

34 岁男性，表现为头痛和视力下降。MRI 显示垂体内有一个位于鞍区的囊性病变（图 7.21）。气管插管后，收缩双侧鼻腔黏膜。外移右侧下鼻甲，切除部分中鼻甲。遵循"一个半腔"原则，进行切除双侧后组筛窦（图 7.22），开放蝶窦。取双侧救援黏膜瓣（图 7.23）。随后进行鼻中隔后部切除术，暴露出蝶喙（图 7.24）。进行三处骨质磨除并暴露鞍区（图 7.25）。磨除鞍底骨质（图 7.26），并使用 Rosen 剥离子剥除骨瓣（图 7.27，图 7.28）。暴露内层硬脑膜（图 7.29）。使用 Capabianca 刀切开内层硬脑膜（图 7.30），并使用可旋转的 Kassam 剪刀在两侧延伸（图 7.31）。对肿瘤进行活检，在垂体表面做一个切口后，通过双吸引器技术将病变从腔中完全切除（图 7.32）。用脂肪和速即纱重建空腔，重新复位硬脑膜瓣（图 7.33），并用速即纱和明胶海绵覆盖（图 7.34）。

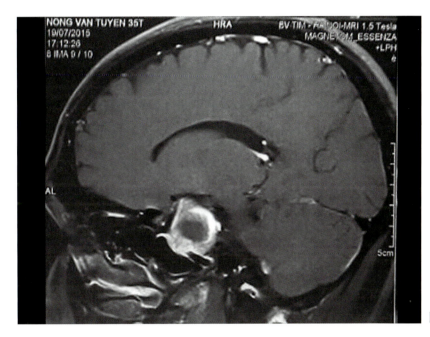

图 7.21 鞍区病变的 MRI 矢状位图。

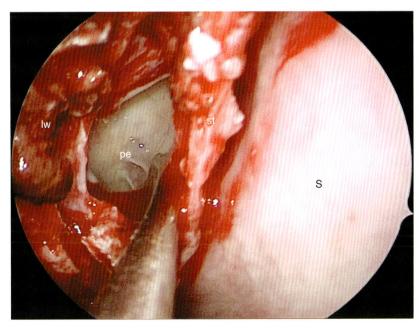

图 7.22 右侧后组筛窦切除术。lw：鼻腔外侧壁；pe：后组筛窦；S：鼻中隔；st：上鼻甲。

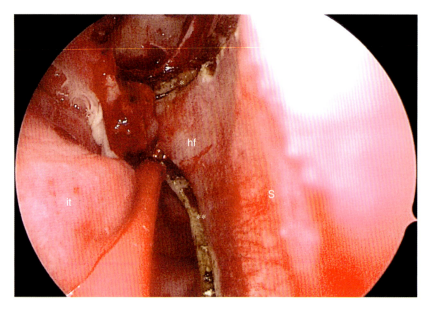

图 7.23 制作救援瓣。hf: 鼻中隔黏膜瓣; it: 下鼻甲; S: 鼻中隔; *: 鼻中隔黏膜瓣上方切口; **: 鼻中隔黏膜瓣下方切口。

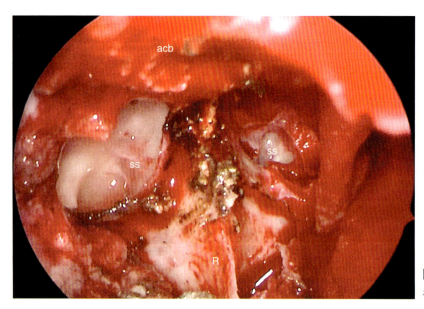

图 7.24 蝶窦前壁呈现出似猫头鹰眼睛样外观。acb: 前颅底; R: 蝶嘴; ss: 蝶窦。

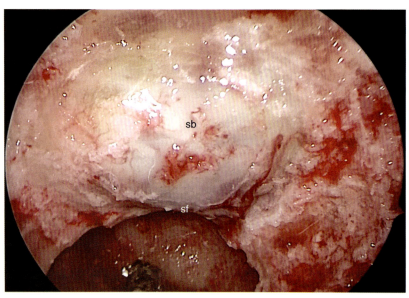

图 7.25 暴露鞍区。sb: 鞍底骨质; sf: 鞍底。

7

内镜入路治疗鞍区病变

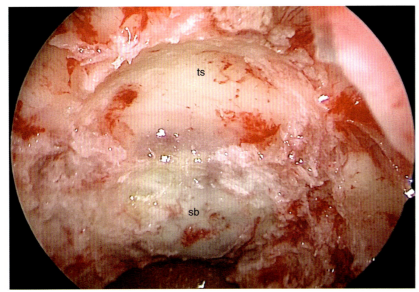

图 7.26 磨除鞍底骨质后的术野。sb：鞍底骨质；ts：鞍结节。

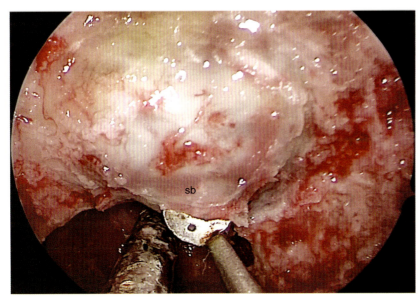

图 7.27 使用 Rosen 剥离子剥离已蛋壳化的鞍底骨质。sb：鞍底骨质。

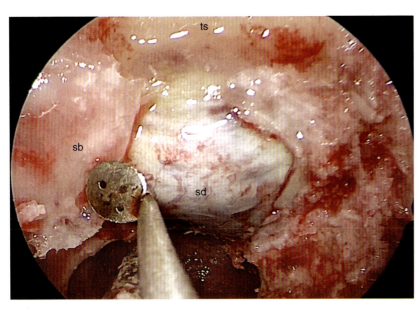

图 7.28 剥离鞍底骨质后暴露内层硬脑膜。sb：鞍底骨质；sd：内层硬脑膜；ts：鞍结节。

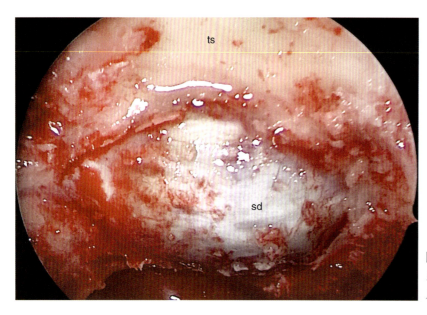

图 7.29 通过磨除颈动脉隆突表面骨质来扩大鞍底硬脑膜的暴露范围。sd：内层硬脑膜；ts：鞍结节。

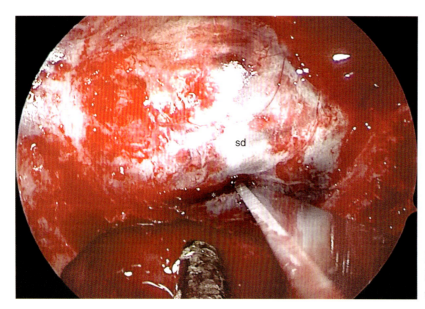

图 7.30 使用 Capabianca 刀切开内层硬脑膜。sd：内层硬脑膜；*：内层硬脑膜切口。

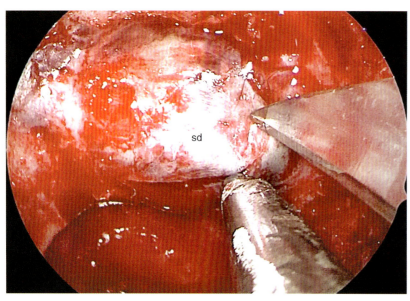

图 7.31 扩大内层硬脑膜上的切口。sd：内层硬脑膜。

7 内镜入路治疗鞍区病变

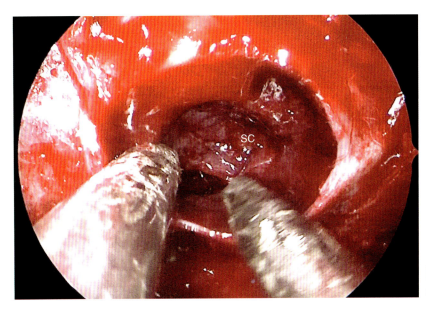

图 7.32 肿瘤切除的双吸引器技术。sc：蝶鞍腔。

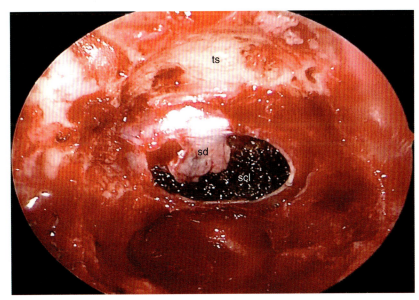

图 7.33 用速即纱重建蝶鞍腔并重新复位硬脑膜。scl：速即纱；sd：内层硬脑膜；ts：鞍结节。

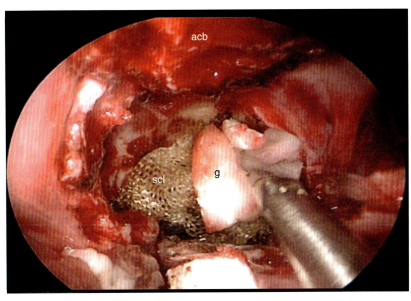

图 7.34 使用速即纱和明胶海绵进行重建。acb：前颅底；g：明胶海绵；scl：速即纱。

病例3：垂体大腺瘤

48岁女性，表现为头痛和右耳耳鸣。MRI显示鞍区病变，诊断为垂体大腺瘤（图7.35）。患者在全身麻醉下，切除部分右侧中鼻甲，广泛开放双侧后组筛窦和蝶窦。取双侧救援黏膜瓣。切除鼻中隔后部，暴露蝶喙，并进行三处骨质磨除（图7.36），磨除蝶喙（图7.37）。暴露鞍底骨质（图7.38），使用Karl Storz神经科动力系统和4 mm金刚砂钻头磨除鞍底骨质（图7.39），然后用Rosen剥离子剥离骨瓣。（图7.40）。使用Capabianca刀切开内层硬脑膜（图7.41），并使用可旋转的Kassam剪刀在两侧扩大切口（图7.42）。掀起U形硬脑膜瓣并暴露肿瘤（图7.43）。对肿瘤进行活检（图7.44）。采用双吸引器技术将肿瘤完全从腔内切除（图7.45）。肿瘤完全切除后（图7.46），用脂肪和速即纱重建空腔，重新定位硬脑膜瓣（图7.47），并用速即纱和明胶海绵覆盖（图7.48）。最后，将救援黏膜瓣转换为鼻中隔黏膜瓣用于重建（图7.49），使用速即纱、明胶海绵和组织胶封闭、固定术腔。用膨胀海绵填充鼻腔，然后拔除患者的气管插管。

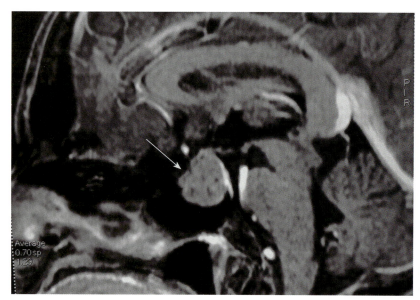

图7.35 MRI矢状位显示鞍区肿物，诊断为垂体大腺瘤。

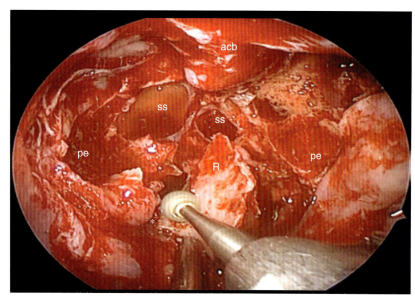

图7.36 在翼蝶软骨连接处行右侧蝶窦前壁骨质磨除。acb：前颅底；pe：后组筛窦；R：蝶喙；ss：蝶窦；*：在右侧翼蝶软骨连接处行骨质磨除。

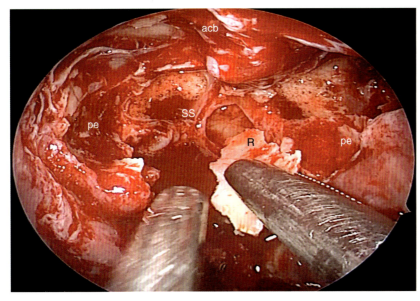

图 7.37 在磨除三处骨质后去除蝶喙。acb：前颅底；pe：后组筛窦；R：蝶喙；ss：蝶窦。

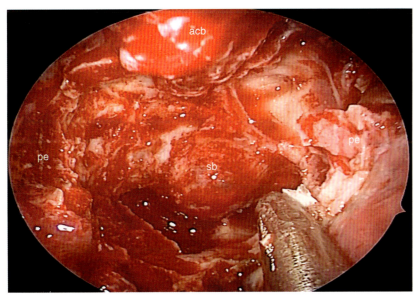

图 7.38 显露鞍底。acb：前颅底；pe：后组筛窦；sb：鞍底骨质。

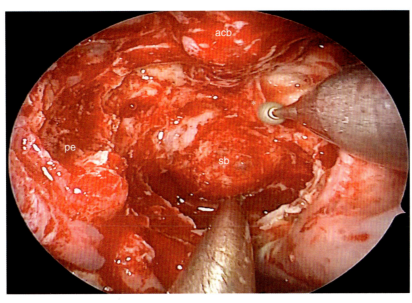

图 7.39 磨除鞍底骨质。acb：前颅底；pe：后组筛窦；sb：鞍底骨质；*：正在磨除的鞍底骨质。

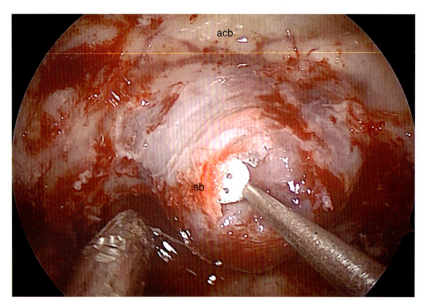

图 7.40 使用 Rosen 剥离子去除已磨薄的鞍底骨质，显露出内层硬脑膜。acb：前颅底；sb：鞍底骨质。

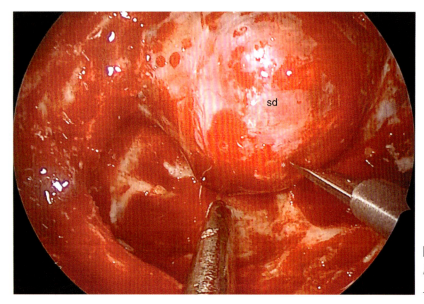

图 7.41 使用 Capabianca 刀切开内层硬脑膜。sd：内层硬脑膜；*：内层硬脑膜上的切口位置。

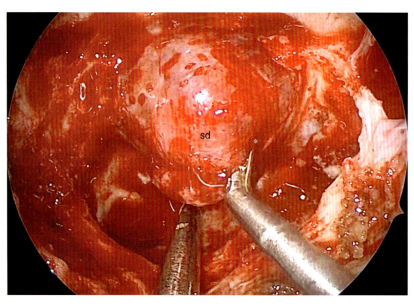

图 7.42 使用 Kassam 可旋转剪刀扩大内层硬脑膜切口。sd：内层硬脑膜；*：硬脑膜上切口延伸部位。

7 内镜入路治疗鞍区病变

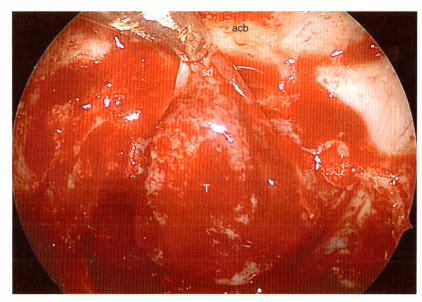

图 7.43 掀起 U 形的内层硬脑膜瓣后显露肿瘤。acb：前颅底；sd：鞍底硬脑膜；T：肿瘤。

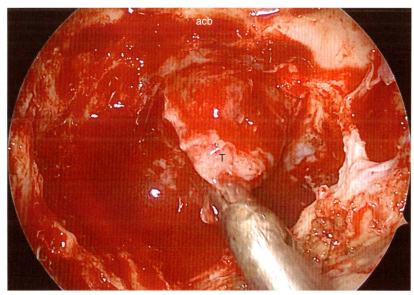

图 7.44 肿瘤活检。acb：前颅底；T：肿瘤。

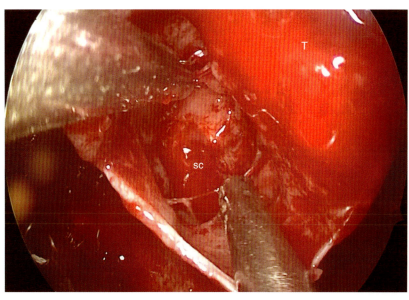

图 7.45 采用双吸引器技术切除肿瘤。sc：蝶鞍腔；T：肿瘤。

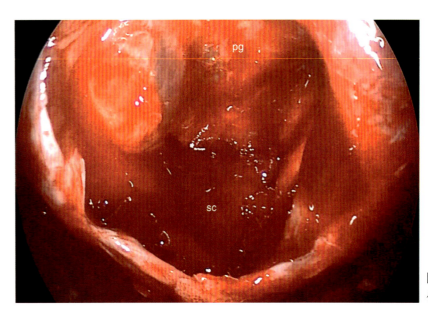

图7.46 完全切除肿瘤并暴露出正常垂体后的空腔。pg：正常垂体；sc：蝶鞍腔。

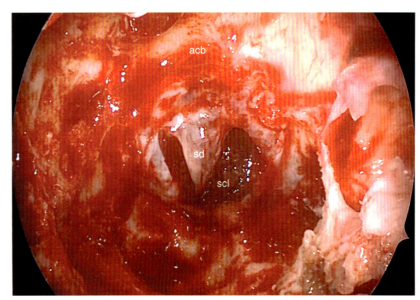

图7.47 速即纱封闭术腔后重新复位内层硬脑膜。acb：前颅底；scl：速即纱；sd：内层硬脑膜。

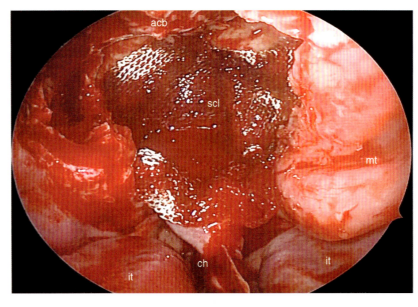

图7.48 将速即纱覆盖在内层硬脑膜表面进行重建。acb：前颅底；ch：后鼻孔；it：下鼻甲；mt：中鼻甲；scl：速即纱。

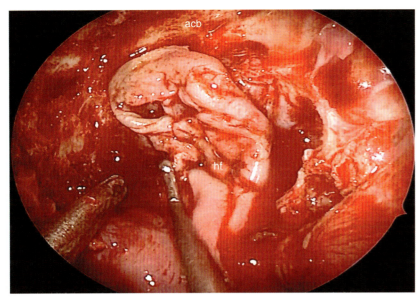

图 7.49 在速即纱表面放置鼻中隔黏膜瓣进行重建。acb：前颅底；hf：鼻中隔黏膜瓣。

病例 4：垂体脓肿

34 岁女性，表现为头痛。血液检测报告显示血清催乳素水平升高。对脑部进行 MRI 检查，发现垂体内有囊性病变（图 7.50，图 7.51）。该病例计划在全身麻醉下行内镜下经鼻蝶入路治疗。首先收缩双侧鼻腔黏膜。外移右侧下鼻甲，切除部分中鼻甲。根据"一个半腔"技术，完成右侧后组筛窦切除术，进入蝶窦。通过外移下鼻甲和中鼻甲显露左蝶窦开口。在右侧鼻中隔黏膜上做救援黏膜瓣切口，并使用球形探针掀起黏膜瓣（图 7.52）。进行鼻中隔后部切除术，去除骨性鼻中隔及其黏膜（图 7.53），显露蝶喙（图 7.54）。使用两人四手技术，进行蝶骨平台（图 7.55）和肩部骨质磨除（图 7.56），获得对蝶窦后壁的广泛暴露（图 7.57）。去除蝶窦黏膜和蝶窦内间隔。使用 Storz S3 神经科动力系统和 4 mm 金刚砂钻头磨除鞍底骨质（图 7.58）。蛋壳化骨质后，使用 Rosen 剥离子剥去骨瓣（图 7.59）。使用 Capabianca 刀水平切开内层硬脑膜（图 7.60），并通过 Kassam 可旋转剪刀扩大硬脑膜切口，以获得基底朝上的 U 形硬脑膜瓣（图 7.61，图 7.62）。掀开硬脑膜瓣后可暴露淡黄色的正常垂体（图 7.62）。在正常腺体上切开（图 7.63），可见脓液渗出（图 7.64）。将获得的脓液送去进行革兰氏染色、真菌培养和耐酸杆菌（AFB）；检测结果均为阴性。使用双吸引器技术（图 7.65）完全清除空腔中的所有脓液（图 7.66）。使用速即纱填充最终术腔，并重新定位硬脑膜瓣（图 7.67），使用速即纱和明胶海绵进行重建（图 7.68）。术后扫描显示囊性病变已完全清除并用重建材料填充（图 7.69）。参见视频 7.2。

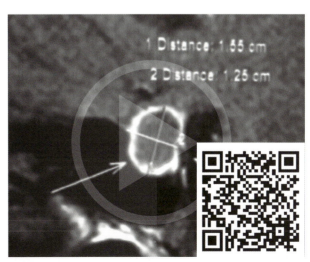

视频 7.2 垂体脓肿。https://www.thieme.de/de/q.htm?p=opn/cs/19/9/10104321-98f24639

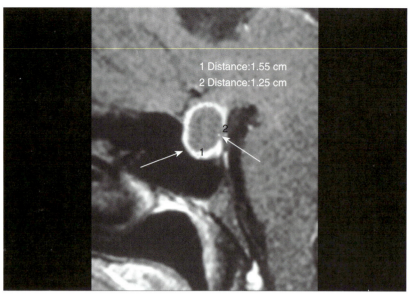

图 7.50 MRI 矢状位显示垂体内囊性病变。

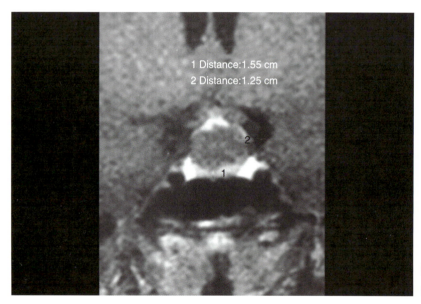

图 7.51 MRI 冠状位显示垂体内囊性病变。

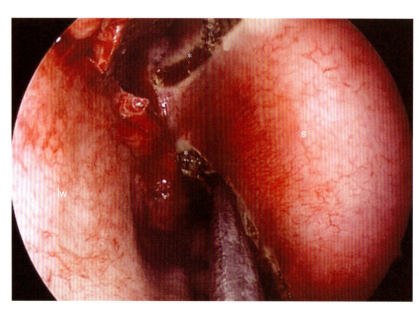

图 7.52 用于制作救援瓣的黏膜切口。lw：鼻腔外侧壁；S：鼻中隔；*：鼻中隔黏膜瓣切口线。

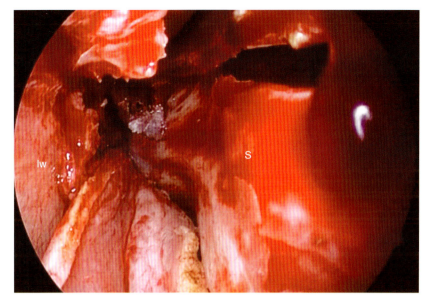

图 7.53 鼻中隔后部切除术。S：鼻中隔；lw：鼻腔外侧壁。

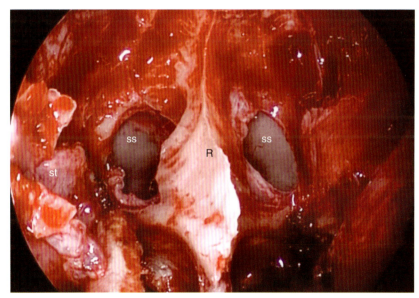

图 7.54 显露蝶喙。R：蝶喙；ss：蝶窦；st：上鼻甲。

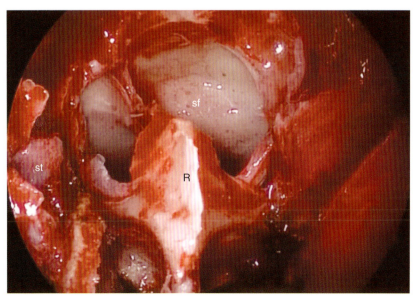

图 7.55 磨除蝶骨平台处骨质后获得的蝶窦腔显露情况。R：蝶喙；sf：鞍底；st：上鼻甲。

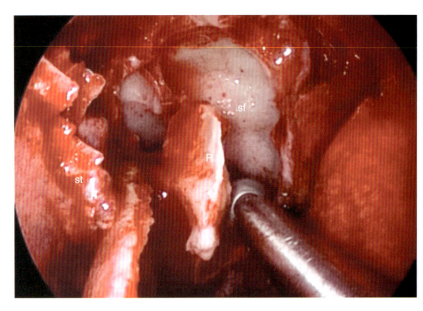

图7.56 在左侧翼蝶软骨连接处行蝶窦前壁骨质磨除。R：蝶喙；sf：鞍底；st：上鼻甲。

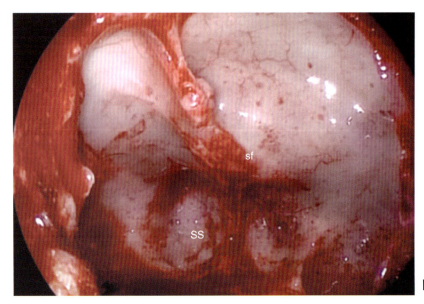

图7.57 显露鞍底。sf：鞍底；ss：蝶窦。

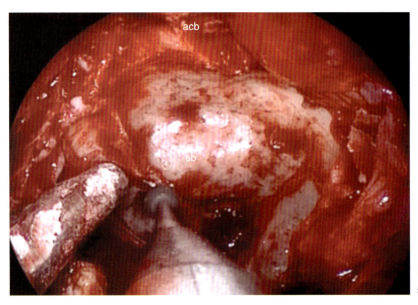

图7.58 磨除鞍底骨质。acb：前颅底；sb：鞍底骨质。

7

内镜入路治疗鞍区病变

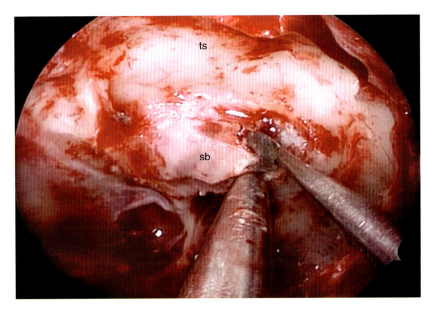

图 7.59 使用 Rosen 剥离子剥离鞍底骨质。sb：鞍底骨质；ts：鞍结节。

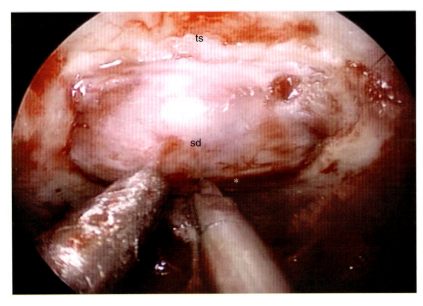

图 7.60 暴露内层硬脑膜，使用 Capabianca 刀做硬脑膜切口。sd：内层硬脑膜；ts：鞍结节；*：切口线。

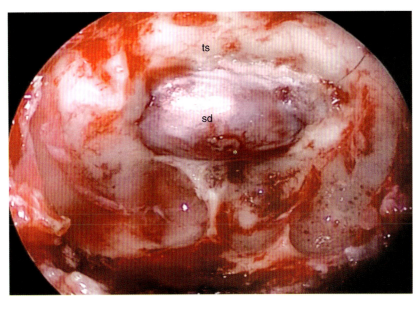

图 7.61 垂体从硬脑膜切口处膨出。sd：内层硬脑膜；ts：鞍结节；*：膨出的垂体组织。

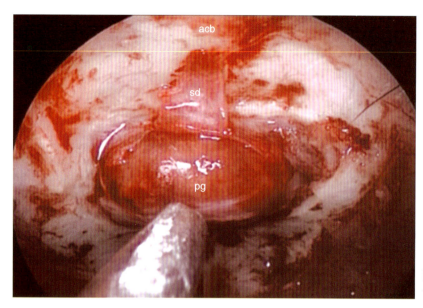

图 7.62 掀起硬脑膜后显露垂体。acb：前颅底；pg：垂体；sd：鞍区硬脑膜。

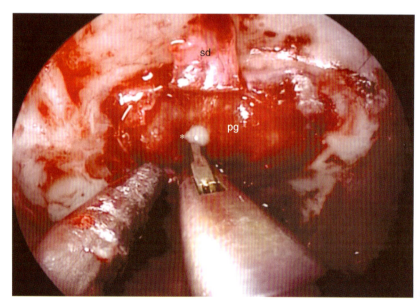

图 7.63 垂体表面的切口。pg：垂体；sd：内层硬脑膜；*：自切口渗出的脓液。

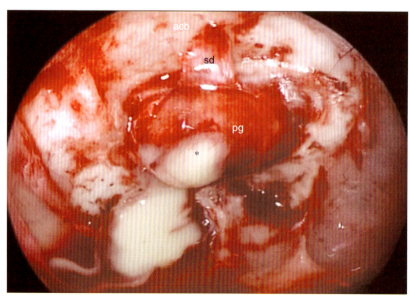

图 7.64 自垂体表面的切口渗出脓液。acb：前颅底；pg：垂体；sd：内层硬脑膜；*：脓腔。

7 内镜入路治疗鞍区病变

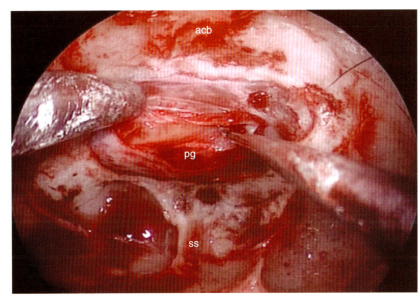

图 7.65 暴露出囊性病变所处的腔隙。acb：前颅底；pg：垂体；ss：蝶窦。

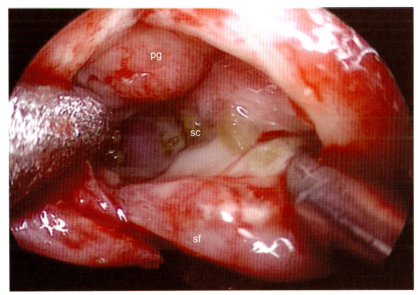

图 7.66 清除干净囊腔内的残余病变。pg：垂体；sc：鞍区囊腔；sf：鞍底。

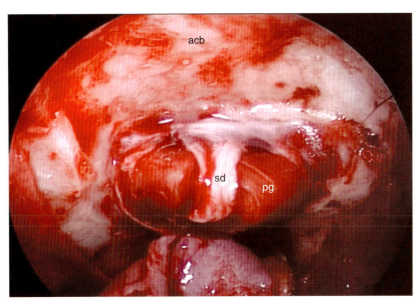

图 7.67 复位内层硬脑膜。acb：前颅底；pg：垂体；sd：内层硬脑膜。

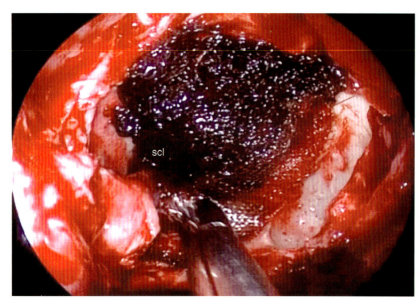

图 7.68　使用速即纱进行重建。scl：速即纱。

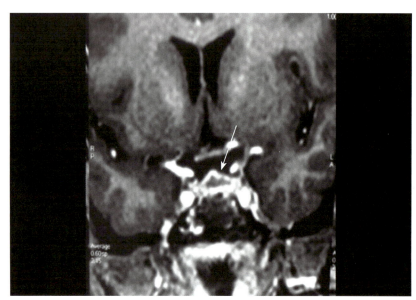

图 7.69　术后 MRI 显示重建材料和正常垂体。

病例 5：垂体大腺瘤伴肢端肥大症

56 岁男性，表现为肢端肥大症，即面部特征粗糙（图 7.70）和四肢肿大（图 7.71）。MRI 扫描显示鞍区病变，诊断为垂体大腺瘤（图 7.72，图 7.73）。患者在全身麻醉下首先收缩双侧鼻腔黏膜。外移右侧下鼻甲，切除中鼻甲。采用"一个半腔"技术，行右侧前筛和后筛切除术，进入蝶窦。通过外移下鼻甲和中鼻甲暴露左侧蝶窦开口。在右侧鼻中隔做 Hadad 黏膜瓣的切口，掀起黏膜瓣并推入鼻咽部，以保护其在手术过程中免受任何损伤。行鼻中隔后部切除术，切除骨性鼻中隔及其黏膜，显露蝶喙。此时，作者转为使用四手技术，如前所述。随后进行了三处骨质磨除，即蝶骨平台骨质磨除和肩部骨质磨除，取出蝶喙。蝶窦后壁的广泛暴露后，使用 Storz S3 神经磨钻磨除鞍底骨质，这提供了良好的触觉反馈（图 7.74）。鞍底骨质蛋壳化后，使用 Rosen 剥离子掀起骨瓣（图 7.75）。扩大暴露范围（图 7.76），并使用超声多普勒定位颈内动脉（图 7.77）。使用 Capabianca 刀水平切开内层硬脑膜，并通过

Kassam 可旋转剪刀垂直扩大切口，以获得基底位于上部的 U 形硬脑膜瓣（图 7.78，图 7.79）。使用 Rosen 刀掀起硬脑膜瓣（图 7.80）。同时进行组织活检（图 7.81）。然后作者采用双吸引器技术，吸出肿瘤（图 7.82，图 7.83）。肿瘤钙化或多或少是肢端肥大症患者的一个常见特征；这一病例的钙化已被完全去除（图 7.84）。使用吸引头顶起后壁上的脑膜层硬脑膜，首先清除右侧海绵窦区域，然后清除左侧（图 7.85），接下来清除后壁，最后清除上外侧区域（图 7.86）。吸引器头吸除肿瘤的操作需像画笔一样均匀移动。所有这些都是在直视下进行的，直到暴露出正常的垂体（图 7.87）。使用速即纱填充最后的空腔（图 7.88），并使用鼻中隔黏膜瓣进行重建。

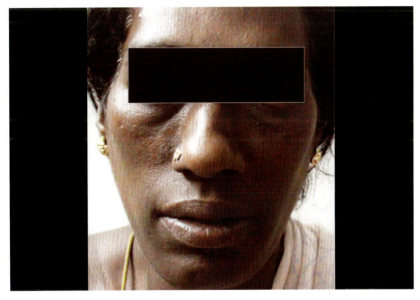

图 7.70　肢端肥大症的面部特征。

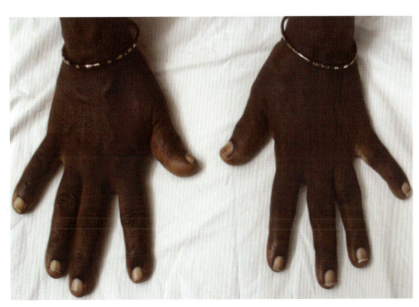

图 7.71　肢端肥大症的手部特征。

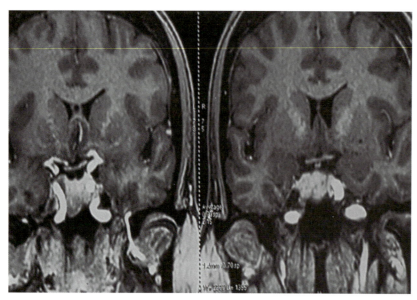

图 7.72 MRI 冠状位显示鞍区垂体大腺瘤。

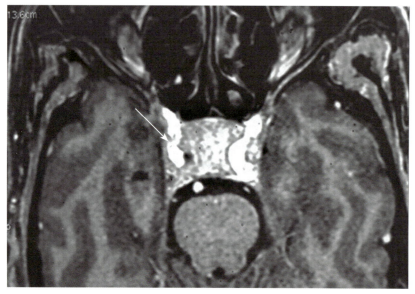

图 7.73 MRI 轴位显示鞍区病变。

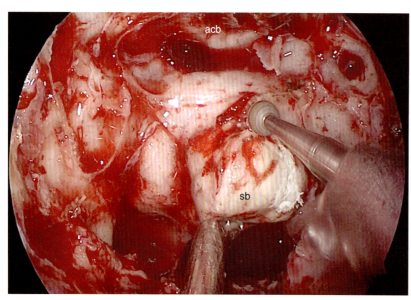

图 7.74 磨除鞍底表面骨质。acb：前颅底；sb：鞍底骨质；*：骨质磨除的部位。

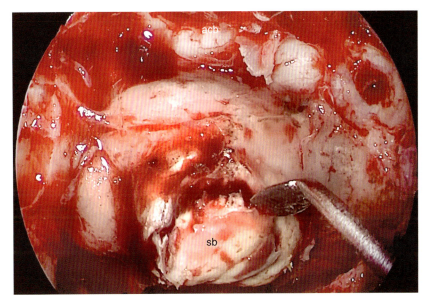

图 7.75 蛋壳化骨质后掀起骨瓣。acb：前颅底；sb：鞍底骨质。

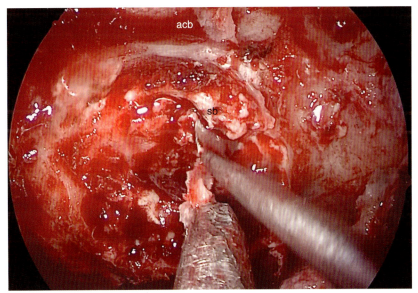

图 7.76 扩大暴露内层硬脑膜。acb：前颅底；sb：鞍底骨质。

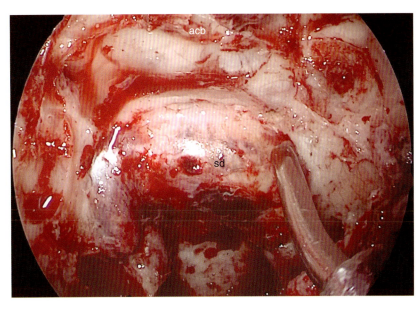

图 7.77 利用多普勒定位海绵窦段颈内动脉。acb：前颅底；sd：内层硬脑膜。

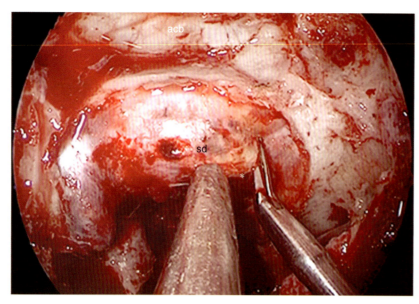

图7.78 内层硬脑膜切口。acb：前颅底；sd：内层硬脑膜；*：硬脑膜切口线。

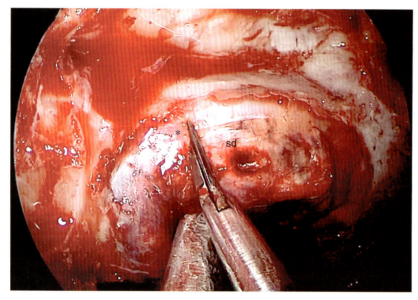

图7.79 扩大U形内层硬脑膜切口。sd：内层硬脑膜；*：切口线。

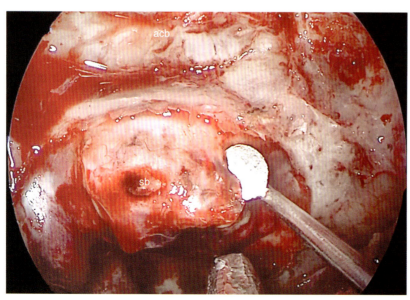

图7.80 使用Rosen剥离子掀起内层硬脑膜。acb：前颅底；sb：鞍底骨质。

7 内镜入路治疗鞍区病变

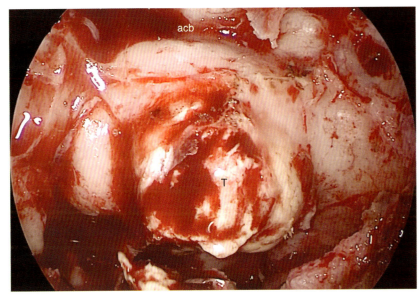

图 7.81 暴露蝶鞍腔内的肿瘤。acb：前颅底；T：肿瘤。

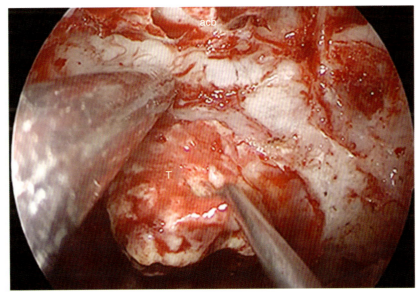

图 7.82 肿瘤切除的双吸引器技术。acb：前颅底；T：肿瘤。

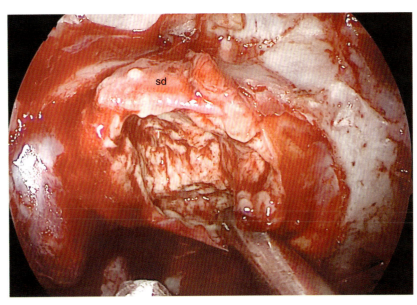

图 7.83 使用吸引器去除内层硬脑膜下部的肿瘤。sd：内层硬脑膜；T：肿瘤。

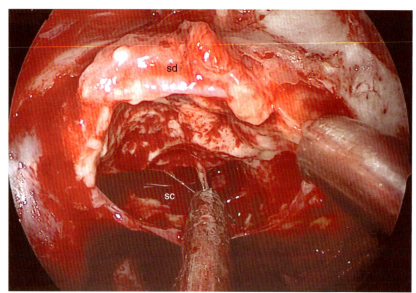

图7.84 切除肿瘤下部。sc：蝶鞍腔；sd：内层硬脑膜。

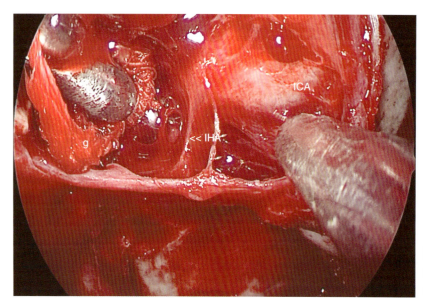

图7.85 清除蝶鞍腔内的肿瘤。g：纱布；IHA：垂体下动脉；ICA：左侧海绵窦段颈内动脉。

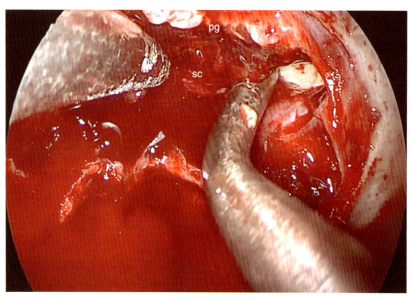

图7.86 显露左侧海绵窦间隙。pg：正常垂体；sc：蝶鞍腔。

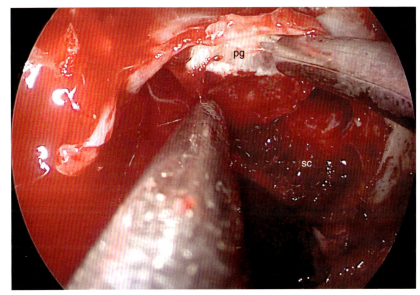

图 7.87 显露正常垂体。pg：正常垂体；sc：蝶鞍腔。

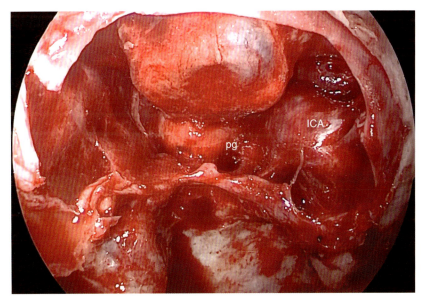

图 7.88 肿瘤完全清除后的蝶鞍腔。ICA：左侧海绵窦段颈内动脉；pg：正常垂体。

病例 6：垂体纤维性病变

35 岁女性，主诉头痛。患者的血清催乳素水平升高，脑部 MRI 显示垂体腺瘤（图 7.89，图 7.90）。由于患者对药物治疗没有反应，所以作者不得不采用经鼻、经鞍入路切除腺瘤。外移右侧下鼻甲，切除中鼻甲。行右侧后组筛窦切除术，扩大对蝶窦开口的暴露。通过外移下鼻甲和中鼻甲显露左侧蝶窦开口。根据需要做救援瓣切口，将黏膜瓣双侧放置备用。行鼻中隔后部切除术，暴露蝶喙。随后进行三处骨质磨除，即蝶骨平台处（图 7.91）和双侧肩部骨质磨除（图 7.92），并去除蝶喙。广泛暴露蝶窦后壁（图 7.93），完全去除鞍底黏膜（图 7.94）。磨除鞍底采用 Storz S3 神经磨钻和 4 mm 金刚砂钻头（图 7.95）。磨除骨质后，使用 Rosen 剥离子掀起骨瓣（图 7.96），显露出内层硬脑膜（图 7.97）。使用 Capabianca 刀水平切开硬脑膜，然后做双侧垂直切口，用可旋转的 Kassam 剪刀在两侧扩大垂直切口，获得基底位于上部的U形硬脑膜瓣。掀起硬脑膜瓣以暴露病变（图7.98）。切开肿瘤包膜（图7.99）。进一步扩大肿瘤包膜上的切口（图7.100）。然后采用双吸引器技术；首先从6点钟位置，吸除肿瘤（图7.101）。用吸引器头吸除，依次按右侧、左侧、后壁和上外侧的顺序清除腔隙。所有这些都是在直视下进行的，直到暴露出正常的垂体（图7.102）。使用脂肪和速即纱填充最终的术腔（图7.103），并重新复位和缝合硬脑膜，以将脂肪固定在空腔内（图7.104）。最后使用鼻中隔黏膜瓣进行重建，然后使用速即纱、明胶海绵和组织胶固定和封闭术腔。参见视频7.3。

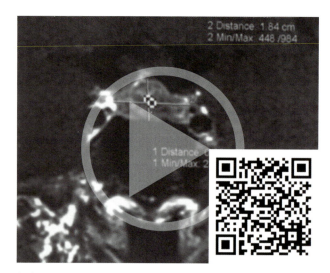

视频7.3 纤维性垂体大腺瘤：纤维性病变。https://www.thieme.de/de/q.htm?p=opn/cs/19/9/10104322-35cad7c6

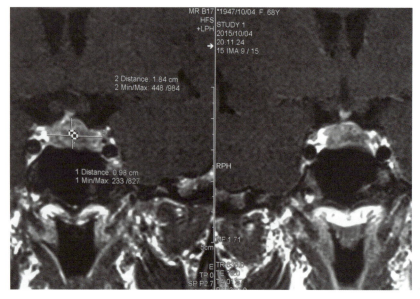

图7.89 MRI冠状位显示鞍区病变。

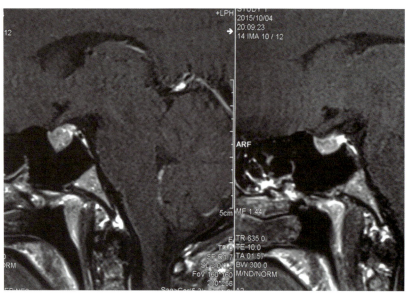

图7.90 MRI矢状位显示鞍区垂体大腺瘤。

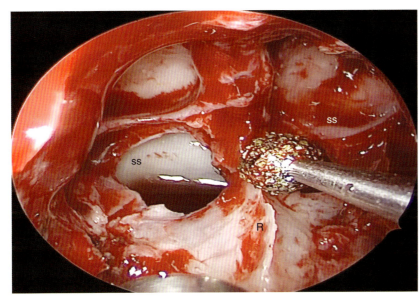

图 7.91 磨除蝶骨平台处骨质。R：蝶喙；ss：蝶窦。

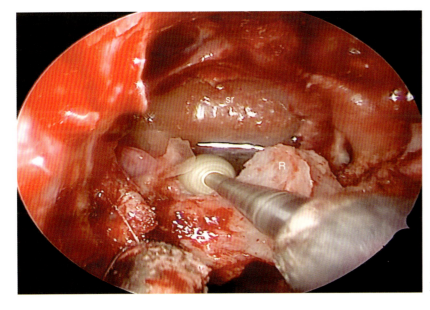

图 7.92 磨除右侧翼蝶软骨结合处骨质。R：蝶喙；sr：鞍区。

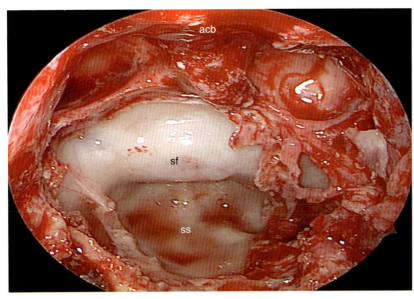

图 7.93 获得鞍区的暴露。acb：前颅底；sf：鞍底；ss：蝶窦。

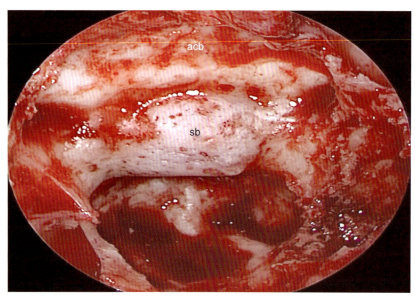

图 7.94 已去除蝶窦黏膜。acb：前颅底；sb：鞍底骨质。

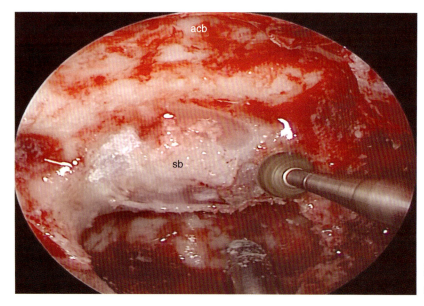

图 7.95 磨除鞍底骨质。acb：前颅底；sb：鞍底骨质。

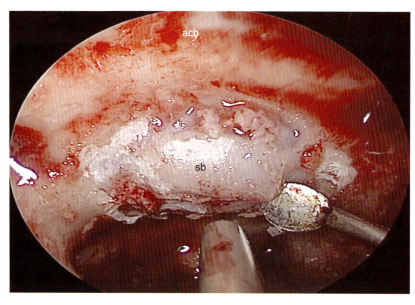

图 7.96 使用 Rosen 剥离子剥离骨质。acb：前颅底；sb：鞍底骨质。

7 内镜入路治疗鞍区病变

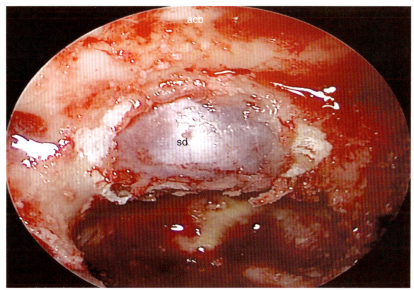

图 7.97 暴露内层硬脑膜。acb：前颅底；sd：内层硬脑膜。

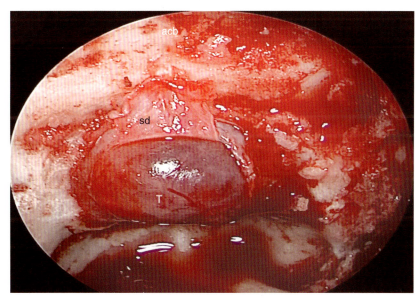

图 7.98 掀起 U 形硬脑膜后暴露肿瘤。acb：前颅底；sd：硬脑膜；T：肿瘤。

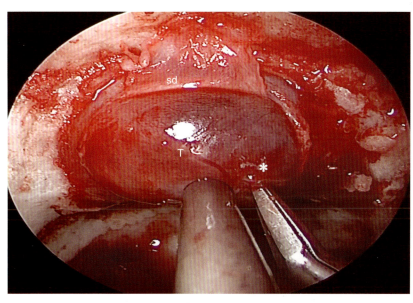

图 7.99 使用 Kassam 可旋转剪刀切开肿瘤包膜。sd：内层硬脑膜；T：肿瘤；*：切口线。

125

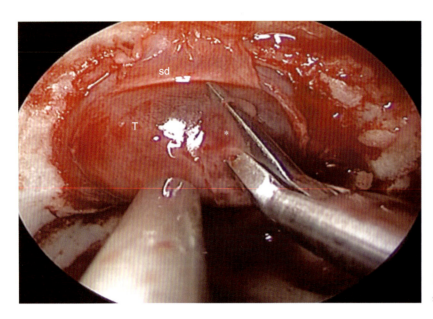

图 7.100 扩大肿瘤包膜上的切口。
sd：内层硬脑膜；T：肿瘤；*：切口线。

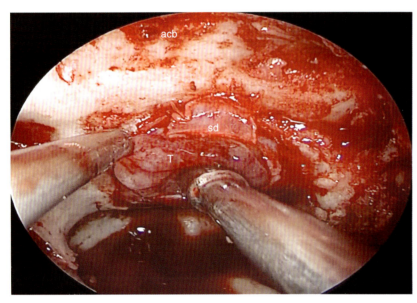

图 7.101 采用双吸引器技术切除肿瘤。
acb：前颅底；sd：硬脑膜；T：肿瘤。

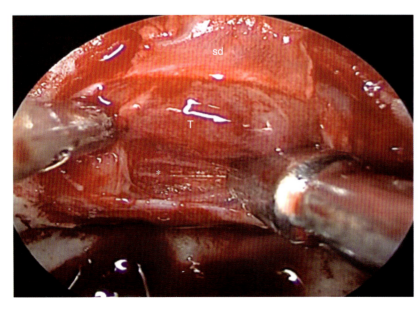

图 7.102 使用吸引器清除下方的肿瘤。
sd：硬脑膜；*：清除蝶鞍腔下部的肿瘤；T：肿瘤。

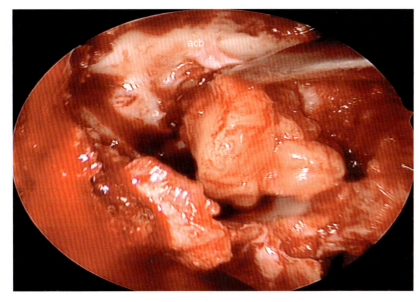

图 7.103 用脂肪重建蝶鞍腔。acb：前颅底；f：脂肪。

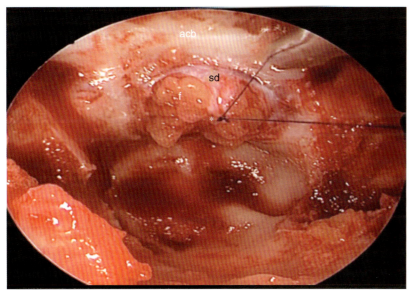

图 7.104 缝合覆盖于蝶鞍腔脂肪表面的硬脑膜。acb：前颅底；sd：硬脑膜；f：脂肪；*：缝合。

病例 7：扩展至左侧蝶窦的垂体大腺瘤

56岁女性患者，表现为头痛和鼻腔分泌物增多。经对症治疗后，症状没有缓解，建议进行脑部MRI检查。MRI显示鞍区有一肿块，延伸至左侧蝶窦（图7.105，图7.106）。气管插管后，收缩双侧鼻腔黏膜（图7.107）。外移右侧下鼻甲，切除部分中鼻甲（图7.108）。从而获得了一条宽敞的通道（图7.109），通过切除后组筛窦进一步加宽该通道。外移上鼻甲，显露出右侧蝶窦（图7.110）。扩大蝶窦开口（图7.111），开放蝶窦。掀起鼻中隔黏膜瓣（图7.112）。采用"一个半腔"技术，行左侧后组筛窦切除术，开放蝶窦。随后进行鼻中隔后部切除术（图7.113），显露蝶喙（图7.114）。磨除蝶骨平台骨质（图7.115），然后进行肩部骨质磨除（图7.116，图7.117）。显露出位于左侧蝶窦内的肿瘤（图7.118）。使用Capabianca刀切开内层硬脑膜（图7.119），并使用可旋转的Kassam剪刀在两侧扩大硬脑膜切口（图7.120）。对肿瘤进行活检（图7.121）。采用双吸引器技术首先切除肿瘤下部（图7.122），完全切除肿瘤，直至显露出正常垂体（图7.123）。用脂肪和速即纱重建空腔，重新复位硬脑膜瓣，放置鼻中隔黏膜瓣（图7.124）。参见视频7.4。

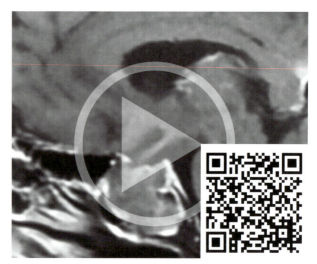

视频7.4　扩展至左侧蝶窦的垂体大腺瘤。https://www.thieme.de/de/q.htm?p=opn/cs/19/9/10104323-4f6374a9

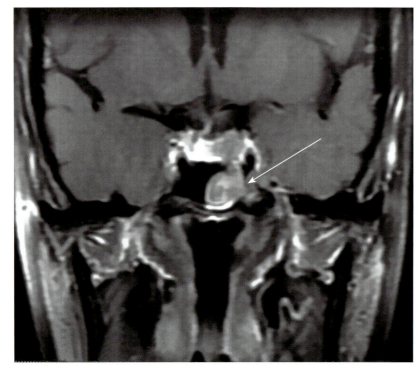

图7.105　MRI冠状位显示鞍区病变扩展至左侧蝶窦。

7
内镜入路治疗鞍区病变

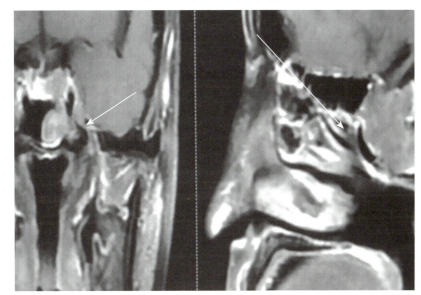

图 7.106 MRI 矢状位显示病变位于鞍区。

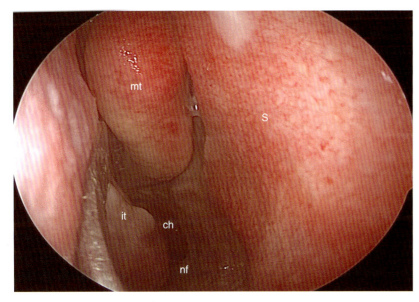

图 7.107 右侧中鼻甲。ch：右侧后鼻孔；it：下鼻甲；S：鼻中隔；nf：鼻底；mt：中鼻甲。

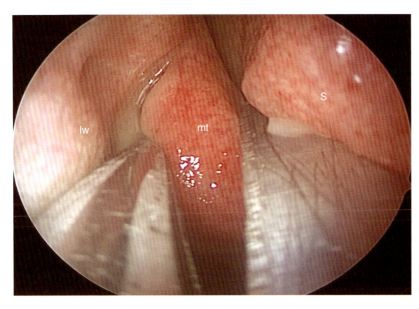

图 7.108 切除中鼻甲。lw：鼻腔外侧壁；mt：中鼻甲；S：鼻中隔。

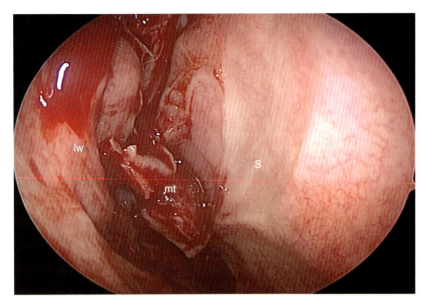

图 7.109 中鼻甲切除后。lw：鼻腔外侧壁；mt：中鼻甲；S：鼻中隔。

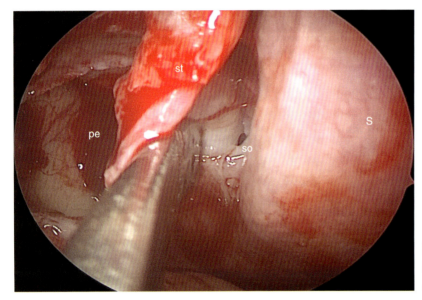

图 7.110 暴露右侧蝶窦口。pe：后组筛窦；S：鼻中隔；so：蝶窦口；st：上鼻甲。

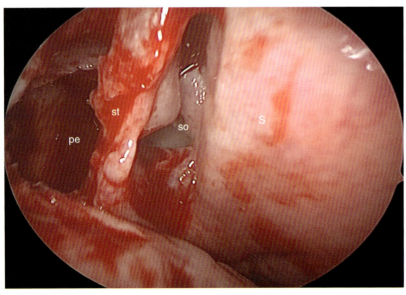

图 7.111 扩大开放右侧蝶窦。pe：后组筛窦；S：鼻中隔；so：蝶窦开口；st：上鼻甲。

内镜入路治疗鞍区病变 **7**

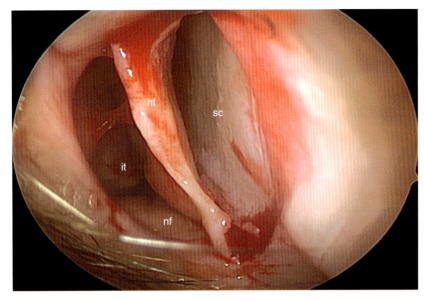

图 7.112 鼻中隔黏膜瓣前部切口。it：下鼻甲；hf：鼻中隔黏膜瓣；nf：鼻腔底壁；sc：鼻中隔软骨。

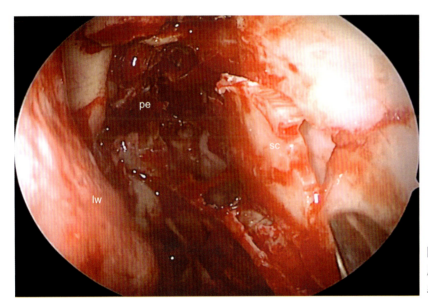

图 7.113 鼻中隔后部切除术。lw：鼻腔外侧壁；pe：后组筛窦；sc：鼻中隔软骨。

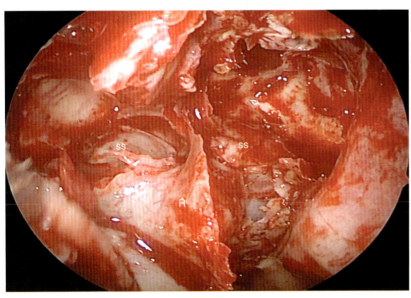

图 7.114 暴露蝶喙。R：蝶喙；ss：蝶窦。

131

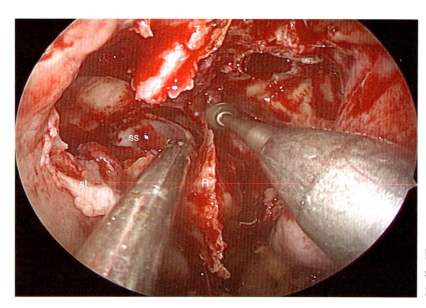

图 7.115 磨除蝶骨平台处骨质。R：蝶喙；ss：蝶窦；*：蝶骨平台处骨质磨除部位。

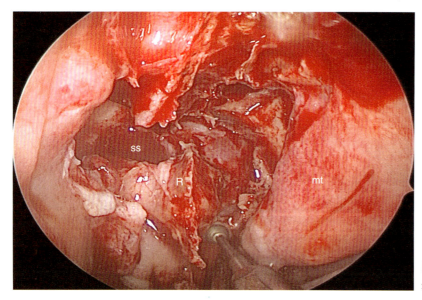

图 7.116 磨除左侧翼蝶连接处骨质。mt：中鼻甲；R：蝶喙；ss：蝶窦。

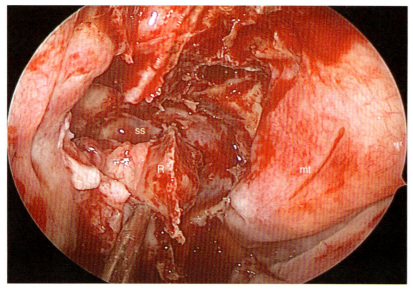

图 7.117 磨除左侧翼蝶连接处骨质后的术野暴露。mt：中鼻甲；R：蝶喙；ss：蝶窦。

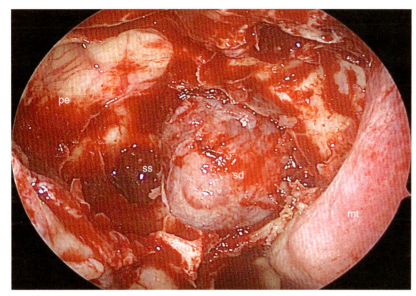

图 7.118 切除蝶喙后的术野暴露。pe：后组筛窦；mt：中鼻甲；sd：内层硬脑膜；ss：蝶窦。

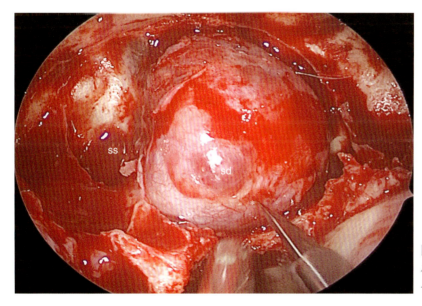

图 7.119 使用 Capabianca 刀切开内层硬脑膜。sd：内层硬脑膜；ss：蝶窦；*：切口线。

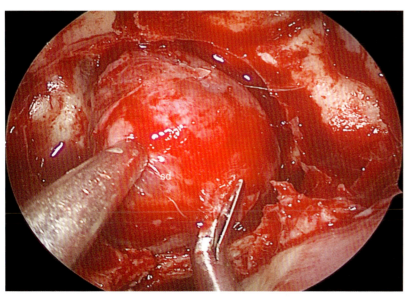

图 7.120 扩大内层硬脑膜的切口。sd：内层硬脑膜；*：切口线。

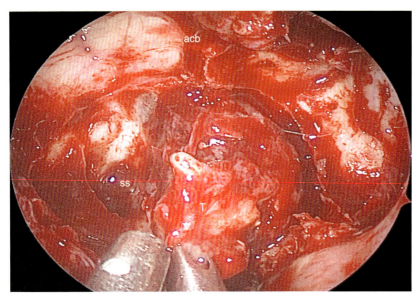

图7.121 肿瘤活检。acb：前颅底；ss：蝶窦；T：肿瘤。

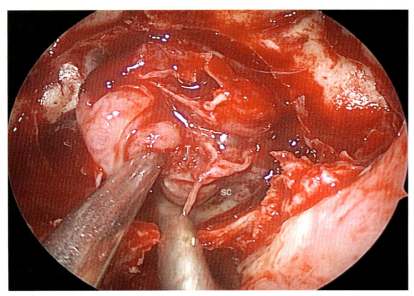

图7.122 肿瘤切除的双吸引器技术。sc：蝶鞍腔；T：肿瘤。

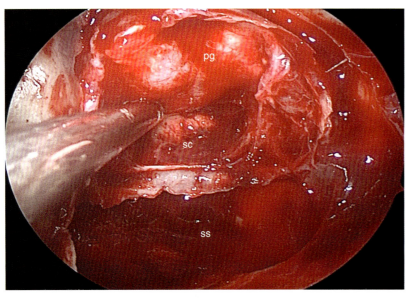

图7.123 肿瘤切除后显露正常垂体。pg：正常垂体；sc：蝶鞍腔；ss：蝶窦。

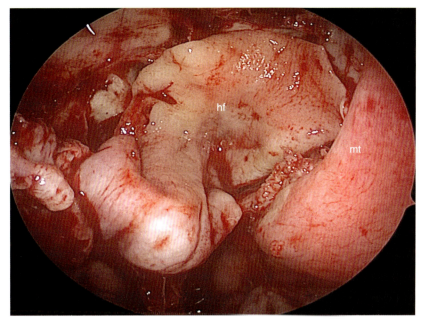

图7.124 使用鼻中隔黏膜瓣进行重建。hf：鼻中隔黏膜瓣；mt：中鼻甲。

病例8：垂体结核

22岁女性，出现头痛和视觉障碍，并伴有低烧。MRI显示鞍区占位性病变，患者在全身麻醉下进行手术。行右侧中鼻甲部分切除后，进行双侧后组筛窦、蝶窦大范围开放。取右侧鼻中隔黏膜瓣。鼻中隔后部切除术暴露蝶喙（图7.125），三处骨质磨除后，移除蝶喙（图7.126）。使用Karl Storz神经磨钻和4 mm金刚砂钻头对鞍底骨质进行磨除（图7.127），并使用Rosen剥离子掀起骨瓣（图7.128）。使用可旋转的Kassam剪刀切开内层硬脑膜，并在两侧延伸切口（图7.129）。掀起U形硬脑膜瓣并暴露肿瘤（图7.130）。对肿瘤进行活检（图7.131）。肿瘤切除采用双吸引器技术，从6点钟位置开始（图7.132），进一步向上和横向移动（图7.133），以便完全清除瘤腔（图7.134）。用脂肪（图7.135）和速即纱（图7.136）重建空腔，重新复位硬脑膜瓣，并用鼻中隔黏膜瓣（图7.137）、速即纱（图7.138）、明胶海绵和组织胶覆盖，进行多层重建（图7.139）。参见视频7.5。

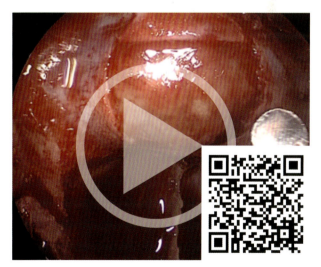

视频7.5 垂体结核。https://www.thieme.de/de/q.htm?p=opn/cs/19/9/10104249-4672b41d

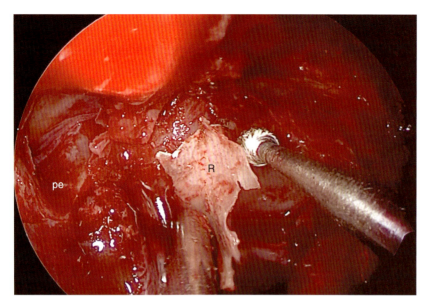

图 7.125 暴露蝶喙及磨除三处骨质。pe：后组筛窦；R：蝶喙。

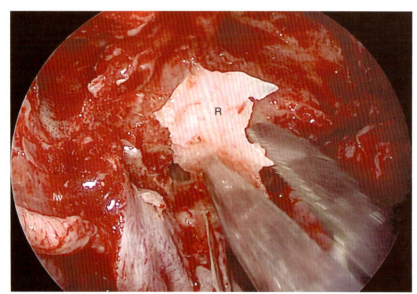

图 7.126 三处骨质磨除后切除蝶喙。R：蝶喙；lw：蝶窦外侧壁。

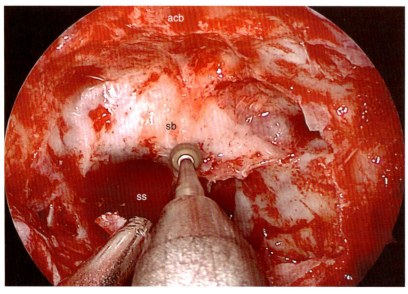

图 7.127 磨除鞍底骨质。acb：前颅底；sb：鞍底骨质；ss：蝶窦。

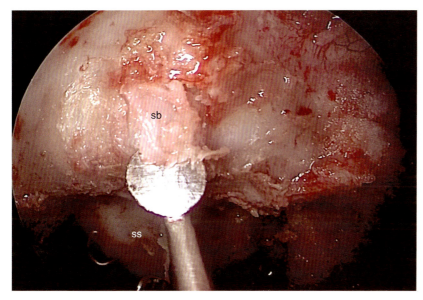

图 7.128 使用 Rosen 剥离子剥离已蛋壳化的鞍底骨质。sb: 鞍底骨质；ss: 蝶窦。

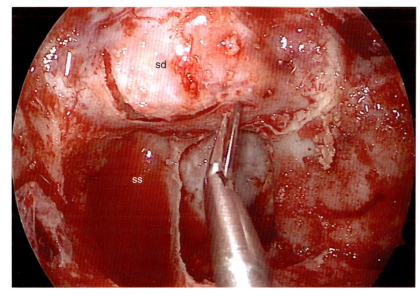

图 7.129 使用 Kassam 可旋转剪刀切开内层硬脑膜。sd: 内层硬脑膜；ss: 蝶窦；*: 切口线。

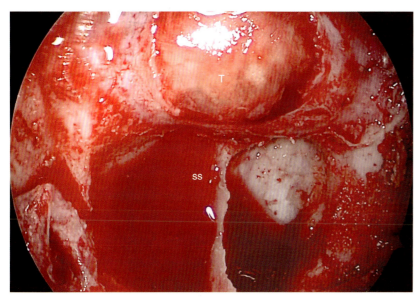

图 7.130 掀起 U 形硬脑膜后显露肿瘤。ss: 蝶窦；T: 肿瘤。

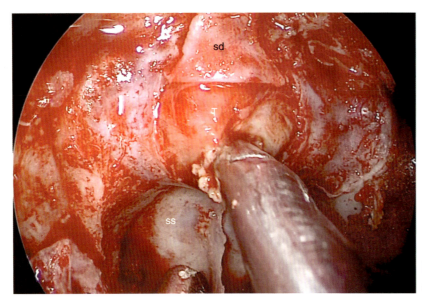

图7.131 肿瘤活检。sd：内层硬脑膜；ss：蝶窦；T：肿瘤。

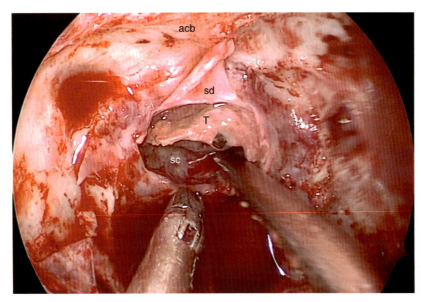

图7.132 采用双吸引器技术切除下部肿瘤。acb：前颅底；sc：蝶鞍腔；sd：内层硬脑膜；T：肿瘤。

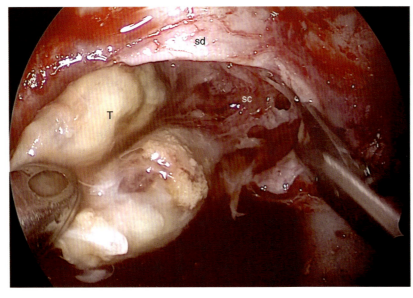

图7.133 切除外侧的肿瘤。sc：蝶鞍腔；sd：内层硬脑膜；T：肿瘤。

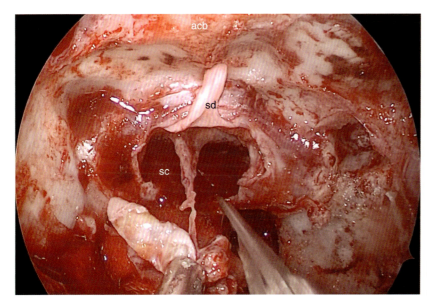

图7.134 肿瘤已完全切除。acb：前颅底；sc：蝶鞍腔；sd：内层硬脑膜。

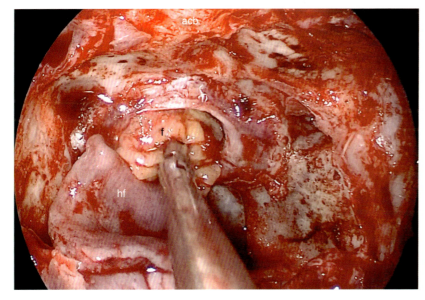

图7.135 使用脂肪重建蝶鞍腔。acb：前颅底；f：脂肪；hf：鼻中隔黏膜瓣。

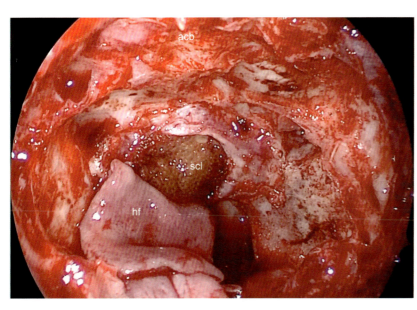

图7.136 将速即纱放置在脂肪表面。acb：前颅底；hf：鼻中隔黏膜瓣；scl：速即纱。

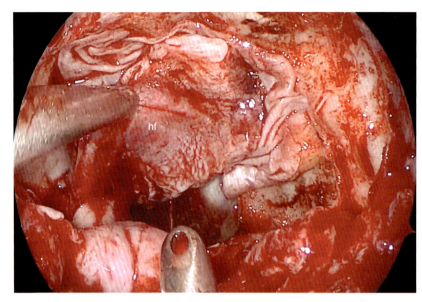

图 7.137　将鼻中隔黏膜瓣放置于速即纱表面。hf：鼻中隔黏膜瓣。

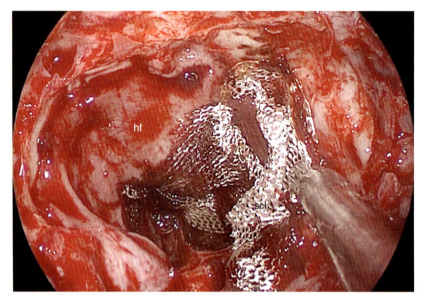

图 7.138　将速即纱放置在鼻中隔黏膜瓣表面进行重建。hf：鼻中隔黏膜瓣；scl：速即纱。

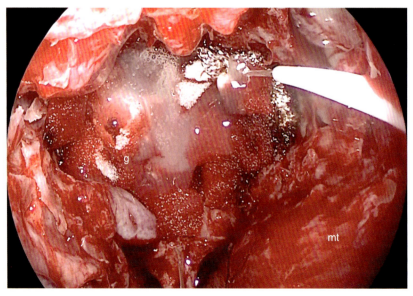

图 7.139　用组织胶完成重建。g：明胶海绵；mt：中鼻甲。

病例 9：Rathke 裂囊肿

12 岁女性，主诉头痛。脑部 MRI（图 7.140～图 7.142）显示鞍区有一个明确的非增强性囊性病变，周围有一个薄的环形强化。行右侧中鼻甲部分切除后，掀起双侧救援黏膜瓣。随后进行鼻中隔后部切除术和三处骨质磨除，对蝶窦广泛暴露。蝶窦为鞍前型，因此，对骨质进行磨除（图 7.143）以识别解剖标志颈内动脉和视神经。对鞍底骨质进行磨除，并在将其磨薄后取出蛋壳化骨质。用 Capabianca 刀（图 7.144）和 Kassam 可旋转剪刀（图 7.145，图 7.146）切开内层硬脑膜。掀起 U 形硬脑膜瓣（图 7.147）。掀起硬脑膜瓣后暴露出正常垂体（图 7.148）。切开垂体（图 7.149）。在牵开正常垂体后抽吸囊性液体（图 7.150）。吸出囊肿内容物。囊肿中也存在一些固体部分（图 7.151），通过抽吸和乳酸林格液冲洗后将其取出。然后获得一个干净的空腔（图 7.152）。采用脂肪、速即纱和鼻中隔黏膜瓣行多层重建技术。参见视频 7.6。

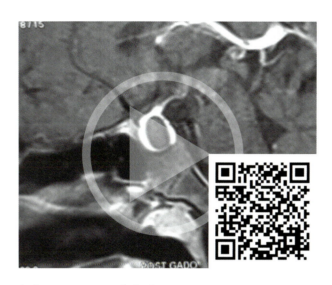

视频 7.6 Rathke 裂囊肿 1。https://www.thieme.de/de/q.htm?p=opn/cs/19/9/10104250-c478e211

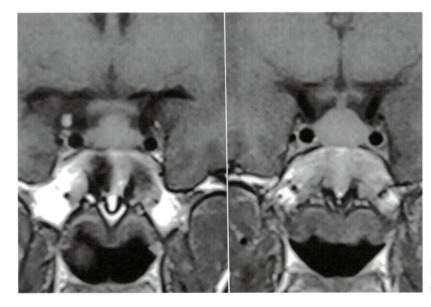

图 7.140 MRI 冠状位显示垂体内囊性病变。

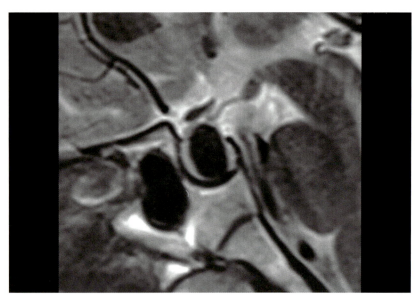

图 7.141 MRI 矢状位 T1 像显示垂体内囊性病变。

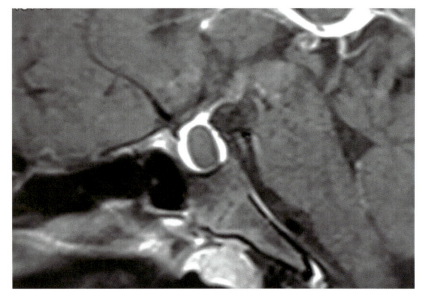

图 7.142 MRI 矢状位 T2 像显示垂体内囊性病变。

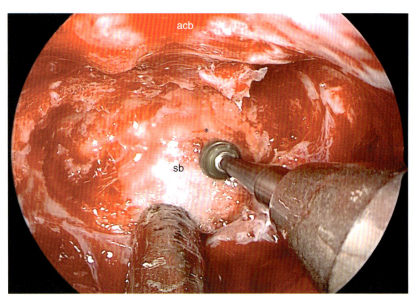

图 7.143 磨除鞍底骨质。acb：前颅底；sb：鞍底骨质；*：正在进行骨质磨除的位置。

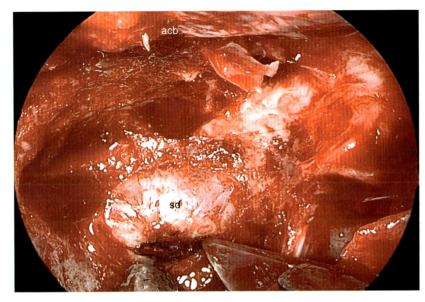

图 7.144 使用 Capabianca 刀切开内层硬脑膜。acb: 前颅底；sd: 内层硬脑膜；*: 切口线。

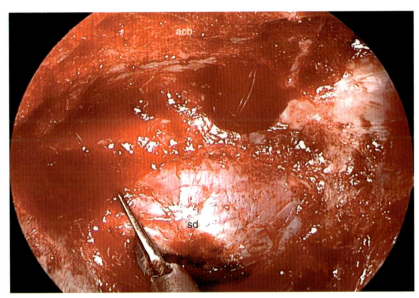

图 7.145 向右扩大内层硬脑膜切口。acb: 前颅底; sd: 内层硬脑膜; *: 切口线。

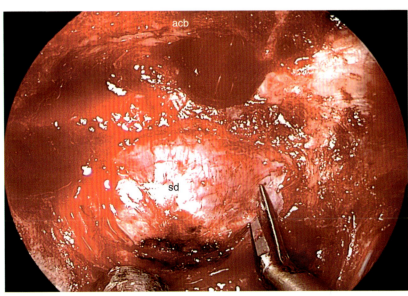

图 7.146 向左扩大内层硬脑膜切口。acb: 前颅底; sd: 内层硬脑膜; *: 切口线。

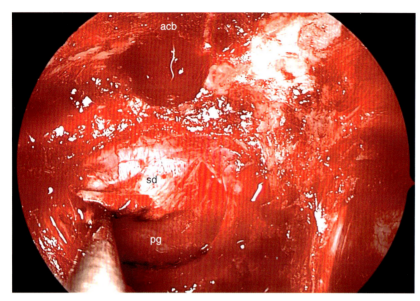

图 7.147 掀开 U 形硬脑膜瓣。acb：前颅底；pg：垂体；sd：内层硬脑膜。

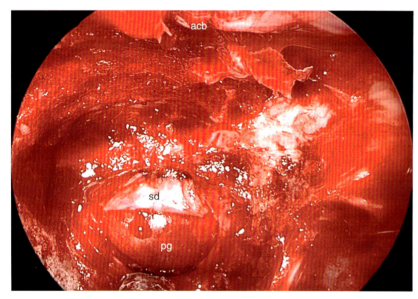

图 7.148 暴露垂体。acb：前颅底；pg：正常垂体；sd：内层硬脑膜。

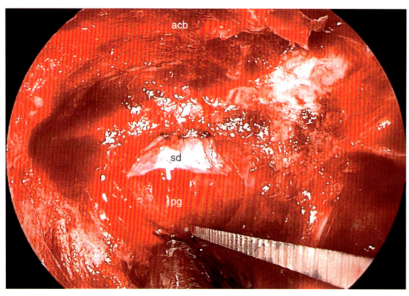

图 7.149 做垂体表面切口。acb：前颅底；pg：垂体；sd：内层硬脑膜；*：垂体表面的切口位置。

7 内镜入路治疗鞍区病变

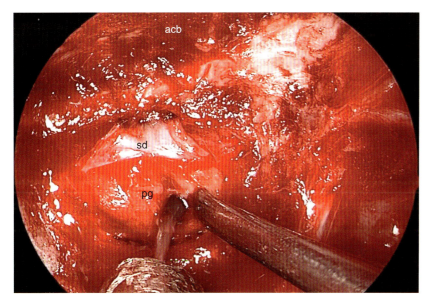

图 7.150　抽吸囊性内容物。acb：前颅底；pg：垂体；sd：内层硬脑膜；*：垂体表面的切口位置。

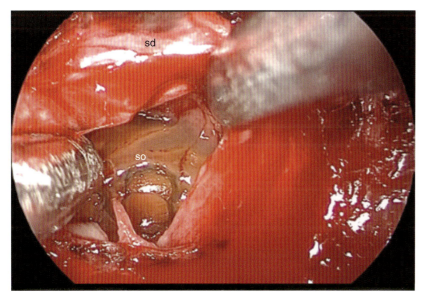

图 7.151　抽吸病变的实体部分。so：病变实体部分；sd：内层硬脑膜。

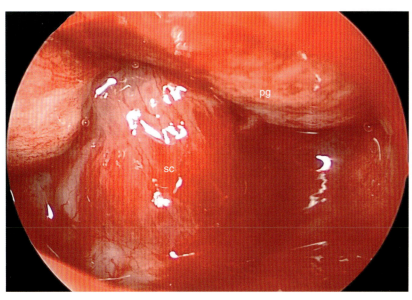

图 7.152　已彻底清除垂体内的病变。sc：蝶鞍腔；pg：垂体。

病例 10：Rathke 裂囊肿

32 岁女性，主诉视力下降和偏盲。脑部 MRI（图 7.153）显示鞍区垂体内有一个明确的病变，为囊性和非增强性。行右侧中鼻甲部分切除术，并在两侧掀起救援黏膜瓣。然后进行鼻中隔后部切除术，暴露蝶喙（图 7.154）。行三处骨质磨除后，获得了蝶窦的广泛暴露。去除黏膜，显露出鞍底骨质（图 7.155）。对鞍底骨质进行磨除（图 7.156），并使用 Rosen 剥离子移除骨瓣（图 7.157）。从而显露出内层硬脑膜（图 7.158）。使用 Capabianca 刀和 Kassam 可旋转剪刀（图 7.160，图 7.161）在内层硬脑膜表面做切口（图 7.159）。掀起 U 形硬脑膜瓣（图 7.162），显露出正常垂体（图 7.163）。切开垂体，牵开正常垂体后进行肿瘤活检（图 7.164）。吸出囊肿内容物。使用抽吸法（图 7.165）和乳酸林格液冲洗法（图 7.166）对肿瘤进行囊外剥离。最终从瘤腔中取出肿瘤（图 7.167），获得一个干净的空腔（图 7.168）。用脂肪、速即纱和鼻中隔黏膜瓣进行多层重建。参见视频 7.7。

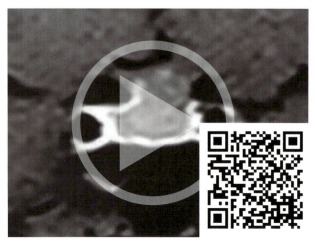

视频 7.7 Rathke 裂囊肿 2。https://www.thieme.de/de/q.htm?p=opn/cs/19/9/10104301-9bc53895

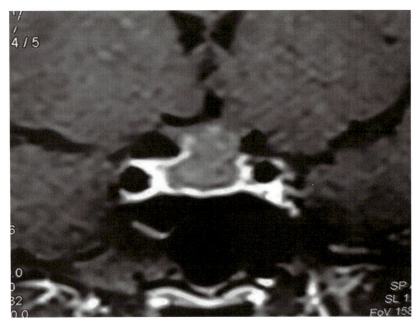

图 7.153 MRI 冠状位显示垂体内鞍区病变。

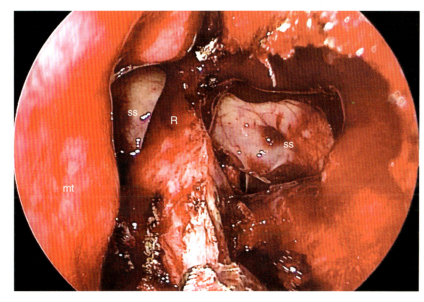

图 7.154 显露蝶喙，显露似猫头鹰眼睛样外观。mt：中鼻甲；R：蝶喙；ss：蝶窦。

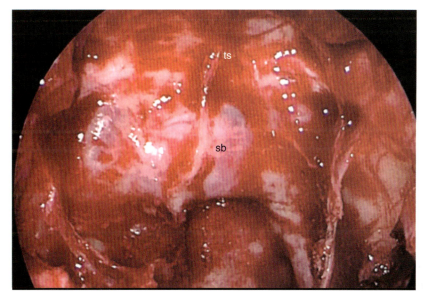

图 7.155 显露鞍底。sb：鞍底骨质；ts：鞍结节。

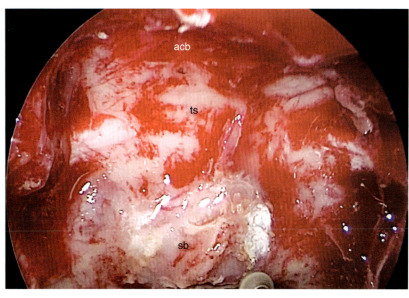

图 7.156 磨除鞍底骨质。acb：前颅底；sb：鞍底骨质；ts：鞍结节。

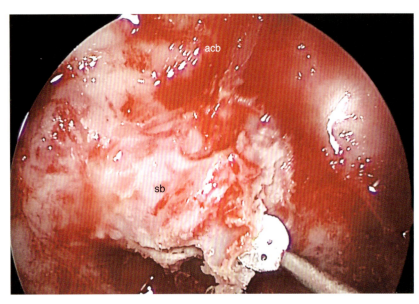

图 7.157 使用 Rosen 剥离子剥除鞍底骨质。acb：前颅底；sb：鞍底骨质。

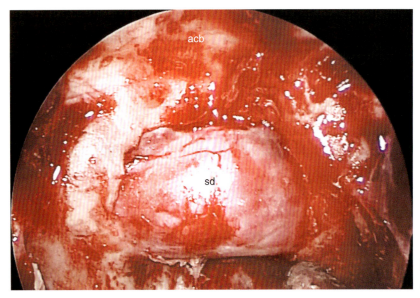

图 7.158 显露内层硬脑膜。acb：前颅底；sd：内层硬脑膜。

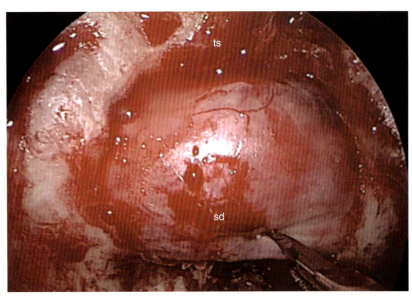

图 7.159 内层硬脑膜表面的切口。sd：内层硬脑膜；ts：鞍结节；*：切口线。

7 内镜入路治疗鞍区病变

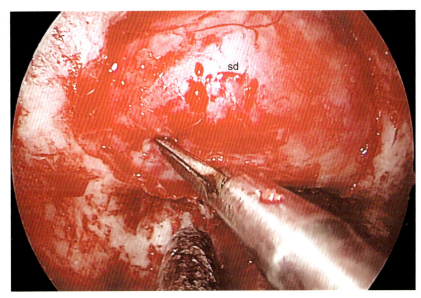

图 7.160 使用可旋转剪刀扩大右侧切口。sd：内层硬脑膜；*：切口线。

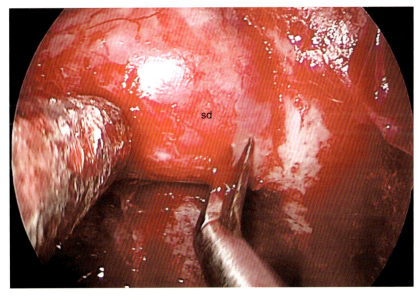

图 7.161 使用可旋转剪刀在左侧内层硬脑膜上扩大切口。sd：内层硬脑膜；*：切口线。

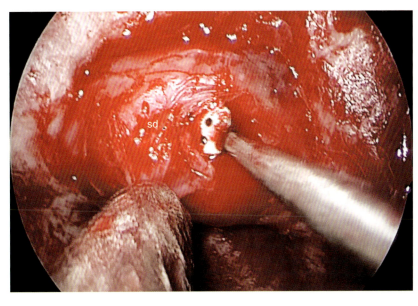

图 7.162 使用 Rosen 剥离子向上分离 U 形内层硬脑膜瓣。sd：内层硬脑膜。

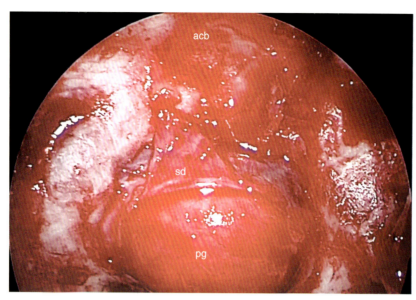

图 7.163 显露垂体。acb：前颅底；pg：垂体；sd：内层硬脑膜。

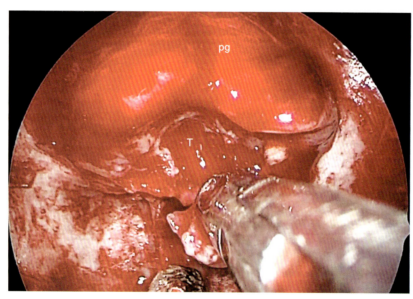

图 7.164 取活检进行组织病理学检查。pg：垂体；T：肿瘤。

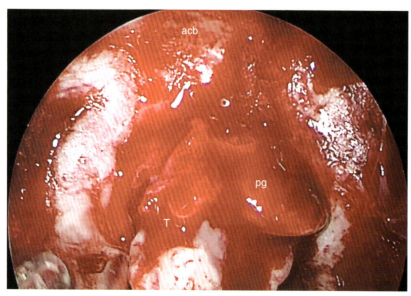

图 7.165 囊外剥离肿瘤。acb：前颅底；pg：垂体；T：肿瘤。

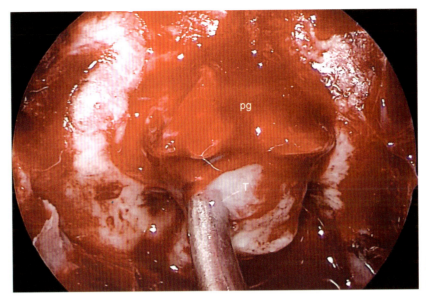

图 7.166 使用乳酸林格液对肿瘤进行水下分离。pg：垂体；T：肿瘤。

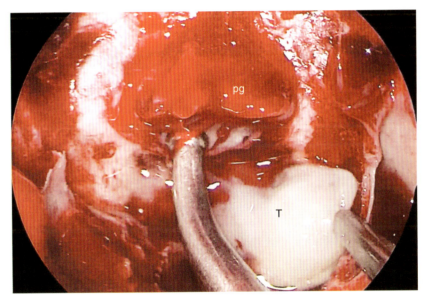

图 7.167 自腔内切除肿瘤。pg：垂体；T：肿瘤。

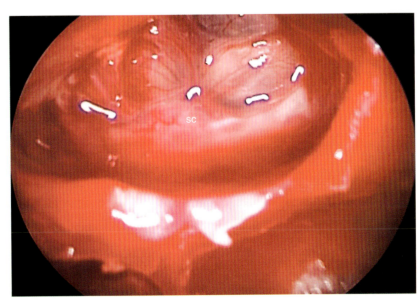

图 7.168 从腔内完全切除肿瘤。sc：蝶鞍腔。

病例 11：鞍区－鞍上型颅咽管瘤

7岁男性主诉头痛。脑部 MRI（图 7.169，图 7.170）显示鞍区有一个明确的病变，延伸至鞍上。行右侧中鼻甲部分切除术，并取下右侧鼻中隔黏膜瓣。然后进行鼻中隔后部切除术，在三处骨质磨除后去除蝶喙，以获得鞍区的广泛暴露（图 7.171）。磨除鞍底骨质（图 7.172），取下骨瓣。该病例的蝶骨平台—鞍结节成角几乎为 90°（图 7.173）。显露内层硬脑膜（图 7.174）。暴露海绵窦表面的硬脑膜，使用超声多普勒来识别颈内动脉的位置（图 7.175，图 7.176）。使用 Capabianca 刀切开内层硬脑膜，使用 Kassam 可旋转剪刀在两侧扩大切口（图 7.177，图 7.178）。肿瘤位于脑膜层硬脑膜后方（图 7.179），掀起硬脑膜的脑膜层。从肿瘤包膜上进行活检（图 7.180）。这显示了肿瘤的液体含量和机油样外观。首先清除 6 点钟位置的肿瘤，然后依次清除 3 点钟和 9 点钟位置的肿瘤。肿瘤钙化部分朝向海绵窦内侧壁，通过抽吸清除（图 7.181）。肿瘤呈鞍上小范围延伸。鞍上部分肿瘤是通过鞍膈的一个小穿孔牵拉出来的（图 7.182）。切除肿瘤的包膜并与鞍膈完全分离（图 7.183）。使用 0° 内镜观察第三和第四脑室、乳头体（图 7.184）和发出双侧大脑后动脉 P1 段的基底动脉（图 7.185）。最后，获得空腔的间隙，用脂肪和速即纱进行重建，并使用鼻中隔黏膜瓣（图 7.186）、速即纱、明胶海绵和组织胶进行多层重建。参见视频 7.8。

（苏常锐　王　龙　译）

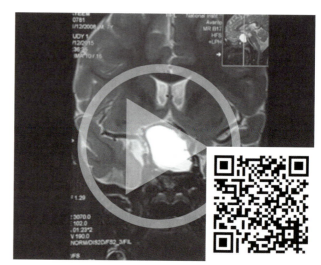

视频 7.8　鞍区颅咽管瘤。https://www.thieme.de/de/q.htm?p=opn/cs/19/9/10104302-db697f22

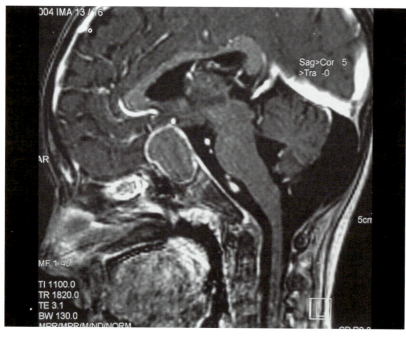

图 7.169　MRI 冠状位 T1 像显示鞍区－鞍上病变。

内镜入路治疗鞍区病变 7

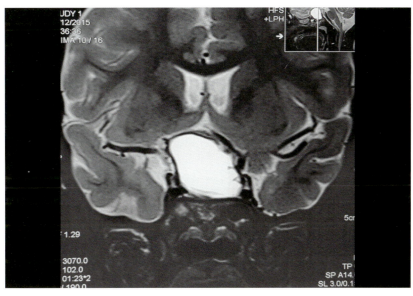

图 7.170　MRI 矢状位 T2 像显示鞍区 – 鞍上病变。

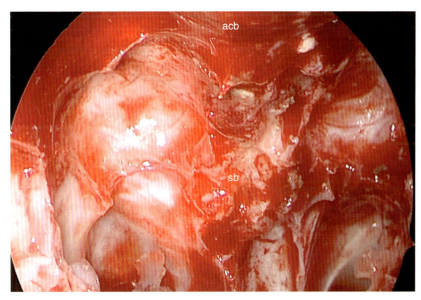

图 7.171　去除蝶喙后显露鞍区。acb：前颅底；sb：鞍底骨质。

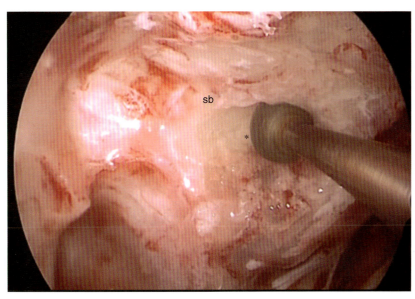

图 7.172　正在磨除鞍底骨质。sb：鞍底骨质；＊：鞍底骨质磨除部位。

153

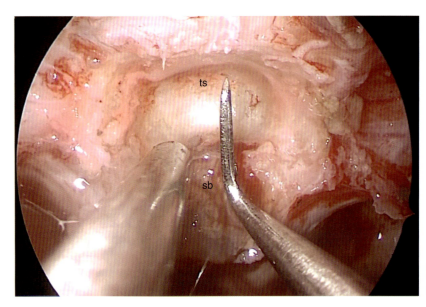

图7.173 蝶骨平台—鞍结节成角。sb：鞍底骨质；ts：鞍结节。

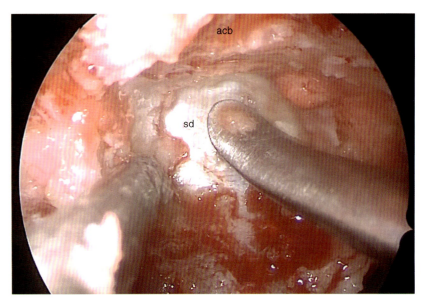

图7.174 掀起骨质从而暴露内层硬脑膜。acb：前颅底；sd：内层硬脑膜。

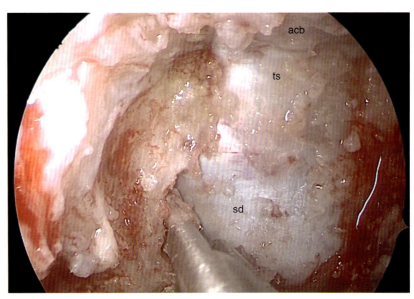

图7.175 去除海绵窦硬脑膜表面的硬脑膜。acb：前颅底；sd：内层硬脑膜；ts：鞍结节。

内镜入路治疗鞍区病变

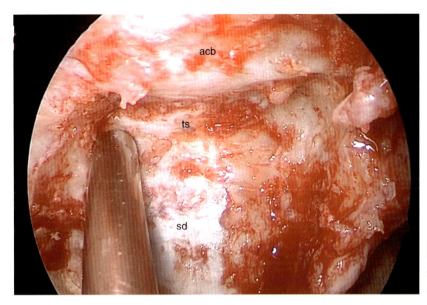

图 7.176　利用多普勒定位右侧海绵窦段颈内动脉。acb：前颅底；sd：内层硬脑膜；ts：鞍结节。

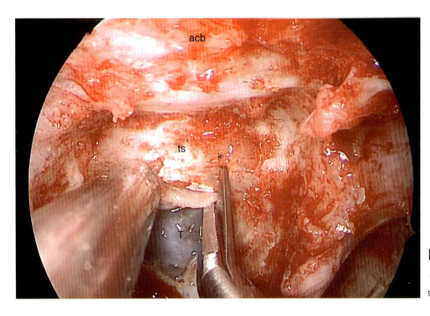

图 7.177　使用 Kassam 可旋转剪刀切开内层硬脑膜。acb：前颅底；T：肿瘤；ts：鞍结节；*：切口线。

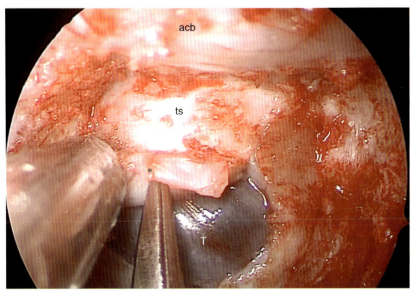

图 7.178　使用 Kassam 可旋转剪刀延长切口。acb：前颅底；T：肿瘤；ts：鞍结节；*：切口线。

155

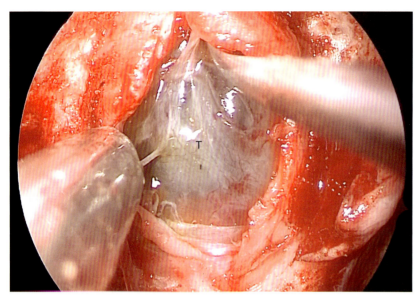

图 7.179 掀开硬脑膜暴露肿瘤。T：肿瘤。

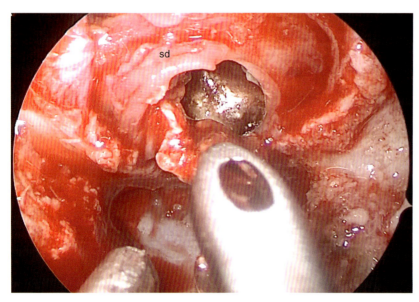

图 7.180 对肿瘤包膜进行组织病理学检查。sd：内层硬脑膜。

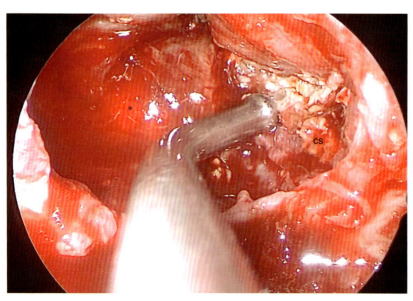

图 7.181 去除左侧海绵窦钙化的部分肿瘤。cs：左侧海绵窦；*：肿瘤腔。

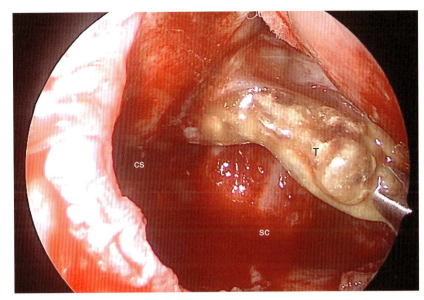

图7.182 切除鞍上肿瘤。cs：右侧海绵窦；sc：蝶鞍腔；T：肿瘤。

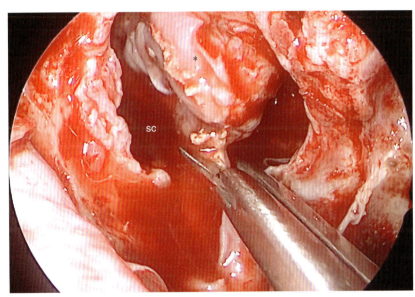

图7.183 已清除腔内肿瘤。sc：蝶鞍腔；*：鞍膈。

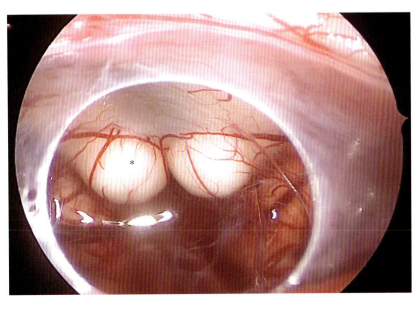

图7.184 显露乳头体。*：乳头体。

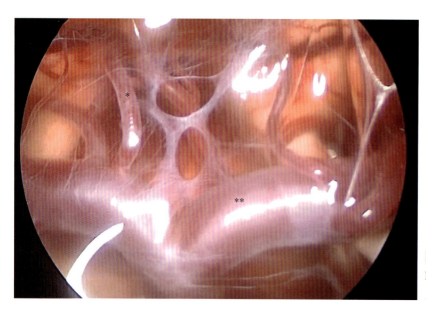

图7.185 显露基底动脉和大脑后动脉P1段。*：丘脑后穿通动脉；**：左侧大脑后动脉。

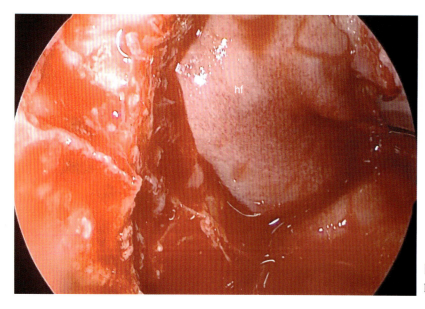

图7.186 使用鼻中隔黏膜瓣进行重建。hf：鼻中隔黏膜瓣。

参考文献

[1] Ezzat S, Asa SL, Couldwell WT, et al. The prevalence of pituitary adenomas: a systematic review. Cancer ,2004,101(3):613–619

[2] Freda PU, Post KD. Differential diagnosis of sellar masses. Endocrinol Metab Clin North Am ,1999,28(1):81–117, vi

[3] Louis DN, Ohgaki H, Wiestler OD, et al. The 2007 WHO classification of tumours of the central nervous system. Acta Neuropathol,2007,114(2):97–109

[4] DeLellis RA, Lloyd RV, Heitz PU, et al. World Health Organization Classification of Tumors: Pathology and Genetics of Tumors of Endocrine Organs. Lyon: IARC Press, 2004:10–35

[5] Hardy J, Somma M. Acromegaly: surgical treatment by transsphenoidal microsurgical removal of the pituitary adenoma// Collins WF, Tindall GT. Clinical Management of Pituitary Disorders. New York, NY: Raven Press,1979:209–217

[6] Muto J, Carrau RL, Prevedello DM, et al. Endoscopic Endonasal Approaches to the Skull Base - A Review. Austin J Otolaryngol ,2015,2(7):1055

[7] Koutourousiou M, Fernandez-Miranda JC, Wang EW, et al. The limits of transsellar/transtuberculum surgery for craniopharyngioma. J Neurosurg Sci ,2018,62(3):301–309

8 内镜入路治疗鞍上病变

Dipen Thakkar, Shilpee Bhatia Sharma, Narayanan Janakiram

引 言

1987年，Weiss首次详细介绍了使用改良的经蝶入路精细治疗鞍上病变，该方法需要从腹侧颅底去除额外的骨质。基于这一经验，其他学者开始扩展标准手术方法，并将其应用于垂体窝、鞍结节和蝶骨平台后段。这一经蝶经结节入路可以直接进入鞍膈上方空间[1]。

内镜下经鼻蝶入路相比其他治疗鞍上病变的入路具有更多优势，如避免脑组织牵拉，无瘢痕，失血少，对两侧颈内动脉无操作、无盲点，更为直接的到达肿瘤及其附着的骨质，更好地观察蛛网膜界面，减少视交叉损伤的概率，保留垂体上动脉，易于切除增生骨质，恢复时间更短[2]。

鞍上病变包括垂体腺瘤，颅咽管瘤，脑膜瘤，神经胶质瘤/星形细胞瘤，错构瘤，脂肪瘤，皮样、表皮样无性细胞瘤/生殖细胞瘤（异位松果体），先天性胆脂瘤，脉络膜瘤，漏斗瘤，淋巴瘤和转移瘤等肿瘤；炎症性疾病，如结节病、结核和胶原病；其他病变，如蛛网膜囊肿、动脉瘤、Rathke裂囊肿和组织细胞增生症X[3]。

鞍上肿瘤可以产生多种不同的表现，从视觉障碍到继发性脑积水和垂体激素变化导致的行为改变[1,3]。

内镜下经鼻蝶入路的适应证

- 具有巨大鞍上扩展的垂体腺瘤[4]。切除鞍结节和部分蝶骨平台可能更适用于扩展至蝶骨平台（PS）和鞍结节前方的肿瘤。这一扩大暴露将允许对肿瘤进行囊外分离并保证全切除。

- Rathke囊肿[5]起源于垂体柄，主要向鞍上区域扩展，有些可以下降到蝶鞍内。

- 对于位于中线区且不会跨过两侧颈内动脉的颅咽管瘤，扩大的经结节经平台入路是非常实用的[6]。

- 鞍结节和蝶骨平台脑膜瘤[7]适用于扩大的鼻内镜经结节经平台入路。肿瘤向外侧扩展至颈内动脉的肿瘤通常不适合使用这一入路。

- 经平台入路可以作为扩展至鞍上区域的脊索瘤的经斜坡入路的补充。

- 使用经鼻入路不能完全切除的侵袭性肿瘤通常不是手术禁忌证。根据患者的年龄和手术的目的，可以采用内减压、经颅或经颅内镜入路进行分期手术切除。

- 鞍上区和第三脑室蛛网膜囊肿。

- 脑室内肿瘤（胶体囊肿，脉络丛乳头状瘤和室管膜瘤）。

内镜下经鼻蝶入路的禁忌证

- 这一入路需要仔细选择病例。这种微创鼻内镜入路难以处理颈内动脉和眼眶外侧和后部的病变[2,7]。

- 大脑前动脉A2段的包裹不是这种方法的绝对禁忌证，但取决于术者进行精细显微解剖分离的经验和能力。术者还应意识到术后放疗手术和分次放疗的可能性，以减少残留病变的生长。

- 下丘脑错构瘤，大型颅内动脉瘤和生殖细胞肿瘤是不适合使用这一入路的，应与大型垂体大腺瘤相鉴别。应进行适当的术前评估，以鉴别这些需要不同治疗和手术入路的肿瘤。

- 鼻窦感染是相对禁忌证。
- 对于全身状况不允许全身麻醉的患者是禁忌证。
- 这一入路绝对不适用于缺乏相关器械和具有相关手术经验的外科医生。

术前计划

神经外科医生和耳鼻喉科医生之间需要团队合作来处理鞍上区域的病变，以获得最佳效果。从神经外科医生和耳鼻喉科医生的角度分析患者的计划手术入路和重建方法。建议术前进行全面的内分泌评估，以了解基线内分泌功能以及分泌不足的情况（如果存在）。术前影像学检查是基础。应进行计算机断层扫描（CT）和磁共振成像（MRI）扫描。它们有助于检查术前鼻窦和颅底手术区域的解剖结构特点。MRI 可以判断血管包裹和脑组织侵袭情况。

患者体位和术前准备

大部分术者在术前对每侧鼻腔使用 1：5000 肾上腺素浸泡的三个棉片来减轻鼻黏膜的充血。经口气管插管后，插入 Foley 导尿管以监测术中和术后的尿量。在选定的部分术后需要进行腰大池引流的病例可以在手术前提前将其置入。将患者的头部放在马蹄形头圈上，马蹄形头圈稍微向右延伸或固定。作者的标准做法是将患者置于反 Trendelenburg 位，无须头架固定。在预计会有较大的颅底缺损时，一般提前准备好大腿或腹部皮肤以便取脂肪和阔筋膜。放置好影像导航系统，完成并检查配准过程。术前给予抗生素和应激剂量的甲强龙。

手术技术

术野显露

行右侧中鼻甲部分切除术（图 8.1，图 8.2）和后组筛窦切除术（图 8.3，图 8.4）以提供宽敞的手术通道。后组筛窦的空间用于在两人四手技术中放置内镜。鼻中隔黏膜瓣尽可能宽并放置在鼻咽部（图 8.5，图 8.6）。向外移位对侧的中鼻甲、下鼻甲和上鼻甲，并进行双侧蝶窦切开术（图 8.7）。进行鼻中隔后部切除术以暴露蝶喙（图 8.8）。进行三处骨质磨除以去除蝶喙（图 8.9，图 8.10）。磨薄蝶窦底壁，去除蝶窦间隔。充分地暴露可以确保在解剖分离过程中避免器械相互碰撞（图 8.11）。来自蝶骨平台黏膜和鼻中隔切除后上部的出血可以使用电凝进行控制。解剖标志的识别对于手术期间的定向至关重要。将鞍底骨质磨薄至蛋壳化后，用剥离子将其取出（图 8.12）。视神经—颈内动脉内侧隐窝标志着鞍结节的最外侧界。

经鞍结节入路

使用带有 4 mm 金刚砂钻头的 Karl Storz S III 神经磨钻磨除床突内缘之间的鞍结节骨质（图 8.13，图 8.14）。在将骨质磨薄成蛋壳样后，用 Cottle 或 Rosen 剥离子将其取出。下方的骨质磨除继续进行，直到蝶鞍的一半。继续磨除上方蝶骨平台的骨质至肿瘤边缘。鞍上切迹或鞍结节在内镜中被描述为在上方由两侧视神经—颈内动脉外侧隐窝（LOCR）的连线所界定，在下方略高于鞍部上缘，在外侧为鞍旁段颈内动脉（ICA）。LOCR 是一三角形的骨质凹陷，上界为视神经管底壁，下界为眶上裂，内侧由颈动脉隆起的外侧部分形成。视神经—颈内动脉内侧隐窝（MOCR）是内镜下蝶鞍、鞍旁和鞍上区手术的重要标志[8]。使用 Cappabianca 刀在硬脑膜上做两个水平切口：一个在前海绵间窦上方，另一个在前海绵窦下方。然后电凝切断前海绵间窦；该窦可以被夹闭或电凝并切断。

该区域可以通过两个假想平面分为四个区域，即视交叉上区域、视交叉下区域、鞍后区域和脑室区域，一个平面穿过视交叉和乳头体的下表面，另一个平面穿过视交叉的后缘和鞍背[1,2]。

经蝶骨平台入路

前方的筛后动脉和后方的视神经外侧是蝶骨平台的边界。骨质磨除是使用 Karl Storz S III 神经外科磨钻和 4 mm 金刚砂钻头以三角形的边界在平面上进行的。第一步骨质磨除是在筛后动脉后方的三角形底部和视神经管上方的两个边缘进行

8 内镜入路治疗鞍上病变

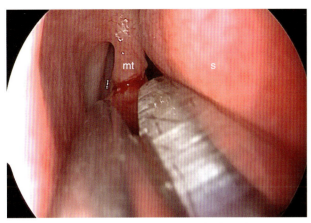

图 8.1 右侧鼻腔的内镜视图，行中鼻甲部分切除。mt：中鼻甲；s：鼻中隔。

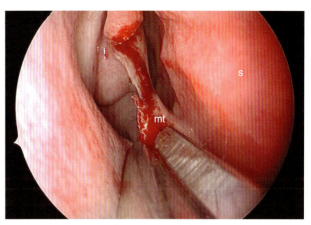

图 8.2 切除部分中鼻甲。mt：中鼻甲；s：鼻中隔。

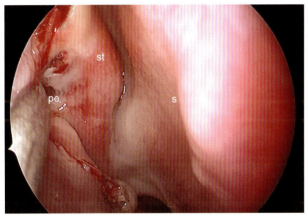

图 8.3 进行后组筛窦切除术并扩大蝶窦开口。st：上鼻甲；pe：后组筛窦；s：鼻中隔。

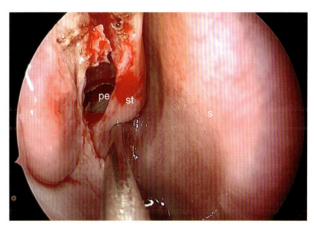

图 8.4 向外牵开上鼻甲以扩大蝶窦开口。st：上鼻甲；pe：后组筛窦；s：鼻中隔。

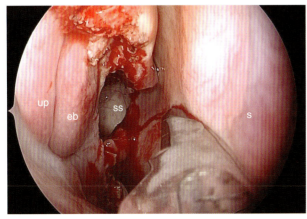

图 8.5 做鼻中隔黏膜瓣的上部切口。up：钩突；eb：筛泡；ss：蝶窦；s：鼻中隔。

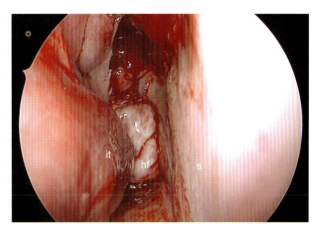

图 8.6 将制作好的鼻中隔黏膜瓣置于鼻咽部。it：下鼻甲；hf：鼻中隔黏膜瓣；s：鼻中隔。

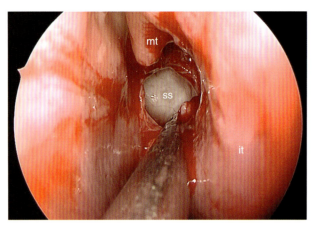

图 8.7 行左侧后组筛窦切除术和蝶窦切除术。mt：中鼻甲；ss：蝶窦；it：下鼻甲。

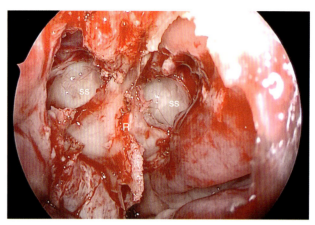

图 8.8 行鼻中隔后部切除术后所显露出的猫头鹰眼睛样外观。ss：蝶窦；R：蝶喙。

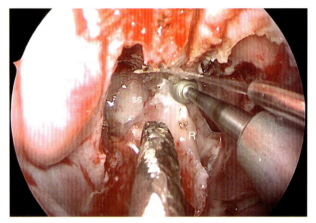

图 8.9 行蝶骨平台处骨质磨除。ss：蝶窦；R：蝶喙。

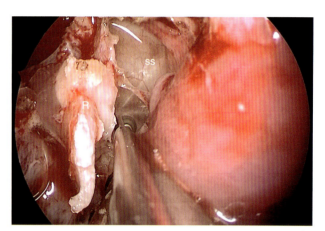

图 8.10 行肩部骨质磨除。ss：蝶窦；R：蝶喙。

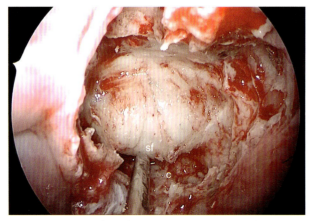

图 8.11 内镜观察蝶窦腔的广泛暴露。sf：鞍底；c：斜坡隐窝。

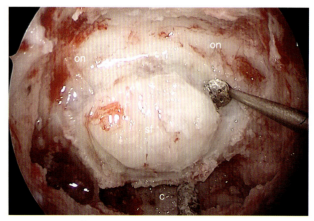

图 8.12 蛋壳化并去除鞍底骨质。sf：鞍底；on：视神经；c：斜坡隐窝。

第8章 内镜入路治疗鞍上病变

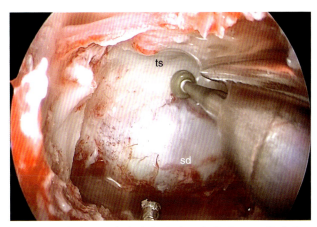

图8.13 内镜下正在磨除鞍结节区域骨质。ts：鞍结节；sd：鞍底硬脑膜。

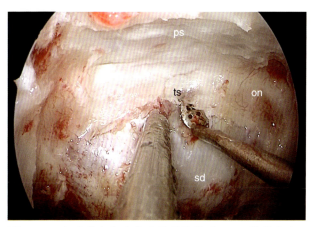

图8.14 磨至蛋壳化后去除鞍结节骨质。ps：蝶骨平台；ts：鞍结节；on：视神经；sd：鞍底硬脑膜。

磨骨的（图8.15）。然后使用Cottle剥离子去除平面上的三角形骨板。在联合经蝶鞍经结节经平台入路中，鞍结节和鞍上的骨质也需要磨除（图8.16，图8.17）。用Cappabianca刀切开硬脑膜，有两个水平切口：一个在额部硬脑膜，一个在鞍区硬脑膜。垂直切口在连接两个水平切口的前海绵间窦上进行。在进行垂直切口之前，将前海绵间窦夹闭或电凝，并将硬脑膜向外牵开。上半部分可见视神经和视交叉，中线可见垂体柄，两侧可见ICA。

蝶骨平台和筛板的向下倾斜角度使得这一入路在0°内镜下观察变得困难。在这种情况下，如果不对筛板进行大范围磨除，则很难使用直的器械，也可以使用弯钻头磨除蝶骨平台骨质。双侧后组筛窦切除术可扩大术野。

垂体瘤

垂体腺瘤占所有颅内肿瘤的10%～15%。患者具有垂体功能减退或某些激素分泌过多的特征性内分泌表现[9]。垂体大腺瘤最明确的治疗方法是手术切除。手术可以经蝶或经颅入路进行[10]。

在这个技术不断发展的时代，经蝶入路优于经颅入路，因为手术并发症少，对垂体损伤少，内分泌功能和视力障碍可早期恢复。

Hardy对垂体大腺瘤进行了解剖学分类。肿瘤

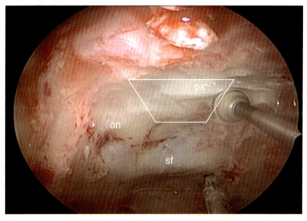

图8.15 磨除蝶骨平台骨质。on：视神经；sf：鞍底；ps：蝶骨平台；白线梯形：骨质磨除区域。

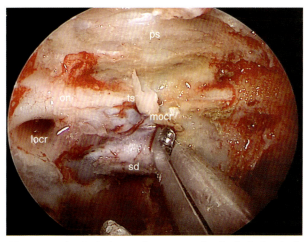

图8.16 去除左侧视神经—颈内动脉内侧隐窝（MOCR）表面骨质。sd：鞍底硬脑膜；ps：蝶骨平台；ts：鞍结节；on：视神经；mocr：视神经—颈内动脉内侧隐窝；locr：视神经—颈内动脉外侧隐窝。

163

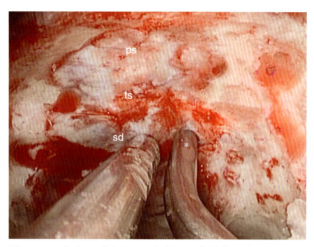

图 8.17 完全显露鞍上硬脑膜后用多普勒探查颈内动脉的位置。sd：鞍底硬脑膜；ps：蝶骨平台；ts：鞍结节；*：微型血管多普勒。

的鞍上扩展分为[11]：

- O 型：肿瘤完全局限于蝶鞍内。
- A 型：鞍上扩展膨出进入视交叉池，但未到达前三脑室的底部。
- B 型：肿瘤到达第三脑室底部，形成第三脑室前隐窝的杯型反转的图像。
- C 型：巨大的鞍上扩展主要突入到第三脑室，直至 Monro 孔。
- D 型：罕见的异常扩展到颞叶或额叶。

鞍区和鞍上垂体瘤的分步手术

病例 1：垂体大腺瘤伴鞍上扩展

45 岁男性，表现为视力下降。MRI 显示鞍区和鞍上肿瘤（图 8.18a–b）。广泛暴露蝶窦（图 8.18c）。从鞍结节区域开始磨除骨质（图 8.18d）。用 Rosen 剥离子剥离变薄的鞍结节部分和鞍底部分骨质。钻磨至蛋壳化后取出鞍底骨板，并暴露鞍区硬脑膜（图 8.18e）。用可伸缩刀切开硬脑膜骨膜层，用可旋转剪刀扩大切口（图 8.18f）。掀开 U 形硬脑膜瓣。对肿瘤进行活检。采取双吸引器技术去除肿瘤（图 8.18g–i）。海绵窦和鞍上区附近的肿瘤用弯头吸引器尖端吸除，需降低吸引器功率（图 8.18j–k）。在鞍膈区域未发现脑脊液漏（图 8.18l）。鞍底进行了多层重建。参见视频 8.1。

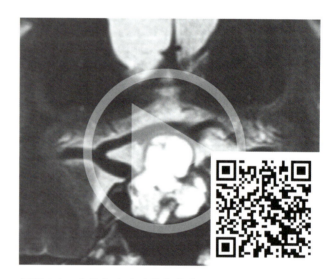

视频 8.1 垂体大腺瘤伴鞍上扩展 1。https://www.thieme.de/de/q.htm?p=opn/cs/19/9/10104303-451d0d82

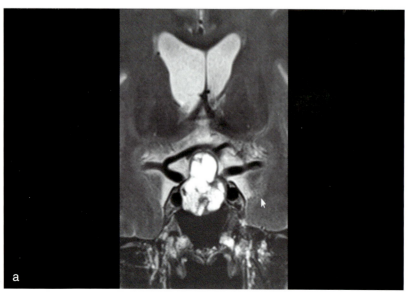

图 8.18 （a）MRI 冠状位扫描显示鞍区和鞍上部分的占位。

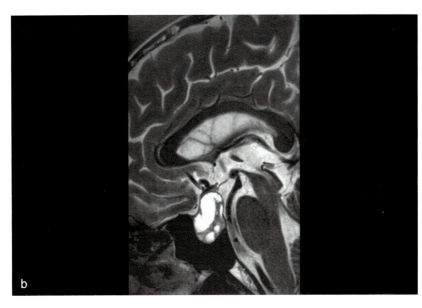

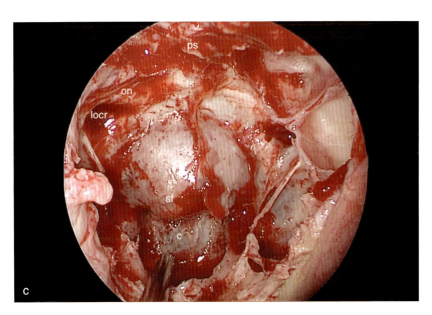

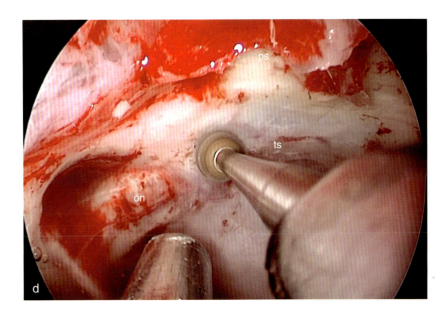

图 8.18 （b）MRI 矢状位扫描显示位于鞍区和鞍上的占位。（c）内镜下显示已将蝶窦充分显露。sf：鞍底；on：视神经；ts：鞍结节；ps：蝶骨平台；locr：视神经—颈内动脉外侧隐窝；c：斜坡。（d）内镜下显示正在磨除鞍结节区域骨质。on：视神经；ts：鞍结节；ps：蝶骨平台。

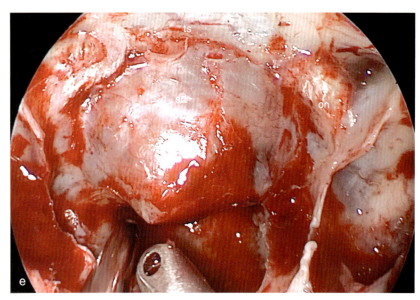

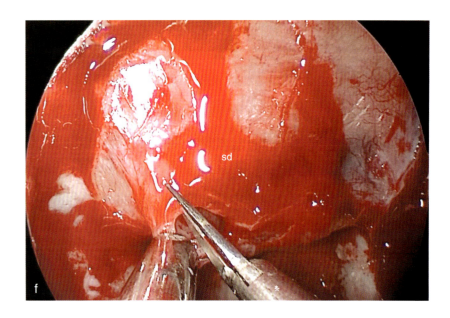

图 8.18 （e）内镜下显示磨除鞍底骨质后显露鞍区硬脑膜。on：视神经；ts：鞍结节；sd：鞍区硬脑膜。（f）内镜下显示切开鞍区硬脑膜。sd：鞍区硬脑膜。（g）内镜下显示用两个吸引器尖端切除肿瘤的鞍内部分。T：肿瘤；ts：鞍结节；ps：蝶骨平台。

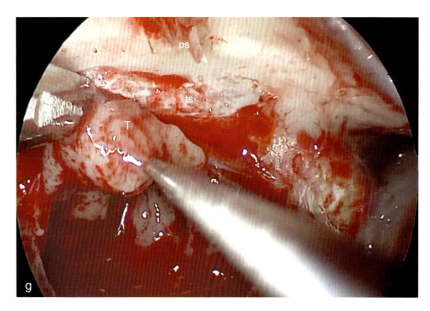

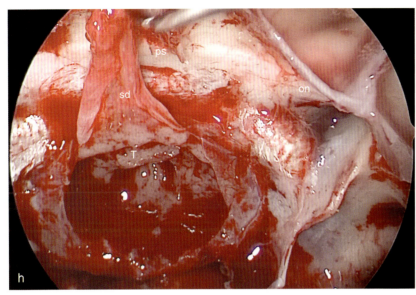

图8.18 （h）内镜下显示肿瘤的剩余部分位于鞍上部分和海绵窦附近。T：肿瘤；sd：鞍区硬脑膜；ps：蝶骨平台；on：视神经。（i）内镜下显示鞍内肿瘤切除后的蝶鞍腔，可见肿瘤的鞍上部分。T：肿瘤；c：斜坡。（j）内镜下显示自右侧海绵窦区域切除肿瘤后可见右侧海绵窦段颈内动脉。T：肿瘤；cica：海绵窦段颈内动脉。

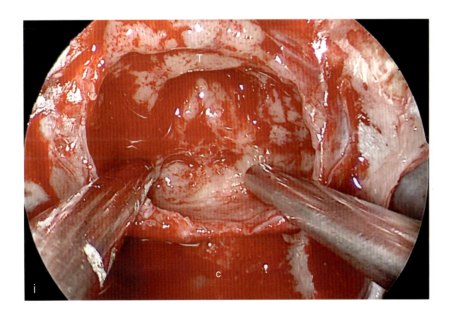

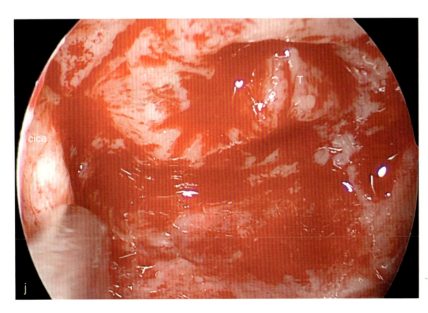

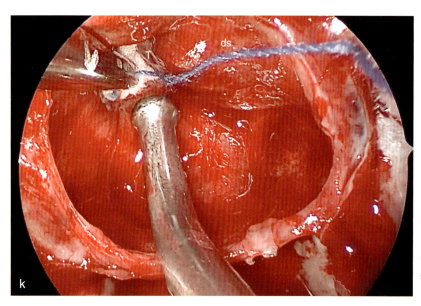

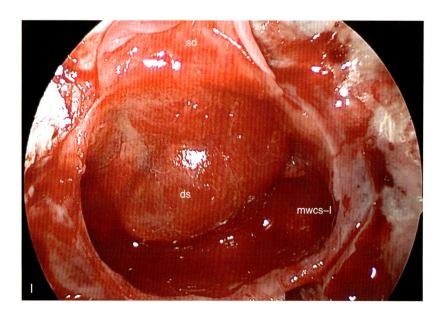

图 8.18 （k）内镜下显示用弯吸引器尖端吸除鞍上部分的肿瘤。T：肿瘤；ds：鞍膈。（l）完全切除肿瘤后的蝶鞍腔。sd：鞍区硬脑膜；ds：鞍膈；mwcs-l，左侧海绵窦内侧壁。

病例 2：纤维型垂体大腺瘤

35岁女性，主诉头痛和双颞侧偏盲。脑部MRI显示巨大的鞍区和鞍上占位，双侧视神经受压（图8.19a）。广泛暴露蝶窦并切除蝶窦间隔（图8.19b）。去除鞍底骨质后暴露鞍区硬脑膜（图8.19c）。将鞍结节骨质磨至蛋壳化后取出，去除双侧MOCR表面骨质（图8.19d）。掀起U形鞍区硬脑膜瓣，可显露鞍区肿瘤（图8.19e）。用双吸引器技术去除可以吸除的肿瘤（图8.19f）。从右侧海绵窦去除肿瘤的纤维部分（图8.19g–h）。借助海绵窦、海绵窦段ICA和肿瘤之间的解剖界面分离左侧海绵窦附近的肿瘤（图8.19i）。随后用显微剥离子分离肿瘤的鞍上部分（图8.19j）。保持良好的解剖分离界面，切除巨大的鞍上部分肿瘤（图8.19k）。大部分鞍上肿瘤被切除，除了附着在鞍膈的一小块肿瘤（图8.19l）。抬起鞍膈后去除最后一块肿瘤（图8.19m）。肿瘤完全切除后，可以看到鞍膈塌陷膨出，但没有脑脊液漏（图8.19n）。用脂肪、速即纱和鼻中隔黏膜瓣进行重建（图8.19o）。参见视频8.2。

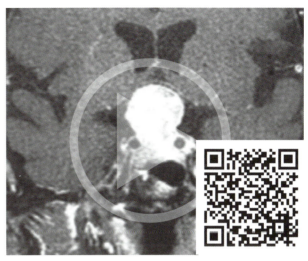

视频 8.2　纤维型垂体腺瘤。https://www.thieme.de/de/q.htm?p=opn/cs/19/9/10104304-8c61d171

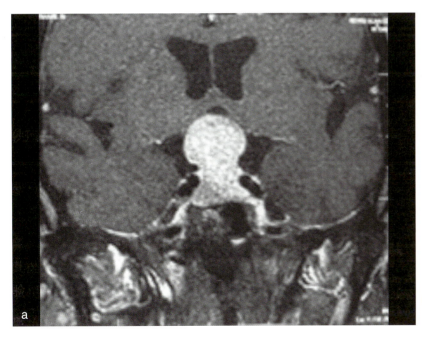

图 8.19　（a）MRI冠状位显示鞍内及鞍上占位性病变。

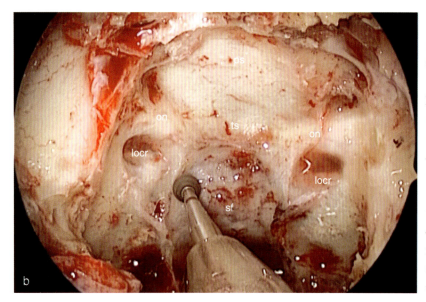

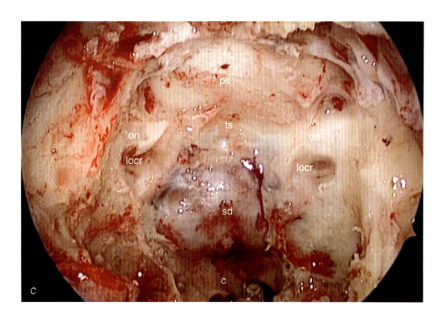

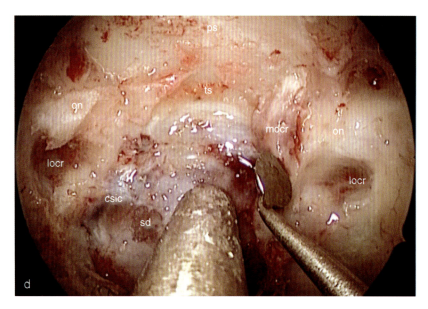

图 8.19 （b）内镜下显示已广泛暴露蝶窦，正在磨除鞍底骨质。ps：蝶骨平台；sf：鞍底；ts：鞍结节；on：视神经；locr：视神经—颈内动脉外侧隐窝。（c）内镜下显示去除鞍底骨质后显露出鞍区硬脑膜。c：斜坡；ts：鞍结节；sd：鞍区硬脑膜；on：视神经；ps：蝶骨平台；locr：视神经—颈内动脉外侧隐窝。（d）内镜下显示已去除左侧 MOCR 表面的骨质。ts：鞍结节；sd：鞍区硬脑膜；on：视神经；ps：蝶骨平台；locr：视神经—颈内动脉外侧隐窝；mocr：视神经—颈内动脉内侧隐窝；csic：海绵窦段颈内动脉。

8 内镜入路治疗鞍上病变

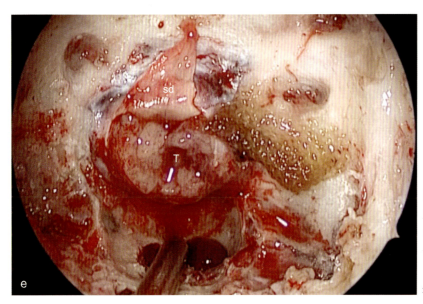

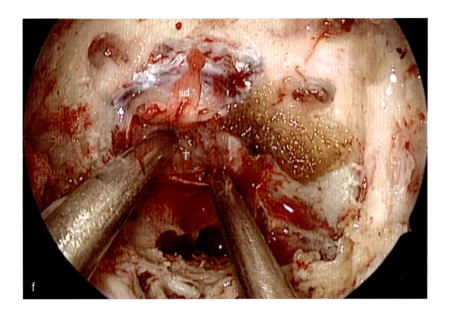

图 8.19 （e）内镜下显示已掀开鞍区硬脑膜。sd：鞍区硬脑膜；T：肿瘤。（f）内镜下显示用双吸引器技术切除可以吸动的肿瘤。sd：鞍区硬脑膜；T：肿瘤。（g）内镜下从右侧海绵窦切除肿瘤。mwcs-r：右侧海绵窦内侧壁。

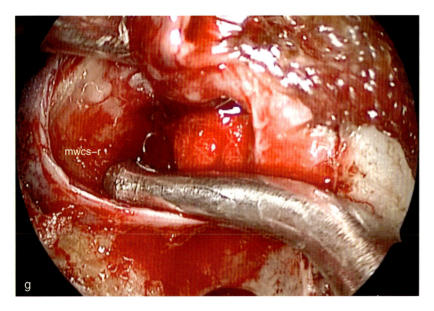

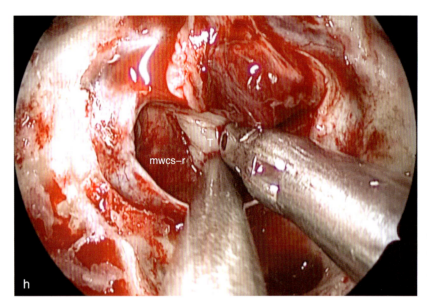

图 8.19 （h）内镜下显示获得良好分离界面后切除部分肿瘤。T：肿瘤；mwcs-r：右侧海绵窦内侧壁。（i）内镜下显示从左侧海绵窦分离肿瘤。T：肿瘤；csic：海绵窦段颈内动脉。（j）内镜下显示从鞍上区分离肿瘤。T：肿瘤。

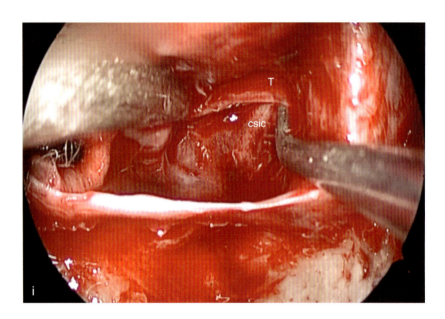

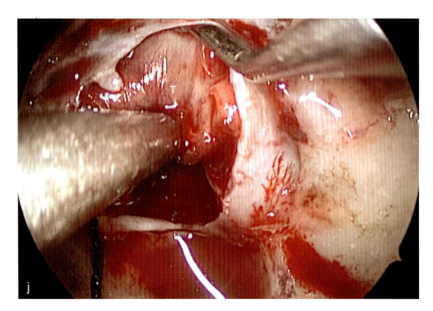

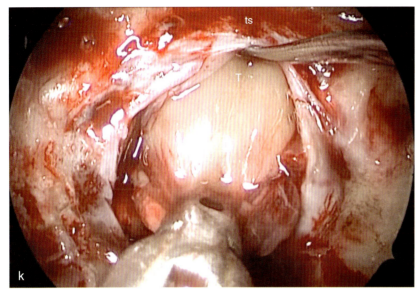

图 8.19 （k）内镜下显示获得良好分离界面后，分离鞍上部分肿瘤。T：肿瘤；ts：鞍结节。（l）内镜下显示自鞍膈上分离最后一块肿瘤。ds：鞍膈；ts：鞍结节；ps：蝶骨平台。（m）内镜下显示抬起鞍膈后切除肿瘤。ds：鞍膈；T：肿瘤；mwcs-r：右侧海绵窦内侧壁；mwcs-l：左侧海绵窦内侧壁。

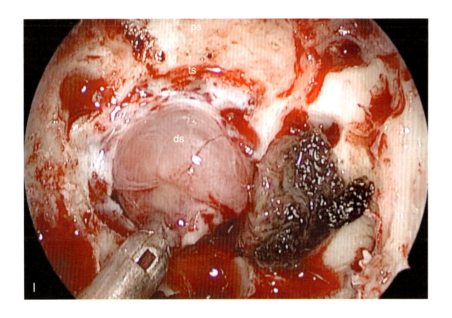

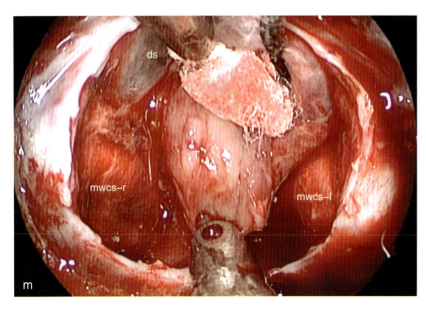

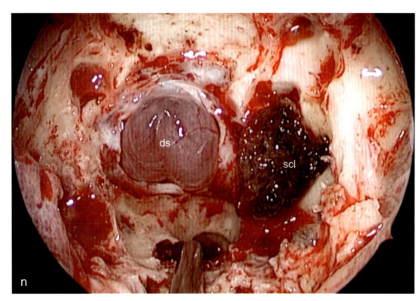

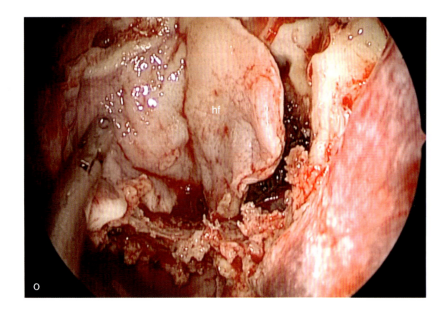

图8.19 （n）内镜下显示鞍膈膨出，无脑脊液漏。ds：鞍膈；scl：速即纱。（o）内镜下显示用鼻中隔黏膜瓣进行重建。hf：鼻中隔黏膜瓣。

病例 3：垂体大腺瘤伴鞍上扩展

28 岁男性，表现为双颞侧偏盲。脑部 MRI 扫描显示巨大的鞍区和鞍上占位，压迫双侧视神经（图 8.20a，b）。对蝶窦进行了广泛的暴露，采用"一个半腔"入路，并开始磨除鞍底骨质（图 8.20c）。将鞍底骨质磨至蛋壳样薄后取出（图 8.20d）。去除双侧海绵窦段颈内动脉上的骨质（图 8.20e）。去除鞍结节和蝶骨平台上的骨质，完成对蝶鞍、鞍结节和蝶骨平台硬脑膜的扩大暴露（图 8.20f）。磨至蛋壳样薄后，将双侧 MOCR 取出（图 8.20g）。蝶骨平台硬脑膜上的水平切口保持在前海绵间窦的上方（图 8.20h）。做两个垂直切口后，掀起蝶骨平台硬脑膜瓣（图 8.20i）。用 Cappabianca 刀和 Kassam 可旋转剪刀切开硬脑膜后，同样掀起鞍区硬脑膜瓣（图 8.20j）。用弯头吸引器吸除双侧海绵窦区肿瘤（图 8.20l）。借助角度内镜可以看到肿瘤的鞍上部分（图 8.20m）。在用 Kassam 双极电凝前海绵间窦后，将鞍区和鞍上暴露联合起来（图 8.20n）。使用双吸引器技术去除鞍上部分肿瘤（图 8.20o）。在鞍上池内可见前循环动脉、ICA 和视神经（图 8.20p）。用弯曲的吸引器头端去除最后一块鞍上肿瘤（图 8.20q）。肿瘤完全切除后，可见蝶鞍腔和视交叉上池（图 8.20r）。用脂肪、速即纱和鼻中隔黏膜瓣进行多层重建（图 8.20s）。参见视频 8.3。

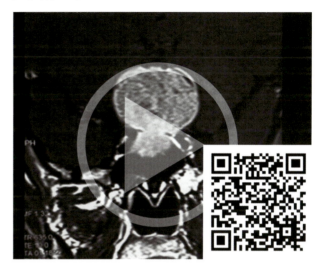

视频 8.3　垂体大腺瘤伴鞍上扩展 2。https://www.thieme.de/de/q.htm?p=opn/cs/19/9/10104305-b6a6377c

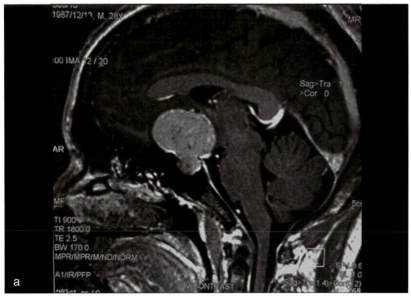

图 8.20　（a）MRI 矢状位显示鞍区和鞍上区巨大占位性病变。

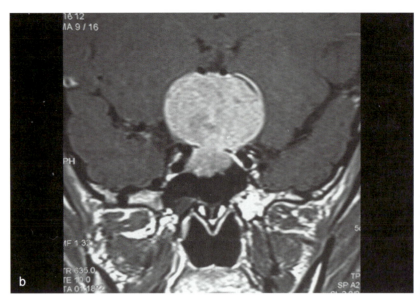

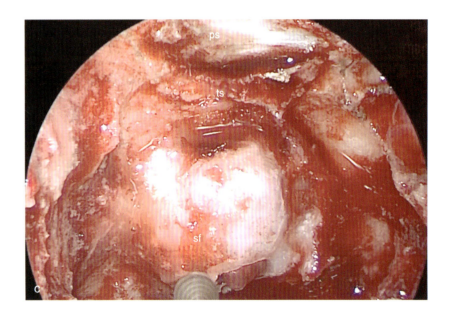

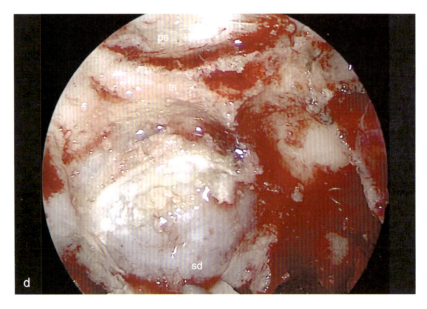

图 8.20 （b）MRI 冠状位显示鞍区和鞍上区巨大占位，压迫视神经。（c）内镜显示完全暴露蝶窦后磨除鞍底骨质。sf：鞍底；ps：蝶骨平台；ts：鞍结节。（d）内镜下显示磨薄至蛋壳化后掀起鞍底骨质。sd：鞍区硬脑膜；ts：鞍结节；ps：蝶骨平台。

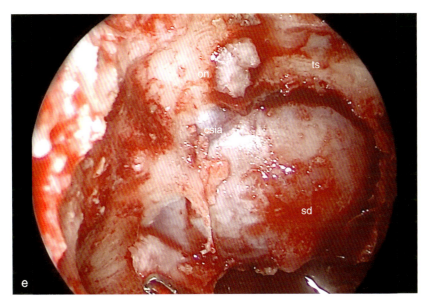

图 8.20 （e）去除右侧海绵窦段颈内动脉表面的骨质。sd：鞍区硬脑膜；on：视神经；csia：海绵窦段颈内动脉；ts：鞍结节。（f）内镜下显示完全暴露鞍区和鞍上硬脑膜。ps：蝶骨平台；ts：鞍结节；sd：鞍区硬脑膜。（g）内镜下显示磨除右侧 MOCR。sd：鞍区硬脑膜；ps：蝶骨平台；on：视神经；mocr：视神经—颈内动脉内侧隐窝。

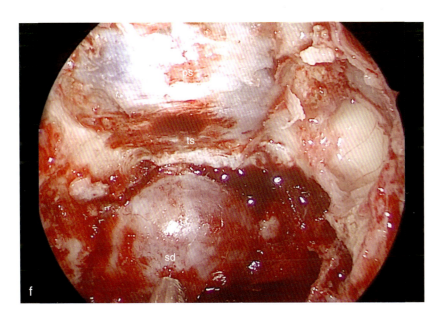

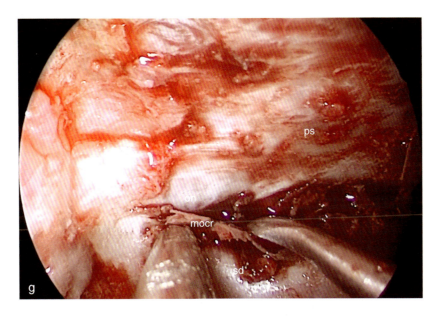

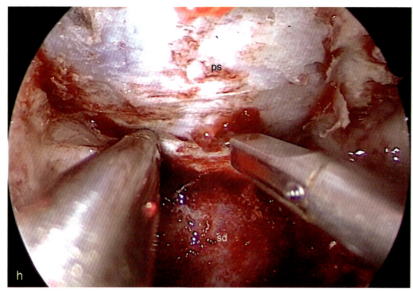

图8.20 （h）内镜下显示在前海绵间窦的上方平行于窦做硬脑膜切口。sd：鞍区硬脑膜；ps：蝶骨平台。（i）掀起U形蝶骨平台区域的硬脑膜。sd：鞍区硬脑膜；*：硬脑膜。（j）内镜下显示掀起鞍区硬脑膜。sd：鞍区硬脑膜；T：肿瘤；c：斜坡；on：视神经。

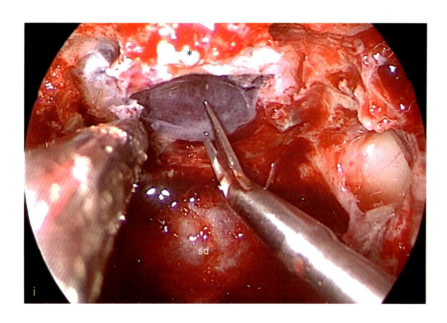

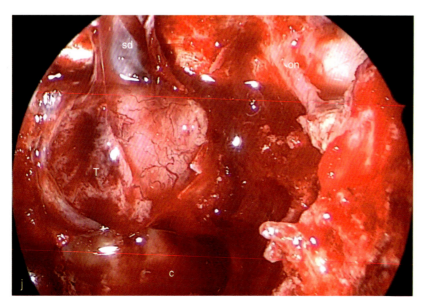

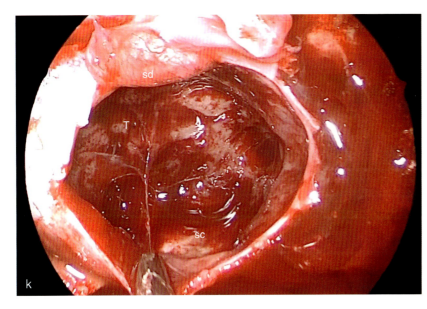

图 8.20 （k）内镜下显示采用双吸引器技术切除鞍区肿瘤。sc：蝶鞍腔；sd：鞍区硬脑膜；T：肿瘤。（l）内镜下显示从右侧海绵窦切除肿瘤。sc：蝶鞍腔；mwcs-r：右侧海绵窦内侧壁；csia：海绵窦段颈内动脉。（m）45°角度内镜下，显示鞍上区域的肿瘤。T：肿瘤。

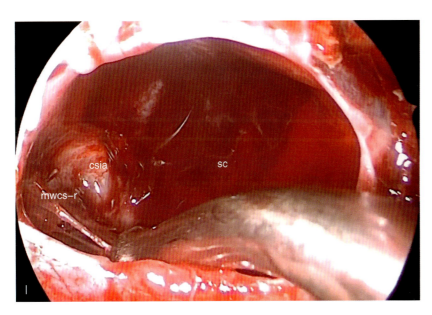

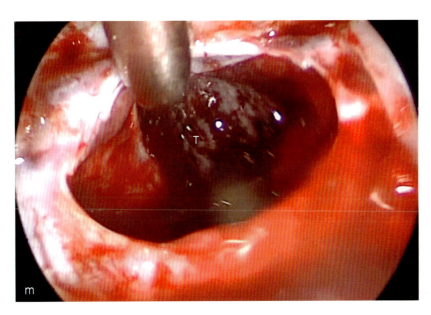

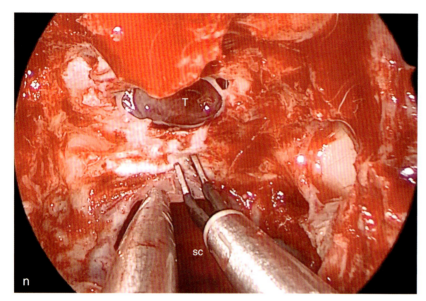

图 8.20 （n）内镜下显示电凝前海绵间窦以扩大暴露范围。T：肿瘤；sc：蝶鞍腔；*：前海绵间窦。（o）内镜下显示暴露鞍上部分肿瘤。sc：鞍腔；T：肿瘤。（p）内镜下显示左侧大脑前动脉、左侧ICA和左侧视神经。T：肿瘤；ica：颈内动脉；a1：左侧大脑前动脉a1段。

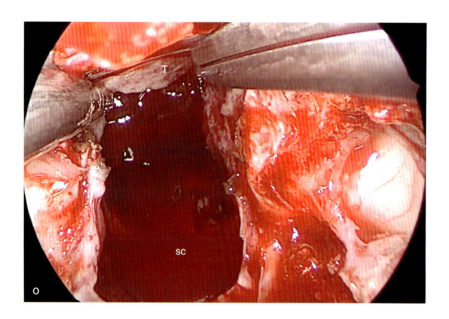

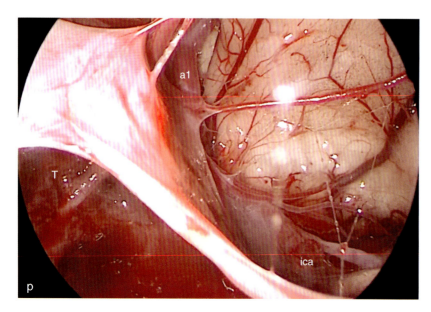

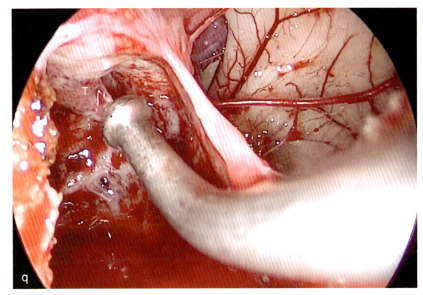

图 8.20 （q）内镜下显示从鞍上区域切除肿瘤。T: 肿瘤；*: 大脑前动脉。（r）内镜下显示肿瘤完全切除后的蝶鞍腔和鞍上池。sc: 蝶鞍腔；on: 视神经；#: 大脑前动脉；*: 大脑前动脉a1段。（s）内镜下显示用鼻中隔黏膜瓣进行重建。hf: 鼻中隔黏膜瓣。

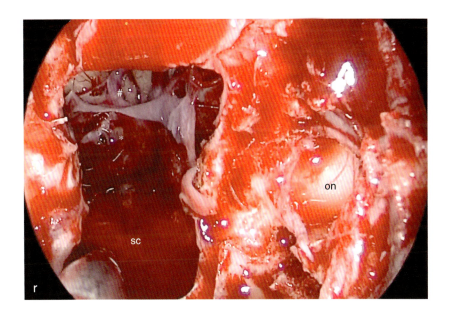

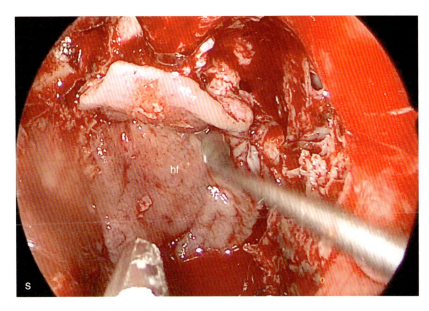

病例4：垂体大腺瘤伴鞍上扩展的翻修手术

28岁男性，表现为双颞侧偏盲和头痛。MRI显示巨大的鞍区和鞍上肿块（图8.21a）。在充分暴露两侧蝶窦后（图8.21b），进行鞍底骨质磨除（图8.21c）。用Rosen剥离子取出变薄的鞍底骨板（图8.21d）。用Kerrison咬骨钳去除颈内动脉表面的骨质。进行蝶骨平台切除术并暴露硬脑膜。开始磨除鞍结节骨质（图8.21e，f）。用Rosen剥离子去除磨薄的鞍结节骨质，并用微血管多普勒定位双侧颈内动脉走行（图8.21g）。用可伸缩的Cappabianca刀在前海绵间窦上方的鞍结节硬脑膜上做水平切口。用可旋转的剪刀在鞍结节和蝶骨平台硬脑膜上做垂直切口并掀开。用Cappabianca刀切开鞍区硬脑膜的骨膜层，并用可旋转剪刀延长切口（图8.21h），并掀起U形硬脑膜瓣（图8.21i）。发现并去除先前手术中保留的一些重建材料。用双吸头技术切除肿瘤的鞍部（图8.21j，k），并用弯曲的吸引头切除海绵窦内侧壁附近的肿瘤。肿瘤的鞍上部分可以用45°成角硬质内镜进行观察。作者试图用有角度的吸引器头去除肿瘤，难度较大，因此术者决定通过电凝前海绵间窦并将其切断来扩大显露（图8.21l）。暴露鞍上区后，可以看到前循环动脉（图8.21m）。用弯头吸引器尖端切除鞍上肿瘤的最后一部分。确定并保留了左侧视神经、大脑前动脉A1段和A2段以及硬脑膜穿支（图8.21n）。用脂肪、阔筋膜和鼻中隔黏膜瓣进行重建（图8.21o）。参见视频8.4。

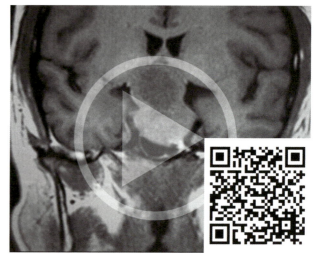

视频8.4　垂体大腺瘤伴鞍上扩展的翻修手术。https://www.thieme.de/de/q.htm?p=opn/cs/19/9/10104306-047e874e

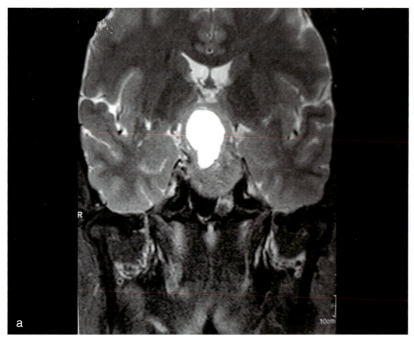

图8.21　（a）MRI冠状位显示鞍区和鞍上占位性病变。

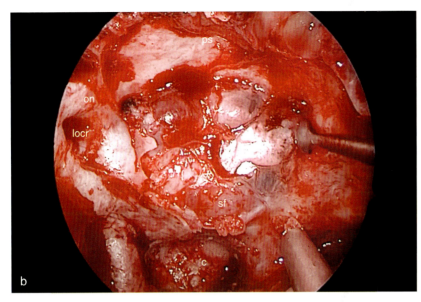

图 8.21 （b）内镜下显示已充分开放蝶窦。sf：鞍底；on：视神经；ps：蝶骨平台；on：视神经；locr：视神经—颈内动脉外侧隐窝；c：斜坡。（c）内镜下显示正在磨除鞍底骨质。sf：鞍底；ts：鞍结节；ps：蝶骨平台；on：视神经；c：斜坡。（d）磨至蛋壳化后去除鞍底骨质。sd：鞍区硬脑膜；ps：蝶骨平台；on：视神经；locr：视神经—颈内动脉外侧隐窝。

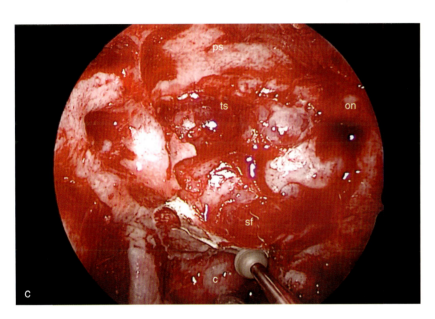

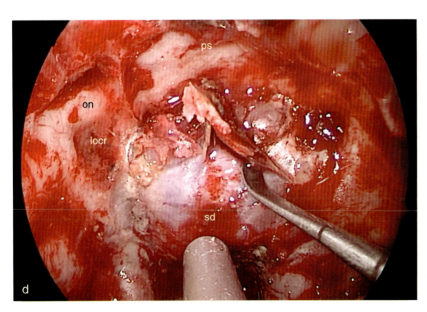

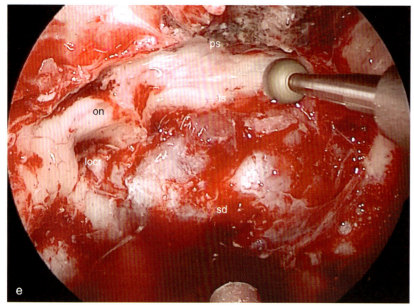

图 8.21 （e）内镜下显示正在磨除蝶骨平台骨质。sd：鞍区硬脑膜；on：视神经；locr：视神经—颈内动脉外侧隐窝；ts：鞍结节。（f）内镜下显示已完成鞍区及鞍上入路的显露。ps：蝶骨平台；sd：鞍区硬脑膜；ts：鞍结节。（g）在完全暴露后用颈动脉微血管多普勒定位颈内动脉的位置。ps：蝶骨平台；ts：鞍结节；on：视神经；sd：鞍区硬脑膜；*：微型血管多普勒。

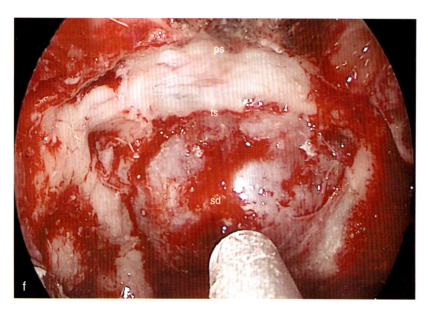

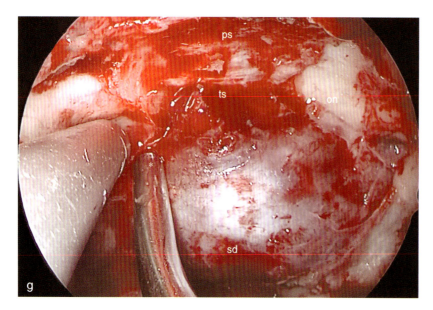

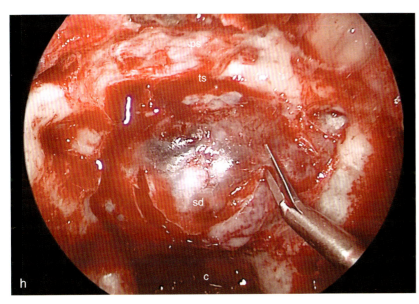

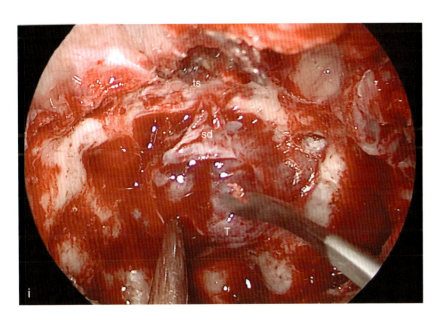

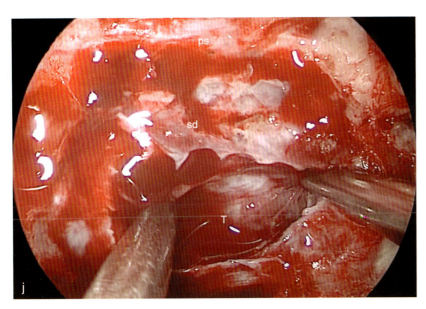

图8.21 （h）内镜下显示正在切开鞍区硬膜。ps：蝶骨平台；sd：鞍区硬脑膜；ts：鞍结节；c：斜坡。（i）内镜下可见掀起鞍区硬脑膜后显露出肿瘤。T：肿瘤；ts：鞍结节；sd：鞍区硬脑膜。（j）内镜下显示用双吸引器技术切除肿瘤。sd：鞍区硬脑膜；ps：蝶骨平台；T：肿瘤。

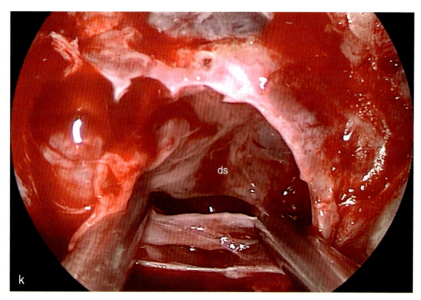

图8.21 （k）内镜下检查显示从鞍膈处切除肿瘤。ds：鞍膈。（l）内镜下显示从鞍上区用弯曲的吸引器尖端吸出肿瘤。T：肿瘤。（m）内镜下显示肿瘤切除后暴露出鞍上池。on：视神经；aca：大脑前动脉。

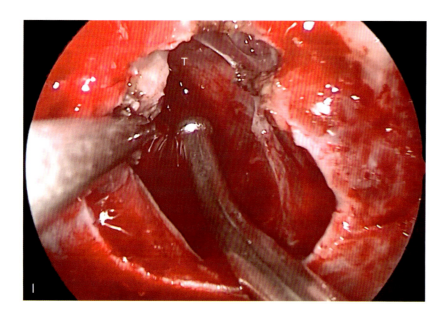

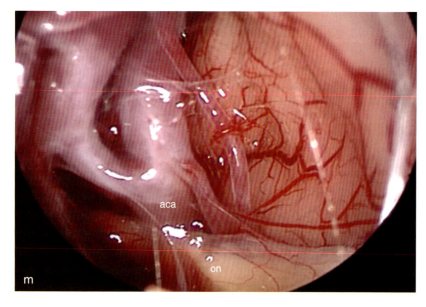

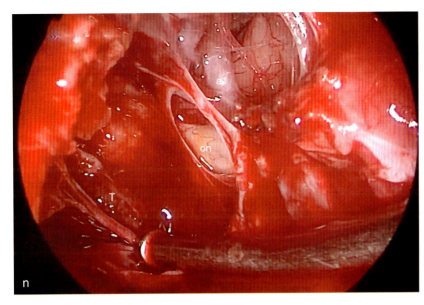

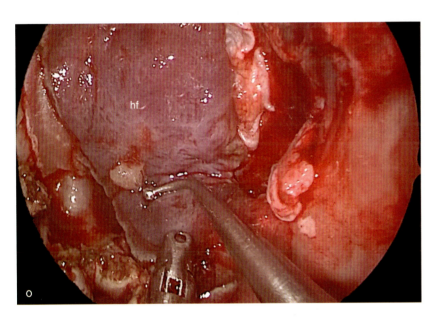

图 8.21 （n）内镜下显示自鞍上区视神经和大脑前动脉区域切除可以吸除的肿瘤。on：视神经；a1：大脑前动脉 a1 段；T：肿瘤。（o）使用鼻中隔黏膜瓣进行重建。hf：鼻中隔黏膜瓣。

病例 5：垂体大腺瘤伴鞍上扩展的翻修手术

40 岁男性，表现为双侧视力减退，此前曾因垂体大腺瘤接受过两次手术。脑部 MRI 显示鞍区和鞍上区有占位性病变（图 8.22a）。由于之前手术使用了右侧鼻中隔黏膜瓣，本次手术作者决定选择左侧鼻中隔黏膜瓣。广泛暴露蝶窦后，很明显可见，以前的手术中鞍底骨质没有完全磨除（图 8.22b）。暴露鞍区硬脑膜直至到达两侧海绵窦段颈内动脉。用颈动脉多普勒定位双侧颈内动脉走行（图 8.22c）。磨除蝶骨平台和鞍结节区域骨质（图 8.22d），并用 Kerrison 咬骨钳去除变薄的骨质以暴露鞍结节硬脑膜（图 8.22e）。暴露鞍区和结节鞍区硬脑膜（图 8.22f）。用 Cappabianca 刀切开硬脑膜的骨膜层，并将鞍区硬脑膜瓣掀开。用显微剥离子从鞍区分离肿瘤的纤维部分（图 8.22g）。一旦作者从鞍区分离肿瘤，鞍膈就会塌陷并填充鞍腔。作者发现肿瘤位于海绵窦区域和鞍上区附近（图 8.22h）。轻轻抬起鞍膈，用低功率吸引器头切除肿瘤的海绵窦和鞍上部分（图 8.22i）。完全切除肿瘤后，通过轻轻抬起鞍膈检查空腔（图 8.22j），未发现脑脊液漏（图 8.22k）。用脂肪、速即纱和鼻中隔黏膜瓣进行重建。

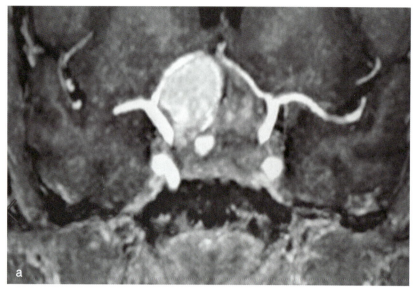

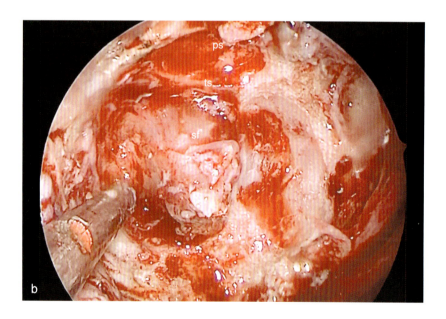

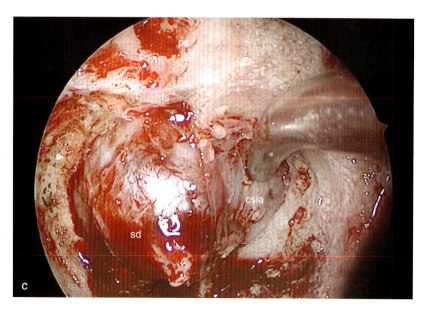

图 8.22 （a）MRI 冠状位显示鞍区和鞍上区的占位性病变。（b）内镜下显示已广泛暴露蝶窦。sf：鞍底；ts：鞍结节；ps：蝶骨平台。（c）内镜下显示暴露鞍区硬脑膜后定位海绵窦段颈内动脉的走行。sd：鞍区硬脑膜；ts：鞍结节；csia：海绵窦段颈内动脉；ps：蝶骨平台；*：微型血管多普勒。

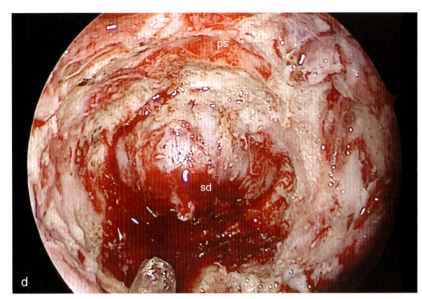

图 8.22 （d）内镜下显示已完全暴露鞍区硬脑膜和鞍上区域。sd：鞍区硬脑膜；ts：鞍结节；ps：蝶骨平台。（e）内镜下显示在将鞍结节区域骨质磨至蛋壳化后去除。sd：鞍区硬脑膜；ps：蝶骨平台；ts：鞍结节。（f）内镜下显示鞍区及鞍上区域的暴露。sd：鞍区硬脑膜；ts：鞍结节；ps：蝶骨平台。

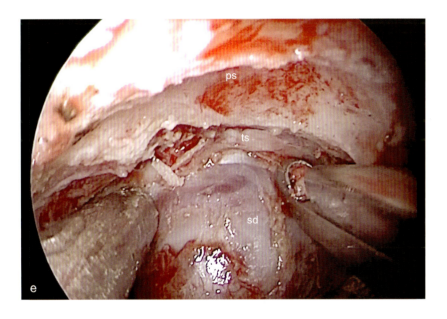

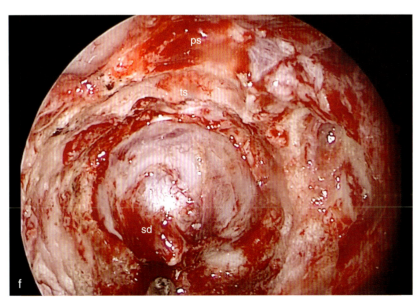

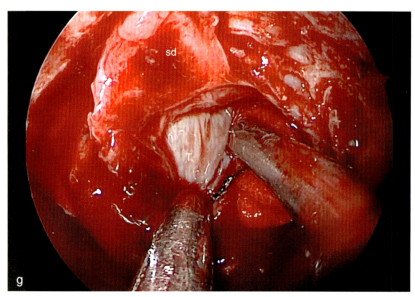

图 8.22 （g）内镜下显示鞍区硬脑膜和肿瘤的包膜外分离。sd：鞍区硬脑膜；T：肿瘤。（h）内镜下显示肿瘤切除后鞍膈塌陷膨出。ds：鞍膈。（i）内镜下显示轻抬鞍膈可见右侧海绵窦处的肿瘤。ds：鞍膈；T：肿瘤。

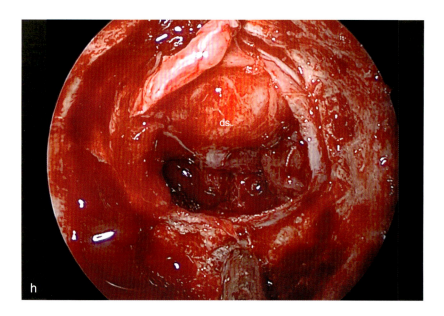

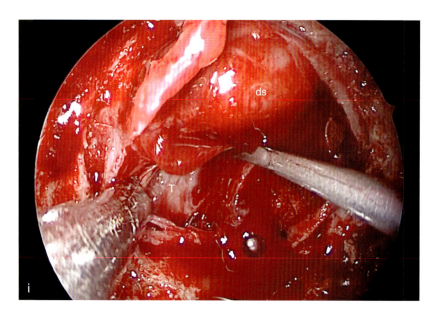

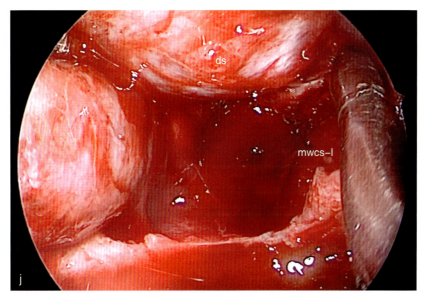

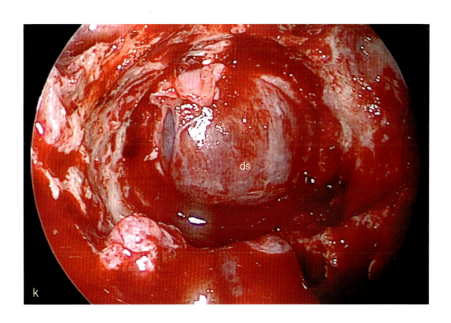

图 8.22 （j）内镜下显示轻抬鞍膈以检查左侧海绵窦区是否有肿瘤残余。ds：鞍膈；mwcs-l：左侧海绵窦内侧壁。*：床突间韧带。（k）内镜下显示肿瘤完全切除后鞍膈膨出，无脑脊液漏。ds：鞍膈。

病例 6：垂体大腺瘤伴鞍上和右侧鞍旁扩展

35岁女性，有头痛和视力下降的病史。MRI扫描显示垂体大腺瘤伴有鞍上和右侧鞍旁扩展（图 8.23a）。制备左侧鼻中隔黏膜瓣后，对蝶窦进行广泛暴露。开始磨除鞍底骨质（图 8.23b）。由于肿瘤向右侧鞍旁扩展，因此进行了右侧经翼突入路并分离出右侧翼管神经（图 8.23c）。分离右侧翼管和海绵窦表面的骨质（图 8.23d）。将鞍结节骨质磨薄后用 Rosen 剥离子去除（图 8.23f）。钻磨至蛋壳化后，将双侧 MOCR 表面骨质去除（图 8.23g）。用 Cappabianca 刀切开硬脑膜的骨膜层，并将鞍区硬脑膜瓣从肿瘤表面掀起（图 8.23h）。对肿瘤的纤维部分进行囊外分离（图 8.23i）。肿瘤的较深部分是可以吸除的，因此在进行活检后（图 8.23j），使用双吸引器技术进行分离（图 8.23k）。用海绵窦吸引器头切除左侧海绵窦附近的肿瘤（图 8.23l）。掀起硬脑膜后，可见肿瘤位于右侧海绵窦段颈内动脉前方（图 8.23m）。用锁孔吸引器头轻轻去除海绵窦段颈内动脉后方的肿瘤（图 8.23n）。从两侧海绵窦完全分离清除肿瘤后，进行肿瘤鞍上部分的分离（图 8.23o）。完全切除肿瘤后，轻轻抬起鞍膈后检查术腔，未发现脑脊液漏（图 8.23p）。

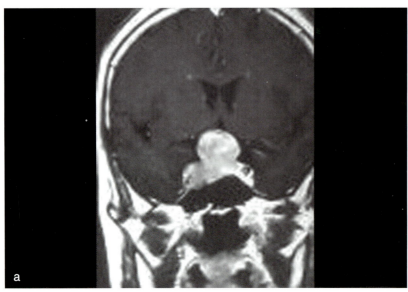

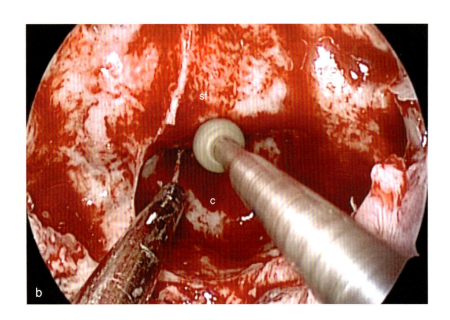

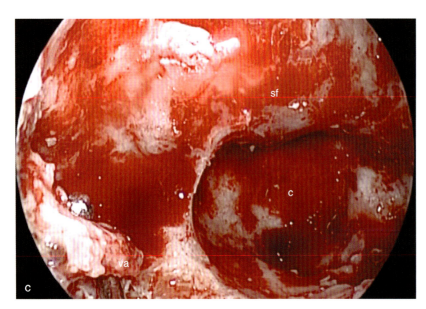

图 8.23 （a）MRI 冠状位显示鞍区、鞍上和右侧鞍旁占位性病变。（b）内镜下显示广泛暴露蝶窦后磨除鞍底骨质。sf：鞍底；c：斜坡。（c）内镜下显示右侧经翼突入路和右侧翼管神经的解剖。用球形探针钩起右侧翼管神经。sf：鞍底；c：斜坡；va：翼管神经。

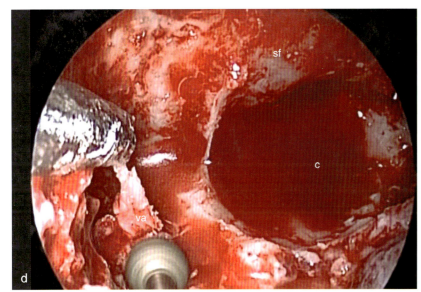

图 8.23 （d）显示正在磨除右侧翼管神经。sf：鞍底；c：斜坡；va：翼管神经。（e）内镜下显示已暴露鞍区硬脑膜和右侧海绵窦。sd：鞍区硬脑膜；ts：鞍结节；ps：蝶骨平台；on：视神经。（f）内镜下显示掀起鞍结节区域骨质。c：斜坡；sd：鞍区硬脑膜；on：视神经；ps：蝶骨平台；ts：鞍结节。

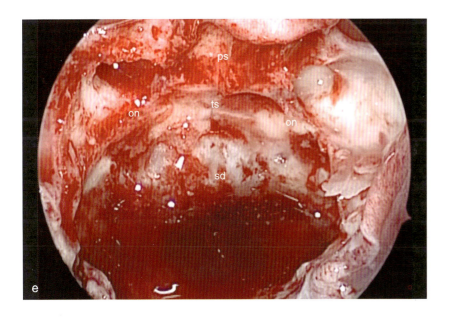

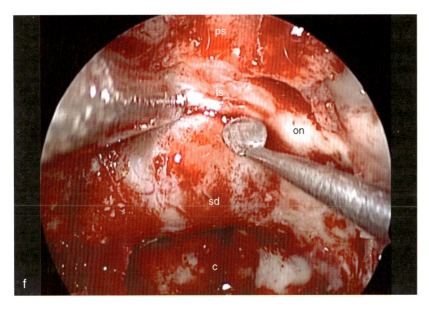

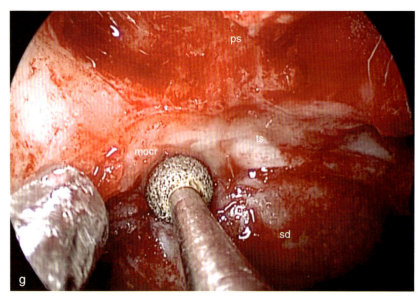

图 8.23 （g）内镜下显示正在磨除右侧视神经—颈内动脉内侧隐窝。ps：蝶骨平台；ts：鞍结节；sd：鞍区硬脑膜；mocr：视神经—颈内动脉内侧隐窝。（h）内镜下显示掀起鞍区硬脑膜可显露肿瘤。sd：鞍区硬脑膜；T：肿瘤。（i）用显微剥离子分离肿瘤界面。c：斜坡；T：肿瘤；sd：鞍区硬脑膜。

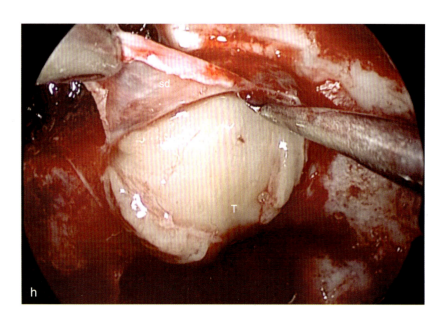

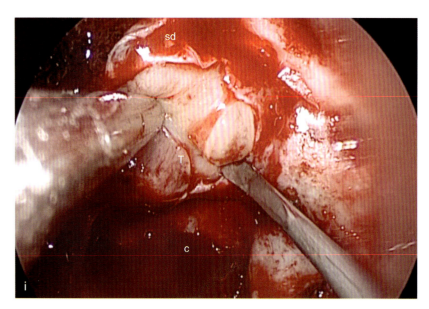

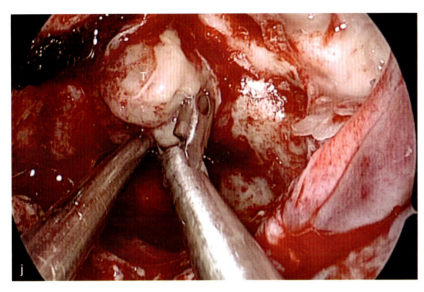

图8.23 （j）取肿瘤进行活检。T：肿瘤。（k）内镜下显示使用双吸引器技术切除可吸除肿瘤。T：肿瘤；c：斜坡。（l）内镜下显示从左侧海绵窦分离肿瘤。T：肿瘤；mwcs-l：左侧海绵窦内侧壁。

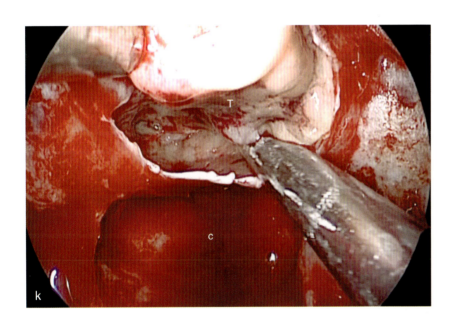

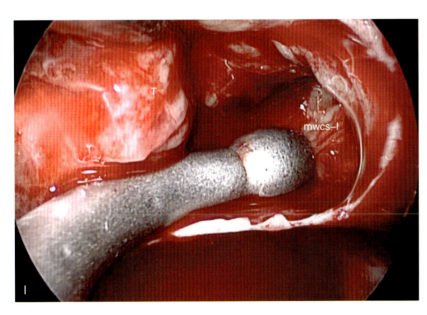

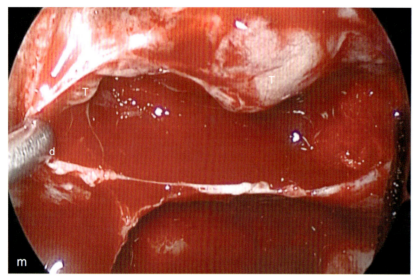

图 8.23 （m）内镜下显示牵开硬脑膜以显示右侧海绵窦区的肿瘤。T：肿瘤；d：硬脑膜。（n）内镜下显示自右侧海绵窦段颈内动脉后方切除肿瘤。T：肿瘤；csia-r：右侧海绵窦段颈内动脉。（o）在从鞍区和鞍旁区完全切除肿瘤后，切除肿瘤的鞍上部分。T：肿瘤；on：视神经；mwcs-r：右侧海绵窦内侧壁；mwcs-l：左侧海绵窦内侧壁。

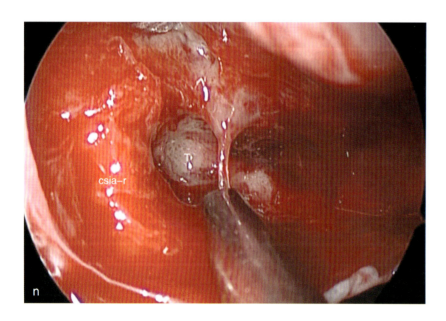

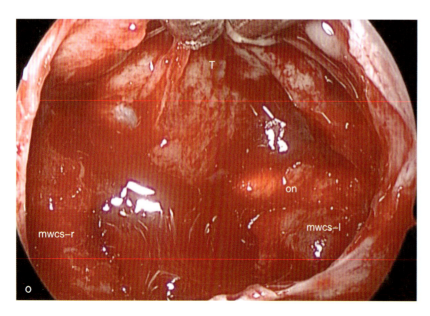

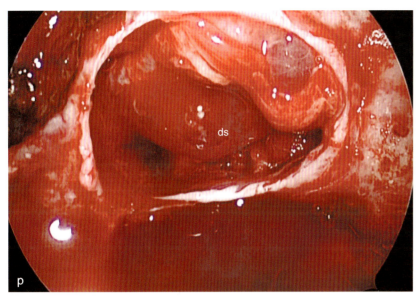

图8.23 （p）完全切除肿瘤后可见鞍膈。ds：鞍膈。

病例 7：垂体大腺瘤伴鞍上扩展

47岁女性，表现为双颞侧偏盲和头痛。MRI扫描显示巨大的鞍区和鞍上垂体大腺瘤（图8.24a）。在制备好鼻中隔黏膜瓣后进行蝶窦的广泛暴露（图8.24b）。将鞍底骨质磨至蛋壳化后去除（图8.24c），掀起鞍区硬脑膜瓣。对鞍区肿瘤取活检（图8.24d）。肿瘤的鞍区部分在囊内切除后被完全切除（图8.24e）。肿瘤的囊外分离从右侧海绵窦开始（图8.24f），并以相同的方式从鞍上部分切除肿瘤（图8.24g）。肿瘤完全切除后，鞍膈在鞍腔内塌陷膨出（图8.24h）。轻轻抬起鞍膈后检查鞍腔（图8.24i）。用脂肪、速即纱、明胶海绵和鼻中隔黏膜瓣进行多层重建（图8.24j）。

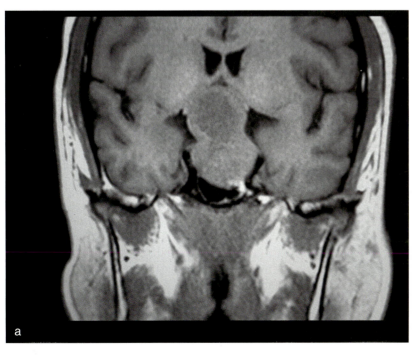

图8.24 （a）MRI冠状位显示鞍区和鞍上区压迫双侧视神经的占位性病变。

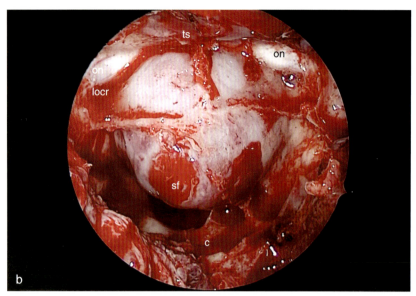

图 8.24 （b）内镜下显示已广泛显露蝶窦。sf：鞍底；c：斜坡；on：视神经；ts：鞍结节；locr：视神经—颈内动脉外侧隐窝。（c）内镜下显示用 Cappabianca 刀切开鞍区硬膜。sd：鞍区硬脑膜；on：视神经；*：Cappabianca 刀。（d）内镜下显示，在翻起鞍区硬脑膜后对鞍区肿瘤进行活检。sd：鞍区硬脑膜；T：肿瘤。

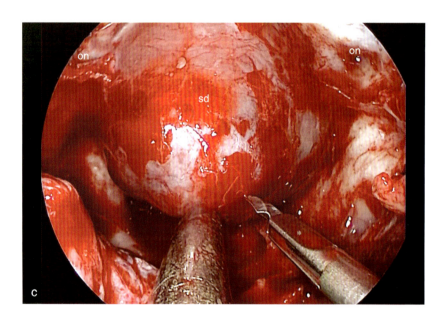

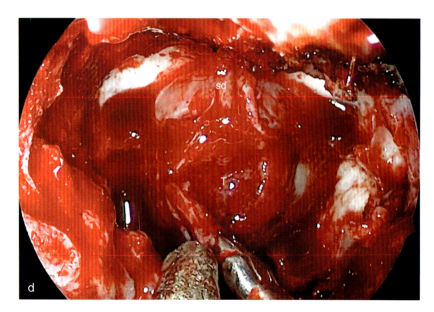

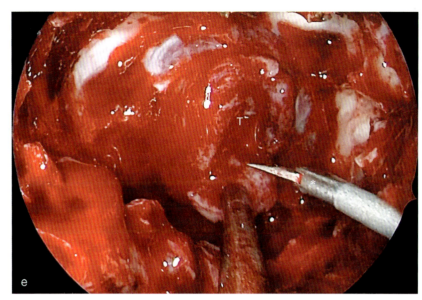

图 8.24 （e）使用显微分离技术对肿瘤进行减压。T：肿瘤。（f）内镜下显示对肿瘤进行囊外分离。T：肿瘤。（g）对肿瘤最后一部分进行囊外分离。T：肿瘤。

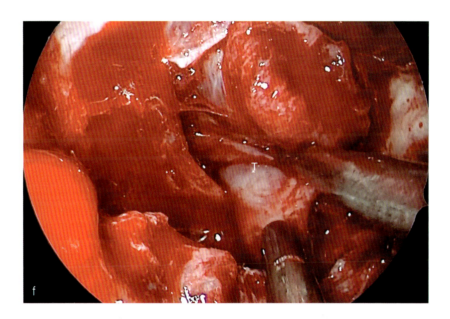

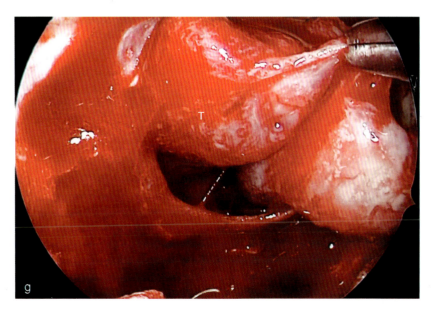

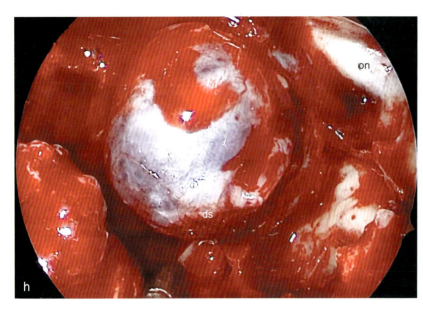

图8.24 （h）肿瘤完全切除后，可见鞍膈膨出。ds：鞍膈；on：视神经。（i）内镜下显示抬起膈鞍后检查蝶鞍腔。ds：膈鞍；mwcs-r：右侧海绵窦内侧壁。（j）内镜下显示用鼻中隔黏膜瓣进行重建。hf：鼻中隔黏膜瓣。

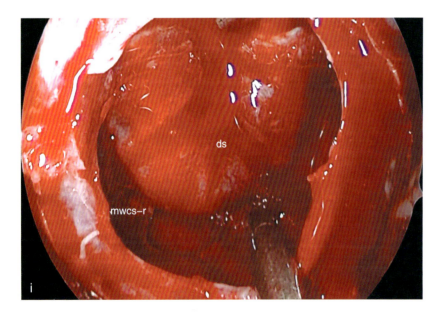

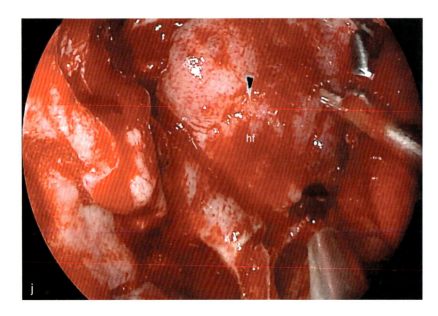

病例 8：垂体大腺瘤伴鞍上扩展

57 岁男性，表现为双颞偏盲和头痛。脑部 MRI 显示在鞍区和鞍上部分巨大占位（图 8.25a）。广泛暴露蝶窦（图 8.25b）。在将鞍底骨质磨至蛋壳样薄后，用 Rosen 剥离子将其取出（图 8.25c）。在鞍结节和蝶骨平台区域进行骨质磨除（图 8.25d）。用 Rosen 剥离子去除鞍结节表面的薄骨（图 8.25e）。去除双侧颈内动脉和 MOCR 上的骨质（图 8.25f），并用颈动脉多普勒定位双侧颈内动脉的走行（图 8.25g）。用 Cappabianca 刀切开硬脑膜骨膜层，并用剪刀延长切口（图 8.25h）。用 Rosen 剥离子掀起硬脑膜瓣（图 8.25i）。用吸引器吸除肿瘤的可吸入部分（图 8.25k）。用剥离子和钳子分离肿瘤的纤维部分（图 8.25l）。完全切除肿瘤后，鞍膈塌陷并充满鞍腔，未见脑脊液漏（图 8.25m）。使用速即纱、脂肪、阔筋膜和鼻中隔黏膜瓣完成鞍底重建（图 8.25n）。

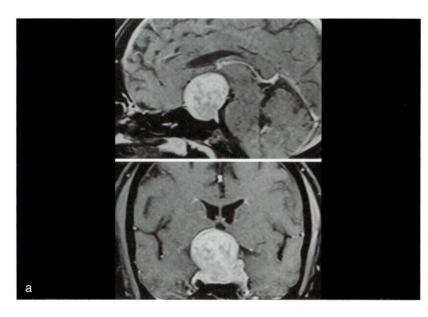

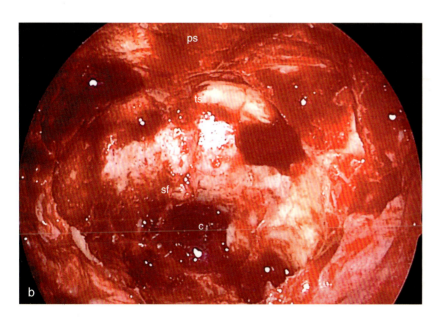

图 8.25 （a）MRI 扫描显示鞍上区囊实性肿块并压迫双侧视神经。（b）内镜下显示已广泛暴露蝶窦。sf：鞍底；c：斜坡；ts：鞍结节；ps：蝶骨平台。

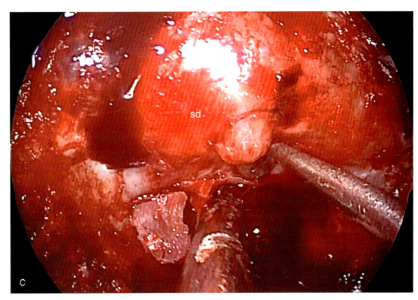

图8.25 （c）内镜下显示磨薄至蛋壳化后去除鞍底骨质。sd：鞍区硬脑膜；T：肿瘤。（d）内镜下显示正在磨除鞍结节区域骨质。sd：鞍区硬脑膜；ts：鞍结节；ps：蝶骨平台。（e）内镜下显示正在去除鞍结节骨质。sd：鞍区硬脑膜；ts：鞍结节；ps：蝶骨平台。

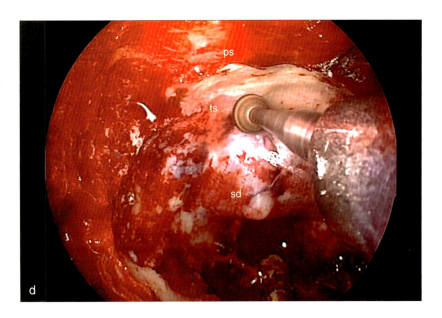

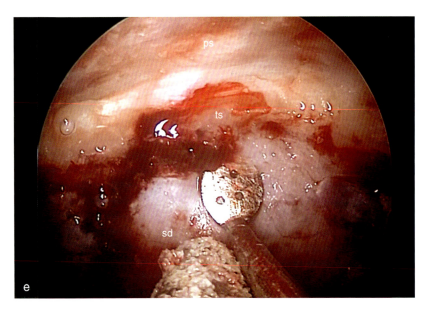

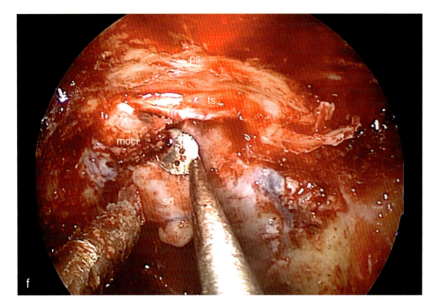

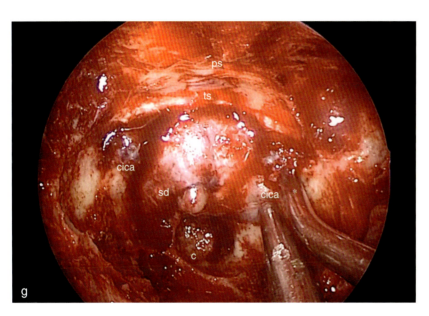

图 8.25 （f）内镜下显示正在去除右侧 MOCR。sd：鞍区硬脑膜；ts：鞍结节；ps：蝶骨平台；mocr：视神经—颈内动脉内侧隐窝。（g）内镜下显示完全暴露鞍区硬脑膜后定位颈内动脉的位置。sd：鞍区硬脑膜；ts：鞍结节；ps：蝶骨平台；cica：海绵窦段颈内动脉；c：斜坡；*：微型颈动脉超声多普勒。（h）内镜视图显示用 Cappabianca 刀切开鞍区硬脑膜。sd：鞍区硬脑膜；*：Cappabianca 刀。

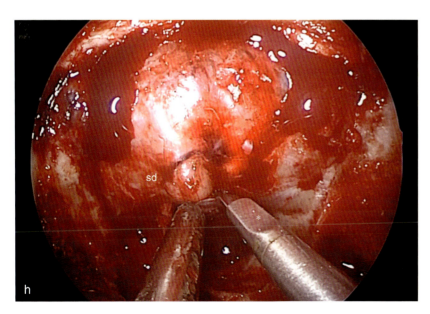

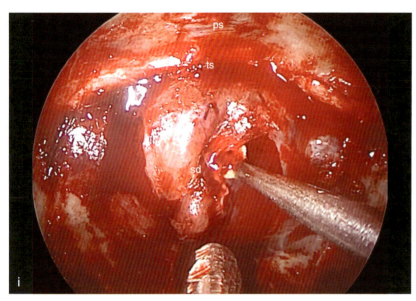

图 8.25 （i）内镜下显示掀起鞍区硬脑膜。sd：鞍区硬脑膜；ts：鞍结节；ps：蝶骨平台。（j）从肿瘤中进行活检。ps：蝶骨平台；T：肿瘤；sd：鞍区硬脑膜；ts：鞍结节。（k）内镜下显示从左侧海绵窦切除肿瘤。T：肿瘤。

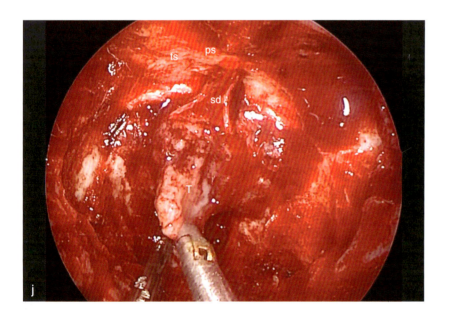

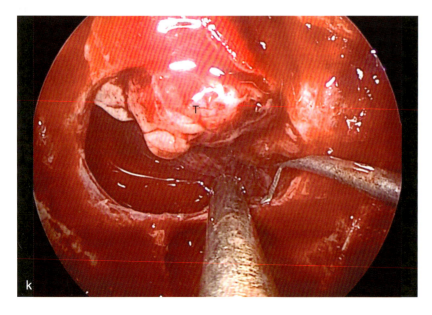

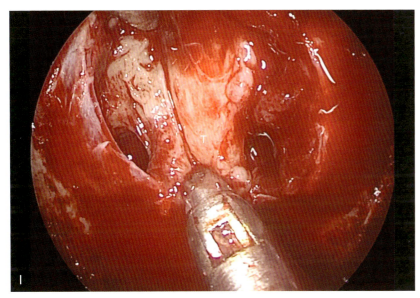

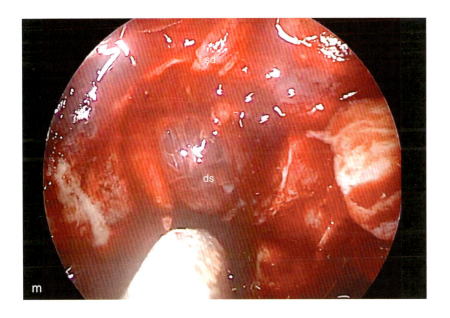

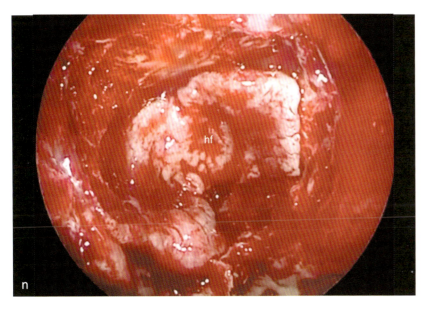

图 8.25　（l）内镜下显示从鞍上区切除部分肿瘤。T：肿瘤。（m）内镜下显示肿瘤完全切除后的蝶鞍腔。sd：鞍区硬脑膜；ds：鞍膈。（n）内镜下显示用鼻中隔黏膜瓣进行重建。hf：鼻中隔黏膜瓣。

病例 9：垂体大腺瘤伴鞍上扩展

该患者出现双颞偏盲。MRI 显示鞍区和鞍上垂体大腺瘤（图 8.26a）。广泛暴露双侧蝶窦并掀起鼻中隔黏膜瓣后，进行鞍底骨质磨除（图 8.26b）。将鞍底磨薄后，用 Rosen 剥离子将其移除（图 8.26c）。磨薄并去除颈内动脉表面的骨质（图 8.26d）。磨薄并去除鞍结节区域骨质（图 8.26e）。磨薄双侧 MOCR，并用 Kerrison 咬骨钳去除。用颈动脉多普勒定位双侧颈内动脉走行（图 8.26f），然后用 Cappabianca 刀（图 8.26g）和 Kassam 可旋转剪刀切开硬脑膜的骨膜层，并掀起 U 形硬脑膜瓣（图 8.26h）。使用双吸引器技术在 6 点钟位置开始切除肿瘤（图 8.26i）。然后在 3 点和 6 点位置切除肿瘤。用弯头吸引器尖端去除海绵窦内侧壁的肿瘤（图 8.26j）。用低功率弯头吸引器自鞍膈去除鞍上部分肿瘤（图 8.26l）。在小棉片的帮助下，鞍膈被轻轻抬高，以确认肿瘤完全切除（图 8.26m）。没有发现脑脊液漏（图 8.26n），使用脂肪、阔筋膜和鼻中隔黏膜瓣以多层方式进行鞍底重建（图 8.26o）。

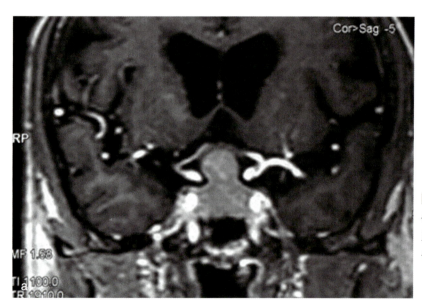

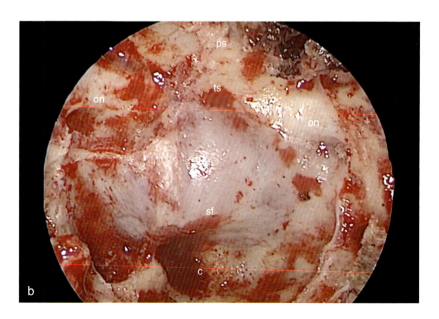

图 8.26 （a）MRI 冠状位显示鞍区占位性病变扩展至鞍上区。（b）内镜下显示广泛暴露蝶窦。c：斜坡；ps：蝶骨平台；sf：鞍底；on：视神经；ts：鞍结节。

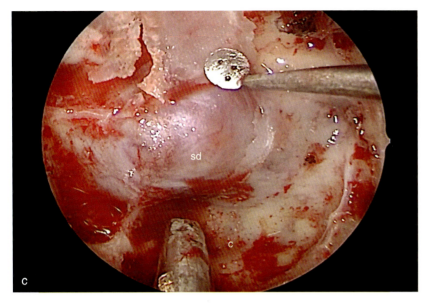

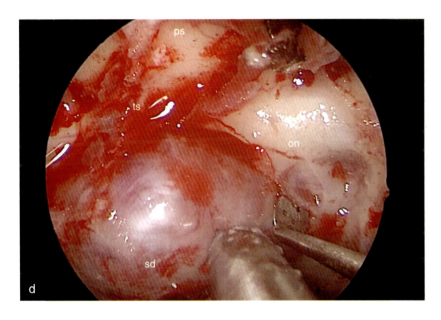

图 8.26 （c）内镜下显示磨至蛋壳化后掀起鞍底骨质。c：斜坡；sd：鞍区硬脑膜。（d）内镜下显示去除左侧视神经—颈内动脉内侧隐窝表面骨质。ps：蝶骨平台；sd：鞍区硬脑膜；ts：鞍结节；on：视神经。（e）内镜下显示去除鞍结节骨质。on：视神经；ps：蝶骨平台；sd：鞍区硬脑膜；ts：鞍结节。

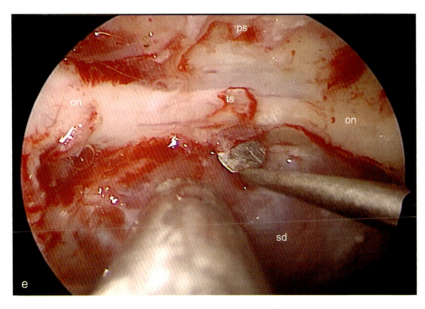

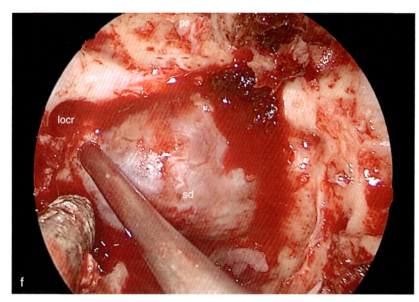

图 8.26 （f）内镜下显示使用微型多普勒定位颈内动脉。on：视神经；ps：蝶骨平台；sd：鞍区硬脑膜；locr：视神经—颈内动脉外侧隐窝；*：颈动脉微型多普勒。（g）内镜下显示切开鞍区硬脑膜。sd：鞍区硬脑膜；*：颈动脉微型多普勒。（h）内镜下显示掀起鞍区硬脑膜后暴露肿瘤。on：视神经；sd：鞍区硬脑膜；T：肿瘤。

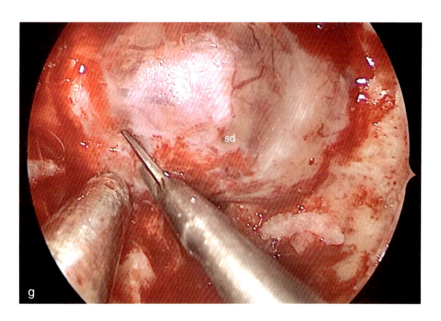

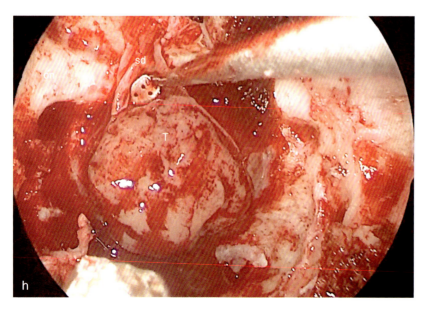

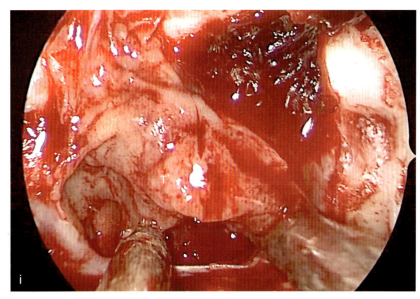

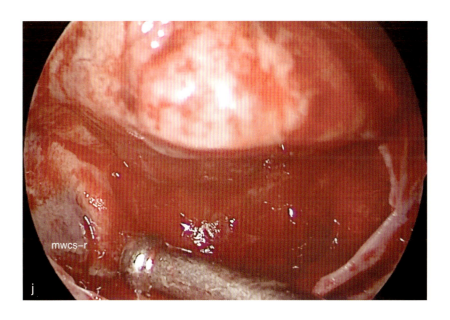

图 8.26 （i）内镜下显示用双吸引器技术分离肿瘤。T：肿瘤。（j）内镜下显示从右侧海绵窦内侧壁清除肿瘤。mwcs-r：右侧海绵窦内侧壁。（k）内镜下显示清除鞍区肿瘤后显露蝶鞍腔，可见肿瘤的鞍上部分。T：肿瘤。

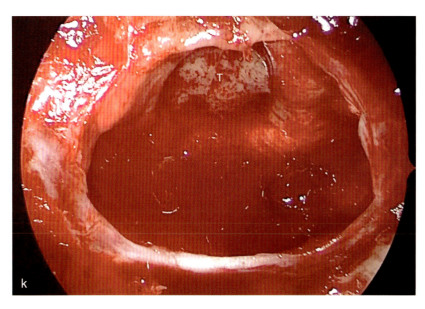

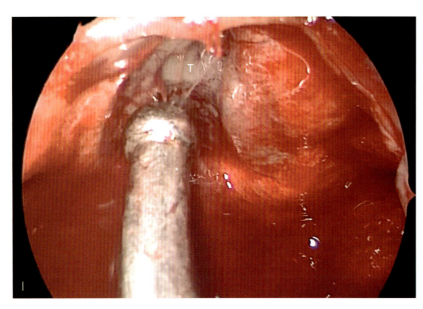

图 8.26 （l）内镜下显示从鞍上区切除肿瘤。T：肿瘤；*：吸引器尖端。（m）内镜下显示了使用"Q尖"技术检查腔体。ds：鞍膈。（n）内镜下显示肿瘤切除后的鞍腔。ds：鞍膈；on：视神经；sd：鞍区硬脑膜。

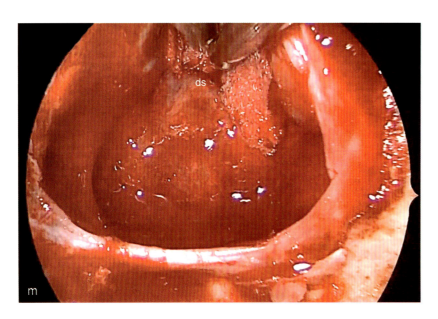

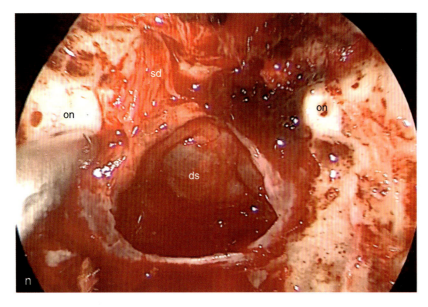

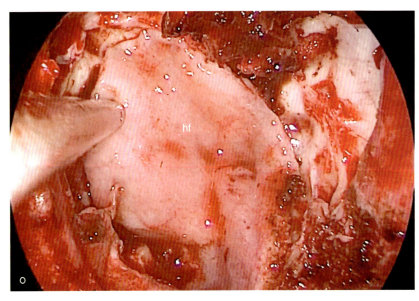

图 8.26 （o）使用鼻中隔黏膜瓣进行重建。hf：鼻中隔黏膜瓣。

> **经验与教训**
> - 在肿瘤较软的病例中，可以在肿瘤的下极使用双吸引器进行瘤内切除，以防止鞍膈早期塌陷。
> - "Q 尖"技术可用于检查角落是否有任何肿瘤残留，尤其是垂体柄周围。应识别并保留正常垂体组织。
> - 如果是带有假包膜的坚硬肿瘤，则进行囊外剥离，以鉴别和保留正常的垂体。进行精细钝性内镜解剖以分离纤维带并完全切除肿瘤。

脑膜瘤

因蝶骨平台和鞍结节脑膜瘤靠近重要的神经血管和内分泌结构，需要精细的手术治疗。鞍结节脑膜瘤占所有颅内脑膜瘤的 3%~10%。它们起源于视交叉沟、鞍结节和蝶缘。蝶骨平台脑膜瘤占颅内脑膜瘤的 8%~18%。蝶骨平台脑膜瘤在晚期会表现为额叶压迫症状，如失用症和行为改变[12]。

病例 10：蝶骨平台—鞍结节脑膜瘤

55 岁女性，主诉头痛和双侧视力下降。MRI 显示鞍上区占位，压迫双侧视神经和前循环动脉（图 8.27a，b）。广泛暴露蝶窦后（图 8.27c），用 s3 神经科磨钻将鞍底磨至蛋壳样薄，并用 Rosen 剥离子轻轻抬起（图 8.27d）。磨除蝶骨平台骨质至硬脑膜暴露（图 8.27e）。同时磨除双侧视神经管，因为肿瘤侵犯了视神经管（图 8.27f）。开始对肿瘤进行显微分离。用显微分离技术进行肿瘤的内部减瘤。分离右侧视神经的肿瘤并进行右侧视神经减压（图 8.27h）。操作时可以看到前循环动脉。在脑棉片的帮助下分离肿瘤的上界，并将肿瘤向下牵拉并再次减瘤。保留与前交通动脉（ACOM）表面严重粘连的部分肿瘤。使用速即纱、阔筋膜、带血管蒂的鼻中隔黏膜瓣进行术腔缺损的多层重建（图 8.27i）。

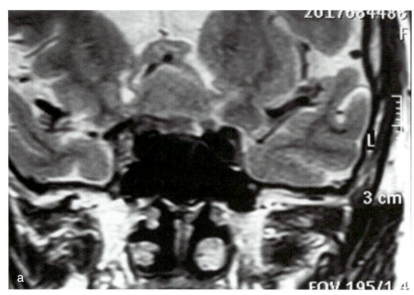

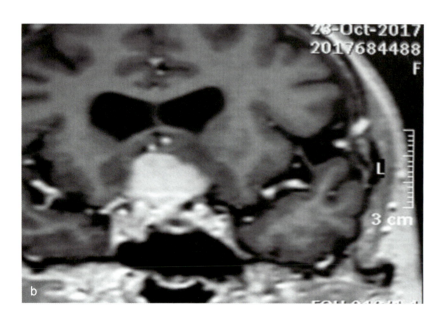

图 8.27 （a-b）MRI 冠状位显示鞍上区的占位性病变。（c）内镜下显示已广泛暴露蝶窦。c：斜坡；sf：鞍底。

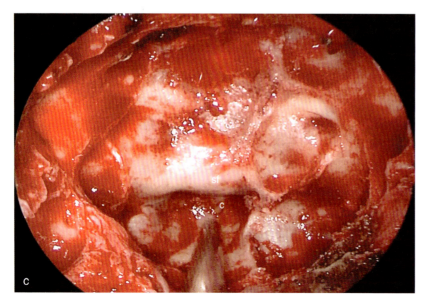

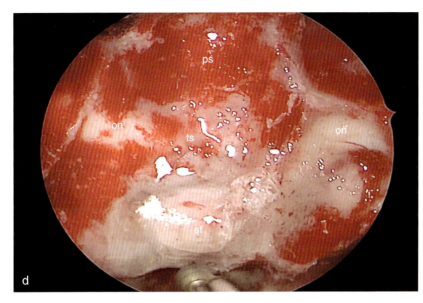

图8.27 （d）内镜下显示正在磨除鞍底骨质。on：视神经；ps：蝶骨平台；ts：鞍结节；sf：鞍底。（e）内镜下显示正在磨除右侧视神经管和蝶骨平台区域。on：视神经；ps：蝶骨平台。（f）内镜下显示磨除蝶骨平台骨质后广泛暴露肿瘤。on：视神经；T：肿瘤。

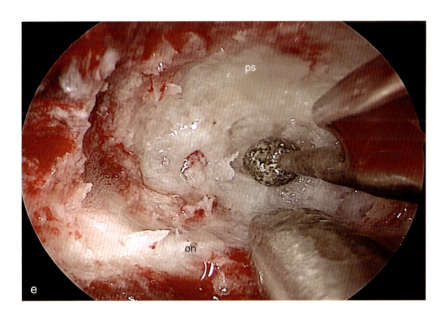

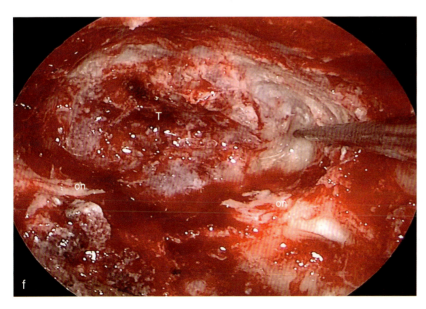

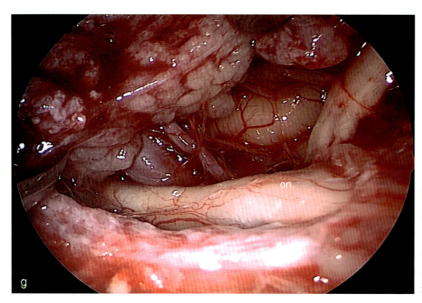

图 8.27 （g）内镜下显示从左侧视神经表面分离肿瘤。on：视神经。（h）内镜下显示从右侧视神经表面分离肿瘤。on：视神经。（i）内镜下显示使用脂肪和阔筋膜移植物进行鞍底重建。fl：阔筋膜。

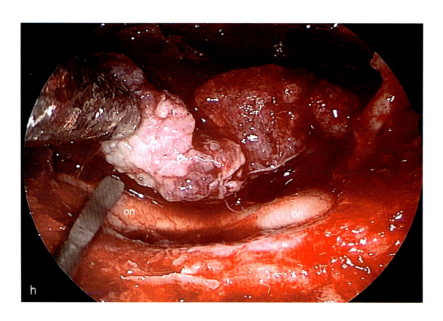

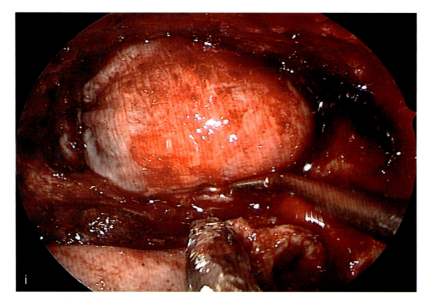

病例 11：蝶骨平台—鞍结节脑膜瘤

35 岁女性表现为持续性头痛。MRI 显示鞍上区域有占位性病变（图 8.28a,b）。广泛暴露蝶窦（图 8.28c）。将蝶骨平台和鞍结节区域的骨质磨至蛋壳样（图 8.28d），并在 Rosen 剥离子的帮助下取出（图 8.28e）。磨除视神经上隐窝表面骨质。用 Kassam 可旋转剪刀切除平面上的硬脑膜（图 8.28f）。确定肿瘤黏附在硬脑膜上。取肿瘤活检标本，进行肿瘤囊内切除（图 8.28g）。从左侧视神经和 ICA 表面轻轻分离肿瘤（图 8.28i）。可显露前循环动脉。发现肿瘤黏附在前交通动脉上。作者自前交通动脉表面分离肿瘤而不损伤动脉（图 8.28j）。用 Kassam 双极电凝烧灼肿瘤右侧的硬脑膜穿支（图 8.28k）。从右侧视神经和视交叉处分离肿瘤。可以看到视交叉上池的全景图。确认前循环动脉、视神经和视交叉（图 8.28l）。用速即纱、人工硬脑膜、阔筋膜、鼻中隔黏膜瓣和明胶海绵以多层方式进行重建（图 8.28m）。1 年后的内镜检查显示鼻中隔黏膜瓣未发生移位（图 8.28n）。参见视频 8.5。

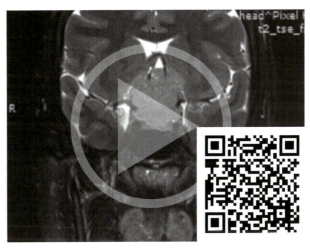

视频 8.5　蝶骨平台—鞍结节脑膜瘤 1。https://www.thieme.de/de/q.htm?p=opn/cs/19/9/10104307-e00c26f7

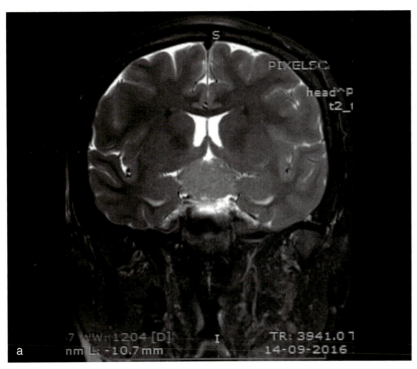

图 8.28　（a）MRI 冠状位显示鞍上区占位性病变。

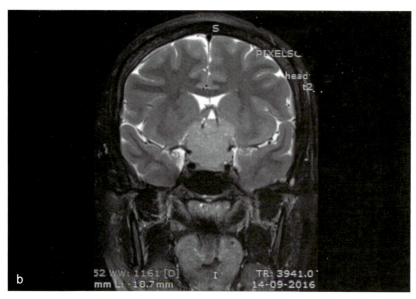

图8.28 （b）MRI 冠状位显示鞍上区肿块，与视神经和颈内动脉关系密切。（c）内镜下显示广泛暴露双侧蝶窦。on：视神经；ps：蝶骨平台；sf：鞍底；ts：鞍结节。（d）内镜下显示正在磨除右侧视神经管骨质。on：视神经；ps：蝶骨平台；sf：鞍底；ts：鞍结节。

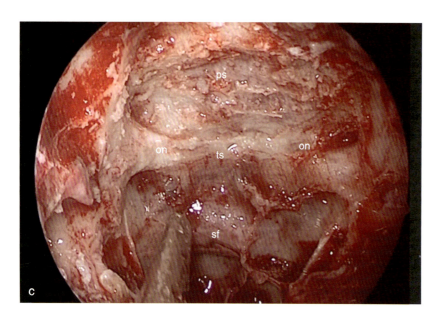

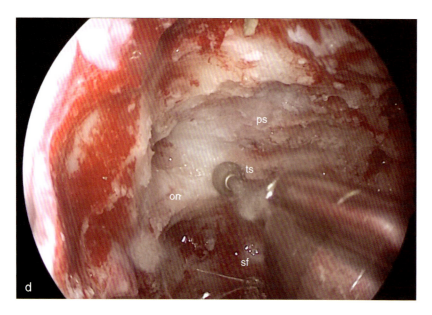

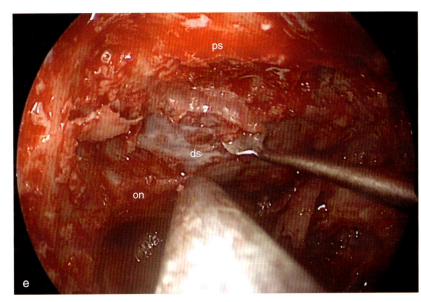

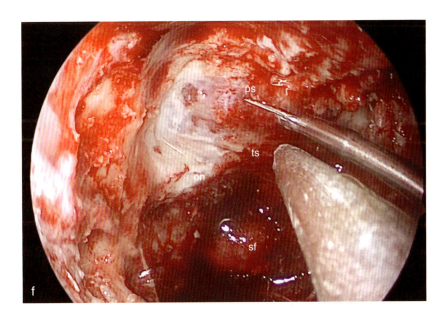

图 8.28 （e）内镜下显示将蝶骨平台骨质磨至蛋壳化后掀起骨板。ds：鞍区硬脑膜；on：视神经；ps：蝶骨平台。（f）内镜下显示切开蝶骨平台硬脑膜。on：视神经；ps：蝶骨平台；ts：鞍结节；sf：鞍底。（g）内镜下显示正在进行肿瘤的囊内切除。T：肿瘤。

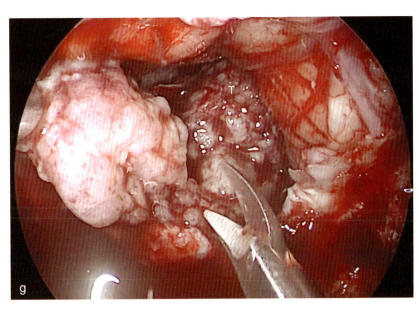

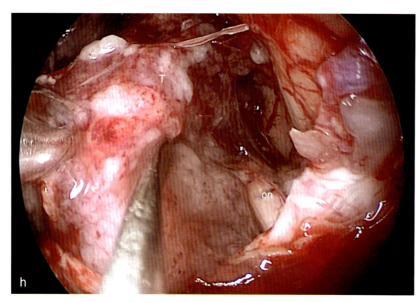

图 8.28 （h）内镜下显示从左侧视神经表面分离肿瘤。on：视神经；T：肿瘤。（i）内镜下显示从左侧视神经和额叶表面分离肿瘤。on：视神经；T：肿瘤。（j）内镜下显示从前循环动脉表面分离肿瘤；*：前交通动脉；a1：大脑前动脉 a1 段；T：肿瘤。

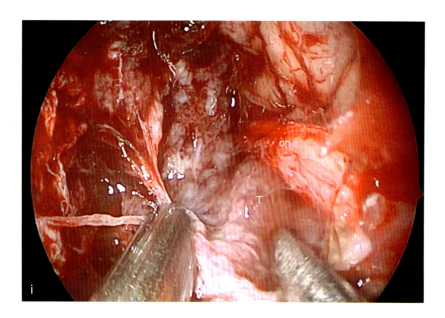

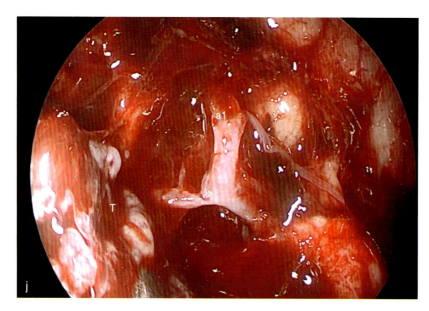

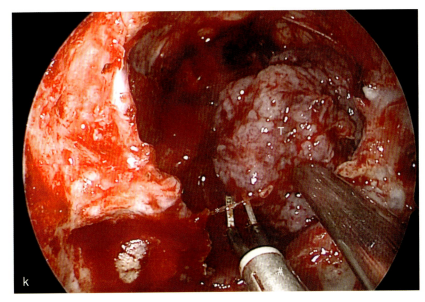

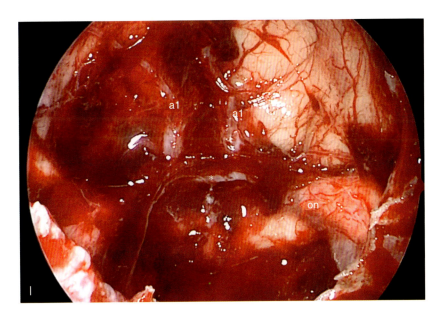

图 8.28 （k）内镜下显示从右侧视神经表面分离肿瘤并电凝为肿瘤供血的硬膜血管。T：肿瘤；＊：硬膜血管。#：双极电凝；（l）完全切除肿瘤后，显露视交叉上池。a1：大脑前动脉 a1 段；on：视神经；＊：前交通动脉。（m）内镜下显示用鼻中隔黏膜瓣进行重建。fg：生物蛋白胶；hf：鼻中隔黏膜瓣。

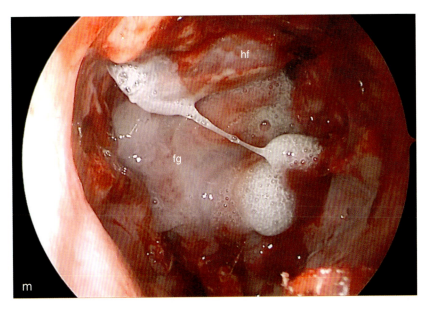

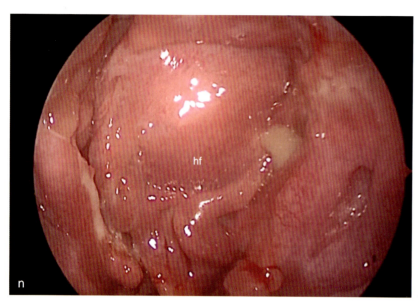

图 8.28 （n）术后 1 年内镜图像显示鼻中隔黏膜瓣血供良好。hf：鼻中隔黏膜瓣。

病例 12：蝶骨平台—鞍结节脑膜瘤

45 岁患者表现为双侧视力下降。CT 和 MRI 提示鞍上区占位压迫双侧视神经（图 8.29a）。广泛暴露蝶窦（图 8.29b）。在导航的帮助下，确定并验证了重要的解剖标志，例如双侧 LOCR，颈内动脉，肿瘤的最前方水平（图 8.29c）和正常垂体水平（图 8.29d，e）。在鞍底、双侧海绵窦段颈内动脉、鞍结节、蝶骨平台和双侧视神经管表面进行骨质磨除（图 8.29g）。暴露硬脑膜后，通过导航确认界限。在蝶骨平台水平进行水平的硬脑膜切口（图 8.29h）。切口向下垂直扩大至蝶鞍水平。使用双极电凝前海绵间窦（图 8.29i）。确认正常垂体的上缘。当作者开放硬脑膜时，可显露出肿瘤。分离肿瘤以及黏附的硬脑膜（图 8.29j）。从视神经管中分离肿瘤左侧，完成左侧视神经管减压（图 8.29k），可见左侧颈动脉。用显微分离技术进行肿瘤切除。肿瘤黏附在右侧大脑前动脉 A1 段上。在垂体剥离子的帮助下，从 A1 段非常仔细地分离了肿瘤，没有任何损伤。完全切除肿瘤（图 8.29l）。用乳酸林格溶液冲洗瘤腔。确认双侧视神经、视交叉、垂体、垂体柄、大脑前动脉 A1 段、A2 段和前交通动脉。用速即纱、脂肪、阔筋膜、鼻中隔黏膜瓣、纤维蛋白组织胶和明胶海绵进行多层重建（图 8.29m）。参见视频 8.6。

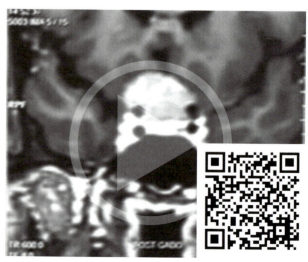

视频 8.6 蝶骨平台—鞍结节脑膜瘤 2。https://www.thieme.de/de/q.htm?p=opn/cs/19/9/10104308-39c6c647

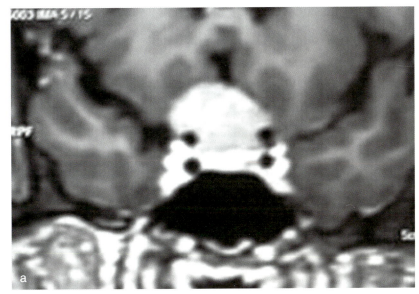

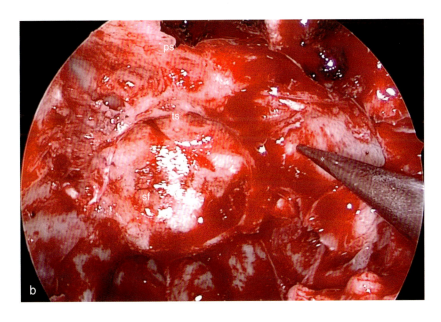

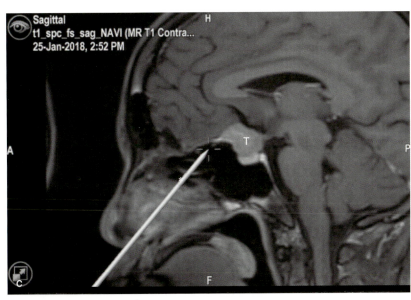

图 8.29 （a）MRI 冠状位显示鞍上区占位性病变。（b）内镜下显示已广泛暴露蝶窦，并用导航探针定位视神经。ps：蝶骨平台；sf：鞍底；ts：鞍结节；*：导航探针。（c）用导航探针在矢状位图像上定位肿瘤前缘。*：导航探针；T：肿瘤。

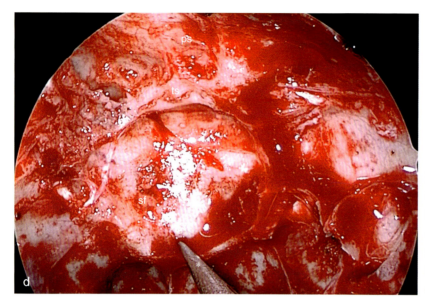

图 8.29 （d）内镜下显示使用导航探针定位正常垂体。ps：蝶骨平台；sf：鞍底；ts：鞍结节；*：导航探针。（e）在矢状位图像上定位正常垂体。pg：垂体；T：肿瘤。（f）内镜下显示正在磨除鞍底骨质。c：斜坡；ps：蝶骨平台；sf：鞍底；ts：鞍结节。

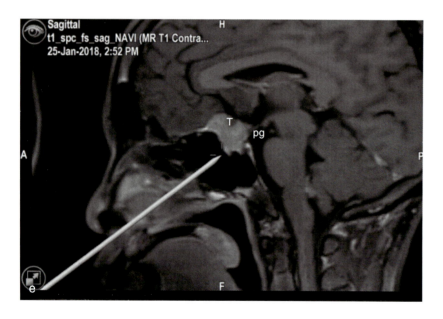

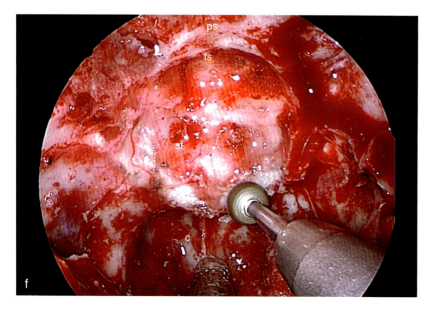

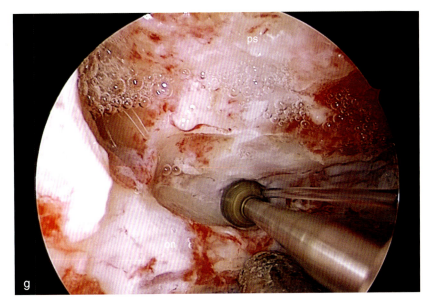

图 8.29 （g）内镜下显示正在磨除视神经管周围骨质。on：视神经；ps：蝶骨平台。（h）内镜下显示切开蝶骨平台区域硬脑膜。on：视神经；ps：蝶骨平台。（i）内镜检查显示用双极电凝前海绵间窦。sics：前海绵间窦；on：视神经；T：肿瘤。

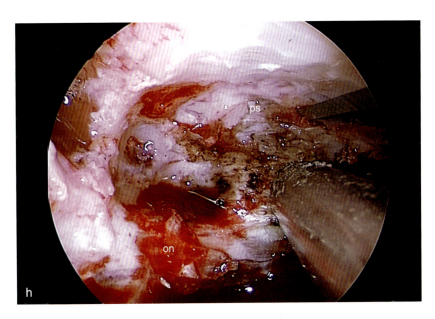

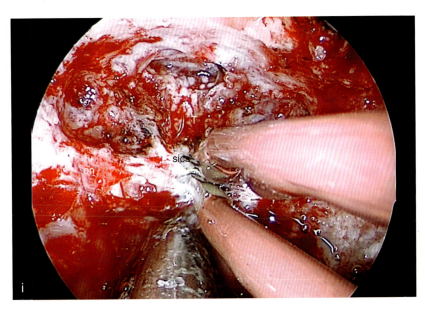

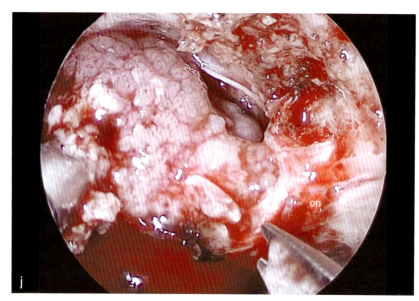

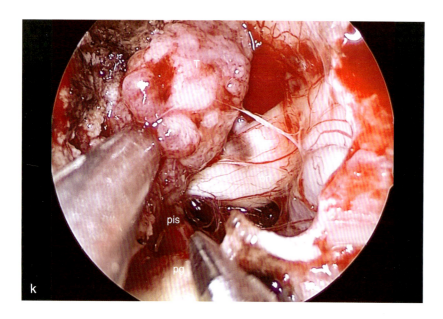

图 8.29 （j）内镜下显示从左侧视神经表面分离肿瘤。on：视神经；T：肿瘤。（k）内镜下显示从左侧视神经和垂体柄表面分离肿瘤。on：视神经；pg：垂体；pis：垂体柄；T：肿瘤。（l）内镜下显示肿瘤切除后显示鞍上池。a1，大脑前动脉 a1 段；a2：大脑前动脉 a2 段；acom：前交通动脉；on：视神经；pg：垂体；pis：垂体柄。

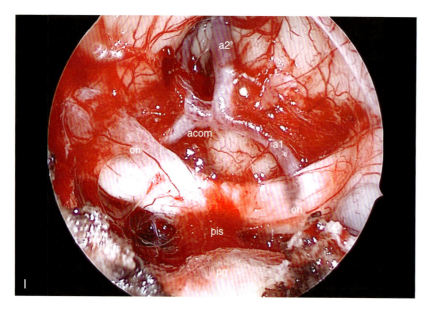

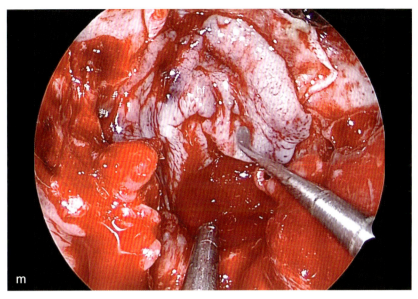

图 8.29 （m）内镜下显示用鼻中隔黏膜瓣进行重建。hf：鼻中隔黏膜瓣。

病例 13：蝶骨平台—鞍结节脑膜瘤

58 岁女性，表现为左侧视力丧失，右侧视力下降。MRI 扫描显示鞍上区占位，压迫双侧视神经和大脑前循环动脉（图 8.30a，b）。广泛暴露蝶窦后，将蝶骨平台骨质磨至蛋壳化后取出（图 8.30c）。磨除鞍结节和鞍底骨质（图 8.30d）。磨除双侧视神经管骨质（图 8.30e）。去除其表面的骨质后，显露出鞍结节区域和鞍区的硬脑膜（图 8.30f）。用颈动脉多普勒定位双侧颈内动脉走行（图 8.30g）。

电凝前海绵间窦后，做硬脑膜切口并向下延伸（图 8.30h）。从右侧视神经开始分离肿瘤（图 8.30i）。以同样的方式，在分离肿瘤后，可减压左侧视神经（图 8.30j）。从大脑前动脉 A1 段分离右侧肿瘤，电凝肿瘤的硬脑膜血供（图 8.30k）。然后从前交通动脉表面分离肿瘤并电凝肿瘤的硬脑膜血供（图 8.30l）。用脂肪、速即纱和鼻中隔黏膜瓣进行多层重建。

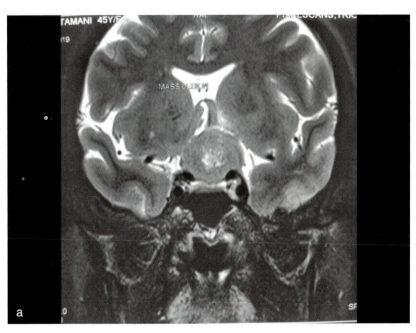

图 8.30 （a）MRI 冠状位显示鞍上区占位性病变压迫双侧视神经和视交叉以及双侧大脑前动脉。

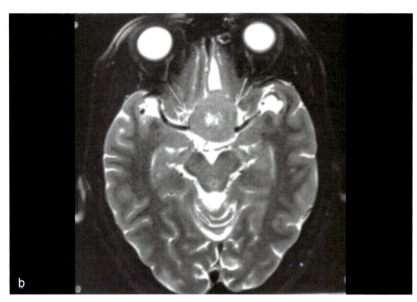

图 8.30 （b）MRI 轴位扫描显示鞍上区占位压迫双侧视神经和视交叉。（c）内镜下显示将蝶骨平台骨质蛋壳化后掀开骨板。on：视神经；ps：蝶骨平台；sf：鞍底。（d）内镜下显示正在磨除鞍结节骨质。on：视神经；ps：蝶骨平台；sf：鞍底；ts：鞍结节。

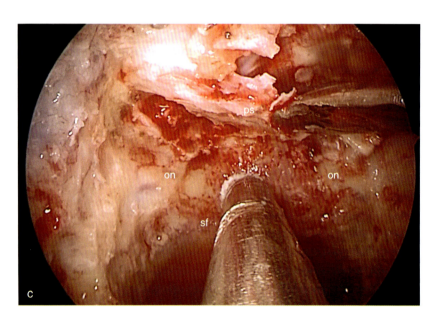

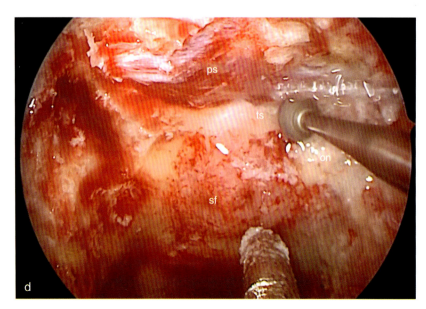

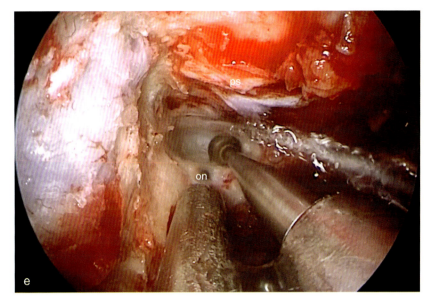

图 8.30 （e）内镜下显示正在磨除右侧视神经管骨质。on：视神经；ps：蝶骨平台。（f）内镜下显示鞍区和鞍上暴露，磨除双侧视神经表面骨质。on：视神经；ps：蝶骨平台；sf：鞍底。（g）内镜下显露完成后定位颈内动脉的位置。on：视神经；ps：蝶骨平台。

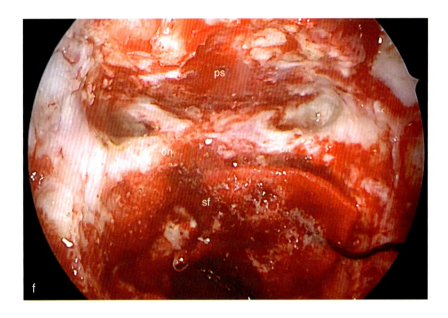

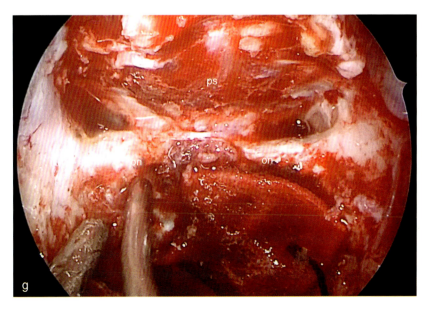

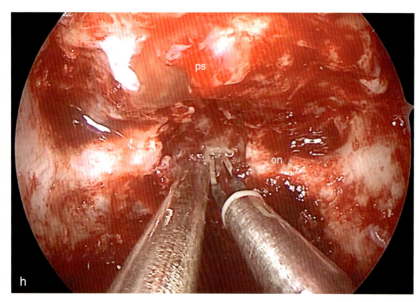

图8.30 （h）内镜下显示使用 Kassam 双极电凝前海绵间窦。on：视神经；ps：蝶骨平台。（i）从右侧视神经表面分离肿瘤。on：视神经；T：肿瘤。（j）自左侧视神经表面分离肿瘤。on：视神经；T：肿瘤。

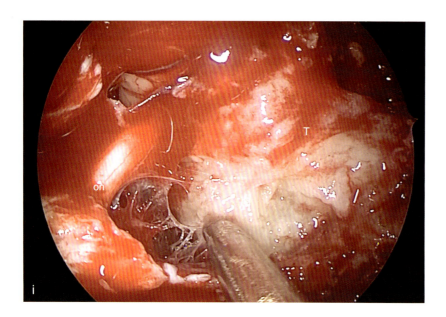

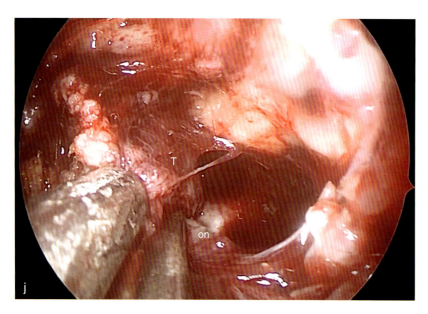

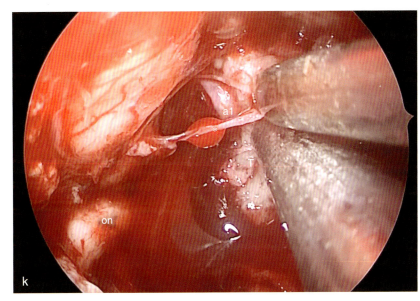

图 8.30 （k）内镜下显示自大脑前循环动脉表面分离肿瘤，可以看到肿瘤的硬脑膜血供（*）。a1：大脑前动脉a1段；on：视神经；T：肿瘤。（l）内镜下显示电凝肿瘤硬脑膜血供以及自前交通动脉表面分离肿瘤。acom：前交通动脉；T：肿瘤；*：肿瘤的供血动脉。（m）内镜下显示肿瘤切除后显露鞍上池。on：视神经；*：大脑前动脉。

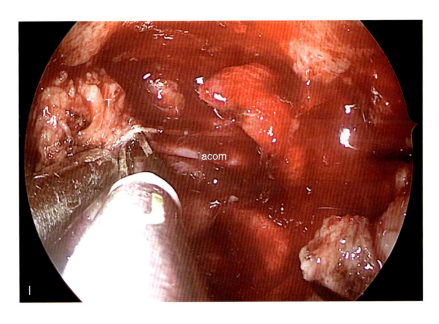

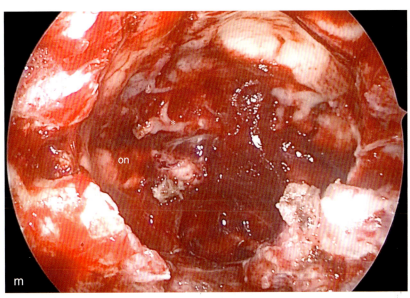

> **经验与教训**
> - 如果术前扫描发现视神经管受到侵犯，则应磨除视神经管内侧骨壁以完全切除肿瘤。
> - 对肿瘤在硬脑膜附着区域进行电凝对于肿瘤的早期去血管化是有帮助的。
> - 应移除受累的硬脑膜和受累的骨质。
> - 视神经受累的情况下需要进行视神经减压。
> - 应在视神经管硬脑膜的上缘将其切开，多普勒可用于识别眼动脉。MOCR 的磨除有助于早期识别眼动脉，避免对其造成损伤。
> - 轻柔牵开肿瘤，以识别肿瘤分离界面，避免对视神经进行任何操作。如果视神经存在粘连，建议谨慎分离，保留覆盖视神经通路血液供应的蛛网膜。如果肿瘤与视神经紧密粘连，建议保留粘连部分以保留功能。应保留穿支血管以避免视觉相关并发症的发生。

颅咽管瘤

由于与视交叉、垂体柄、下丘脑、颈动脉和脑前循环有关，颅咽管瘤切除后的并发症发生概率很高。手术时应考虑肿瘤的质地（囊性或实性）、肿瘤大小、钙化程度和是否向脑室扩展。手术入路的选择目前是存在争议的，并且基于术者的偏好。目前已经描述了许多分类系统来帮助选择颅咽管瘤切除的手术通道。Kassam 等人对颅咽管瘤进行了分类，以指导手术入路的选择（表 8.1）[13]。

表 8.1 颅咽管瘤的分类

类型	名称	解剖
1	漏斗前型	此类型的外侧以颈内动脉为界，下方以鞍膈为界，后方以漏斗为界，上方以移位的视交叉为界。
2	经漏斗型	此类型的解剖边界如漏斗前型所述，但由于它们沿着垂体柄生长，沿视交叉的腹侧生长，通过灰结节进入第三脑室。因此，肿瘤的喙侧范围以下丘脑的前部为界。
3	漏斗后型	此类型前界为垂体柄，后界为乳头体和基底动脉尖。通常，肿瘤穿透 Liljenquist 膜并侵犯 PCA 和 P1 段的穿支血管。此外，肿瘤可向尾部扩展，到达脚间窝并朝向 SCA。SCA 和 PCA 之间的动眼神经的起源也可能受累。
4	孤立的第三脑室型	此类型不能通过鼻腔通道到达。

缩写：PCA：大脑后动脉；SCA：小脑上动脉。

病例 14：颅咽管瘤

21 岁女性，有头痛和视力丧失的病史。CT/MRI 扫描显示鞍上区有钙化的囊性病变（图 8.31a，b）。在广泛暴露蝶窦后（图 8.31c），作者计划进行经结节经平台入路。磨除鞍结节、蝶骨平台和鞍区上方的骨质并用 Rosen 剥离子去除（图 8.31d）。用 Rosen 剥离子非常轻柔地去除双侧颈内动脉表面的骨质，并用 Kerrison 咬骨钳去除 MOCR（图 8.31e）。暴露鞍上硬脑膜（图 8.31f），并用多普勒定位双侧颈内动脉走行（图 8.31g）。通过垂直切口打开鞍区和鞍上的硬脑膜（图 8.31h，i）。通过流体明胶止血材料控制前海绵间窦的出血。打开硬脑膜后，确认肿瘤黏附在前循环动脉和垂体上动脉（图 8.31j）。首先从肿瘤上分离垂体上动脉（图 8.31k）。打开囊壁并吸出囊液后，囊肿减压（图 8.31l）。用显微分离技术进行肿瘤实体部分的切除。在超声手术吸引器的帮助下，通过精细分离减少肿瘤体积（图 8.31m）。从视交叉和后循环动脉表面分离肿瘤（图 8.31n）。分离附着于第三脑室底部的肿瘤，可显露第三脑室，可见 Monro 孔和脉络丛（图 8.31o）。前循环动脉和视交叉清晰可见，未见肿瘤残余（图 8.31p，r）。再次检查第三脑室，未发现肿瘤残余（图 8.31q）。参见视频 8.7。

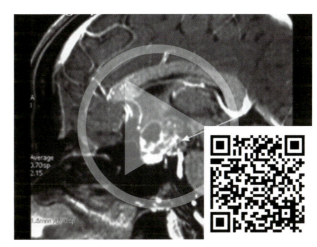

视频 8.7 颅咽管瘤 1。https://www.thieme.de/de/q.htm?p=opn/cs/19/9/10104309-3107e214

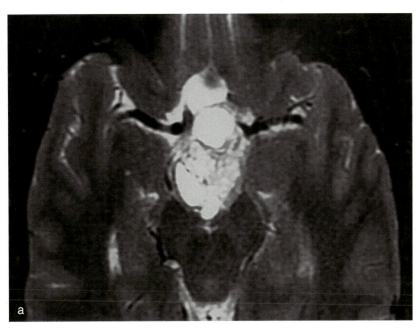

图 8.31 （a）MRI 轴位显示鞍上区的肿瘤。

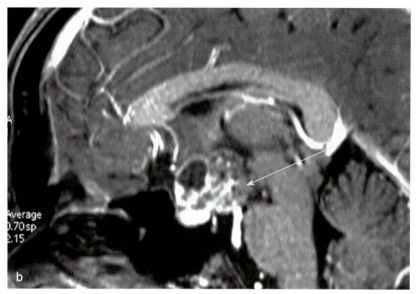

图 8.31 （b）MRI 矢状位显示鞍上区病变。（c）内镜下显示蝶窦的广泛暴露。on：视神经；ps：蝶骨平台；sf：鞍底。（d）内镜下显示去除变薄的鞍结节骨质。locr：视神经—颈内动脉外侧隐窝；on：视神经；ps：蝶骨平台；sd：鞍区硬脑膜；ts：鞍结节。

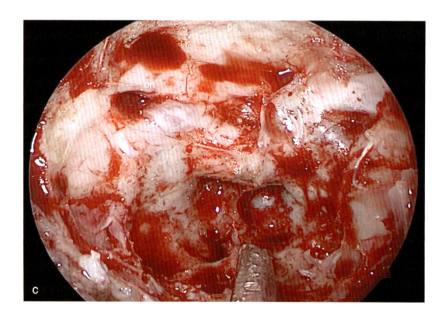

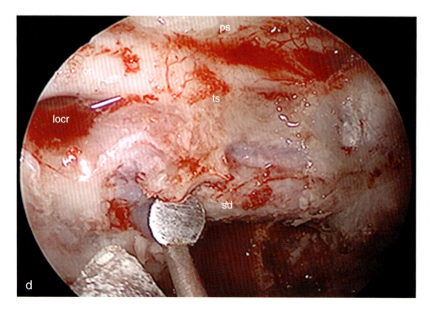

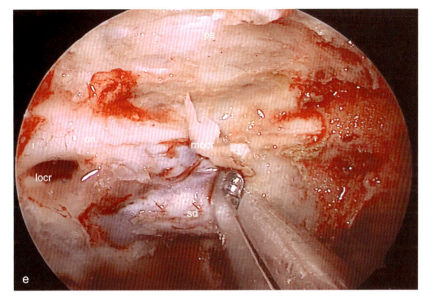

图 8.31 （e）内镜下显示用咬骨钳去除左侧 MOCR。locr：视神经—颈内动脉外侧隐窝；mocr：视神经—颈内动脉内侧隐窝；on：视神经；ps：蝶骨平台；sd：鞍区硬脑膜。（f）内镜下显示已广泛暴露鞍区及鞍上区硬脑膜。locr：视神经—颈内动脉外侧隐窝；on：视神经；ps：蝶骨平台；sd：鞍区硬脑膜；c：斜坡。（g）内镜下显示广泛暴露鞍区和鞍上区后用多普勒定位颈内动脉。cica：海绵窦段颈内动脉；on：视神经；ps：蝶骨平台；sd：鞍区硬脑膜；*：颈动脉多普勒。

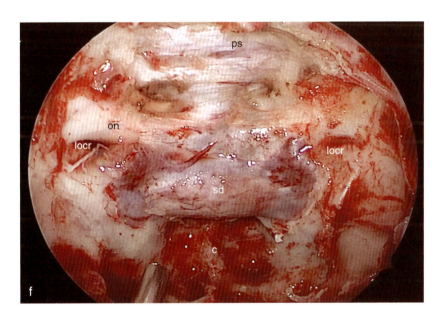

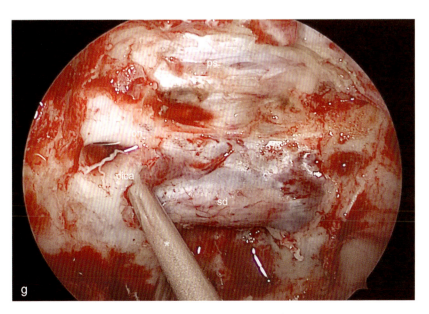

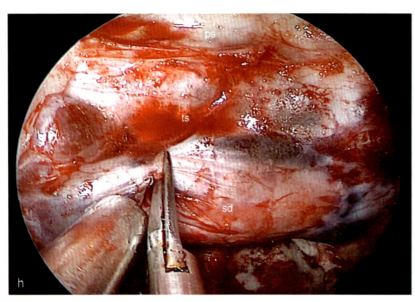

图 8.31 （h）用剪刀切开鞍区硬脑膜。ps：蝶骨平台；sd：鞍区硬脑膜；ts：鞍结节。（i）内镜下显示扩大鞍结节硬脑膜切口。ps：蝶骨平台；ts：鞍结节。（j）内镜下显示切开硬脑膜后可显露肿瘤。ps：蝶骨平台；sd：鞍区硬脑膜；T：肿瘤；*：硬脑膜。

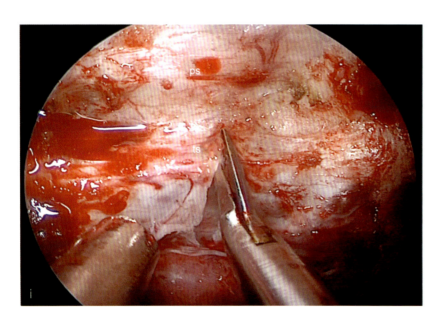

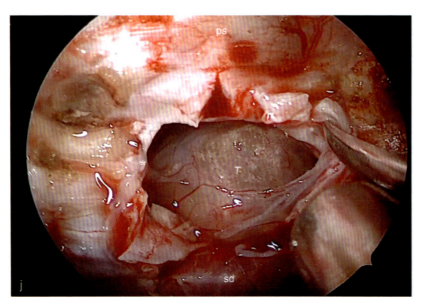

内镜入路治疗鞍上病变 **8**

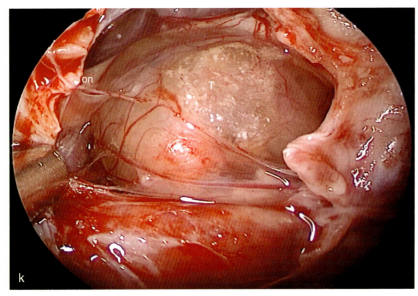

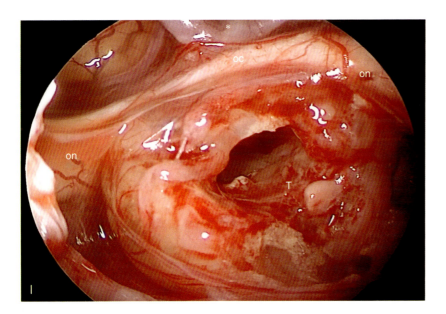

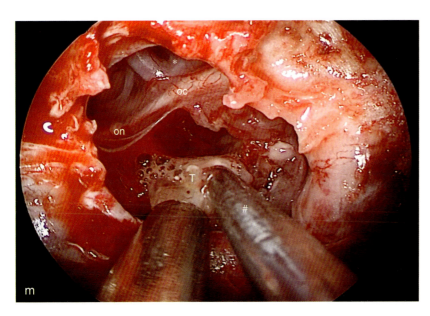

图8.31 （k）内镜下显示已暴露肿瘤。on：视神经；T：肿瘤；*：前循环。（l）内镜下显示开始进行肿瘤囊内切除。可见双侧视神经和前循环动脉。oc：视交叉；on：视神经；T：肿瘤；*：前循环动脉。（m）内镜下显示用超声吸引器对肿瘤进行囊内减瘤切除。oc：视交叉；on：视神经；T：肿瘤；*：前循环动脉；#：超声吸引器。

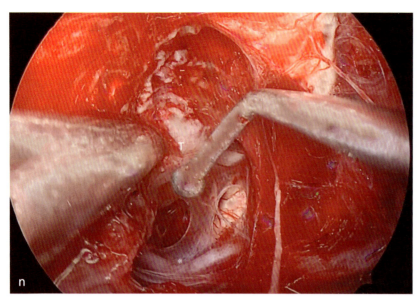

图 8.31 （n）内镜下显示从后循环动脉表面分离并掀起肿瘤。T：肿瘤；*：后循环动脉。（o）内镜下显示肿瘤切除后显露出 Sylvius 导水管。*：Sylvius 导水管。（p）内镜下显示肿瘤切除后可见前循环动脉和视神经。on：视神经；*：前循环动脉。

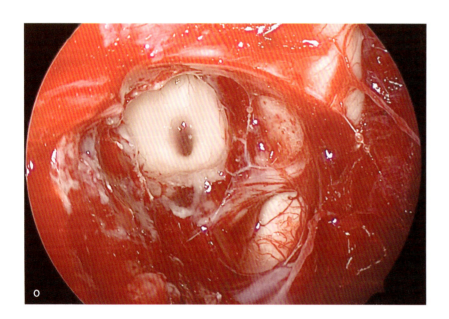

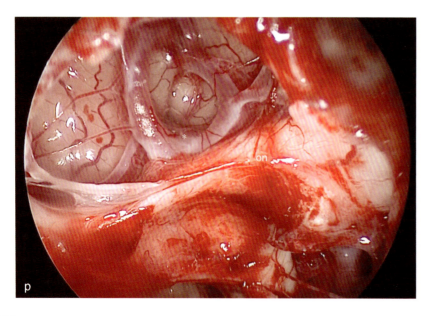

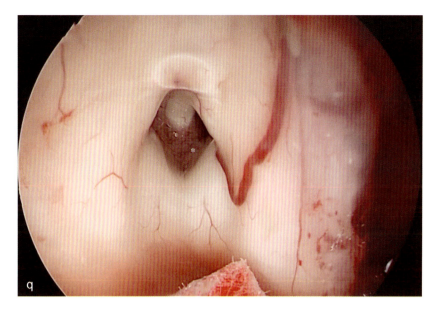

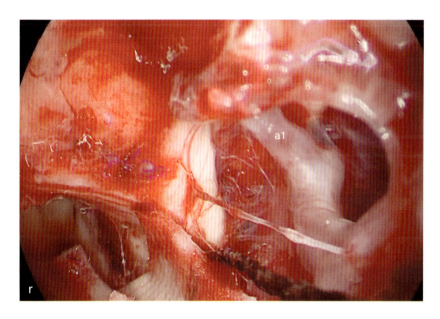

图 8.31 （q）内镜下显示打开第三脑室后可见 Monro 孔。*：Monro 孔。（r）内镜下显示左侧颈内动脉和大脑前动脉 a1 段。*：左侧颈内动脉；a1：大脑前动脉 a1 段。（s）内镜下显示用鼻中隔黏膜瓣进行重建。hf：鼻中隔黏膜瓣。

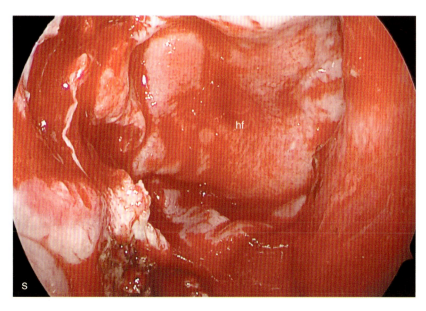

病例15：颅咽管瘤

17岁女性，表现为头痛和视力下降。CT 扫描显示蝶窦气化良好。MRI 显示鞍上占位具有囊性和钙化成分，并扩展至第三脑室（图 8.32a）。广泛暴露蝶窦（图 8.32b）。以三角形区域磨除蝶骨平台骨质，底边朝前，后缘刚好在视神经管上方（图 8.32c，d）。磨薄鞍底骨质后将其去除（图 8.32e）。显露两侧海绵窦段颈内动脉和 MOCR，并使用多普勒定位颈内动脉位置（图 8.32f）。暴露硬脑膜后，切开硬脑膜并开放视交叉下池，确认的第一个结构是垂体上动脉（图 8.32g，h）。作者从垂体上动脉两侧轻柔分离肿瘤（图 8.32i）。进行肿瘤的瘤内减压。进行囊外分离。轻柔的分离附着在垂体柄上的肿瘤（图 8.32j）。有一小部分附着在残留的垂体柄上（图 8.32k）。确认位于脚间窝的基底动脉、大脑后动脉 P1 和 P2 穿支以及动眼神经等结构。肿瘤的最上半部分采用囊外分离技术进行切除，并打开第三脑室。识别 Monro 孔（图 8.32l）。肿瘤完全切除后，用乳酸林格液轻轻冲洗。用脂肪、阔筋膜和鼻中隔黏膜瓣进行重建（图 8.32m，n）。参见视频 8.8。

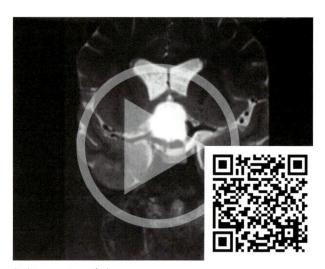

视频 8.8　颅咽管瘤 2。https://www.thieme.de/de/q.htm?p=opn/cs/19/9/10104310-fa9c34fe

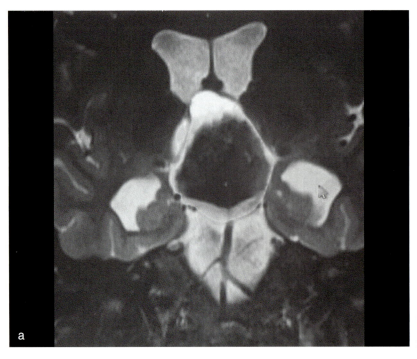

图 8.32　（a）MRI 显示鞍上区囊实性病变扩展至第三脑室。

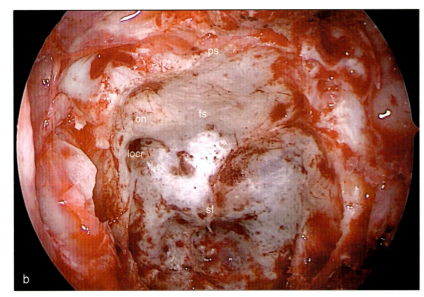

图 8.32 （b）内镜下显示一个半鼻腔的广泛暴露。locr：视神经—颈内动脉外侧隐窝；on：视神经；ps：蝶骨平台；sf：鞍底；ts：鞍结节。（c）内镜下显示将蝶骨平台磨至蛋壳化后掀起骨板。locr：视神经—颈内动脉外侧隐窝；on：视神经；ps：蝶骨平台；sf：鞍底。黑线三角形为蝶骨平台骨质磨除区域。（d）掀起蝶骨平台骨质。on：视神经；ps：蝶骨平台。

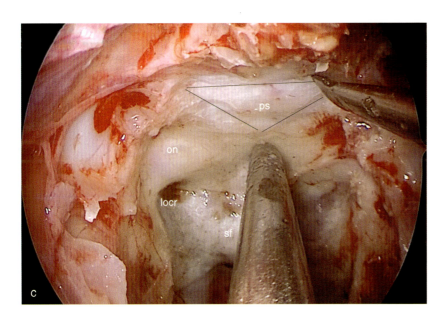

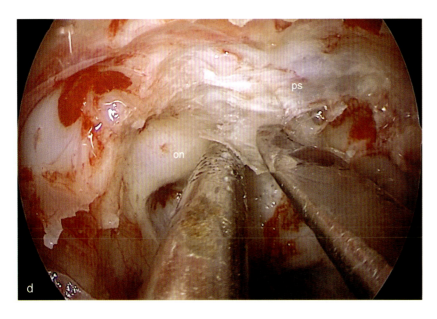

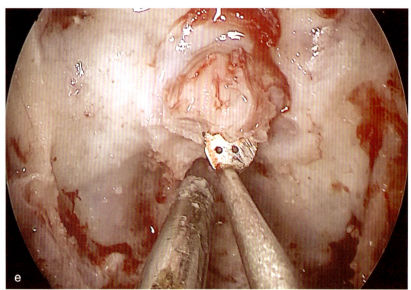

图 8.32 （e）内镜下显示掀起鞍底骨质。sf：鞍底。（f）内镜下显示鞍区和鞍上区的暴露以及使用微型多普勒定位颈动脉走行。ps：蝶骨平台；sd：鞍区硬脑膜；ts：鞍结节；*：微型多普勒。（g）内镜下显示用 Kassam 剪刀切开鞍上区硬脑膜。ps：蝶骨平台；sd：鞍区硬脑膜；ts：鞍结节。

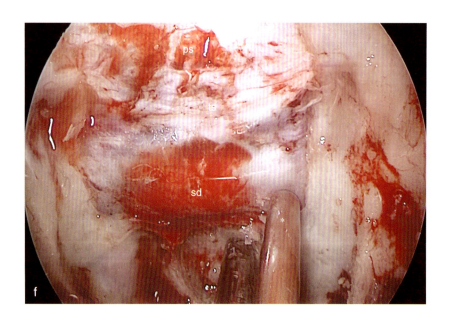

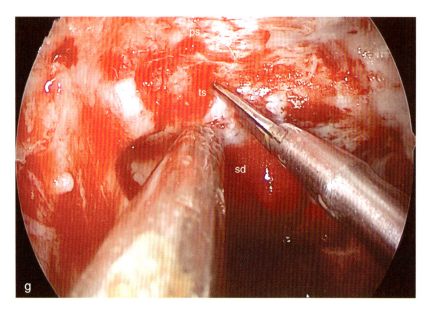

内镜入路治疗鞍上病变

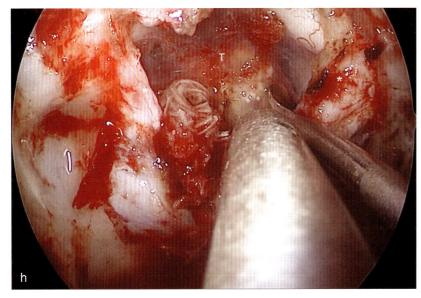

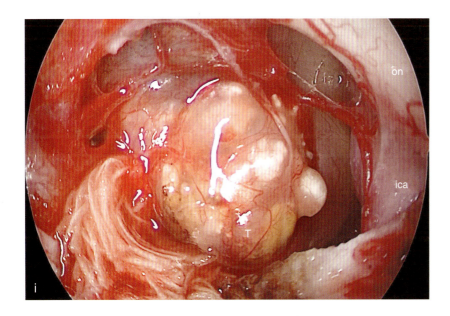

图 8.32 （h）内镜下显示掀起硬脑膜暴露肿瘤。T：肿瘤。（i）内镜下显示肿瘤与视神经和颈内动脉的关系。ica：颈内动脉；on：视神经；T：肿瘤。（j）内镜下显示用显微剥离子从垂体柄表面分离肿瘤。pis：垂体柄。

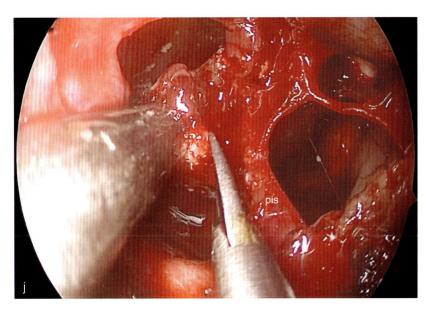

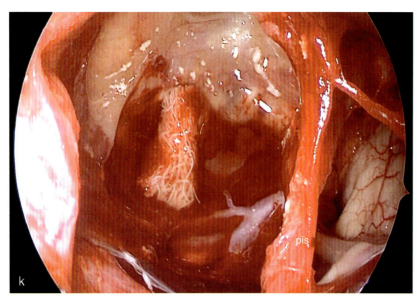

图 8.32 （k）内镜下显示肿瘤已大部切除，有一小部分肿瘤附着在残留的垂体柄上。pis：垂体柄。（l）内镜下显示 Monro 孔。*：Monro 孔。（m）用人工硬脑膜进行鞍底重建。c：斜坡；ps：蝶骨平台；sd：鞍区硬脑膜；*：人工硬脑膜。

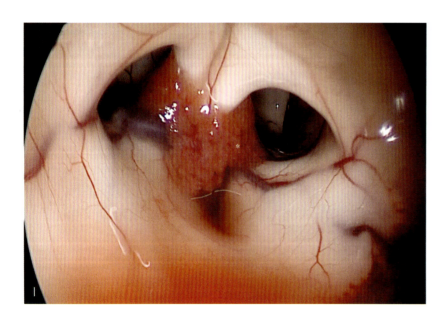

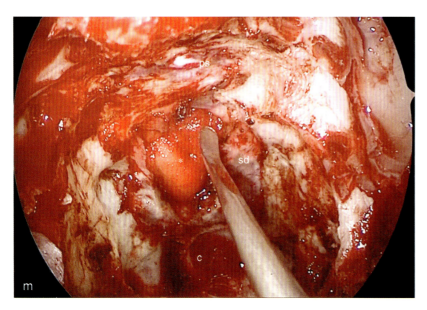

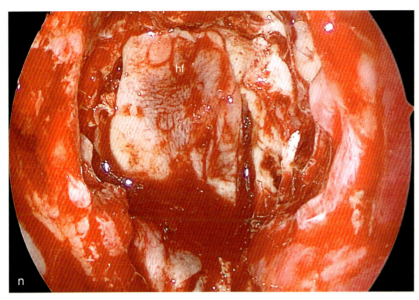

图 8.32 （n）内镜下显示用鼻中隔黏膜瓣进行重建。hf：鼻中隔黏膜瓣。

病例 16：颅咽管瘤

20岁女性表现为头痛、尿崩症和视力下降。CT 和 MRI 扫描显示鞍上囊性占位伴有内部钙化（图 8.33a，b）。从两侧的视神经到视神经和颈动脉到颈动脉暴露蝶窦。识别蝶窦内的解剖标志，如 LOCR、MOCR、视神经管、视柱、上颌柱和蝶骨平台（图 8.33c）。以三角形方式磨除蝶骨平台骨质。三角形区域的底边位于筛后动脉的后方，两侧位于视神经管上缘（图 8.33d）。蝶鞍和鞍结节区的骨质磨除已完成（图 8.33e）。在 Rosen 剥离子的帮助下，去除掉蝶鞍、鞍结节和蝶骨平台区已磨薄的骨质。同时去除双侧颈内动脉表面的骨质。借助颈动脉多普勒定位双侧颈内动脉的走行（图 8.33f）。用 Cappabianca 刀和可旋转的 Kassam 剪刀在硬脑膜上做垂直切口（图 8.33g）。用 Kassam 双极电凝前海绵间窦（图 8.33h）。识别双侧垂体上动脉（图 8.33i）。完成肿瘤的内部减瘤（图 8.33j）。分离肿瘤与视交叉和后循环血管（图 8.33k）。将肿瘤从第三脑室底部显微分离（图 8.33l，m）。在 30°内镜下开放第三脑室底，对第三脑室和视交叉进行探查（图 8.33n），可以看到 Monro 孔、丘脑和脉络丛（图 8.33o）。肿瘤紧贴垂体柄（图 8.33p），由于患者已经患有尿崩症，作者决定切除垂体柄（图 8.33q）。通过显微解剖分离右侧后交通动脉附近的肿瘤。可以看到脚间窝的内镜下解剖结构，其内容物包括基底动脉、双侧后交通动脉、双侧动眼神经、双侧大脑后动脉 P2 段、视交叉、双侧大脑前动脉 A1 段、前交通动脉（图 8.33s）。使用速即纱、脂肪、鼻中隔黏膜瓣和组织纤维蛋白胶进行颅底多层重建（图 8.33t）。术后扫描显示丘脑上残留有一小块肿瘤（图 8.33u）。参见视频 8.9。

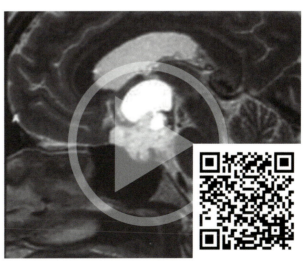

视频 8.9 颅咽管瘤 3。https://www.thieme.de/de/q.htm?p=opn/cs/19/9/10104311-1d21a901

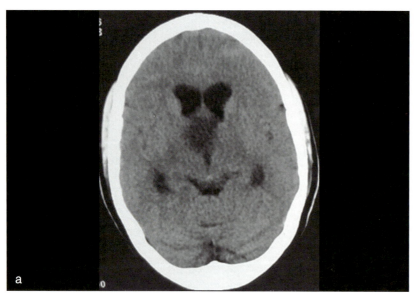

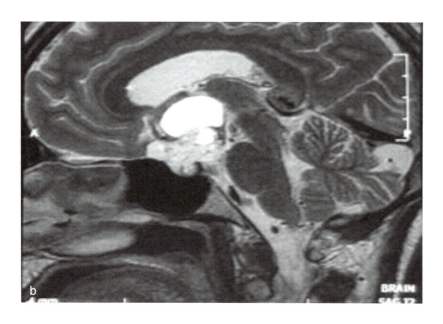

图 8.33 （a）MRI 轴位显示鞍上区域的占位已到达脑室。（b）MRI 矢状位显示鞍上区的囊实性占位扩展至脑室。(c)内镜下显示蝶窦已完全暴露。c: 斜坡；locr: 视神经—颈内动脉外侧隐窝；ps: 蝶骨平台；sf: 鞍底；ts: 鞍结节。

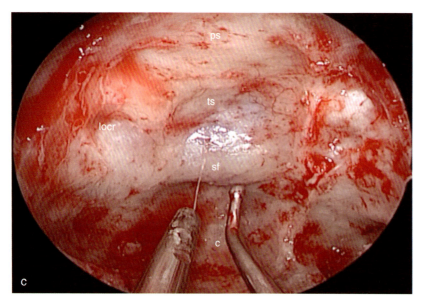

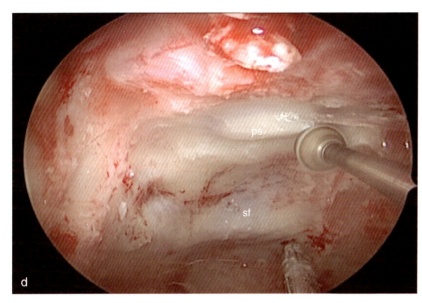

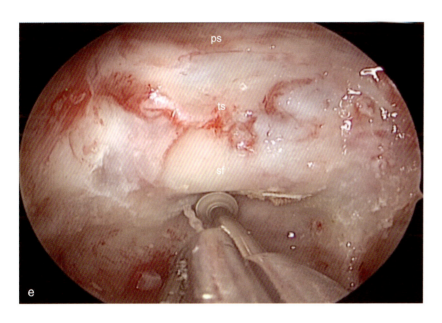

图 8.33 （d）内镜下显示正在磨除蝶骨平台骨质。ps：蝶骨平台；sf：鞍底。（e）正在磨除鞍底骨质。ps：蝶骨平台；sf：鞍底；ts：鞍结节。（f）内镜下显示鞍区和鞍上区的硬脑膜完全暴露后，用超声多普勒定位颈动脉的位置。ps：蝶骨平台；sd：鞍区硬脑膜；*：超声多普勒。

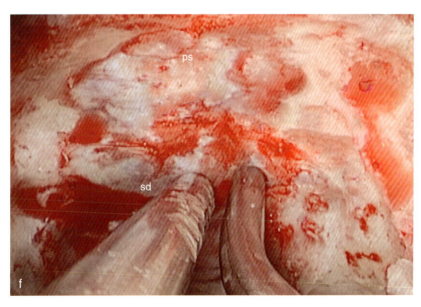

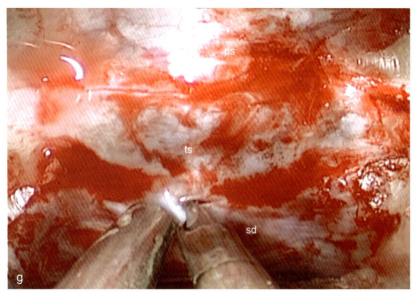

图 8.33 （g）内镜下显示鞍上硬脑膜的切口。ps: 蝶骨平台；sd: 鞍区硬脑膜；ts: 鞍结节。（h）内镜下显示完全掀开硬脑膜后暴露肿瘤。T: 肿瘤；*: 硬脑膜。（i）内镜下显示肿瘤与视神经和垂体上动脉的关系。on: 视神经；T: 肿瘤；*: 垂体上动脉。

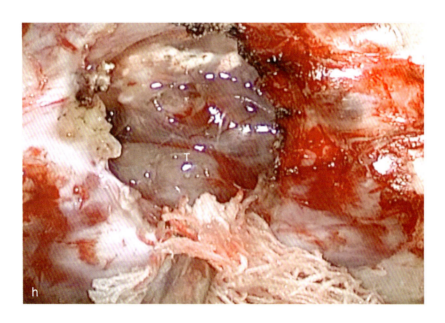

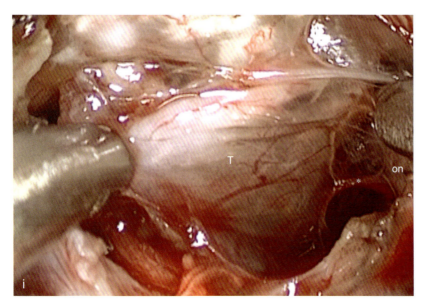

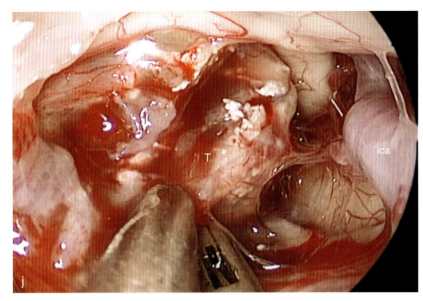

图 8.33 （j）内镜下显示从肿瘤表面仔细分离垂体上动脉。ica：颈内动脉；T：肿瘤。（k）内镜下显示从后循环动脉表面分离肿瘤。T：肿瘤；*：基底动脉。（l）内镜下显示乳头体和后循环动脉。T：肿瘤；*：基底动脉；#：乳头体。

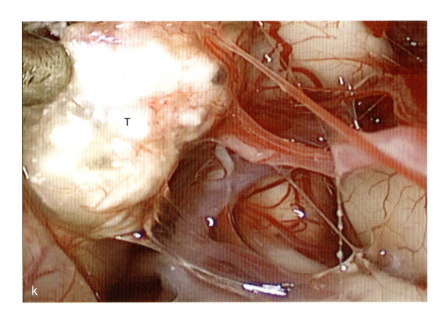

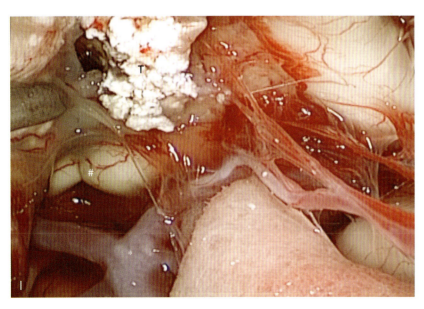

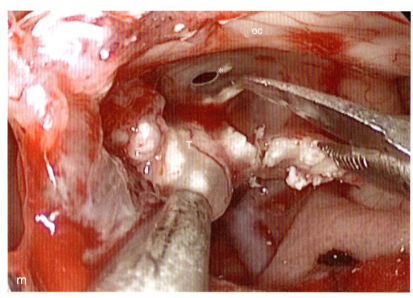

图 8.33 （m）内镜下显示用显微剥离子从第三脑室分离肿瘤。oc：视交叉；T：肿瘤；*：第三脑室。（n）切除部分肿瘤后用 45°硬质内镜进行内镜探查。ica：颈内动脉；oc：视交叉；T：肿瘤；*：第三脑室。（o）内镜下显示 Monro 孔。*：Monro 孔。

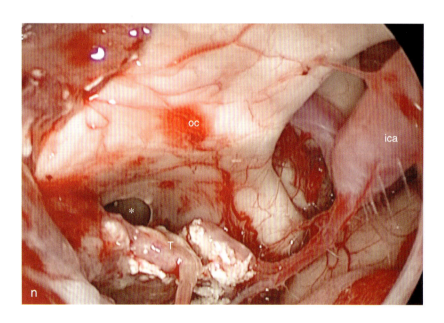

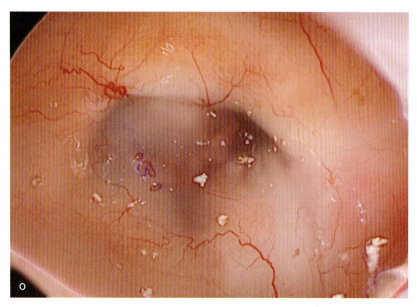

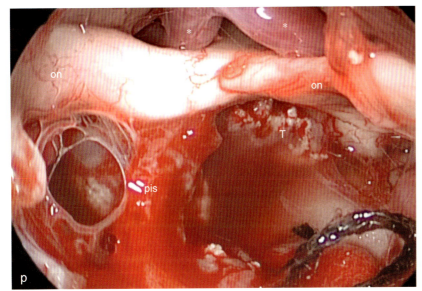

图 8.33 （p）内镜下显示附着在垂体柄上的肿瘤碎片。on：视神经；pis：垂体柄；T：肿瘤；*：大脑前动脉。（q）内镜下显示沿垂体柄分离肿瘤。on：视神经；pis：垂体柄；T：肿瘤；*：大脑前动脉。（r）内镜下显示肿瘤粘连在后循环动脉和乳头体周围。T：肿瘤；*：基底动脉。

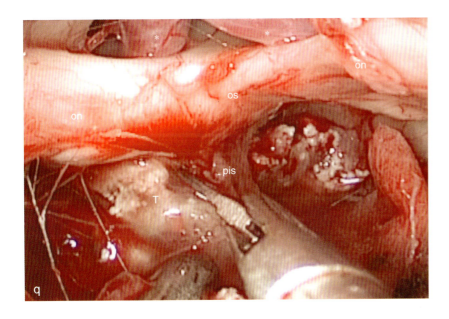

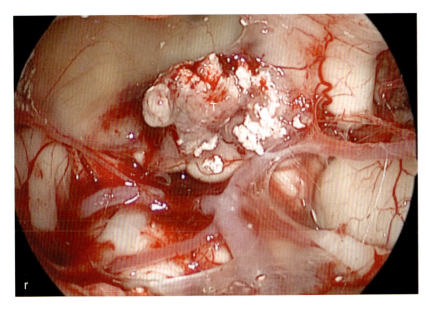

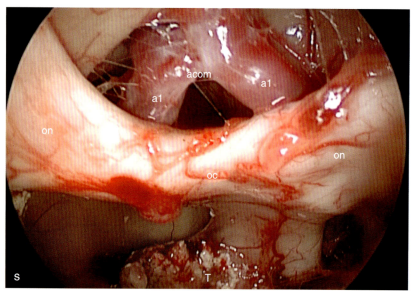

图8.33 （s）内镜下显示肿瘤切除后显露鞍上池。a1：大脑前动脉a1段；acom：前交通动脉；oc：视交叉；on：视神经；T：肿瘤。（t）内镜下显示用鼻中隔黏膜瓣重建后的内镜视图。fg：生物蛋白胶；hf：鼻中隔黏膜瓣；scl：速即纱。（u）术后MRI显示除了小部分粘连在丘脑的肿瘤外，已完全切除。

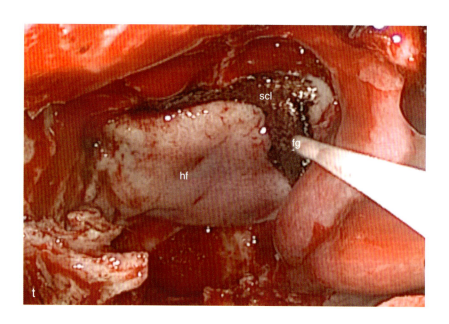

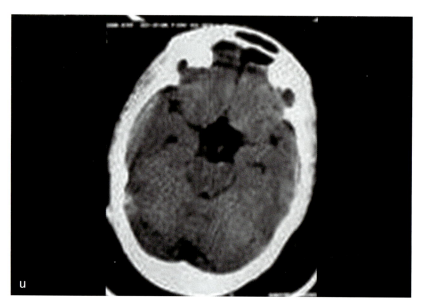

病例 17：颅咽管瘤

11岁男孩表现为视力下降。MRI扫描显示漏斗型颅咽管瘤（图8.34a）。广泛暴露蝶窦后，作者磨除了鞍底、鞍结节和蝶骨平台骨质，暴露了鞍区和鞍上的硬脑膜（图8.34b）。在做垂直和水平切口后，打开蝶骨平台硬脑膜瓣，可显露肿瘤（图8.34c）。肿瘤似乎与双侧视神经关系密切（图8.34d）。打开肿瘤的囊性部分并进行内部减瘤（图8.34e）。用显微分离技术从大脑前动脉表面切除肿瘤壁（图8.34f）。用脂肪、速即纱、明胶海绵和鼻中隔黏膜瓣对术腔进行多层重建（图8.34g）。

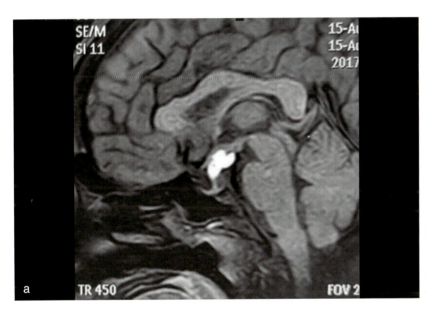

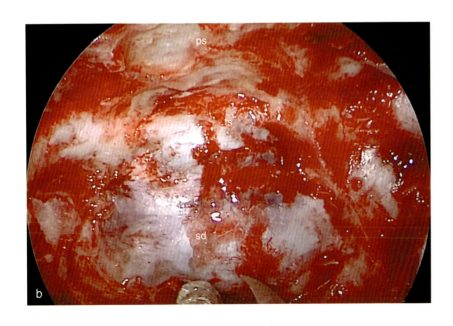

图8.34 （a）MRI矢状位显示鞍上区的囊性病变扩展至第三脑室。（b）广泛暴露鞍区和鞍上区硬脑膜。ps：蝶骨平台；sd：鞍区硬脑膜；ts：鞍结节。

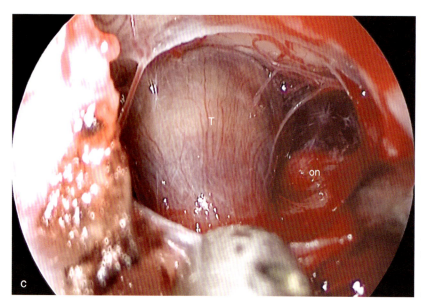

图 8.34 （c）内镜下显示开放蝶骨平台硬脑膜后显露鞍上区肿瘤。on：视神经；T：肿瘤。（d）内镜下显示鞍上区肿瘤与双侧视神经之间关系密切。on：视神经；T：肿瘤；*：视交叉。（e）内镜下显示对肿瘤进行囊内切除。T：肿瘤。

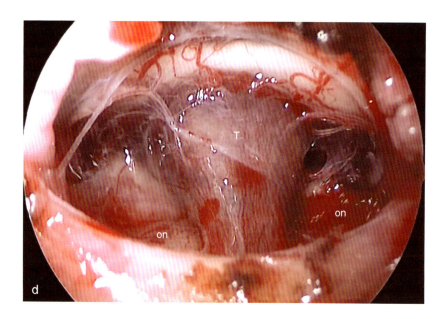

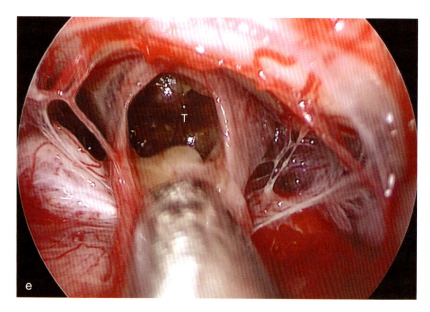

8 内镜入路治疗鞍上病变

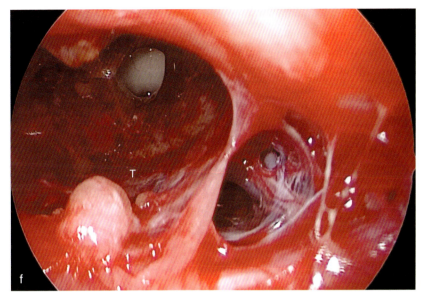

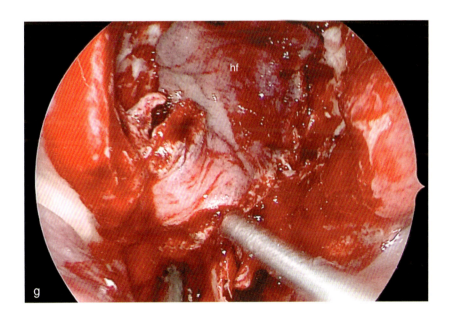

图 8.34 （f）内镜下显示囊内减瘤后的肿瘤壁以及肿瘤与大脑前动脉的密切关系。T：肿瘤；*：大脑前动脉。（g）内镜下显示用鼻中隔黏膜瓣进行重建。hf：鼻中隔黏膜瓣。

病例 18：颅咽管瘤

7 岁男童出现头痛和视力下降。CT/MRI 显示鞍上部分囊性病变伴内部钙化（图 8.35a，b）。作者显露蝶窦后，发现该病例属于甲介型蝶窦。磨除鞍底骨质一直到颈动脉水平（图 8.35c）。钻磨至蛋壳样薄并暴露硬脑膜后，去除鞍底骨质、鞍结节和蝶骨平台表面的骨质。用颈动脉多普勒定位双侧颈内动脉走行（图 8.35d）。用 Cappabianca 刀和 Kassam 可旋转剪刀切开硬脑膜（图 8.35e，f）。掀起硬脑膜瓣后，可以显露肿瘤（图 8.35g）。保留肿瘤壁上的切口，排出囊肿内容物。从右侧视神经（图 8.35h）和第三脑室底部进行肿瘤的囊外解剖分离。肿瘤切除后可见 Monro 孔（图 8.35i）。用脂肪、速即纱和鼻中隔黏膜瓣进行重建（图 8.35j，k）。

253

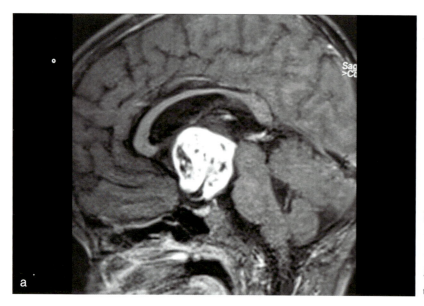

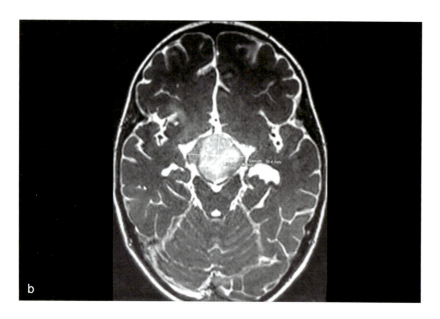

图 8.35 （a）MRI 矢状位显示鞍上区占位病变。（b）MRI 轴位显示鞍上区占位。（c）内镜下显示完全暴露蝶窦后磨除鞍底骨质。ps：蝶骨平台；sf：鞍底；ts：鞍结节。

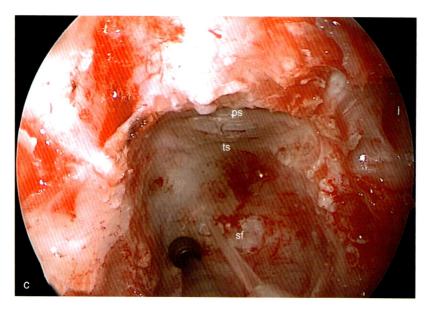

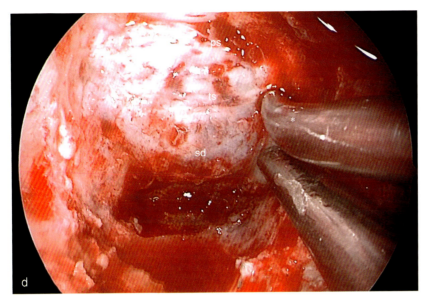

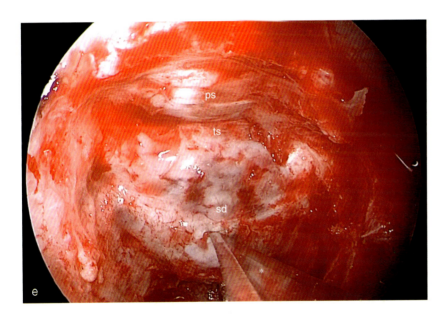

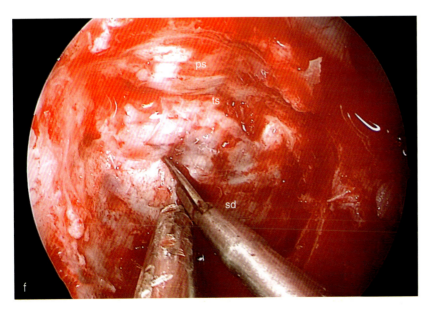

图 8.35 （d）内镜下显示完全暴露鞍区和鞍上硬脑膜后用多普勒定位颈内动脉。ps：蝶骨平台；sd：鞍区硬脑膜；ts：鞍结节；*：超声多普勒。（e）内镜下显示将切开鞍区硬脑膜。ps：蝶骨平台；sd：鞍区硬脑膜；ts：鞍结节；*：尖刀。（f）用 Kassam 剪刀延长硬脑膜切口。ps：蝶骨平台；sd：鞍区硬脑膜；ts：鞍结节。

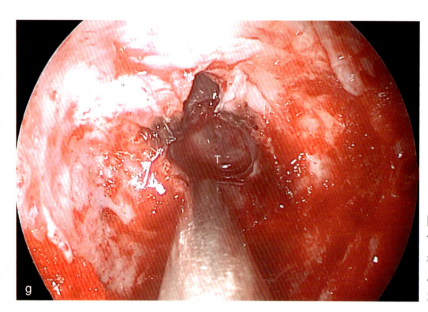

图 8.35 （g）掀开硬脑膜后可见肿瘤。T：肿瘤。（h）内镜下显示从右侧视神经表面分离肿瘤。on：视神经；T：肿瘤。（i）内镜下显示肿瘤切除后显露 Monro 孔。*：Monro 孔。

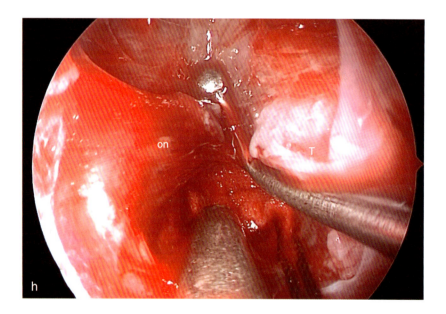

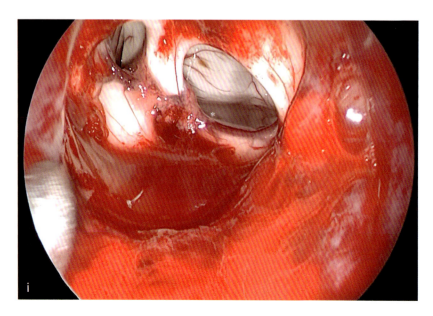

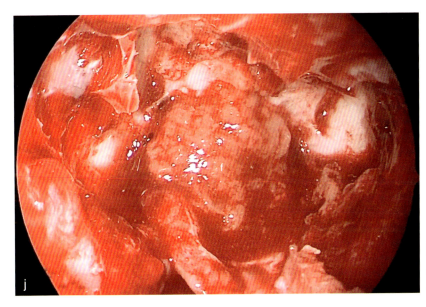

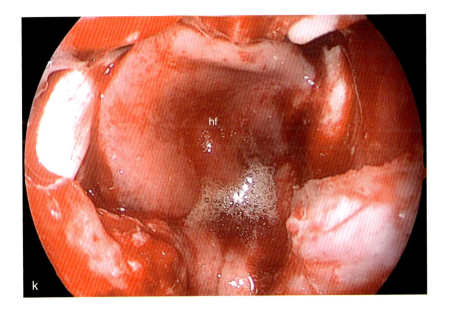

图 8.35 （j）内镜下显示用脂肪重建瘤腔。f：脂肪。（k）用鼻中隔黏膜瓣进行重建。hf：鼻中隔黏膜瓣。

病例 19：颅咽管瘤

14岁男性表现为发育迟缓和性功能减退。CT/MRI扫描显示鞍区和鞍上区囊性病变伴有钙化成分（图8.36a，b）。在制备好右侧鼻中隔黏膜瓣并暴露蝶窦后，进行鞍底骨质磨除。将鞍底骨质钻磨至蛋壳样薄后，用Rosen剥离子去除骨板（图8.36c）。磨除鞍结节区域骨质至双侧MOCR（图8.36d）。在Rosen剥离子的帮助下，将变薄的MOCR移除（图8.36e）。在Kerrison咬骨钳的帮助下，去除蝶骨平台骨质，并显露鞍区、鞍结节和蝶骨平台硬脑膜（图8.36f）。在颈动脉多普勒的帮助下定位双侧ICA（图8.36g）。用Cappabianca刀和Kassam可旋转剪刀制作硬脑膜瓣（图8.36h-j）。通过切开囊壁对肿瘤的囊性部分进行减压（图8.36k），流出经典的"机油"样囊液（图8.36l）。借助双吸引器技术完成肿瘤实体部分的内部减瘤（图8.36m）。在垂体钳和剥离子的帮助下进行囊外剥离（图8.36n）。首先分离并去除囊壁的外侧部分（图8.36o）。从鞍膈上分离囊壁的上部（图8.36p）。用脑棉片再次向上推鞍膈，轻轻按压并仔细检查瘤腔。发现一小块肿瘤黏附在右侧海绵窦上。对肿瘤的最后一部分进行了轻柔的解剖（图8.36q）。未见鞍膈有脑脊液漏（图8.36r）。瘤腔内填充脂肪，并将一块鼻中隔软骨推入腔内（图8.36s）。缺损处用鼻中隔黏膜瓣、速即纱、明胶海绵和纤维蛋白组织胶多层重建（图8.36t）。

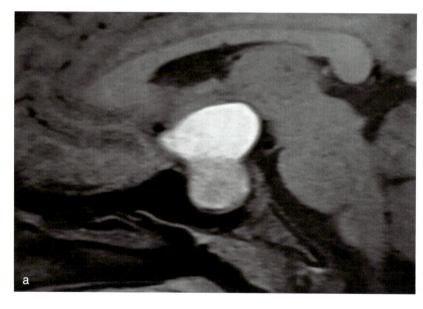

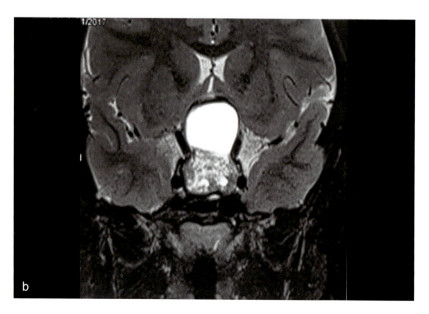

图8.36 （a）MRI矢状位显示鞍区和鞍上区的囊实性病变。（b）MRI冠状位显示鞍区和鞍上区囊实性病变。

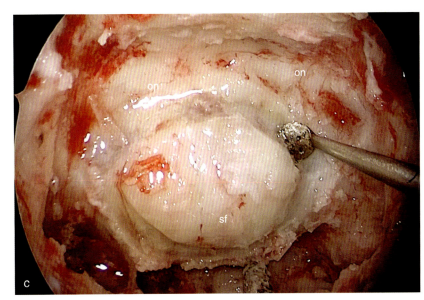

图 8.36 （c）内镜下显示已充分暴露蝶窦，同时掀起鞍底骨质。on：视神经；sf：鞍底。（d）内镜下显示正在磨除鞍结节骨质。ps：蝶骨平台；sd：鞍区硬脑膜；ts：鞍结节。（e）内镜下显示用剥离子掀起已磨薄的鞍结节骨质。on：视神经；ps：蝶骨平台；sd：鞍区硬脑膜；ts：鞍结节。

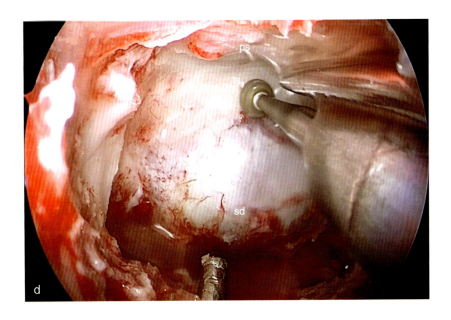

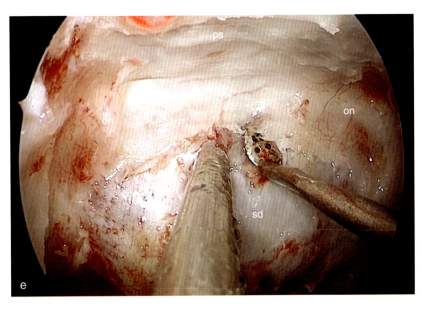

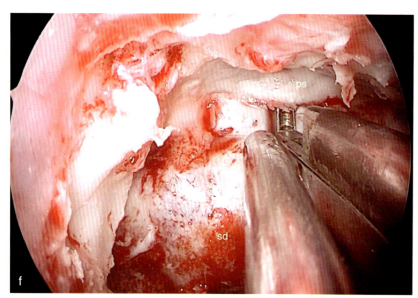

图 8.36 （f）内镜下显示用咬骨钳掀起已磨薄的蝶骨平台骨质。ps：蝶骨平台；sd：鞍区硬脑膜。（g）内镜下显示在完成鞍区及鞍上硬脑膜暴露后用多普勒定位颈内动脉。sd：鞍区硬脑膜；＊：颈动脉多普勒。（h）内镜下显示切开鞍区硬脑膜。sd：鞍区硬脑膜；＊：尖刀。

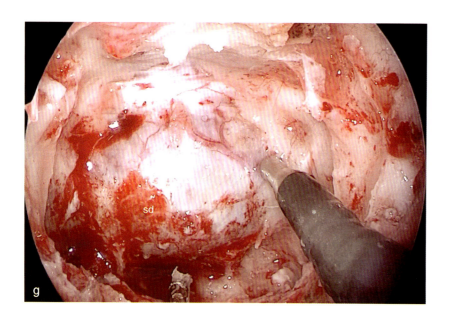

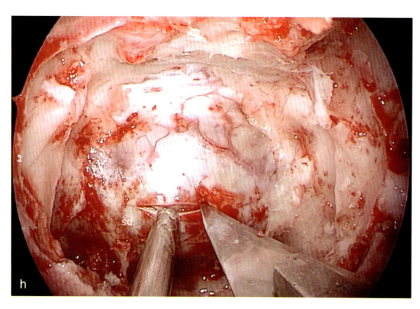

内镜入路治疗鞍上病变

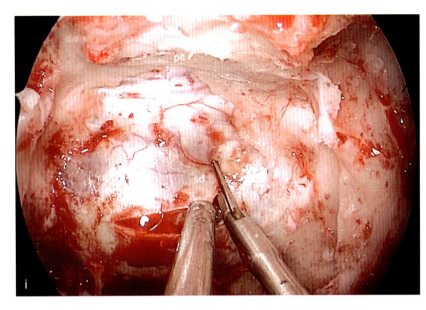

图 8.36 （i）用 Kassam 剪刀延长硬脑膜切口。ps：蝶骨平台；sd：鞍区硬脑膜；*：Kassam 可旋转剪刀。（j）内镜下显示掀起鞍区内层硬脑膜。ps：蝶骨平台；sd：鞍区硬脑膜；T：肿瘤；ts：鞍结节。（k）内镜下显示切开肿瘤囊壁。T：肿瘤。

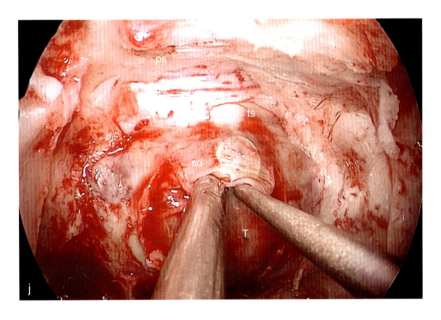

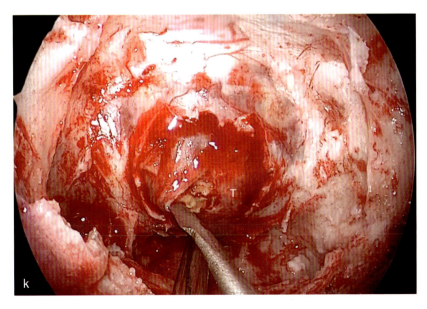

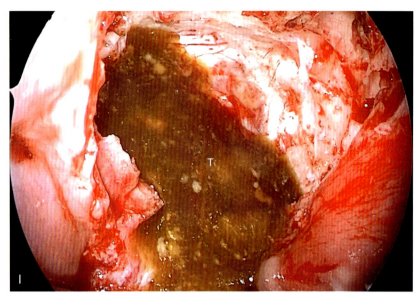

图 8.36　（l）内镜下显示切开肿瘤囊性部分后流出"机油"样内容物。T：肿瘤。（m）内镜下显示通过双吸引器技术去除肿瘤。T：肿瘤。（n）内镜下显示用剥离子对肿瘤进行囊外剥离。T：肿瘤。

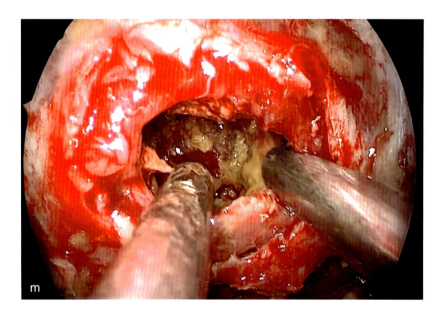

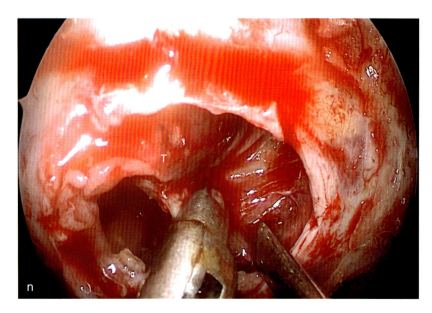

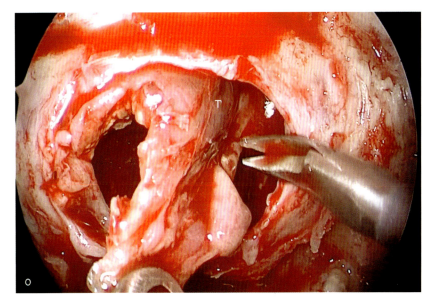

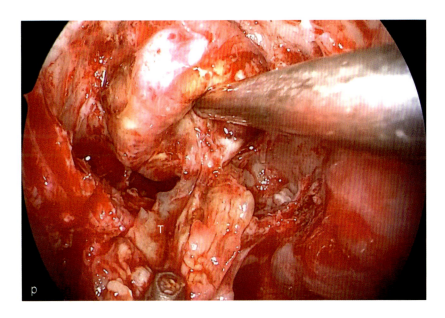

图 8.36 （o）内镜下显示用显微剪刀分块切除肿瘤。T：肿瘤。（p）内镜下显示自鞍膈切除肿瘤。T：肿瘤；*：鞍膈。（q）抬起鞍膈后切除右视神经附近的最后一点肿瘤。T：肿瘤；*：鞍膈。

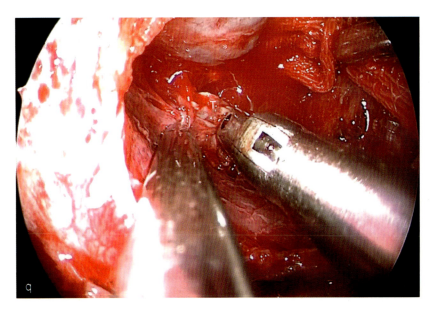

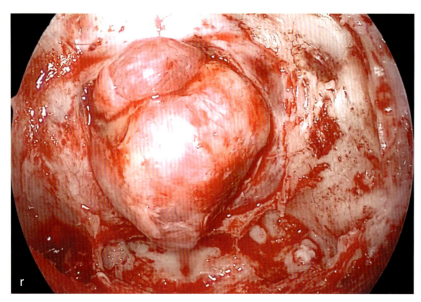

图 8.36 （r）完全切除肿瘤后可见塌陷膨出的鞍膈。*：鞍膈。（s）用脂肪和鼻中隔软骨封闭鞍底缺损。f：脂肪；sc：鼻中隔软骨。（t）内镜下显示放置鼻中隔黏膜瓣。hf：鼻中隔黏膜瓣。

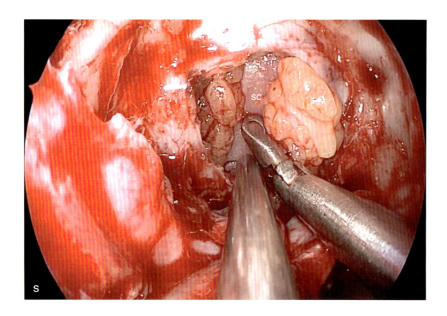

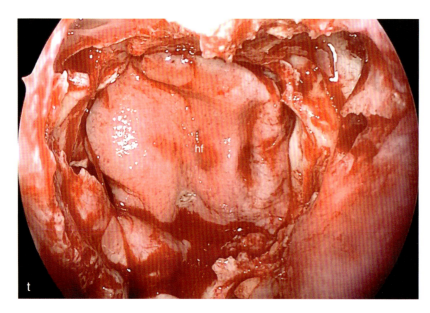

经验与教训

- 充分的手术暴露包括暴露筛板后部、蝶骨平台、鞍结节、蝶鞍、床突、鞍旁段颈内动脉隆起和视神经管，以便双鼻孔器械操作和充分的肿瘤暴露。
- 应去除 MOCR，因为去除后可以识别床突旁段颈内动脉和视神经。最重要的是，必须完全切除这块骨质才能分离视神经—颈动脉池，而不必过于用力地向内牵拉肿瘤并有动脉或神经损伤的风险。去除 MOCR 还将有助于分离在肿瘤外侧顶壁上移位的视交叉下方穿支血管，从而防止视神经、视交叉和漏斗的血供被切断。
- 在磨除 MOCR 时需要进行大量冲水，以避免对下方的血管和神经造成热损伤。
- 去除 MOCR 后，该部位可能会有出血，因为前海绵间窦会在此部位汇入海绵窦。这种出血可以通过放置速即纱或应用流体明胶来控制。
- 建议不要在前方过度显露硬脑膜，因为过度去除骨质可能导致脑组织疝出而影响视野。
- 在大多数情况下，垂体上动脉是第一个被识别和保存的结构。
- 通过显微分离或使用超声吸引器对囊性部分进行减压，然后对实体部分进行减压。在充分切除肿瘤后，使用左手的锁孔吸引器和外科医生右手的显微剥离子进行囊外肿瘤剥离。
- 如果术前存在垂体柄浸润和全垂体功能减退症，可以切除垂体柄。
- 建议保留小部分黏附在重要结构上的肿瘤，并考虑进行二次伽马刀放射外科手术。

结 论

鼻内镜手术的创伤较小，可更直接地进入鞍上区域。它是治疗中线腹侧颅底病变的最佳方法，例如颅咽管瘤、蝶骨平台和鞍结节脑膜瘤、鞍上扩展的垂体大腺瘤和 Rathke 囊肿。与开颅手术相比，该路径可直接进入肿瘤，涉及骨质磨除，肿瘤的早期去血管化，视神经损伤较少，大脑牵拉少。由于带血管蒂黏膜瓣如鼻中隔黏膜瓣、鼻外侧壁黏膜瓣、下鼻甲黏膜瓣的出现，使得脑脊液漏的可能性大大降低。

内镜下经鼻蝶鞍上入路需要更多的专业知识、特殊器械和多学科团队来完成。

（汤文龙 刘庆国 译 高大宽 审）

参考文献

[1] Cavallo LM, de Divitiis O, Aydin S, et al. Extended endoscopic endonasal transsphenoidal approach to the suprasellar area: anatomic considerations—part 1. Neurosurgery, 2008, 62(6, Suppl 3):1202–1212

[2] Bowers CA, Altay T, Couldwell WT. Surgical decision-making strategies in tuberculum sellae meningioma resection. Neurosurg Focus, 2011, 30(5):E1

[3] Reul J. Differential diagnosis of truly suprasellar spaceoccupying masses: synopsis of clinical findings, CT, and MRI. Eur Radiol, 1995, 5:224–237

[4] Sharma BS, Sawarkar DP, Suri A. Endoscopic pituitary surgery: techniques, tips and tricks, nuances, and complication avoidance. Neurol India, 2016, 64(4):724–736

[5] Madhok R, Prevedello DM, Gardner P, et al. Endoscopic endonasal resection of Rathke cleft cysts: clinical outcomes and surgical nuances. J Neurosurg, 2010, 112(6):1333–1339

[6] Jeswani S, Nuño M. Comparative analysis of outcomes following craniotomy and expanded endoscopic endonasal transsphenoidal resection of craniopharyngioma and related tumors: a single-institution. J Neurosurg, 2016, 124:627–638

[7] Bardeesi AM, Alsaleh S, Ajlan AM. Endoscopic transnasal suprasellar approach for anterior clinoidal meningioma: a case report and review of the literature. Surg Neurol Int, 2017, 8:194

[8] Labib MA, Prevedello DM, Fernandez-Miranda JC, et al. The medial opticocarotid recess: an anatomic study of an endoscopic "key landmark" for the ventral cranial base. Neurosurgery , 2013, 72(1, Suppl Operative):66–76, discussion 76

[9] Black PM, Zervas NT, Candia G. Management of large pituitary adenomas by transsphenoidal surgery. Surg Neurol , 1988, 29(6):443–447

[10] Mortini P, Barzaghi R, Losa M, et al. Surgical treatment of giant pituitary adenomas: strategies and results in a series of 95 consecutive patients. Neurosurgery , 2007, 60(6): 993–1002, discussion 1003–1004

[11] Hardy J, Vezina JL. Transsphenoidal neurosurgery of intracranial neoplasm. Adv Neurol , 1976, 15:261–273

[12] Komotar RJ, Starke RM, Raper DM, et al. Endoscopic endonasal versus open transcranial resection of anterior midline skull base meningiomas. World Neurosurg , 2012, 77(5-6):713–724

[13] Kassam AB, Gardner PA, Snyderman CH, et al. Expanded endonasal approach, a fully endoscopic transnasal approach for the resection of midline suprasellar craniopharyngiomas: a new classification based on the infundibulum. J Neurosurg , 2008, 108(4):715–728

9 内镜入路治疗鞍旁病变

Chaithra B. G., Shilpee Bhatia Sharma, Narayanan Janakiram

鞍旁区

鞍旁区是位于鞍区和颞窝之间的中颅底的一部分。它被认为是颅底最小也是最关键的部分,它包含海绵窦(CS),因此神经血管结构分布最密集。

海绵窦手术由于其解剖结构的复杂性和所涉及结构功能的重要性,因而成为一类极具挑战的外科手术,甚至海绵窦曾被认为是无法进行手术操作的区域。选择合适的手术入路完全取决于肿瘤的范围和生物学行为[1]。

扩大内镜入路和经颅入路可以互补,旨在通过将手术并发症发生率降到最低而获得最佳预后。与经颅入路相比,扩大内镜入路(硬脑膜外入路)的明显优势是:

- 脑外通道,避免对大脑的牵拉和操作。
- 通过内侧壁进入海绵窦,而内侧壁没有任何重要的神经血管结构。

内镜在神经外科领域的出现,实现了通过有限的手术通道获得广泛的外周和腔内视野的可能性。扩大内镜经鼻入路为海绵窦手术开辟了新的领域:内镜提供的更广泛的视野允许外科医生通过由内向外或由前向后的角度观察海绵窦内部[2]。该视角可提供直接进入病变区域的途径,最大限度地减少了沿途对重要结构的操作[3]。

鞍旁区域的相关病变

- 海绵窦的原发性病变很少见。其他病变包括血管性病变(血管瘤、动静脉畸形)和肿瘤(淋巴瘤、血管外皮细胞瘤、软骨肉瘤)。
- 侵犯海绵窦的继发性肿瘤更为常见。垂体腺瘤是侵犯海绵窦的最常见肿瘤,已被广泛研究。其他肿瘤,如脊索瘤、脑膜瘤、软骨肉瘤、青少年鼻咽血管纤维瘤相对少见。

最有可能受累的区域是鞍底的骨膜层。

通过术前冠状位磁共振成像(MRI),根据垂体大腺瘤对鞍旁区域/海绵窦的侵犯程度进行分级。Micko 等提出了改良的 Knosp-Steiner 分类法,用于向鞍旁扩展的病变[4]。

根据这种分类,连接海绵窦内和海绵窦上方颈内动脉(ICA)横截面的 3 条线将鞍旁腺瘤扩展范围分为 4 级,这 3 条线分别为内侧切线、穿过横截面中心的线和外侧切线(表 9.1)。

表 9.1 应用于鞍旁扩展型肿瘤的 Knosp-Steiner 分级(图 9.1)

级别	肿瘤的扩展程度
0 级	腺瘤不侵犯海绵窦空间
1 级	已超过内侧切线,但扩展不超过海绵窦内段 ICA 和海绵窦上段 ICA 的横截面中心之间的连线(颈内动脉间线)
2 级	肿瘤扩展超过颈内动脉间线,但不超过海绵窦内段 ICA 和海绵窦上段 ICA 外侧面的切线
3A 级	肿瘤从海绵窦内段 ICA 和海绵窦上段 ICA 的外侧切线扩展到海绵窦上部
3B 级	肿瘤从海绵窦内段 ICA 和海绵窦上段 ICA 的外侧切线扩展到海绵窦下部
4 级	完全包裹海绵窦段 ICA

ICA:颈内动脉。

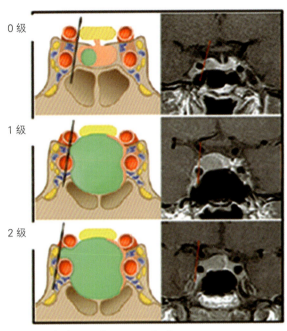 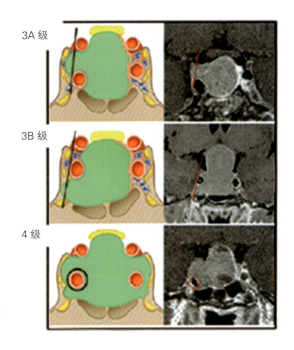

图 9.1　垂体大腺瘤的改良 Knosp 分类。

手术适应证

- 手术受肿瘤的多种因素影响，例如其生物学行为、扩展范围和质地软硬程度。
- 位于硬膜外的海绵窦肿瘤（更常见的是垂体腺瘤、脊索瘤和软骨肉瘤）。
- 小范围的硬脑膜内扩展：先进的仪器、经验丰富的手术团队，以及根据肿瘤所侵袭的海绵窦区域规划合适的手术入路非常重要。

手术的局限性

■ 解剖学限制

- ICA 损伤的处理难度大。
- 侵及血管壁的肿瘤，如脑膜瘤，会增加颈动脉损伤的风险。
- 肿瘤向后颅窝有明显的扩展，肿瘤位于 ICA 后方（未突入蝶窦内）。
- 明显的硬膜内受累（颞叶受累），海绵窦和三叉神经节向内侧移位。

■ 患者和医疗中心的因素

- 患者没有任何神经系统缺陷。
- 医疗中心的局限性：缺乏经鼻多普勒、神经导航、内镜专用双极等器械设备。

- 由于海绵窦存在密集的神经血管结构，因此海绵窦手术需要医生深入了解解剖学知识且具备丰富的尸体解剖经验[5]。

手术原理

- 全切除或近全切除。
- 减瘤术。
- 通过手术确认海绵窦的侵袭情况。
- 病理诊断。
- 改善填塞效果。
- 提高医疗和放射治疗的安全性和有效性。

器械和辅助技术

神经导航和微型多普勒（图 9.2 至图 9.5）有助于在切开海绵窦壁之前和肿瘤切除期间准确定位 ICA。手术中应用了利用磁场来进行解剖定位的现代电磁导航系统。

实时术中 MRI 或 CT 也非常有用。

术前计划

对于海绵窦或鞍旁区域病变，建议采用不同的手术入路，合适的入路选择基于肿瘤所侵及海绵窦

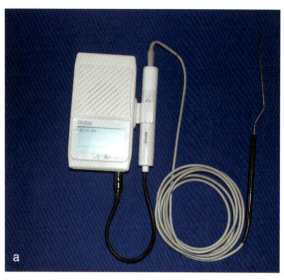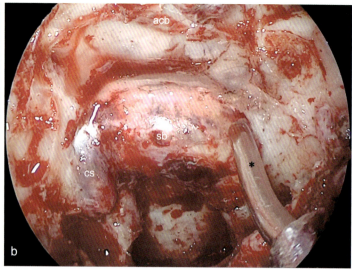

图9.2 （a）用于定位颈内动脉（ICA）的微型多普勒仪。（b）术中图像显示正在使用微型多普勒定位ICA。cs：海绵窦；sb：鞍区骨质；acb：前颅底；*：微型多普勒。

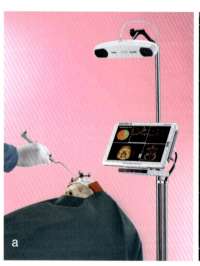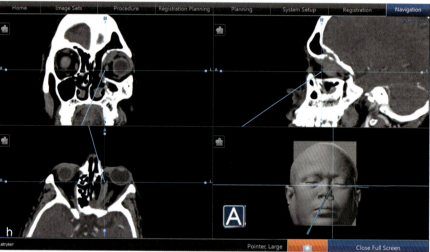

图9.3 （a-b）通过神经导航以明确解剖标志。

的范围。不同的手术入路包括：

- 内镜下中线经蝶入路：当肿瘤侵及海绵窦内侧部和后上部时可选择。
- 内镜下筛-翼-蝶入路：在肿瘤侵及海绵窦外侧部和前下部的情况下选择。
- 内镜下经上颌翼突入路：该入路也被认为是一种远外侧入路，用于从海绵窦外侧部通过圆孔扩展到翼腭窝的肿瘤[1]。

手术技术

手术是在经口气管插管的全身麻醉下进行的。

体位：将患者置于头低脚高位（trendelenburg position），将马蹄形头圈置于患者头部下方。也可以使用头钉将患者头部完全固定在头架上。头部处于正中位置。用碘伏溶液清洁鼻部。

通过在鼻腔中填塞浸泡在2%利多卡因和肾上腺素中的纱布来达成减少充血的目的。大腿通常备皮以作为获取游离脂肪和筋膜移植物进行重建的部位。

■ 内镜下中线经蝶入路

鼻腔阶段和蝶窦阶段与本书第7章"内镜入路治疗鞍区病变"中的阐述一致。

蝶鞍阶段

- 使用4 mm大小的高速金刚砂钻头磨除鞍底骨质并将骨质自硬脑膜分离。此时，用生理盐水持

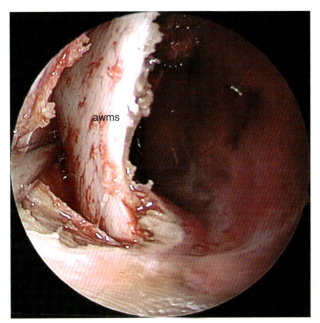

图 9.4　内镜照片显示登克尔手术（Denker operation）中暴露上颌窦的前外侧壁。awms：上颌窦前壁。

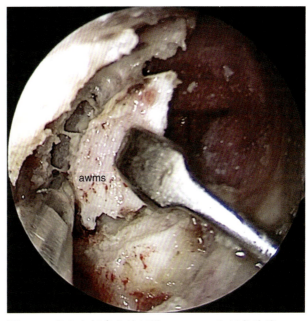

图 9.5　磨除上颌窦前外侧壁。awms：上颌窦前壁。

续灌注很重要。鞍底骨质从右侧海绵窦向左侧横向磨除，从前海绵间窦向后海绵间窦磨除。微血管多普勒现在用于精确识别两侧的 ICA。靠近神经血管的骨质使用 Rosen 剥离子去除以避免损伤，并避免使用 Kerrison 咬骨钳咬除骨性结构。

- 必须小心地将受侵犯的海绵窦表面的骨质从视神经-颈内动脉隐窝到垂直走行的斜坡旁段颈内动脉隆起之间去除。去除鞍底外侧 1 cm 的骨质，显露鞍旁段颈内动脉隆起。随后，通过轻轻向外牵拉海绵窦前壁硬脑膜以探查接下来可以去除的这一区域骨质的范围。
- 硬脑膜切口：硬脑膜切口始于鞍区。在下方的中心区域用可伸缩刀做水平切口，然后使用 Kassam 旋转剪刀将两侧切口向上延伸，保持在 ICA 的内侧。然后掀起硬脑膜并从肿瘤表面分离出来，形成一个基底朝上的"U"形硬脑膜瓣。

肿瘤的分离

在鞍区切除肿瘤后，通过扩大肿瘤本身导致的内侧壁开口或偶尔在安全区域（通常位于海绵窦内侧壁的后 2/3）切开内侧壁，进入海绵窦的内侧部。确定这一"安全"区域需要识别肿瘤的隆起和 ICA 的准确走行（通过直视、微型多普勒和神经导航）。

海绵窦内侧和后上部内的肿瘤切除应在直视下进行，并且由于该位置没有脑神经，因此没有损伤神经的风险。通常，0° 内镜就足以完成这一步操作。

对于质软、可吸的肿瘤，应用双吸引器从 6 点钟位置向下进行内部减瘤。通过包膜外剥离和假包膜切除质韧的肿瘤部分。通过精细钝性解剖在内镜下分离纤维带。

最后，轻柔地牵拉开海绵窦的前壁有助于更好地观察这些腔隙。使用 30° 或 45° 的内镜对各腔隙进行手术探查。

重　建

通过使用脑棉片、温盐水冲洗和流体明胶进行止血。

在没有脑脊液（CSF）漏的情况下，向蝶鞍腔和蝶窦填充脂肪至蝶窦前壁，并使用纤维蛋白胶。

在注意到术中有脑脊液漏的情况下，放置人工硬脑膜或鼻中隔黏膜瓣，在其表面涂纤维蛋白胶并进行多层填塞。

■ 筛-翼-蝶入路

该路径是最常用的手术入路，可以完全暴露海绵窦，同时直接控制海绵窦的所有腔隙。它可以很好地暴露侵及外侧和前下间隙的肿瘤。通常，0° 内镜可以提供良好的视觉观察效果[1]。

筛窦阶段

- 切除同侧中鼻甲，保留其上方 1/3 部分，并进行扩大的中鼻道造口术，暴露上颌窦后壁，并确认眶下神经。切除上颌窦后壁以暴露翼腭窝。
- 切除筛前和筛后气房。完全的筛窦切除术为操作器械提供了充足的手术通道。
- 在对侧掀起鼻中隔黏膜瓣。

翼突阶段

去除眶突和腭骨垂直板可以进入翼腭窝的内侧面。

在骨膜下平面向后分离，显露骨嵴，可作为蝶腭动脉的标志。蝶腭动脉是该入路遇到的第一个血管结构，它是从蝶腭孔穿出的上颌动脉的终末分支。使用双极或等离子电凝动脉。解剖翼腭窝的内容物可以识别翼管神经和翼腭神经节。

位于圆孔内侧和下方的翼管是安全识别岩段 ICA 第二膝的关键标志。随后，作者通过磨除翼管来识别翼管神经。一旦确认 ICA 的位置，便可以切断翼管神经。其他一些作者选择将翼管神经向外侧移位。磨除翼突三角，这个操作可以暴露海绵窦的下外侧部分[6]。

蝶窦阶段

这一步骤包含磨除蝶窦底壁，可以通过使用鼻内镜专用磨钻从后鼻孔开始向斜坡方向，在翼管内侧的前后和中外侧方向磨除。

为了充分暴露，需将蝶窦后外侧壁骨质磨除。要磨除的骨质是一个四边形结构，位于内侧的视神经-颈内动脉隐窝、斜坡旁段颈内动脉隆起和外侧的眶尖、三叉神经隆起之间。

海绵窦阶段

打开硬脑膜：硬脑膜切口在海绵窦下壁（内侧壁的蝶窦部分）的确切位置取决于肿瘤所导致的 ICA 移位的程度。通常在远离动脉的安全区域切开硬脑膜。根据肿瘤在内侧或外侧间隙的体积，它可能分别向外侧或内侧推挤 ICA。除了冠状面上 ICA 的位移外，还应考虑矢状面的位移。如果肿瘤在前下间隙，它会向后推挤 ICA，肿瘤位于两者之间，从而使前方的海绵窦硬脑膜可以被安全切开。同理，如果肿瘤在后上静脉间隙，则 ICA 被推挤向前并与硬脑膜直接接触。这种情况下，我们在切开硬脑膜之前需要先使用微型多普勒或神经导航确认 ICA 的位置。

除了仅位于海绵窦外侧间隙的肿瘤外，手术还需要两个分开的硬脑膜切口，第一个切口在鞍区硬脑膜上，第二个切口在位于外侧间隙的海绵窦硬脑膜上。然后将切口从外到内逐渐扩大。对于海绵窦中的肿瘤，在海绵窦上做硬脑膜切口，如果需要，在用微型多普勒确认 ICA 的位置后向内侧延长切口。如前所述，在切开 ICA 前方的硬脑膜时要格外小心，以避免损伤血管。在海绵窦的下部，展神经沿着下外侧方向靠近硬脑膜，朝向眶上裂走行[1,7]。

肿瘤的分离

切开硬脑膜后，使用刮匙分离肿瘤；再用吸引器头和抓钳去除肿瘤碎片。

作者在处理前颅底肿瘤切除方面有着丰富的经验，特别强调了广泛侵袭的青少年鼻咽血管纤维瘤手术中，在良好的血管控制后采用了肿瘤节段切除的原则。在肿瘤包裹 ICA（内侧移位、外侧移位或 360° 包裹）的情况下，如果患者成功通过球囊闭塞试验，可通过球囊进行颈内动脉闭塞。

■ 内镜下经上颌 – 翼突入路

该手术适用于从海绵窦经圆孔扩展至翼上颌窝的罕见肿瘤（主要是神经鞘瘤和脑膜瘤）。这种方法是 EPSEA 和内镜下上颌窦内侧切除术或改良登克尔（Denker）手术的联合（图 9.6 至图 9.9）[1,7]。

首先对所累及的一侧海绵窦进行同侧的蝶筛窦切除术。然后，使用等离子消融系统或鼻内镜器械将下鼻甲切除并取出。

接下来，磨除上颌骨垂直部，并去除上颌窦的内侧壁。通过这种方式，实现上颌窦外侧壁和后壁的广泛暴露。

使用锋利的器械切断紧邻泪囊下方的鼻泪管，以保持其通畅。

下一步是在切除腭骨垂直板和翼内板后识别翼管。电凝上颌动脉的末端分支。

上颌窦的后壁骨质被切除至眶下神经走行的水平，并且暴露翼上颌窝的骨膜。暴露范围与肿瘤扩

9 内镜入路治疗鞍旁病变

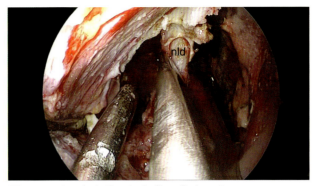

图 9.6 图示在内镜下切断鼻泪管（nld）。

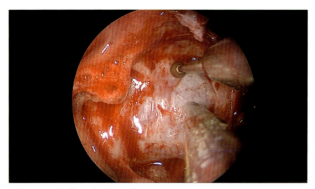

图 9.7 暴露上颌窦后壁。

展到翼上颌窝的程度有关。

切除标志：在内侧，翼管神经的翼管定位 ICA 的斜坡旁部分；在侧面和下方，上颌动脉和翼内肌、翼外肌；在上方，眶下神经和 V2 穿过圆孔，可以到达海绵窦的下外侧间隙[1,8]。

海绵窦阶段如前所述。

典型病例

病例 1：垂体大腺瘤

这是一例累及海绵窦内侧间隙的垂体大腺瘤（分泌性）。

45 岁女性，有头痛病史，其外观特征提示肢端肥大症（图 9.8）。内分泌检查提示肢端肥大症。MRI 显示垂体大腺瘤侵及海绵窦的内侧间隙以及 ICA 内侧的肿瘤（图 9.9）。在鼻腔阶段和蝶窦阶段完成后，可以广泛暴露蝶鞍（图 9.10）。蝶鞍阶段主要进行肿瘤的暴露（图 9.11 至图 9.15）。使用吸引器头清除蝶鞍腔中质软可吸除的肿瘤部分（图 9.16，图 9.17）。可以看到肿瘤穿透海绵窦内侧壁硬脑膜（图 9.18）。完全切除海绵窦内侧间隙的肿瘤（图 9.19）。使用脂肪、速即纱和鼻中隔黏膜瓣进行多层重建来关闭蝶鞍腔（图 9.20）。

参见视频 9.1。

视频 9.1 伴有肢端肥大症的垂体大腺瘤。https://www.thieme.de/de/q.htm?p=opn/cs/19/9/10104312-b117b669

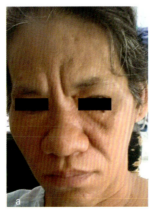
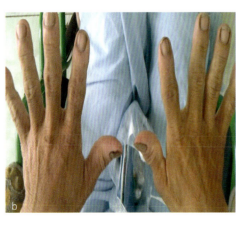

图 9.8 （a）肢端肥大症患者的临床特征。（b）患者手部的临床照片显示手增大，皮肤增厚且粗糙。

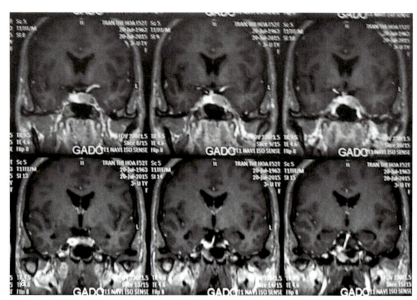

图 9.9a　MRI T1 增强图像提示垂体大腺瘤累及海绵窦内侧部。

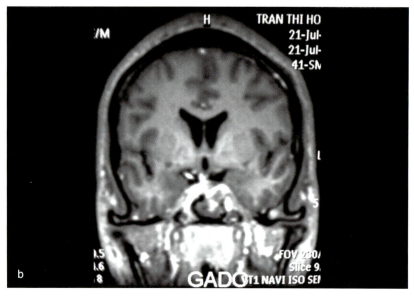

图 9.9b　MRI T1 增强图像提示垂体大腺瘤累及海绵窦内侧部。

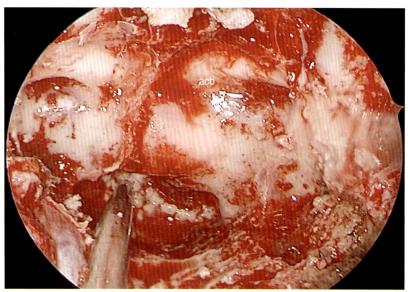

图 9.10　在完成鼻腔和蝶窦阶段后可广泛暴露蝶窦腔。acb：前颅底。

9

内镜入路治疗鞍旁病变

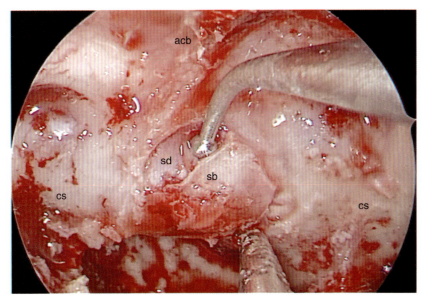

图 9.11 掀起变薄的鞍底骨质。acb：前颅底；cs：海绵窦；sb：鞍区骨质；sd：鞍区硬脑膜。

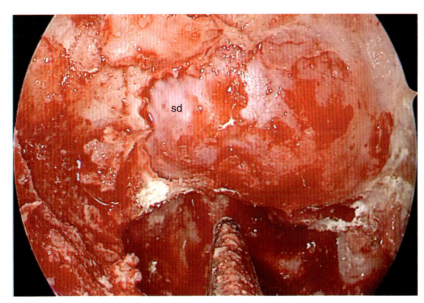

图 9.12 完全暴露鞍区硬脑膜。sd：鞍区硬脑膜。

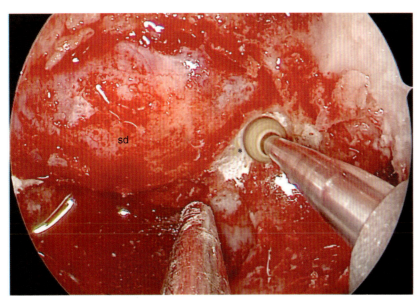

图 9.13 沿蝶窦外侧壁磨除骨质以暴露海绵窦。sd：鞍区硬脑膜；*：使用 S3 神经外科磨钻进行钻磨。

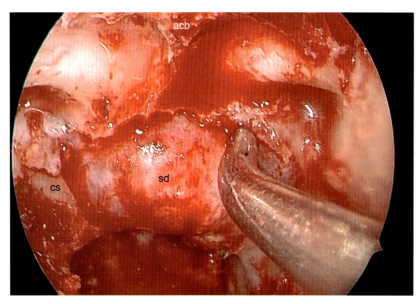

图9.14 内镜图示用微型多普勒定位颈动脉走行。acb：前颅底；cs：海绵窦；sd：鞍区硬脑膜；*：微型多普勒。

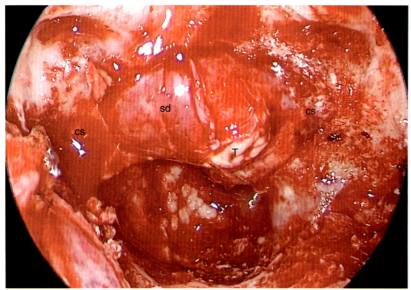

图9.15 掀起"U"形硬脑膜。cs：海绵窦；sd：鞍区硬脑膜；T：肿瘤。

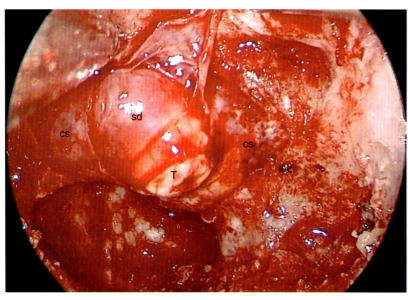

图9.16 内镜图显示已暴露的肿瘤。cs：海绵窦；sd：鞍区硬脑膜；T：肿瘤。

9 内镜入路治疗鞍旁病变

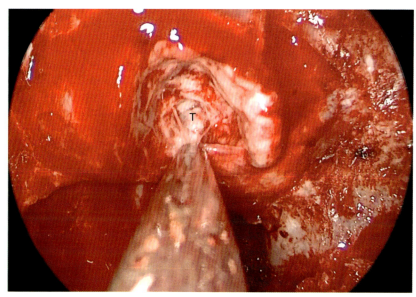

图 9.17 使用吸引器从鞍区吸除肿瘤质地较软的部分。T：肿瘤。

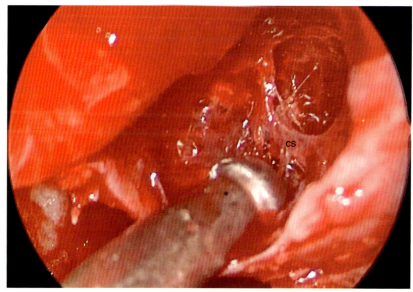

图 9.18 暴露海绵窦内侧壁。cs：海绵窦；*：吸引器。

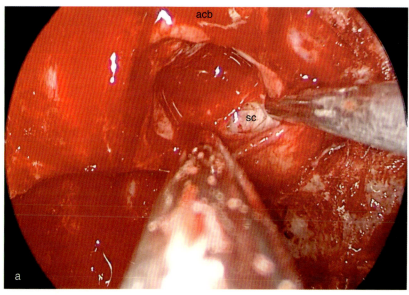

图 9.19a 从海绵窦内侧部分清除肿瘤。acb：前颅底；sc：蝶鞍腔。

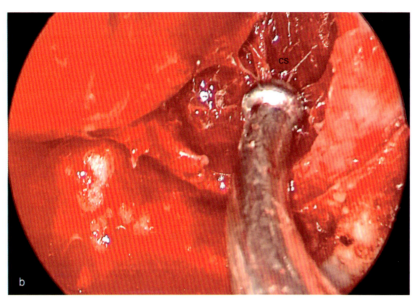

图9.19b 从海绵窦内侧部分清除肿瘤。cs：海绵窦。

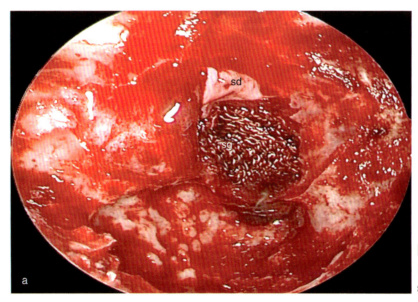

图9.20a 使用速即纱和带血管蒂的鼻中隔黏膜瓣重建颅底缺损。sd：鞍区硬脑膜；sg：速即纱。

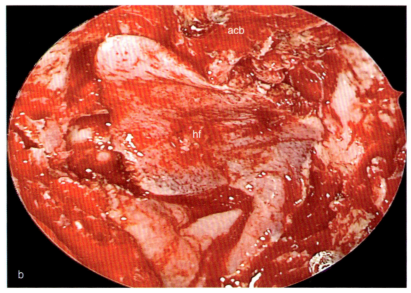

图9.20b 使用速即纱和带血管蒂的鼻中隔黏膜瓣封闭缺损。acb：前颅底；hf：鼻中隔黏膜瓣。

病例 2：海绵窦下内侧部受累

36 岁男性，表现为头痛和视力逐渐下降。影像学检查发现垂体大腺瘤，内分泌学报告提示分泌性肿瘤。完全暴露蝶窦前壁骨质，显露出典型的"猫头鹰眼"外观（图 9.21）。使用 S3 神经外科磨钻磨薄海绵窦表面骨质（图 9.22）。使用 Rosen 剥离子掀开硬脑膜瓣（图 9.23）。暴露肿瘤后，使用 Blakesley 钳进行活检（图 9.24）。暴露海绵窦的内侧壁（图 9.25）。将硬脑膜切口延伸到海绵窦表面（图 9.26）。暴露海绵窦的内侧间隙（图 9.27）和右侧颈内动脉（图 9.28）。完全清除鞍旁肿瘤（图 9.29）。参见视频 9.2。

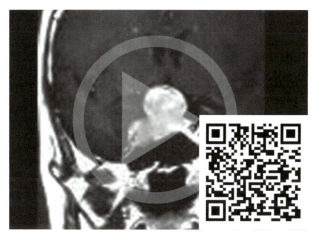

视频 9.2　垂体大腺瘤伴海绵窦下内侧部受累。https://www.thieme.de/de/q.htm?p=opn/cs/19/9/10104313-aee2c9c4

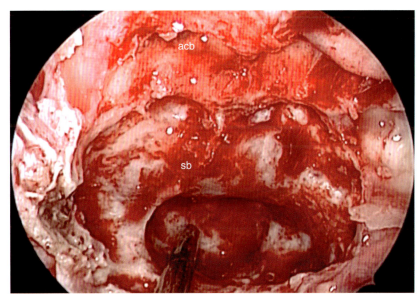

图 9.21　内镜图显示完整的蝶窦前壁暴露，为典型的"猫头鹰眼"样外观。acb：前颅底；sb：鞍底骨质。

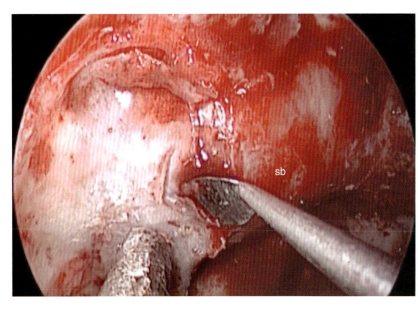

图 9.22　使用 S3 神经外科磨钻磨薄海绵窦表面骨质。sb：鞍底骨质；*：掀起鞍底骨质。

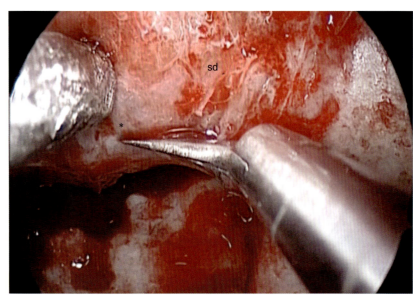

图9.23 使用Rosen剥离子掀开硬脑膜。sd：鞍区硬脑膜；*：硬脑膜切口。

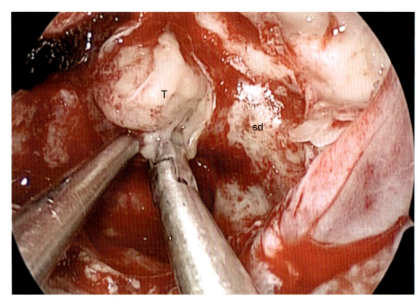

图9.24 暴露肿瘤，使用Blakesley钳进行活检。sd：鞍区硬脑膜；T：肿瘤。

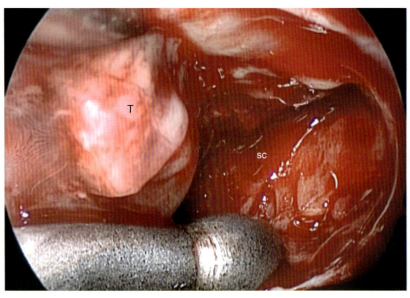

图9.25 暴露海绵窦内侧壁。T：肿瘤；sc：蝶鞍腔。

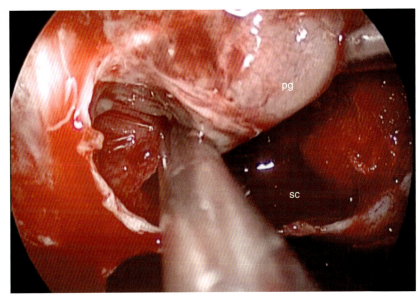

图9.26 将硬脑膜切口扩展至海绵窦区。pg：垂体；sc：蝶鞍腔。

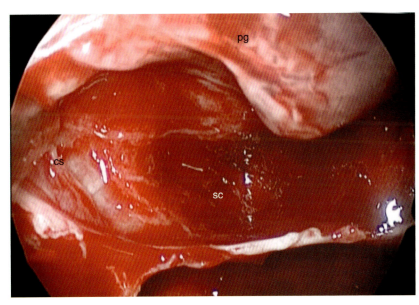

图9.27 暴露海绵窦内侧部。cs：海绵窦；pg：垂体；sc：蝶鞍腔。

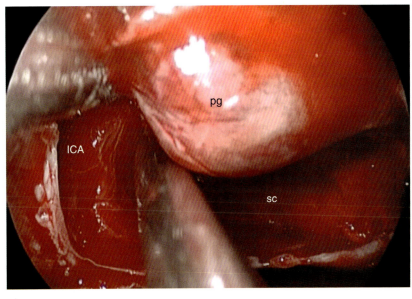

图9.28 暴露右侧颈内动脉。ICA：颈内动脉；pg：垂体；sc：蝶鞍腔。

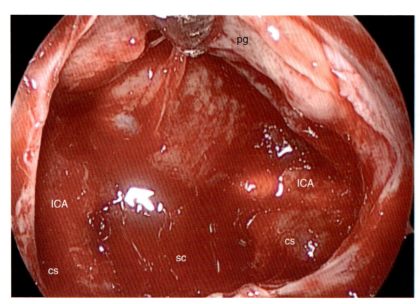

图 9.29 已完全清除鞍旁肿瘤。ICA：颈内动脉；cs：海绵窦；sc：蝶鞍腔；pg：垂体。

病例 3：海绵窦上内侧部受累的垂体大腺瘤

38 岁女性，出现头痛、视力下降，以及第Ⅲ、第Ⅳ和第Ⅵ脑神经麻痹。内分泌检查发现分泌性生长激素腺瘤（肢端肥大症）。影像检查显示垂体大腺瘤累及两侧的海绵窦区（图 9.30）。在手术的鞍区阶段，进行了广泛的暴露（图 9.31）。用金刚砂磨钻磨薄鞍底骨质，并用 Rosen 剥离子取出（图 9.32）。用微型多普勒定位颈内动脉的精确走行（图 9.33）。切开鞍区硬脑膜，向上掀起硬脑膜瓣（图 9.34）。进行肿瘤的包膜外分离（图 9.35）。肿瘤分离从 6 点钟位置开始（图 9.36）。由于肿瘤质地较软，因此使用吸引器来分离肿瘤。暴露左侧海绵窦内侧壁（图 9.37）。由于肿瘤位于海绵窦的上内侧间隙，因此在右侧颈内动脉的前方将硬脑膜切开（图 9.38）。进行左侧海绵窦解剖（图 9.39）。界定了动眼神经三角（图 9.40）。可以看到两侧海绵窦的全景图（图 9.41）。参见视频 9.3。

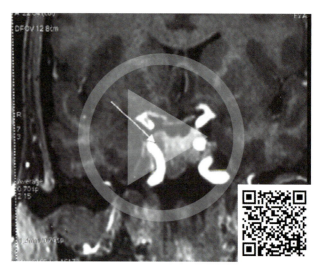

视频 9.3 垂体大腺瘤伴海绵窦上内侧部受累。https://www.thieme.de/de/q.htm?p=opn/cs/19/9/10104314-f2530668

9

内镜入路治疗鞍旁病变

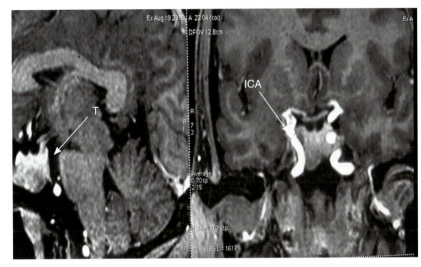

图9.30 MRI T1增强图像显示垂体大腺瘤累及鞍旁区域。ICA：颈内动脉；T：肿瘤。

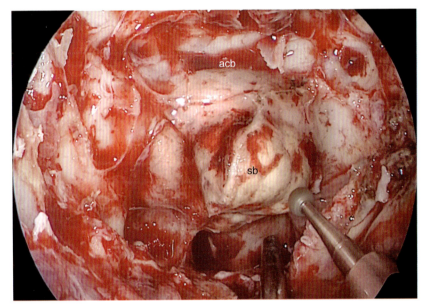

图9.31 从一侧颈内动脉到另一侧颈内动脉的广泛骨质暴露（"猫头鹰眼"外观）。acb：前颅底；sb：鞍底骨质。

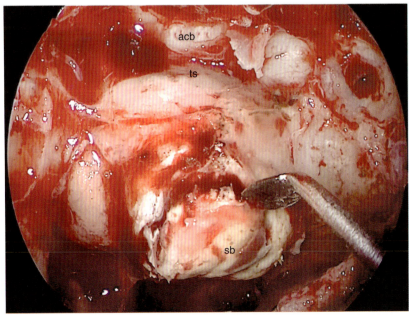

图9.32 暴露并掀起鞍底骨质。acb：前颅底；sb：鞍底骨质；ts：鞍结节。

281

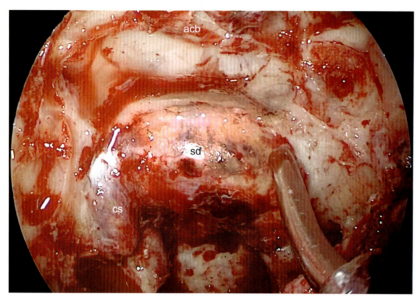

图9.33 用微型多普勒定位颈内动脉。acb：前颅底；cs：海绵窦；sd：鞍区硬脑膜；*：微型多普勒。

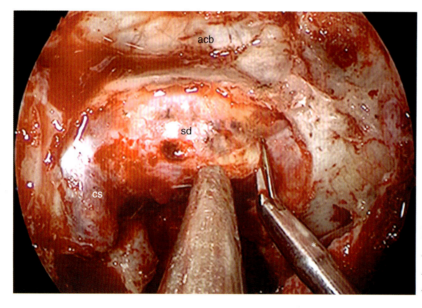

图9.34 使用Cappabianca刀切开硬脑膜并进行肿瘤的包膜外分离。acb：前颅底；cs：海绵窦；sd：鞍区硬脑膜；*：微型多普勒。

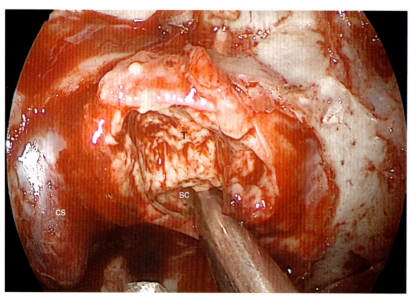

图9.35 暴露蝶鞍腔并开始分离肿瘤。cs：海绵窦；sc：蝶鞍腔；T：肿瘤。

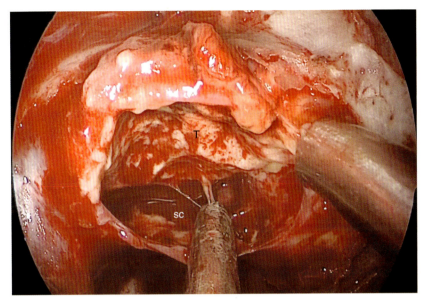

图9.36 从6点钟位置开始分离肿瘤。sc：蝶鞍腔；T：肿瘤。

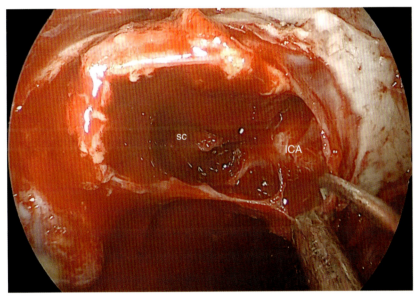

图9.37 分离范围扩展至左侧海绵窦以清除肿瘤。ICA：颈内动脉；sc：蝶鞍腔。

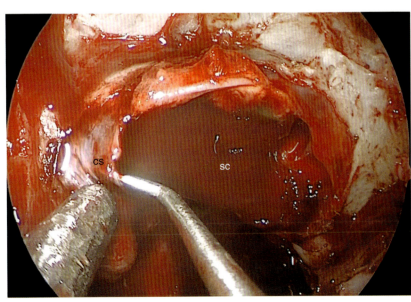

图9.38 在右侧，硬脑膜切口位于颈内动脉前方，从右侧海绵窦清除肿瘤。cs：海绵窦；sc：蝶鞍腔。

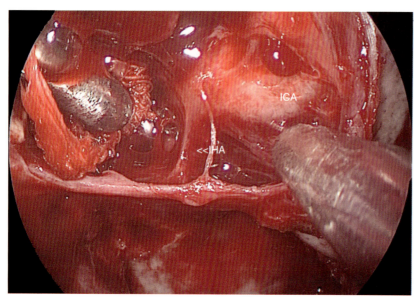

图 9.39 肿瘤切除后显露左侧海绵窦。ICA：颈内动脉；IHA：垂体下动脉。

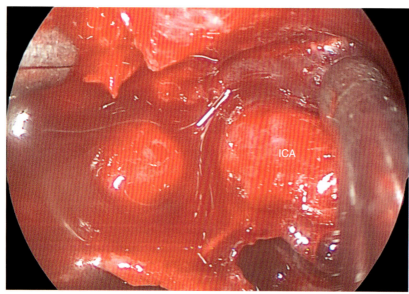

图 9.40 完全清除肿瘤后暴露左侧动眼神经三角。ICA：颈内动脉。

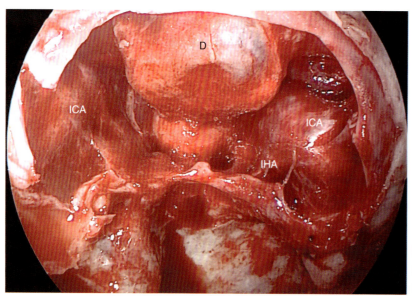

图 9.41 肿瘤完全清除后的全景图。D：鞍膈；ICA：颈内动脉；IHA：垂体下动脉。

病例 4：纤维型垂体大腺瘤

这是一例纤维型垂体大腺瘤。由于腺瘤中胶原蛋白的含量增加，大约 10% 的腺瘤会出现肿瘤纤维化。临床照片显示患者为分泌型（生长激素）腺瘤（图 9.42）。与质地较软的肿瘤相比，成像特征为信号强度较低（图 9.43）。采用经蝶和经翼突入路暴露蝶鞍和海绵窦（图 9.44 至图 9.47）。术中导航系统和微型多普勒定位颈内动脉（图 9.48，图 9.49）。完全暴露硬脑膜（图 9.50）。在海绵窦硬脑膜表面做切口并向内侧延伸以连接鞍区切口（图 9.51，图 9.52）。向上掀起"U"形硬脑膜瓣（图 9.53）。从蝶鞍腔和右侧海绵窦内侧间隙清除肿瘤（图 9.54）。进行右侧海绵窦解剖，完全清除肿瘤（图 9.55，图 9.56）。术中未发现脑脊液漏。鞍底缺损用鼻中隔黏膜瓣封闭（图 9.57）。参见视频 9.4。

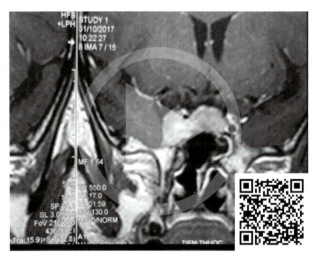

视频 9.4　垂体大腺瘤修复手术：纤维型伴鞍旁扩展。
https://www.thieme.de/de/q.htm?p=opn/cs/19/9/10104315-e68b37eb

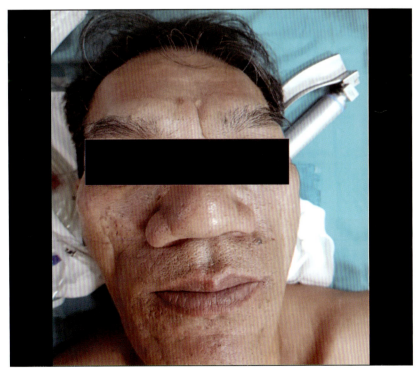

图 9.42　图示肢端肥大症患者的特征。

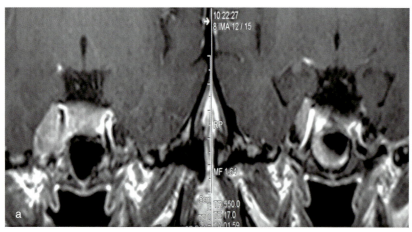

图9.43a MRI T1增强图像显示右侧鞍旁扩展的垂体大腺瘤。

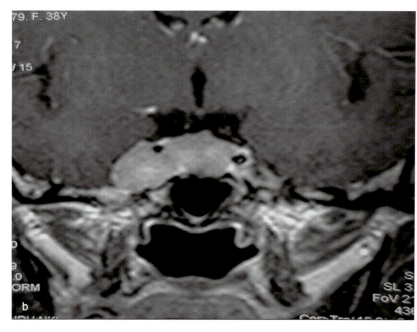

图9.43b MRI T1增强图像显示垂体大腺瘤伴右侧鞍旁扩展。

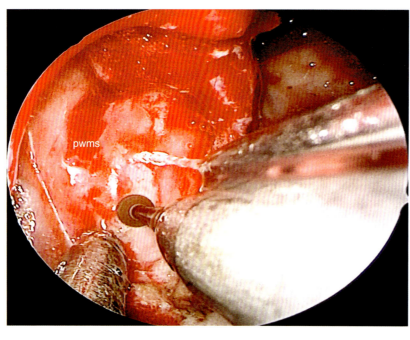

图9.44 经翼突入路显示上颌窦后壁（pwms）。

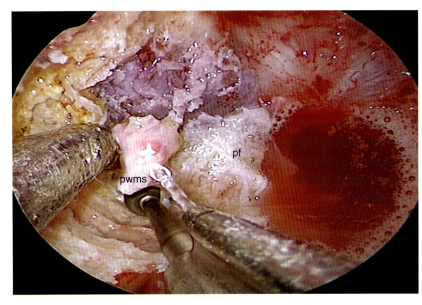

图9.45 磨除翼腭窝表面骨质。pf：翼窝；pwms：上颌窦后壁。

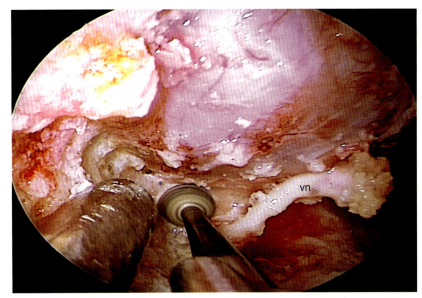

图9.46 切断翼管神经。vn：翼管神经；＊：S3神经外科磨钻。

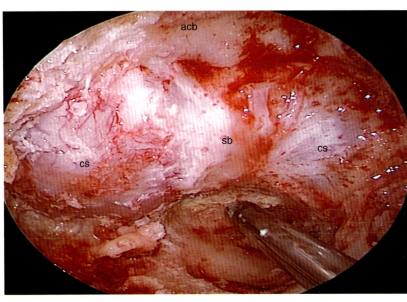

图9.47 去除骨性结构后暴露硬脑膜。acb：前颅底；cs：海绵窦；sb：鞍底骨质。

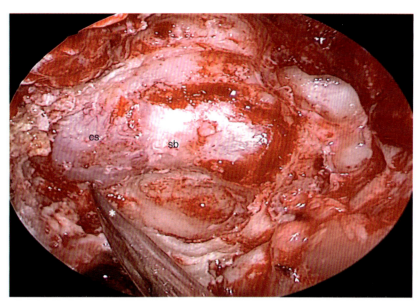

图9.48 使用导航定位重要结构。cs：海绵窦；sb：鞍底骨质；*：微型多普勒。

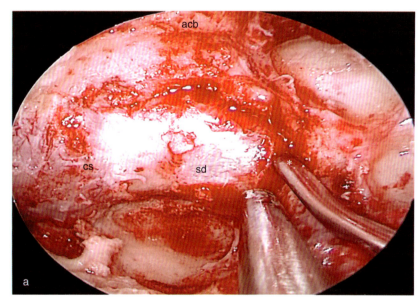

图9.49a 使用微型多普勒定位双侧颈内动脉。cs：海绵窦；sd：鞍区硬脑膜；acb：前颅底；*：微型多普勒。

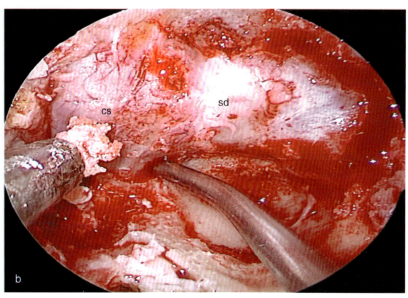

图9.49b 使用微型多普勒定位双侧颈内动脉。sd：鞍区硬脑膜；cs：海绵窦。

9

内镜入路治疗鞍旁病变

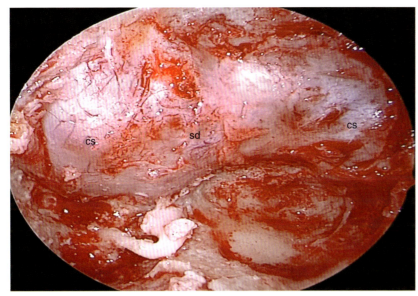

图 9.50 完全暴露鞍区和海绵窦硬脑膜。cs：海绵窦；sd：鞍区硬脑膜。

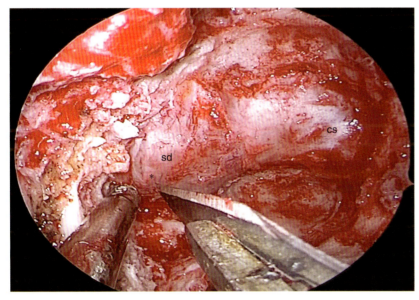

图 9.51 在翼管神经外侧的海绵窦表面做硬脑膜切口。cs：海绵窦；sd：鞍区硬脑膜；＊：硬脑膜切口。

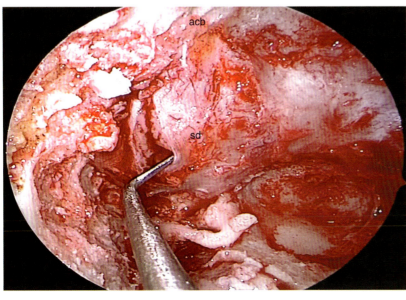

图 9.52 自外向内扩大硬脑膜切口。acb：前颅底；sd：鞍区硬脑膜。

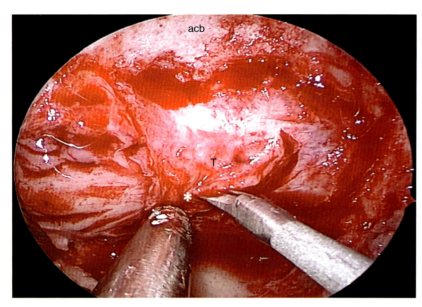

图9.53 掀起"U"形硬脑膜。acb：前颅底；T：肿瘤；*：硬脑膜切口。

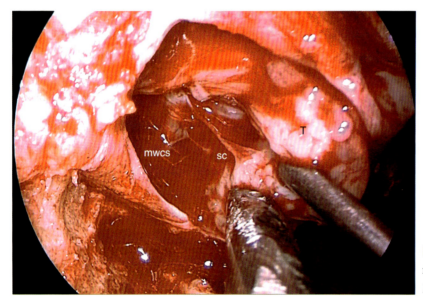

图9.54 在右侧海绵窦区暴露肿瘤。mwcs：海绵窦内侧壁；sc：蝶鞍腔；T：肿瘤。

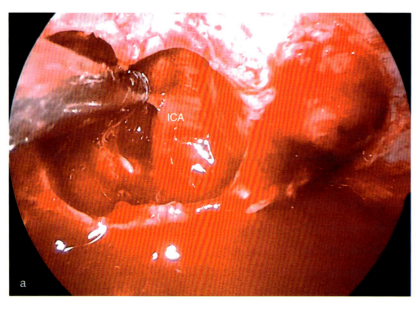

图9.55a 使用环形刮匙在右侧海绵窦中进行肿瘤分离。ICA：颈内动脉。

9 内镜入路治疗鞍旁病变

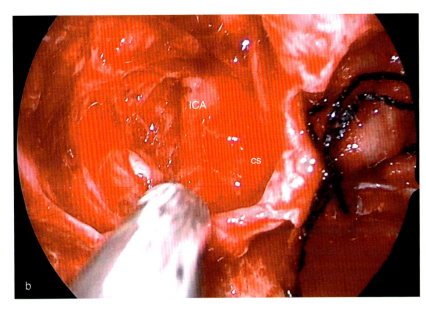

图 9.55b 使用环形刮匙在右侧海绵窦中进行肿瘤分离。cs：海绵窦；ICA：颈内动脉。

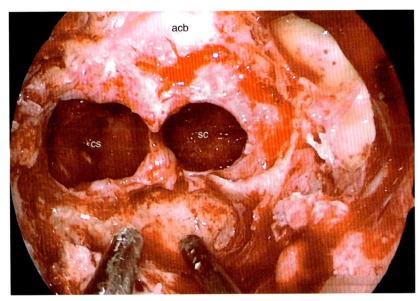

图 9.56 暴露右侧颈内动脉并完全切除肿瘤。acb：前颅底；cs：海绵窦；sc：蝶鞍腔。

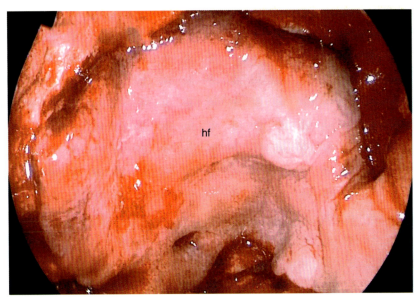

图 9.57 使用鼻中隔黏膜瓣封闭鞍底缺损。hf：鼻中隔黏膜瓣。

病例 5：垂体大腺瘤修正手术（肢端肥大症）

34 岁男性，表现为慢性头痛，特征提示肢端肥大症，第Ⅵ脑神经麻痹。过去有多次垂体手术史（图 9.58）。MRI 显示垂体大腺瘤伴鞍旁扩展完全包裹海绵窦段颈内动脉（图 9.59）。采用经上颌翼突入路（图 9.60 至图 9.62）。首先，从鞍区分离肿瘤（图 9.63 至图 9.67），然后在翼管外侧做硬脑膜切口。使用微型多普勒确定颈内动脉的走行（图 9.68）。使用硬脑膜刀将鞍区硬脑膜和海绵窦硬脑膜切口连接在一起（图 9.69，图 9.70）。轻柔分离颈内动脉前方的肿瘤（图 9.71）。移位颈内动脉，并从后膝区域分离肿瘤（图 9.72 至图 9.75）。术后 MRI 显示肿瘤已完全切除。参见视频 9.5。

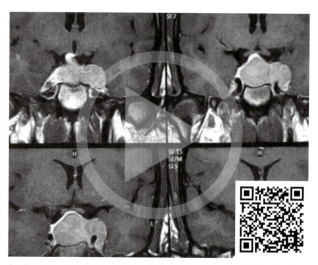

视频 9.5　伴有肢端肥大症的垂体大腺瘤的修复手术。
https://www.thieme.de/de/q.htm?p=opn/cs/19/9/10104316-92c1758e

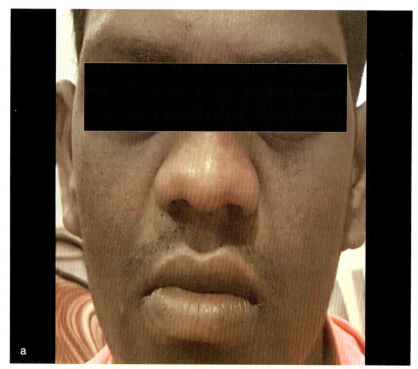

图 9.58a　图示肢端肥大症的临床表现。

9 内镜入路治疗鞍旁病变

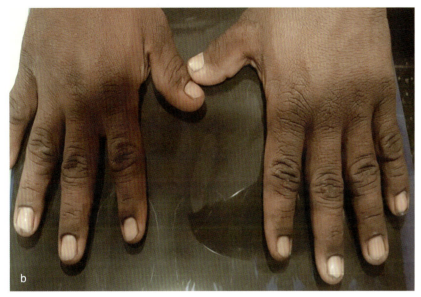

图9.58b 图示肢端肥大症的临床表现。

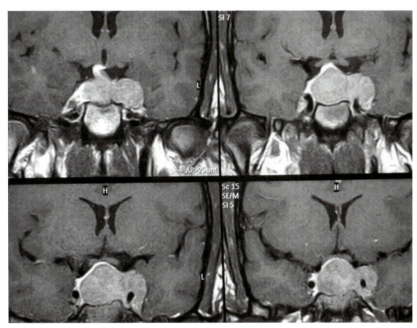

图9.59 冠状位MRI T1增强图像显示垂体大腺瘤伴鞍旁扩展。

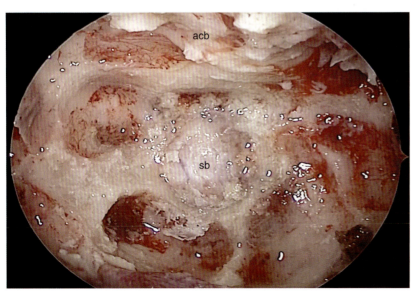

图9.60 暴露鞍底。acb：前颅底；sb：鞍底骨质。

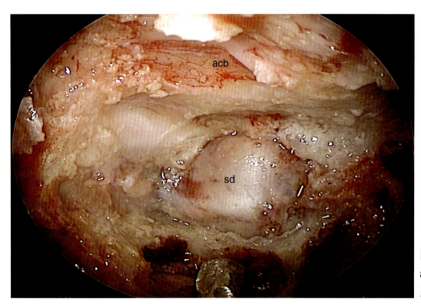

图 9.61 磨除鞍底骨质暴露硬脑膜。acb：前颅底硬脑膜切口；sd：鞍区硬脑膜。

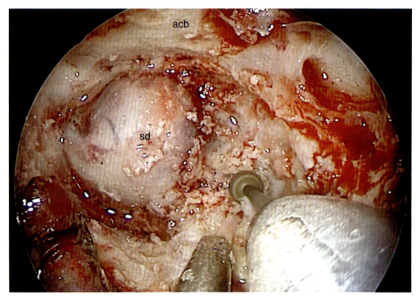

图 9.62 经翼突入路至海绵窦。磨除海绵窦表面骨质。acb：前颅底；sd：鞍区硬脑膜。

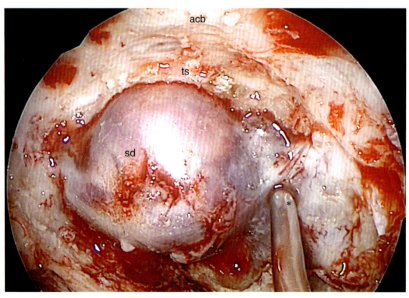

图 9.63 在鞍区硬脑膜上做切口。ts：鞍结节；sd：鞍区硬脑膜；*：Cappabianca 刀。

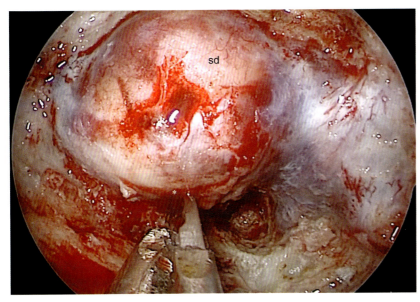

图 9.64 掀起"U"形硬脑膜瓣。sd：鞍区硬脑膜；*：Kassam 剪刀。

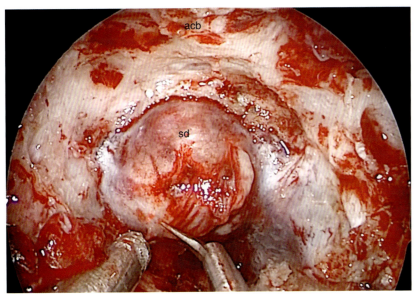

图 9.65 暴露蝶鞍腔内的肿瘤。acb：前颅底；sd：鞍区硬脑膜。

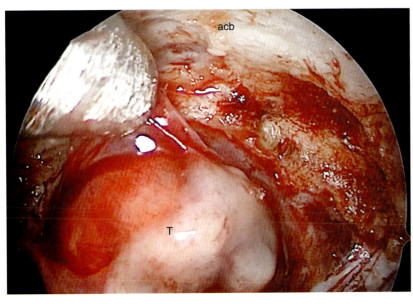

图 9.66 清除蝶鞍腔内肿瘤。acb：前颅底；T：肿瘤。

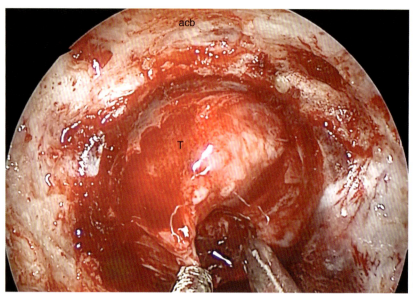

图 9.67 完全清除蝶鞍腔内肿瘤。acb：前颅底；T：肿瘤。

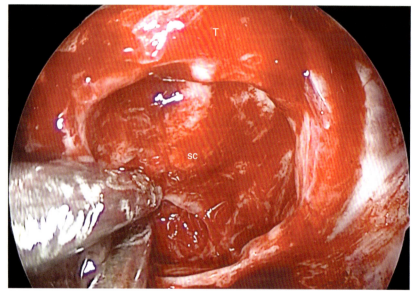

图 9.68 用微型多普勒定位颈内动脉的走行。T：肿瘤；sc：蝶鞍腔。

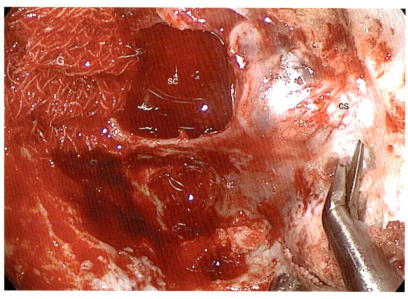

图 9.69 切开左侧海绵窦硬脑膜。cs：海绵窦；sc：蝶鞍腔；G：棉片。

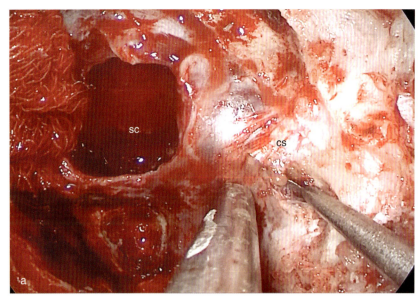

图 9.70a 将硬脑膜切口向鞍区延伸。
cs：海绵窦；sc：蝶鞍腔。

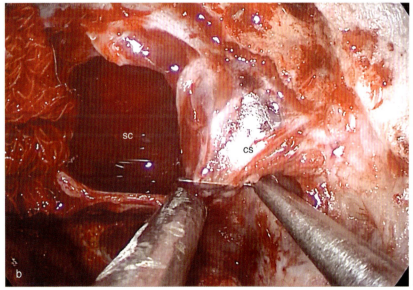

图 9.70b 将硬脑膜切口向鞍区延伸。
cs：海绵窦；sc：蝶鞍腔。

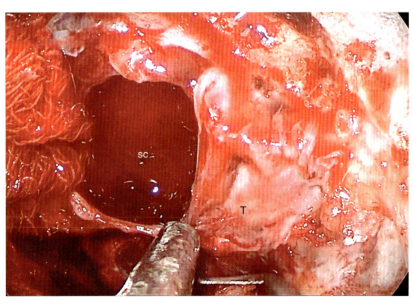

图 9.71 暴露位于左侧海绵窦的肿瘤。
sc：蝶鞍腔；T：肿瘤。

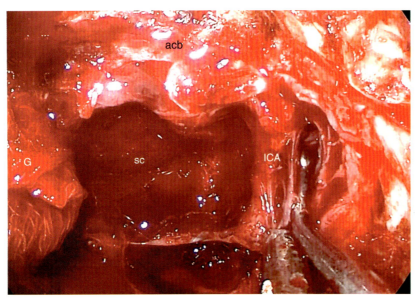

图 9.72 左侧海绵窦内显露颈内动脉。从海绵窦的下内侧间隙清除肿瘤。acb：前颅底；ICA：颈内动脉；G：棉片；sc：蝶鞍腔。

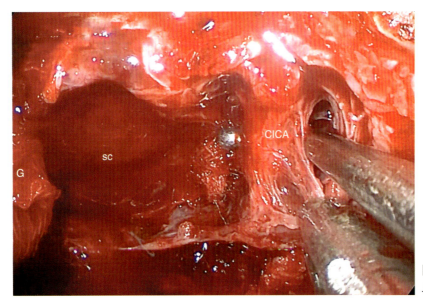

图 9.73 移位颈内动脉。CICA：海绵窦段颈内动脉；sc：蝶鞍腔；G：棉片。

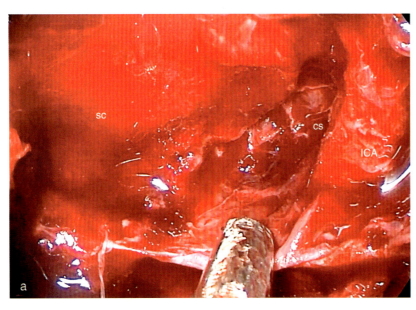

图 9.74a 解剖左侧海绵窦。cs：海绵窦；ICA：颈内动脉；sc：蝶鞍腔。

9 内镜入路治疗鞍旁病变

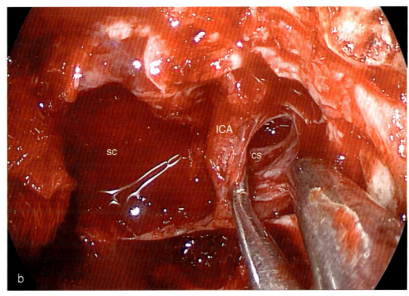

图9.74b 解剖左侧海绵窦。cs：海绵窦；ICA：颈内动脉；sc：蝶鞍腔。

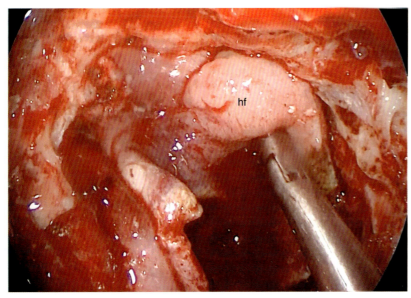

图9.75 使用鼻中隔黏膜瓣进行鞍底重建。hf：鼻中隔黏膜瓣。

病例6：垂体大腺瘤（鞍旁扩展）

这是一例伴有鞍旁扩展的垂体大腺瘤。患者出现头痛和进行性复视1年。影像学检查显示垂体大腺瘤伴有海绵窦扩展（图9.76）。手术采用经翼突入路。蝶窦在鼻腔阶段完成广泛暴露（图9.77）。采用经翼突入路到达海绵窦（图9.78至图9.82）。微型多普勒和导航用于定位颈内动脉的走行。做硬脑膜切口并从鞍腔清除肿瘤（图9.83，图9.84）。开始从右侧海绵窦清除肿瘤（图9.85）。继续进行右侧海绵窦解剖并确认颈内动脉的位置（图9.86）。分离颈内动脉外侧的肿瘤（图9.87）。可见右侧海绵窦的完整视图（图9.88）。未观察到活动性脑脊液漏。鞍底缺损用鼻中隔黏膜瓣封闭（图9.89）。

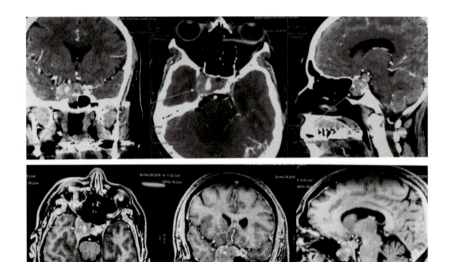

图9.76 MRI显示垂体大腺瘤伴鞍旁扩展。

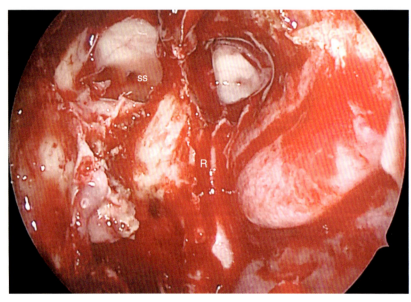

图9.77 内镜图显示蝶窦暴露。R：蝶喙；ss：蝶窦。

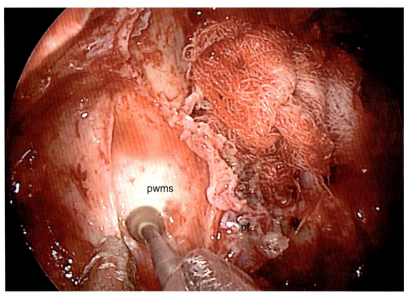

图9.78 内镜图显示经翼突入路显露上颌后壁和翼腭窝。pf：翼腭窝；pwms：上颌窦后壁。

内镜入路治疗鞍旁病变 **9**

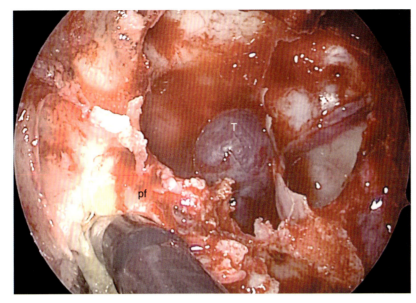

图 9.79 用低温等离子射频消融电凝翼腭窝内容物。pf：翼窝；T：肿瘤。

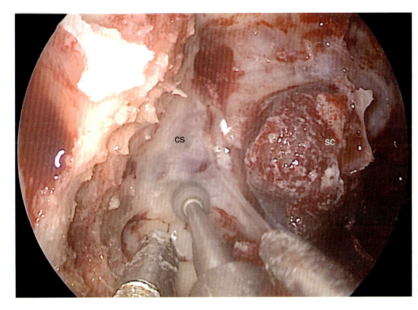

图 9.80 使用金刚砂钻头磨除海绵窦表面骨质。cs：海绵窦；sc：蝶鞍腔。

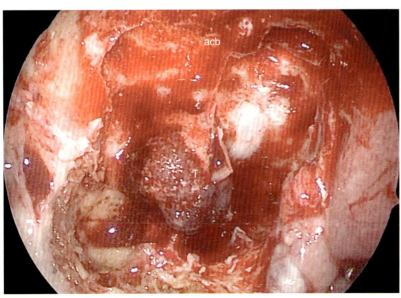

图 9.81 暴露位于鞍底的肿瘤。acb：前颅底；T：肿瘤。

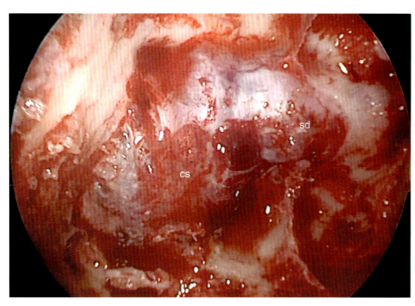

图 9.82 完成经翼突入路显示鞍区和海绵窦硬脑膜广泛暴露。cs：海绵窦；sd：鞍区硬脑膜。

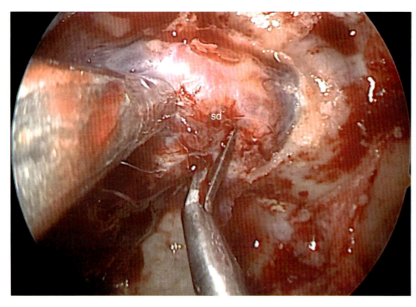

图 9.83 鞍区硬脑膜切口。sd：鞍区硬脑膜。

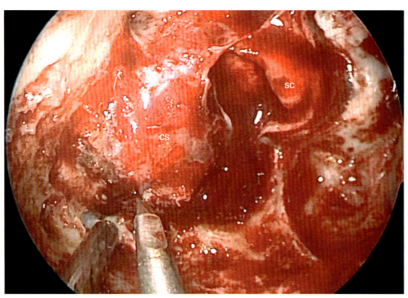

图 9.84 从鞍腔清除肿瘤后，在海绵窦硬脑膜上做硬脑膜切口。cs：海绵窦；sc：蝶鞍腔。

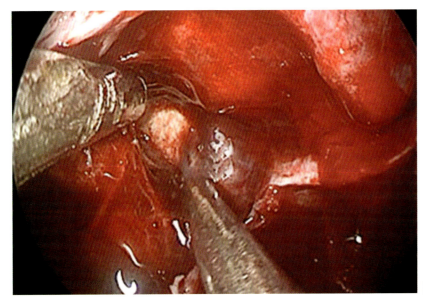

图9.85 清除右侧海绵窦的肿瘤。

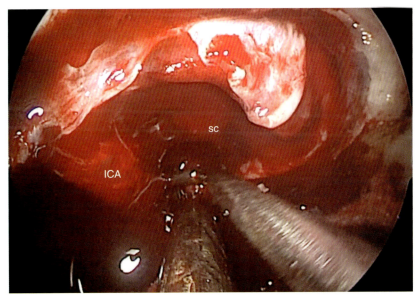

图9.86 在右侧海绵窦内显露颈内动脉。ICA：颈内动脉；sc：蝶鞍腔。

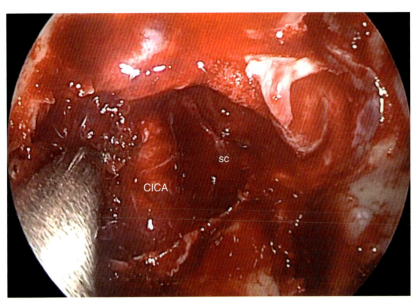

图9.87 从颈内动脉外侧和膝后区清除肿瘤。CICA：海绵窦段颈内动脉；sc：蝶鞍腔。

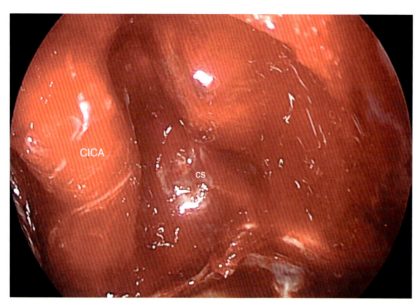

图 9.88 内镜图显示右侧海绵窦解剖。CICA：海绵窦段颈内动脉；cs：海绵窦。

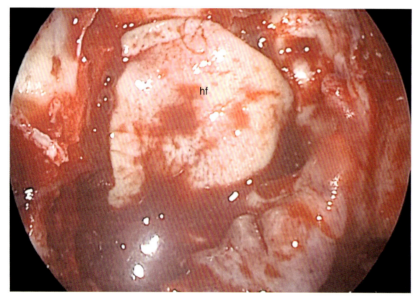

图 9.89 用鼻中隔黏膜瓣封闭鞍底缺损。hf：鼻中隔黏膜瓣。

病例 7：侵袭性垂体大腺瘤

这是一例侵袭性垂体大腺瘤。侵袭性大腺瘤被定义为浸润硬脑膜和骨质的腺瘤，它是垂体腺瘤的侵袭性形式之一。该患者的 MRI 提示垂体大腺瘤具有侵袭性特征（图 9.90）。计划采用经蝶入路。蝶鞍和海绵窦广泛暴露（图 9.91，图 9.92）。微型多普勒用于定位颈内动脉的走行。硬脑膜切口位于鞍区硬脑膜表面，可见肿瘤侵及硬脑膜。因此，完全切除硬脑膜瓣（图 9.93 至图 9.95）。从蝶鞍腔清除肿瘤（图 9.96，图 9.97）。使用 Cappabianca 刀由外向内切开海绵窦硬脑膜（图 9.98，图 9.99）。分离并清除左侧海绵窦的肿瘤（图 9.100，图 9.101）。在左侧海绵窦外侧壁可见展神经（图 9.102，图 9.103）。解剖右侧海绵窦显示垂体下动脉（图 9.104）。侵袭海绵窦伴鞍上扩展的解剖如图 9.105 所示。用鼻中隔黏膜瓣封闭鞍底缺损（图 9.106）。

9 内镜入路治疗鞍旁病变

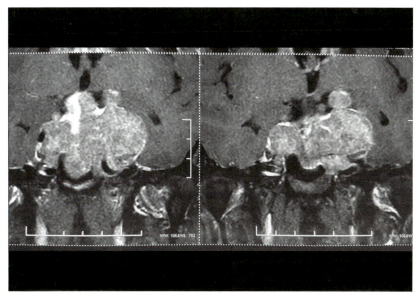

图 9.90 冠状位 MRI 显示垂体大腺瘤伴广泛的鞍旁和鞍上扩展;sc:蝶鞍腔。

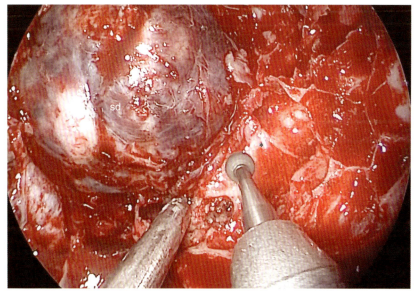

图 9.91 暴露鞍区硬脑膜。sd:鞍区硬脑膜;*:正在磨除海绵窦表面硬脑膜。

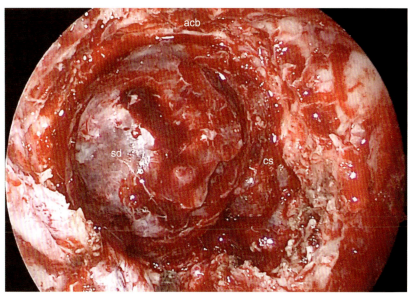

图 9.92 海绵窦的暴露。acb:前颅底;cs:海绵窦;sd:鞍区硬脑膜。

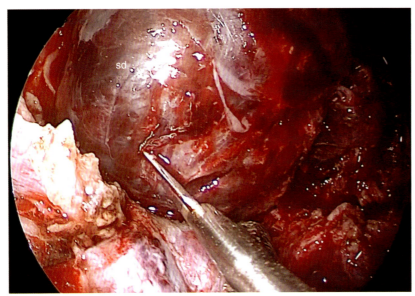

图 9.93 切开硬脑膜。sd：鞍区硬脑膜；*：用 Cappabianca 刀切开。

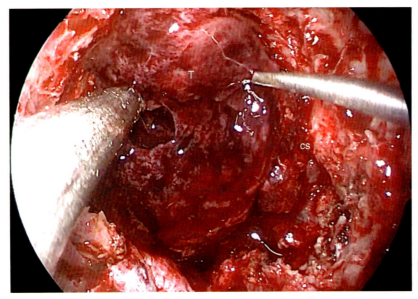

图 9.94 图示肿瘤已侵及硬脑膜。cs：海绵窦；T：肿瘤。

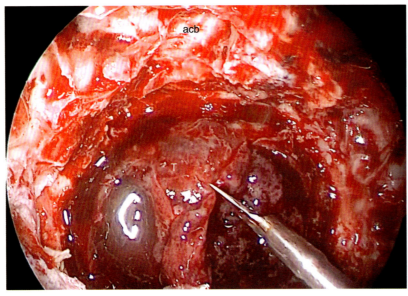

图 9.95 由于硬脑膜被肿瘤浸润，因此将"U"形硬脑膜瓣切除。acb：前颅底；T：肿瘤。

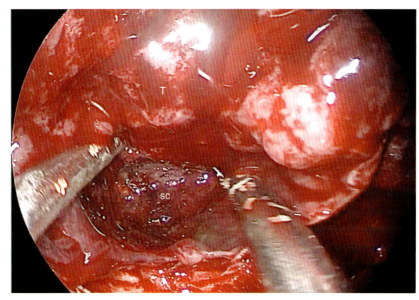

图 9.96　从 6 点钟位置开始切除蝶鞍腔内的肿瘤。T：肿瘤；sc：蝶鞍腔。

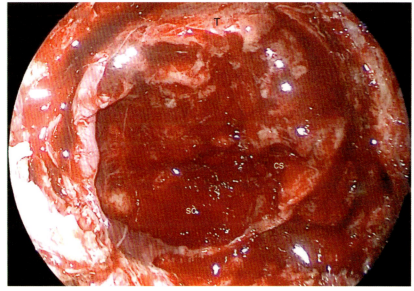

图 9.97　从鞍区清除肿瘤。cs：海绵窦；sc：蝶鞍腔；T：肿瘤。

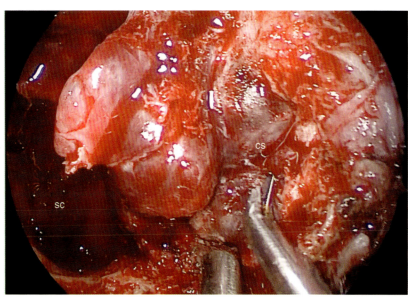

图 9.98　切开海绵窦区硬脑膜。cs：海绵窦；sc：蝶鞍腔。

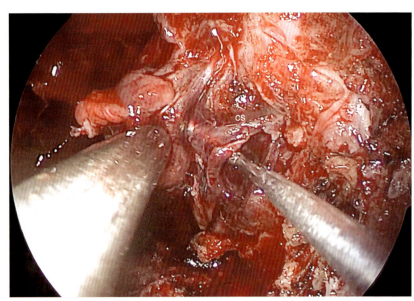

图 9.99 延伸硬脑膜切口，连接至鞍区。cs：海绵窦。

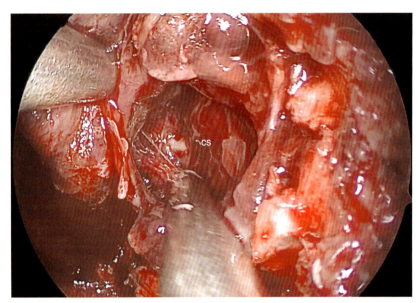

图 9.100 清除左侧海绵窦内肿瘤。cs：海绵窦。

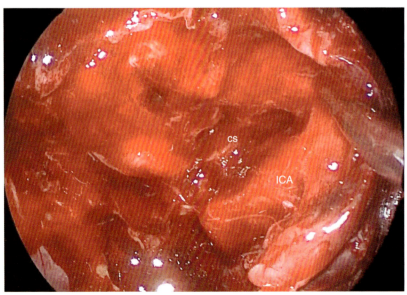

图 9.101 清除左侧海绵窦内肿瘤。cs：海绵窦；ICA：颈内动脉。

9 内镜入路治疗鞍旁病变

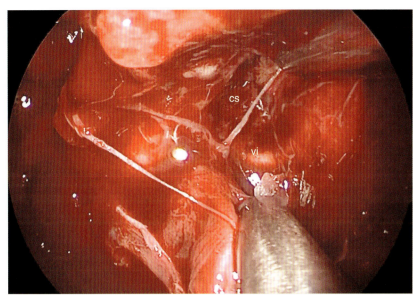

图 9.102 在左侧海绵窦中可见颈内动脉和展神经走行。cs：海绵窦；vi：展神经。

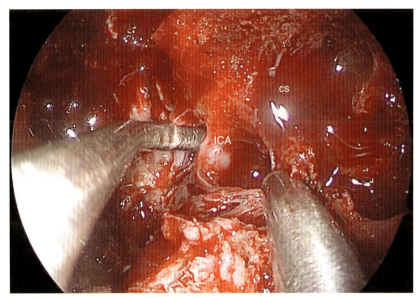

图 9.103 球形探针绕过颈内动脉。cs：海绵窦；ICA：颈内动脉。

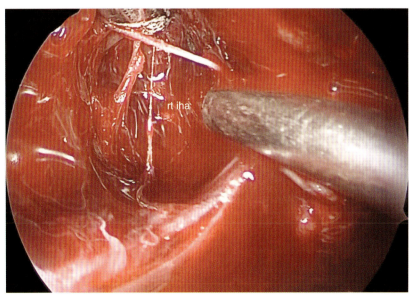

图 9.104 分离右侧海绵窦内的肿瘤。rt iha：垂体下动脉。

鞍区、鞍上与鞍旁病变手术图谱 Atlas of Sellar, Suprasellar, and Parasellar Lesions

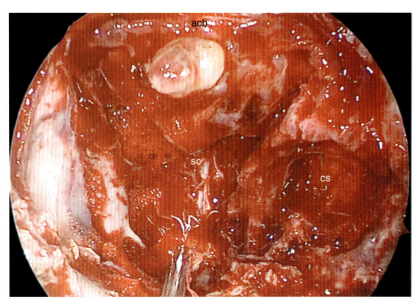

图 9.105 完全清除鞍旁区肿瘤，可见肿瘤扩展至鞍上区。acb：前颅底；cs：海绵窦；sc：蝶鞍腔。

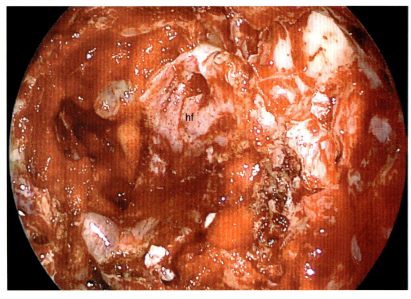

图 9.106 用鼻中隔黏膜瓣封闭鞍底缺损。hf：鼻中隔黏膜瓣。

病例 8：垂体大腺瘤

60 岁女性，出现头痛和右眼视力逐渐下降 6 个月。MRI 显示垂体大腺瘤伴有广泛的鞍旁扩展，累及右侧海绵窦（图 9.107）。采用经上颌经翼突入路暴露肿瘤。在鼻腔和蝶窦阶段结束时，广泛暴露垂体区域（图 9.108，图 9.109）。使用金刚砂钻头磨除翼突三角以识别翼管神经，这是定位颈内动脉的重要标志，并可以提供海绵窦广泛显露的视野（图 9.110）。去除海绵窦和鞍区骨质以暴露硬脑膜（图 9.111）。微型多普勒用于判断颈内动脉的准确位置（图 9.112）。使用 Cappabianca 刀切开硬脑膜，并将切口扩大以形成朝上的"U"形硬脑膜瓣（图 9.113，图 9.114）。从 6 点钟位置开始从鞍腔清除肿瘤（图 9.115）。由外向内做海绵窦硬脑膜上的切口，外侧界不超过翼管神经（图 9.116）。进行右侧海绵窦解剖，并从内侧和前下腔隙清除肿瘤（图 9.117）。通过颈内动脉移位仔细分离颈内动脉外侧和后方的肿瘤（图 9.118）。完全切除肿瘤并通过鼻中隔黏膜瓣重建缺损（图 9.119，图 9.120）。

9 内镜入路治疗鞍旁病变

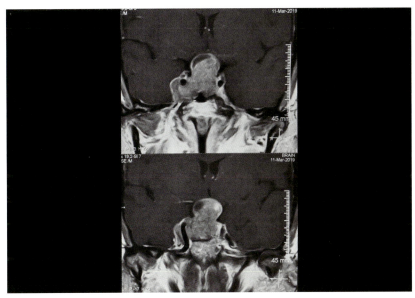

图 9.107 增强 MRI T1 加权图显示垂体大腺瘤伴鞍旁扩展。

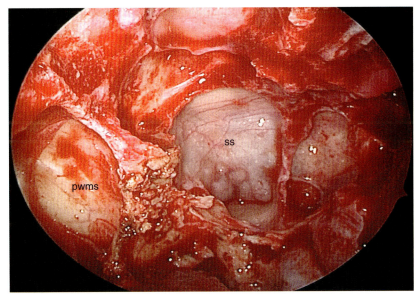

图 9.108 内镜图显示鞍底的暴露。pwms：上颌窦后壁；ss：蝶窦。

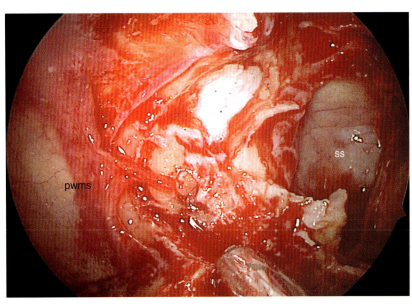

图 9.109 经翼突入路：磨除上颌窦后壁和翼突骨质。pwms：上颌窦后壁；ss：蝶窦。

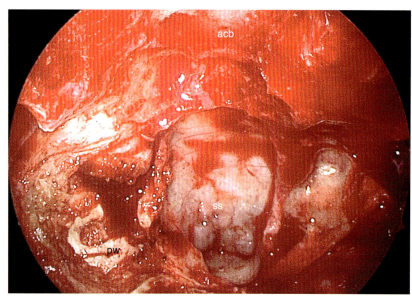

图 9.110 完全暴露右侧海绵窦。acb：前颅底；pw：翼突三角；ss：蝶窦。

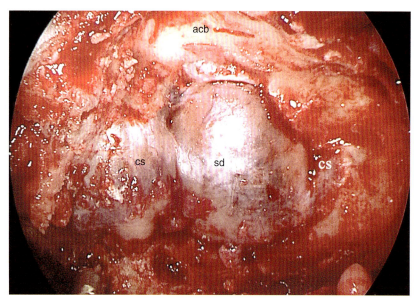

图 9.111 暴露鞍区和海绵窦区硬脑膜。acb：前颅底；cs：海绵窦；sd：鞍区硬脑膜。

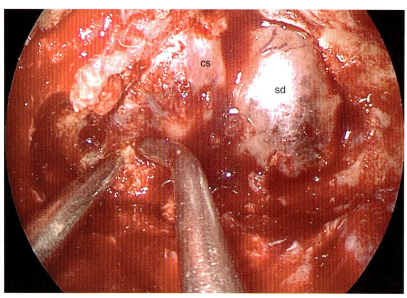

图 9.112 用微型多普勒定位颈内动脉的走行。cs：海绵窦；sd：鞍区硬脑膜。

9 内镜入路治疗鞍旁病变

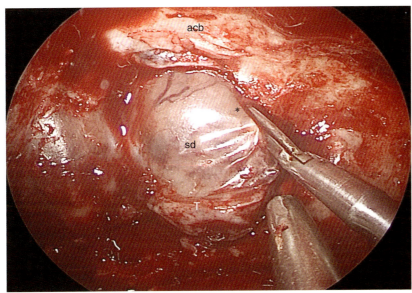

图 9.113 切开硬脑膜。acb：前颅底；T：肿瘤；sd：鞍区硬脑膜；*：硬脑膜切口。

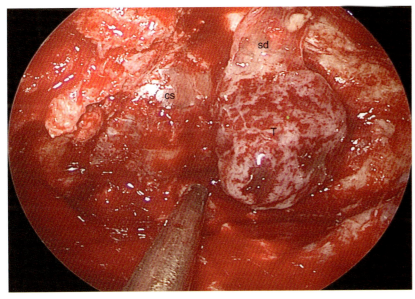

图 9.114 掀开"U"形硬脑膜，暴露位于蝶鞍腔内的肿瘤。cs：海绵窦；sd：鞍区硬脑膜；T：肿瘤。

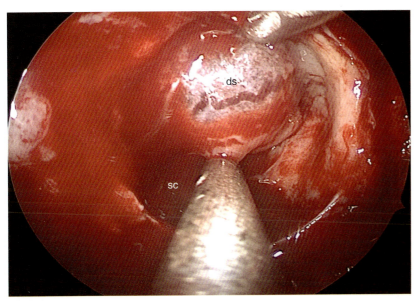

图 9.115 清除蝶鞍腔内的肿瘤。ds：鞍膈；sc：蝶鞍腔。

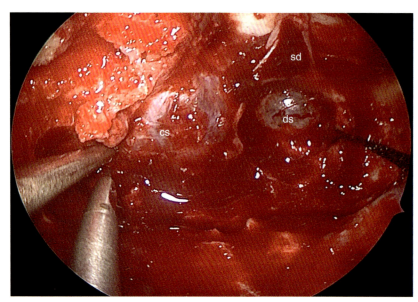

图9.116 切开海绵窦表面硬脑膜。cs：海绵窦；ds：鞍膈；sd：鞍区硬脑膜。

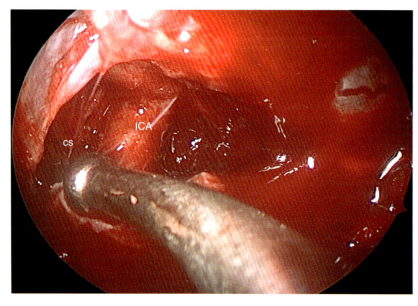

图9.117 暴露右侧海绵窦，在颈内动脉内侧和前方分离肿瘤。cs：海绵窦；ICA：颈内动脉。

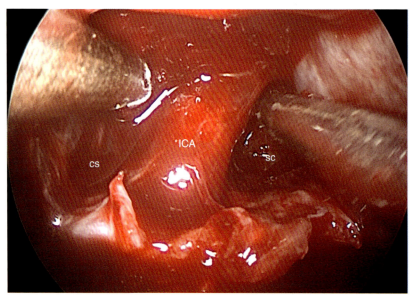

图9.118 清除位于颈内动脉外侧和膝后区的肿瘤。cs：海绵窦；ICA：颈内动脉；sc：蝶鞍腔。

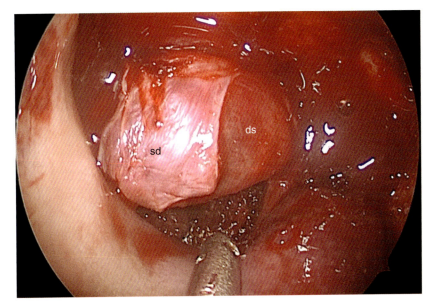

图 9.119 完全切除肿瘤。ds：鞍膈；sd：鞍区硬脑膜。

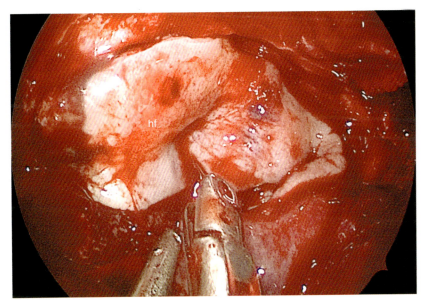

图 9.120 用鼻中隔黏膜瓣重建术腔。hf：鼻中隔黏膜瓣。

病例 9：垂体大腺瘤（鞍上和鞍旁扩展）

50 岁女性，有头痛病史，6 个月以来左眼视力逐渐丧失。进一步行 MRI T2 显示垂体病变扩展至鞍上和鞍旁区域（改良 Knosp 分级为 4 级）（图 9.121）。计划采用经蝶和经翼突入路。图 9.122 显示了鼻腔阶段后蝶窦的暴露。垂体广泛暴露并去除蝶窦黏膜（图 9.123），然后进行扩大的中鼻道窦造口术以暴露上颌窦后壁。用 S3 神经外科磨钻磨薄上颌窦后壁，并使用剥离子将其移除。识别并夹闭上颌动脉（图 9.124）。暴露并电凝翼窝内容物。

磨除翼突三角以识别翼管神经和上颌神经（V2），并进行广泛地海绵窦暴露（图 9.125，图 9.126）。磨薄并去除鞍底骨质，显露鞍区硬脑膜。开始包膜外分离（图 9.127）。通过细致地分离，清除鞍腔和海绵窦肿瘤（图 9.128）。可以看到肿瘤从海绵窦三角内被清除（图 9.129）。肿瘤包裹颈内动脉；进行颈内动脉移位以从膝后区和岩部内侧清除肿瘤（图 9.130）。术后 72 h 进行的术后 MRI 显示肿瘤被完全切除（图 9.131）。

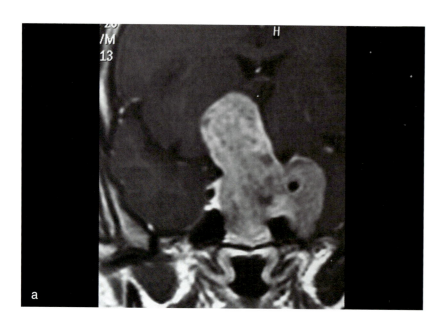

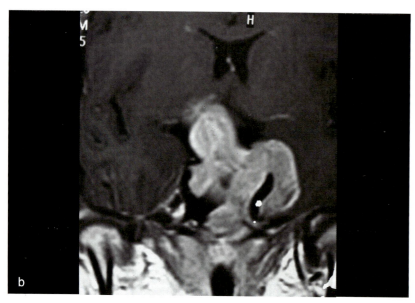

图9.121 (a-b) 增强 MRI T1 加权像显示垂体大腺瘤，伴有巨大的鞍旁和鞍上扩展，并且肿瘤包裹颈内动脉。

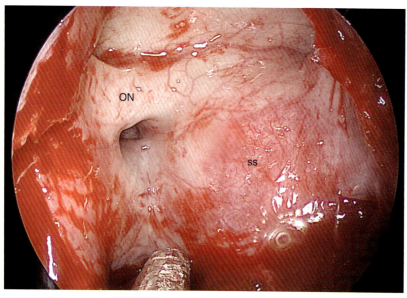

图9.122 暴露蝶窦。ON：视神经；ss：蝶窦。

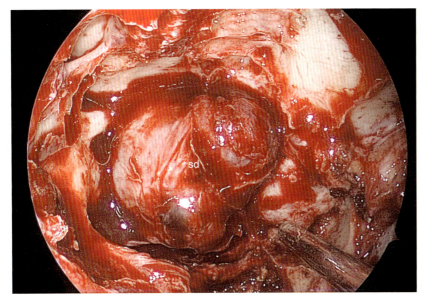

图 9.123 内镜图显示鞍区广泛暴露。sd：鞍区硬脑膜。

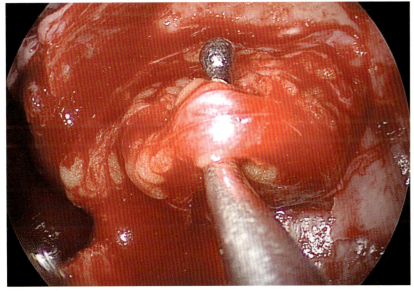

图 9.124 经翼突入路，去除上颌窦后壁，图示正在夹闭上颌动脉。

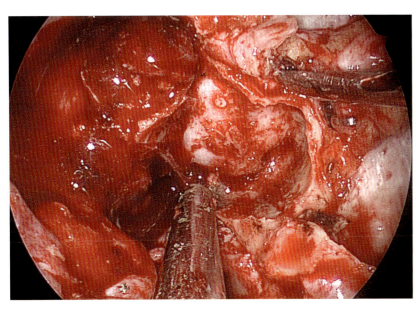

图 9.125 暴露翼管神经和上颌神经（V2）。吸引器头和剥离子分别指出了翼管神经和 V2 的位置。

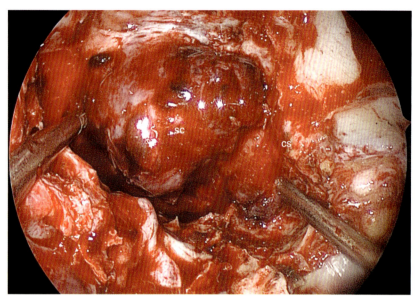

图9.126 暴露海绵窦以外的区域。cs：海绵窦；sc：蝶鞍腔。

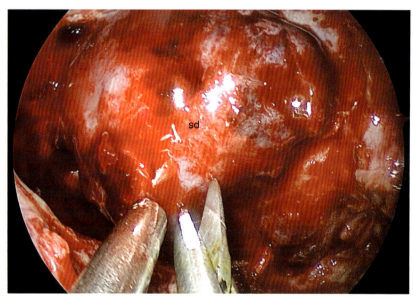

图9.127 切开硬脑膜并进行肿瘤的囊外分离。sd：鞍区硬脑膜。

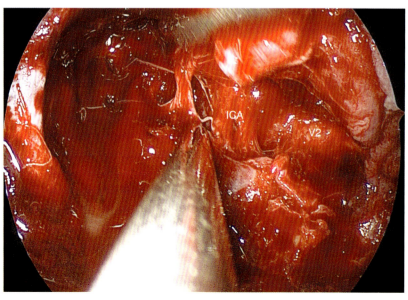

图9.128 分离海绵窦区硬脑膜。ICA：颈内动脉；V2：上颌神经。

内镜入路治疗鞍旁病变 **9**

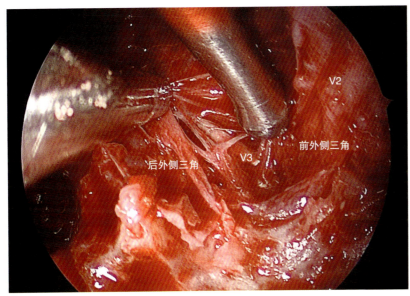

图 9.129 清除海绵窦三角内的肿瘤。V2：上颌神经；V3：下颌神经。

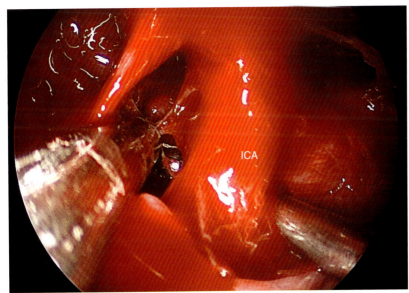

图 9.130 将颈内动脉移位以清除岩部内侧的肿瘤。ICA：颈内动脉。

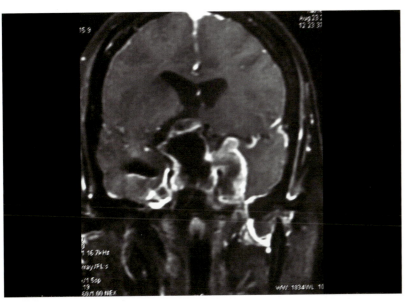

图 9.131 术后 MRI 显示肿瘤完全切除。

病例 10：海绵窦腺泡细胞癌

海绵窦腺泡细胞癌是海绵窦的罕见肿瘤之一，通常由小唾液腺肿瘤的转移扩散导致。

43 岁患者，因海绵窦中展神经受累出现复视而就诊。MRI T2 像显示左侧侵及海绵窦的肿瘤（图 9.132）。计划采用扩大经鼻入路。图 9.133 显示在完成鼻腔和蝶窦阶段后获得了广泛暴露，然后进行了鞍区硬脑膜的暴露（图 9.134，图 9.135）。用微型多普勒定位颈内动脉的走行（图 9.136）。在肿瘤隆起最突出的地方做硬脑膜切口。在这种情况下，肿瘤将颈内动脉推向后方（图 9.137）。一旦掀起硬脑膜瓣，就进行肿瘤活检（图 9.138）。仔细地分离左侧海绵窦，并完全清除肿瘤（图 9.139 至图 9.141）。

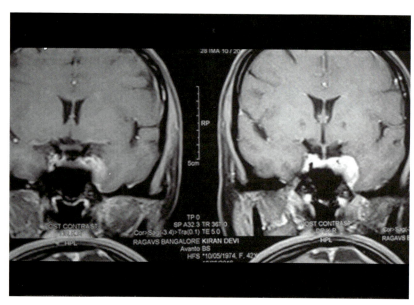

图 9.132　增强 MRI 显示左侧海绵窦内增强的高信号病变。

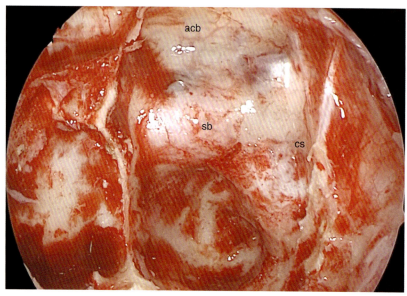

图 9.133　已广泛暴露蝶窦。acb：前颅底；cs：海绵窦；sb：鞍底骨质。

9 内镜入路治疗鞍旁病变

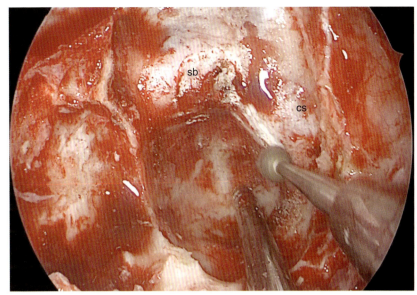

图 9.134 磨除鞍底和覆盖于海绵窦表面的骨质。cs：海绵窦；sb：鞍底骨质。

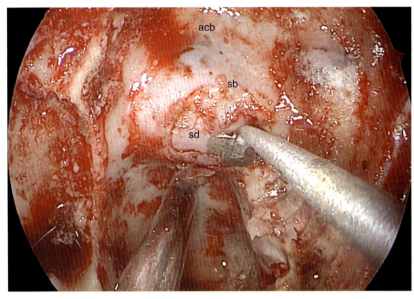

图 9.135 使用 Rosen 剥离子去除鞍底骨质以暴露鞍区硬脑膜。acb：前颅底；sb：鞍底骨质；sd：鞍区硬脑膜。

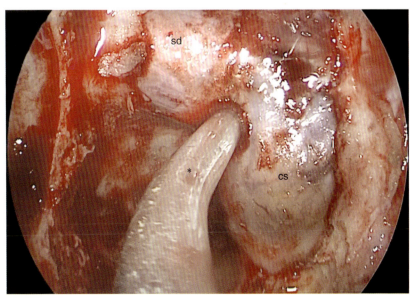

图 9.136 用微型多普勒定位海绵窦段颈内动脉的走行。cs：海绵窦；sd：鞍区硬脑膜；*：微型多普勒。

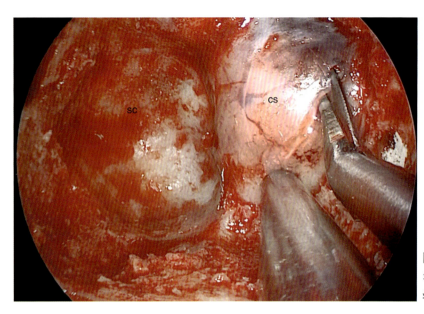

图 9.137 使用 Cappabianca 刀在左侧海绵窦上做硬脑膜切口。cs：海绵窦；sc：蝶鞍腔。

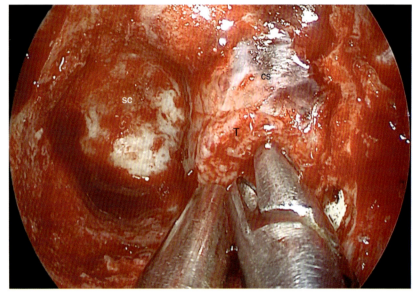

图 9.138 掀起硬脑膜，暴露肿瘤并进行活检。cs：海绵窦；sc：蝶鞍腔；T：肿瘤。

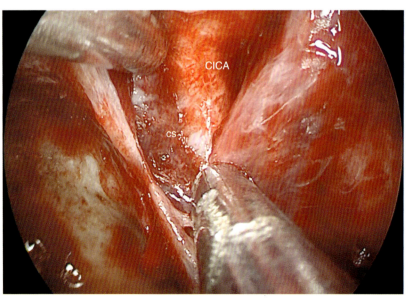

图 9.139 暴露左侧海绵窦。CICA：海绵窦段颈内动脉；cs：海绵窦。

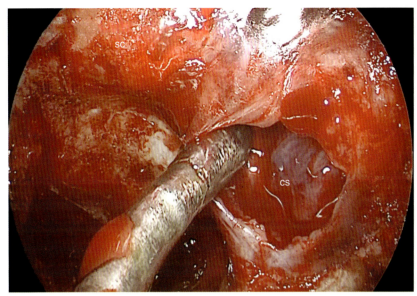

图9.140 分离左侧海绵窦。cs：海绵窦；sc：蝶鞍腔。

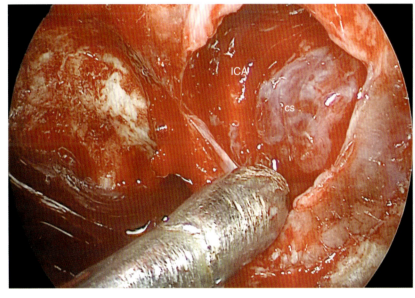

图9.141 清除左侧海绵窦肿瘤。cs：海绵窦；ICA：颈内动脉。

病例 11：海绵窦血管瘤

海绵窦血管瘤（CSH）是罕见的血管性轴外肿瘤。这类肿瘤包裹了海绵窦段颈内动脉，使手术切除具有挑战性。海绵窦血管瘤在海绵窦内引起局部占位效应，导致脑神经功能缺失。该病例脑部 MRI 显示额外的轴向右侧鞍旁占位。在 T2 加权成像中，病变呈等—高信号，注射对比剂后增强不均匀（图 9.142）。鼻腔阶段在完成上颌窦内侧切除术后结束，以暴露上颌窦后壁（图 9.143）。暴露翼腭窝和蝶窦外侧壁后，识别并电凝腭降动脉（DPA）和蝶腭动脉（SPA）（图 9.143，图 9.144）。接下来磨除翼突三角和内容物，识别翼管神经。磨除海绵窦前壁骨质并使用 Rosen 剥离子去除磨薄的骨板以暴露肿瘤（图 9.144）。导航和微型多普勒用于定位颈内动脉的走行。在这种情况下，肿瘤在前下三角中，将颈内动脉向后推挤。脑神经被肿瘤向外侧推移（图 9.145）。硬脑膜切口位于外侧，在翼管神经和上颌神经（V2）之间，这是安全区。向上翻起硬脑膜的骨膜层，掀起"U"形脑膜瓣（图 9.146）。使用吸引器和剥离子对肿瘤进行仔细而轻柔地分离（图 9.147）。将肿瘤与海绵窦和床突旁段颈内动脉分开（图 9.148，图 9.149）。肿瘤被完全切除，使用鼻中隔黏膜瓣封闭缺损（图 9.150）。参见视频 9.6。

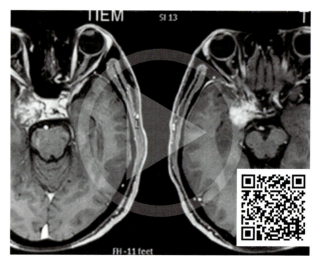

视频 9.6　海绵状血管瘤：海绵窦。https://www.thieme.de/de/q.htm?p=opn/cs/19/9/10104317-ac939ed0

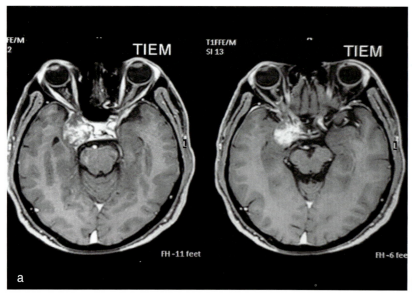

图 9.142a　MRI 显示右侧海绵窦肿瘤。

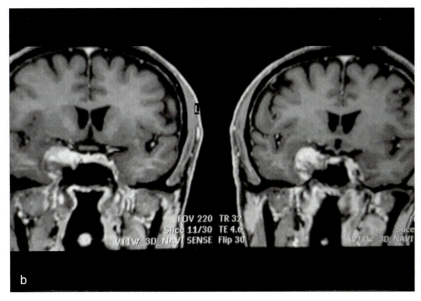

图 9.142b　MRI 显示右侧海绵窦肿瘤。

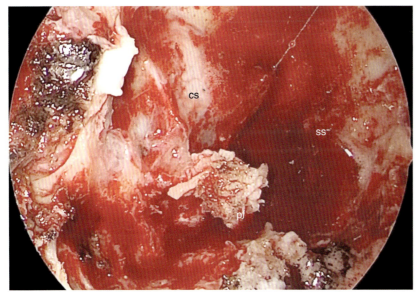

图 9.143　内镜图显示经翼突入路到达海绵窦。cs：海绵窦；pf：翼窝；ss：蝶窦。

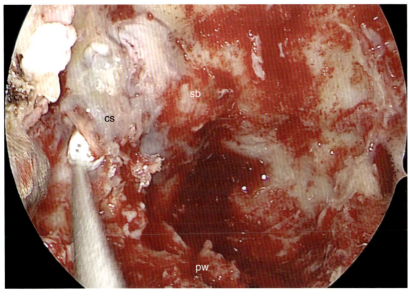

图 9.144　右侧海绵窦广泛暴露和骨质轻微掀起。cs：海绵窦；pw：翼突三角；sb：鞍底骨质。

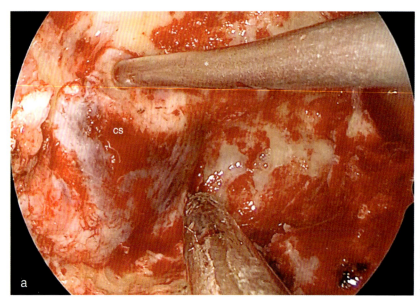

图 9.145a 内镜下使用微型多普勒精确定位颈内动脉。cs：海绵窦；*：微型多普勒。

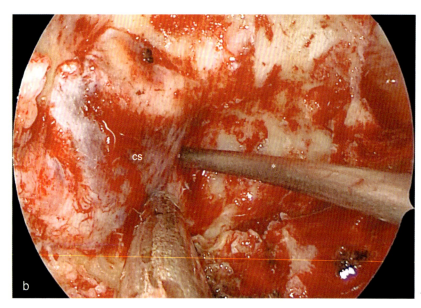

图 9.145b 内镜下使用微型多普勒精确定位颈内动脉。cs：海绵窦；*：微型多普勒。

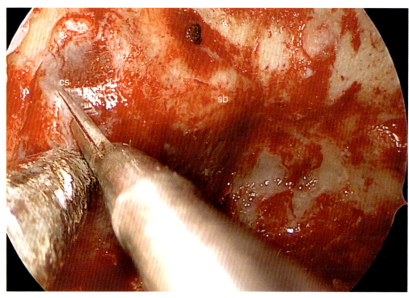

图 9.146 使用 Cappabianca 刀切开硬脑膜。cs：海绵窦；sb：鞍底骨质。

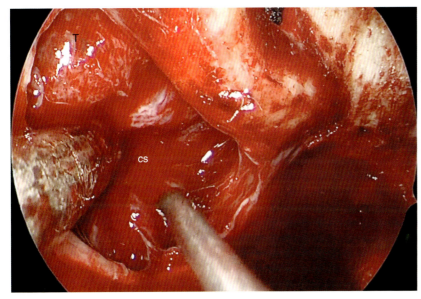

图 9.147 内镜图显示对右侧海绵窦肿瘤进行精细分离。cs：海绵窦；T：肿瘤。

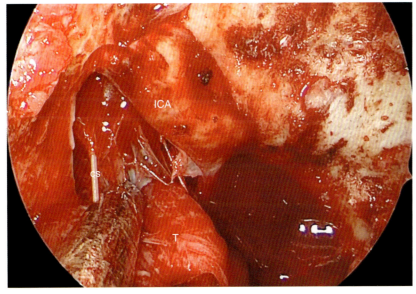

图 9.148 从海绵窦悬韧带上分离肿瘤。cs：海绵窦；ICA：颈内动脉；T：肿瘤。

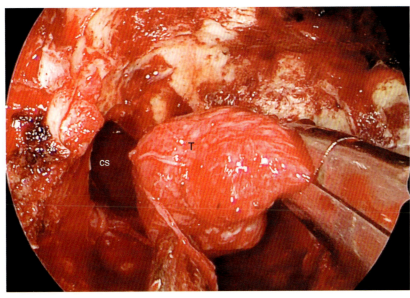

图 9.149 内镜图显示正在分离肿瘤。cs：海绵窦；T：肿瘤。

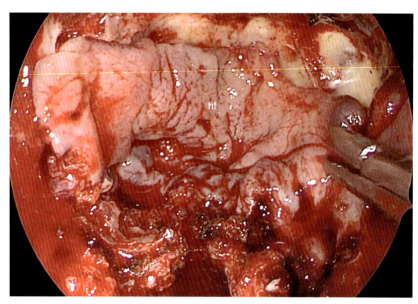

图 9.150 用带血管蒂的鼻中隔黏膜瓣重建颅底缺损。hf：鼻中隔黏膜瓣。

病例 12：海绵窦脑膜瘤

鞍旁脑膜瘤和海绵窦脑膜瘤需要积极的手术方法进行脑神经减压，无论是通过骨减压还是硬脑膜减压。手术的主要目标是缩小肿瘤并减小肿瘤的整体大小，这将有助于放射治疗。内镜入路所遵循的主要步骤如下所述。

影像学检查显示海绵窦和鞍旁区域受累（图9.151）。完成手术的鼻腔、蝶窦和翼突阶段，广泛暴露蝶鞍和海绵窦（图9.152）。使用 S3 神经外科磨钻将鞍底骨质磨薄，使用 Rosen 剥离子将骨板掀起以暴露硬脑膜（图9.153，图9.154）。一旦完成暴露，使用微型多普勒定位颈内动脉的走行（图9.155）。硬脑膜切口位于颈内动脉前方，肿瘤位于硬脑膜和颈内动脉之间（图9.156）。暴露肿瘤并在海绵窦中进行细致地解剖（图9.157，图9.158）。图9.159显示了肿瘤切除后的海绵窦解剖。

伴有海绵窦扩展的青少年鼻咽血管纤维瘤（JNA）

根据作者的经验，涉及鞍旁区域的常见继发性病变是感染性起源，如侵袭性真菌性鼻窦炎或肿瘤（如 JNA）。以下案例展示了涉及被分类为Ⅲ期（Janakiram 分期）的侵袭海绵窦的 JNA。

9 内镜入路治疗鞍旁病变

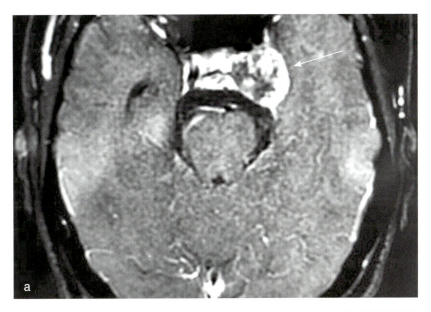

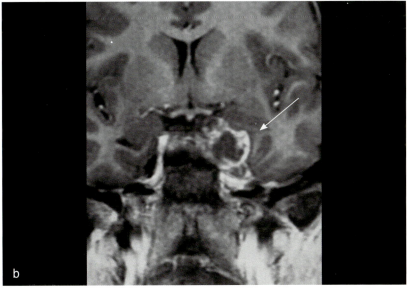

图 9.151　（a-b）MRI 显示海绵窦脑膜瘤。

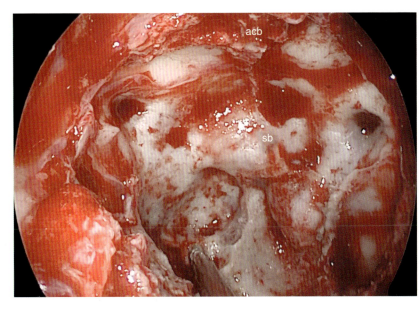

图 9.152　内镜图示已广泛暴露鞍区。acb：前颅底；sb：鞍底骨质。

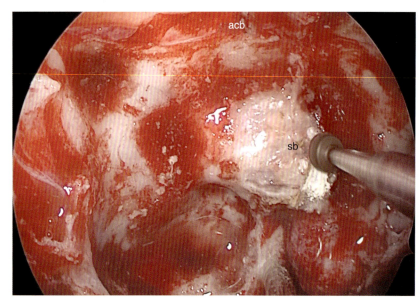

图 9.153 使用 S3 神经外科磨钻磨除鞍底骨质。acb：前颅底；sb：鞍底骨质。

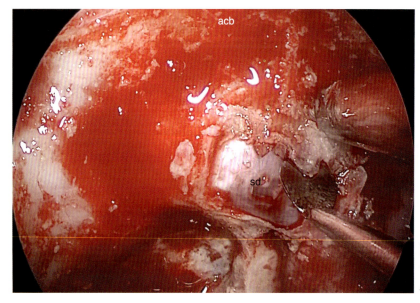

图 9.154 使用 Rosen 刀剥离已磨薄的鞍底骨质。acb：前颅底；sd：鞍区硬脑膜。

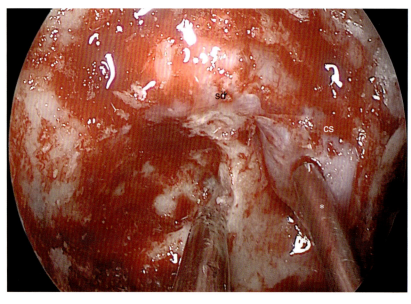

图 9.155 使用微型多普勒定位颈内动脉的走行。cs：海绵窦；sd：鞍区硬脑膜；*：微型多普勒。

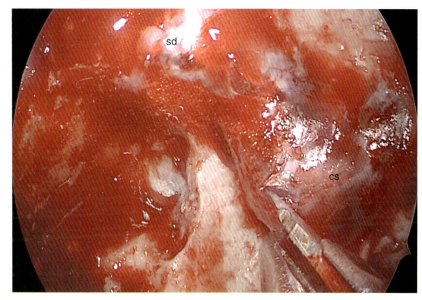

图 9.156 自外向内做海绵窦硬脑膜切口。cs：海绵窦；sd：鞍区硬脑膜。

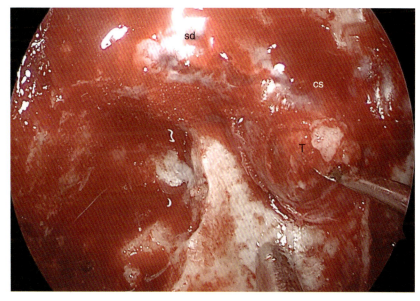

图 9.157 掀起"U"形硬脑膜瓣暴露肿瘤。cs：海绵窦；sd：鞍区硬脑膜；T：肿瘤。

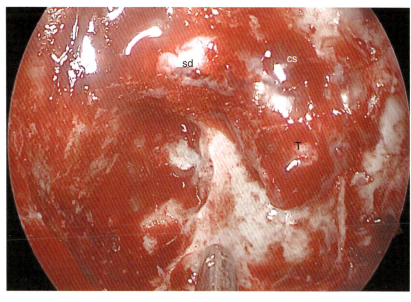

图 9.158 在海绵窦中分离肿瘤。cs：海绵窦；sd：鞍区硬脑膜；T：肿瘤。

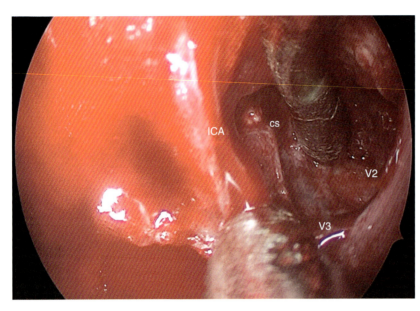

图9.159 肿瘤切除后的海绵窦。cs：海绵窦；ICA：颈内动脉；V2：上颌神经；V3：下颌神经。

病例13：累及海绵窦内侧

该病例术前扫描显示海绵窦受累。遵循分段切除的原则，切除左侧海绵窦前方的肿瘤（图9.160）。可以看到JNA累及左侧海绵窦（图9.161）。将肿瘤与垂体的悬韧带分离，可见颈内动脉位于海绵窦中（图9.162，图9.163）。颈内动脉的走行用微型多普勒进行定位。将肿瘤轻轻地从海绵窦的内侧间隙中分离出来。肿瘤移除后，可见颈内动脉走行。使用流体明胶和其他止血剂控制海绵窦中的出血（图9.164，图9.165）。

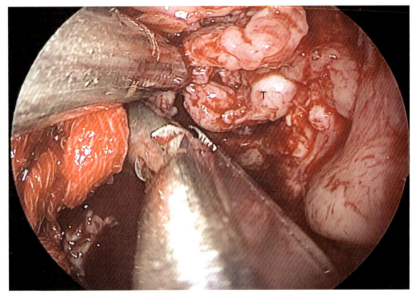

图9.160 内镜图显示分段切除原则。T：肿瘤。

9 内镜入路治疗鞍旁病变

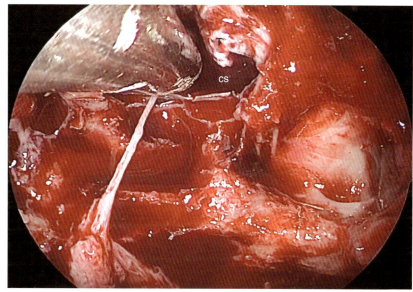

图 9.161 JNA 累及左侧海绵窦。cs：海绵窦；T：肿瘤。

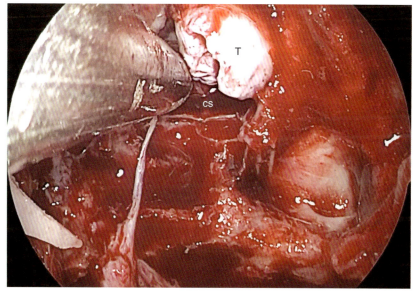

图 9.162 从海绵窦内分段切除肿瘤。cs：海绵窦；T：肿瘤。

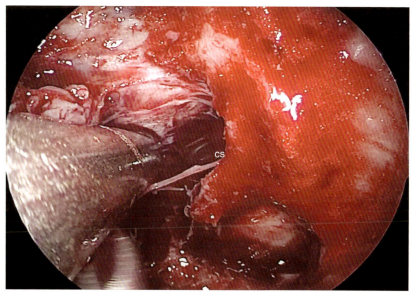

图 9.163 将肿瘤与悬韧带分离。cs：海绵窦。

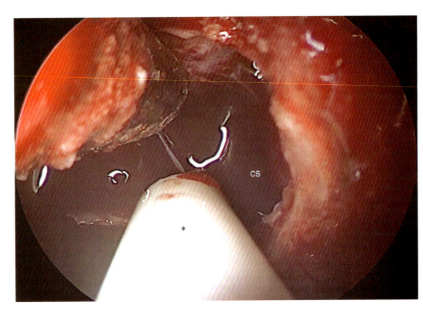

图 9.164 内镜图显示正在注入用于控制海绵窦出血的止血剂。cs：海绵窦；*：流体明胶。

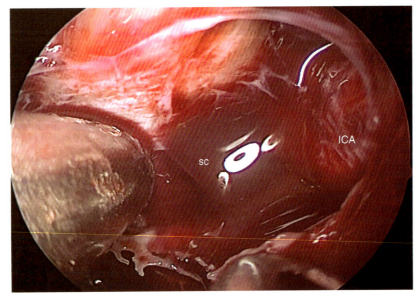

图 9.165 显露左侧海绵窦的内侧部。ICA：颈内动脉；sc：蝶鞍腔。

病例 14：向外侧移位颈内动脉/海绵窦

在这一病例中，肿瘤侵及海绵窦的外侧间隙。手术遵循分段切除的原则。使用金刚砂钻头磨除岩尖并切除肿瘤（图 9.166）。从岩尖切除肿瘤。在斜坡旁段颈内动脉上磨除并定位其走行（图 9.167，图 9.168）。小心地切除斜坡旁段颈内动脉上的一小块肿瘤（图 9.169）。可见来自颈内动脉有小的出血，并加以控制（图 9.170）。术腔填充速即纱（图 9.171）。

9

内镜入路治疗鞍旁病变

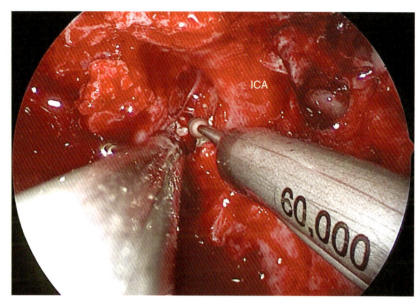

图 9.166　内镜图示正在磨除岩尖骨质。ICA：颈内动脉；*：岩尖区域。

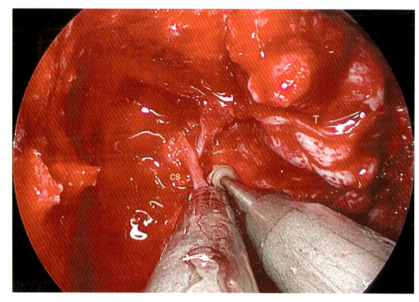

图 9.167　正在磨除近端颈内动脉周围骨质，肿瘤黏附于颈内动脉。cs：海绵窦；T：肿瘤。

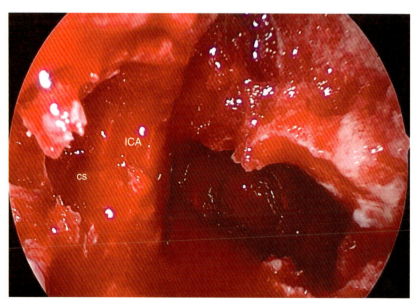

图 9.168　暴露斜坡旁段鞍旁动脉。cs：海绵窦；ICA：颈内动脉。

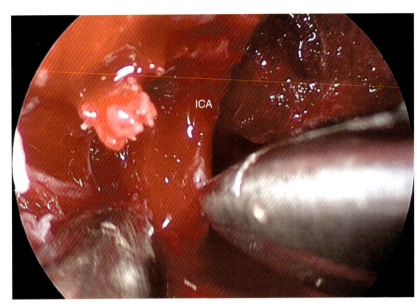

图 9.169 从颈内动脉骨膜层切除肿瘤。ICA：颈内动脉。

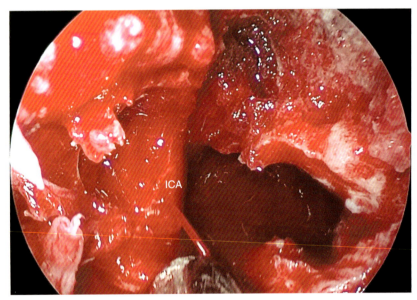

图 9.170 从颈内动脉表面分离肿瘤，注意小的出血点。ICA：颈内动脉。

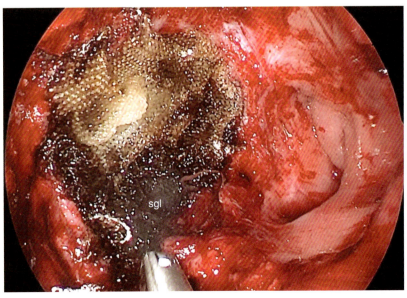

图 9.171 使用速即纱止血。sgl：速即纱。

病例 15：颈内动脉包裹（360°包裹）

这一病例中，内镜图示肿瘤完全包裹了颈内动脉的海绵窦段（图 9.172）。按照分段切除的方法，切除翼窝前方的肿瘤。通过间歇使用微型多普勒来定位颈内动脉的走行以分段切除。确定任何偏离正常走行的移位。使用剪刀等锋利的切割工具切除肿瘤以避免牵拉（图 9.173），然后用球型探针勾绕颈内动脉并进行移位（图 9.174）。进行颈内动脉外侧的分离（图 9.175，图 9.176）。辨识海绵窦外侧壁中走行的脑神经。

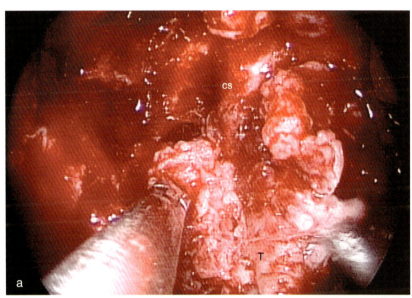

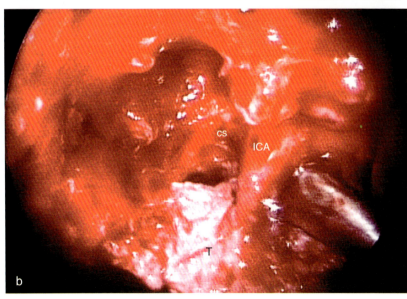

图 9.172 （a-b）内镜图显示肿瘤完全包裹颈内动脉。cs：海绵窦；ICA：颈内动脉；T：肿瘤。

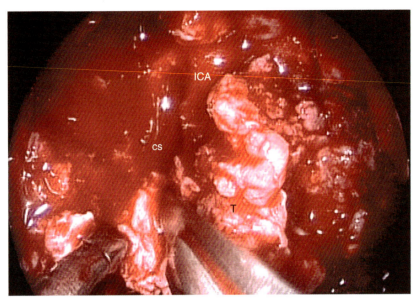

图 9.173 从颈内动脉内侧分离肿瘤。
cs：海绵窦；ICA：颈内动脉；T：肿瘤。

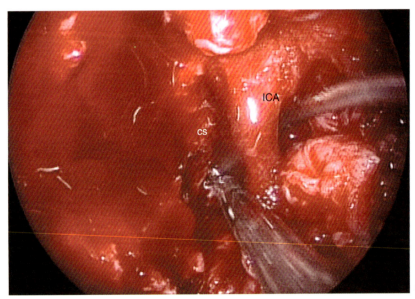

图 9.174 注意球形探头绕过颈内动脉。
cs：海绵窦；ICA：颈内动脉。

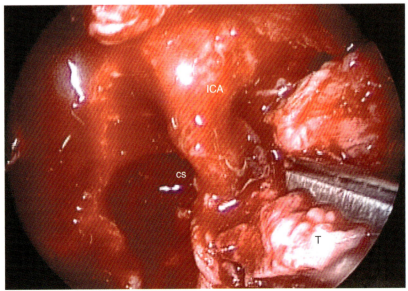

图 9.175 从颈内动脉外侧分离肿瘤。
cs：海绵窦；ICA：颈内动脉；T：肿瘤。

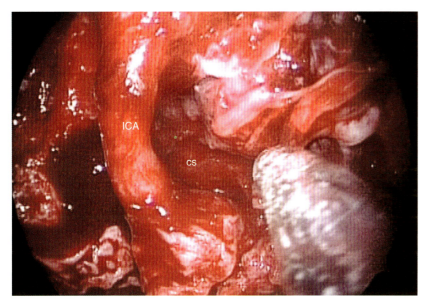

图 9.176 内镜图显示完全分离海绵窦段颈内动脉。cs：海绵窦；ICA：颈内动脉。

结 论

长期以来，由于鞍旁区域复杂的解剖结构和各种重要的神经血管结构的存在，其一直被认为是无法进行手术操作的区域。随着近几十年来在角度内镜、摄像系统、微型多普勒和神经导航方面技术的进步，扩大的鼻内入路被认为是前颅底各种病变的主要手段，尤其是涉及海绵窦的肿瘤。与颅外入路相比，扩展的鼻内入路具有死亡率、发病率最低且功能和美观损失最小等优点。

（汤文龙 胡 滨 译 石照辉 审）

参考文献

[1] Frank G, Pasquini E. Cavernous sinus: endoscopic endonasal approaches//Kassam AB, Gardner PA, eds. Endoscopic approaches to the skull base. Basel: Karger,2012:119–139

[2] Koutourousiou M, Vaz Guimaraes Filho F, Fernandez-Miranda JC, et al. Endoscopic endonasal surgery for tumors of the cavernous sinus: a series of 234 patients. World Neurosurg, 2017, 103: 713–732

[3] Kassam AB, Gardner PA. Endoscopic approaches to the skull base. Progress in Neurological Surgery. Basel: Karger, 2012

[4] Micko ASG, Wöhrer A, Wolfsberger S,et al. Invasion of the cavernous sinus space in pituitary adenomas: endoscopic verification and its correlation with an MRI-based classification. J Neurosurg,2015,122(4):803–811

[5] Hardesty DA, Montaser AS, Carrau RL, et al. Limits of endoscopic endonasal transpterygoid approach to cavernous sinus and Meckel's cave. J Neurosurg Sci,2018,62(3):332–338

[6] Kassam AB, Vescan AD, Carrau RL, et al. Expanded endonasal approach: vidian canal as a landmark to the petrous internal carotid artery. J Neurosurg,2008,108(1):177–183

[7] Kasemsiri P, Solares CA, Carrau RL, et al. Endoscopic endonasal transpterygoid approaches: anatomical landmarks for planning the surgical corridor. Laryngoscope, 2013,123(4):811–815

[8] Dolci RLL, Upadhyay S, Ditzel Filho LFS, et al. Endoscopic endonasal study of the cavernous sinus and quadrangular space: anatomic relationships. Head Neck,2016,38(Suppl 1): E1680–E1687

10 垂体腺瘤经鼻内镜手术的术中磁共振成像

Beng-Ti Ang, Dharambir S. Sethi

尽管垂体腺瘤是良性肿瘤，但仍有较高概率导致视力受损和内分泌紊乱。肿瘤压迫视交叉时会引起典型的颞侧半偏盲症状，长时间的压迫会导致进展性的视神经萎缩和随之而来的视力下降。对于早期病例，视神经完全减压可以挽救视力；对于视神经病变已不可逆的病例，视神经完全减压可以阻止视力进一步恶化。对于非功能性垂体腺瘤的患者来说，挽救视力是手术的主要目标。向海绵窦扩展或侵犯海绵窦而引起脑神经病变是垂体腺瘤较少见的手术指征，但同样需要有效切除海绵窦内的腺瘤以缓解临床症状。非功能性垂体腺瘤的手术并不能逆转垂体功能低下症状，但是在库欣综合征和肢端肥大症等激素分泌过多的情况下，实现内分泌治愈是此类肿瘤手术的关键目标，这与肿瘤的完整切除密切相关。

通过内镜经蝶入路显露蝶鞍以切除垂体腺瘤，是目前普遍接受的手术方法。此前，不规则垂体瘤沿蝶骨平台向前方明显蔓延，或向鞍上累及至第三脑室，或向后方累及至中脑脚间窝或脑桥的情况都直接采用经颅手术。随着内镜经鼻技术的发展，以内镜经蝶入路为核心的经蝶骨平台和经斜坡扩展，使绝大多数垂体瘤可以通过经鼻入路切除。冠状层面扩展技术可以切除向侧方蔓延的肿瘤，从而实现更彻底的肿瘤切除。

尽管上述技术扩大了垂体腺瘤的切除范围，但加强对微小病灶和大病灶边界和蔓延部位的识别度，可以进一步提高肿瘤的全切除率，避免重复手术和放射治疗，并实现内分泌治愈。为了提高此类手术的可视性，术中磁共振成像（iMRI）应运而生。已有关于 iMRI 的详尽综述发表[1-7]，本章重点介绍作者在新加坡中央医院的经验。他们在传统水平孔配置中应用了 1.5 T 高场磁共振。在麻醉诱导后进行初步成像，以获得术前成像基线信息，从而进行神经导航和立体定向手术。在最初手术入路中根据内镜下确定的肿瘤最大切除范围，再次进行成像并与神经导航结合，以便在必要时继续在立体定向技术指导下切除肿瘤。

经鼻内镜手术有很长的学习曲线，尤其是对于更习惯于经颅手术的新手神经外科医生而言。通过 iMRI 技术可以看到残留的肿瘤，并允许术者最大限度地安全切除残余肿瘤。这一技术势必会提高非功能性垂体腺瘤的全切率[8]，并提高功能性垂体腺瘤的生化治愈率[9-10]。在早期的垂体大腺瘤切除手术中，我们注意到鞍膈会以非对称的方式塌陷，导致鞍膈皱褶和蛛网膜紧密蜷曲形成类似囊袋而掩盖残余肿瘤。此时结束手术会导致肿瘤切除效果不理想。鉴于此，作者开发了一种对瘤腔壁进行分区域探查的系统化方案。他们利用吸引器和 Rhoton 显微剥离子来牵拉显露瘤腔壁，用卷成圆筒状的脑棉片，如像拉手风琴一样轻轻推开松弛和搏动的鞍膈，以逐步观察不同区域塌陷的鞍膈，分开因为切除大腺瘤之后而冗余的鞍膈皱褶。有报道称，只有当那些被显示的肿瘤可被切除的情况下，iMRI 的使用才有价值，这是指外科医生只有有效切除显示的残余肿瘤，才能实现更彻底的切除。在对之前手术结果进行反思和分析后，经过多年的临床实践，肿瘤本可切除却残留的病例数显著下降，这证实了 iMRI 的使用可以促进术者改良手术技术。神经导航技术和 iMRI 技术的结合有助于更好地了解颅底解剖，更重要的是，了解肿瘤组织和周围重要神经、血管之间的关系（图 10.1）。

对于高龄、有严重并发症或者高风险的患者，术前方案可能是视神经完全减压而非全切肿瘤，这样可以降低手术风险。iMRI 可以帮助术者确认术前方案的完好实施。如果术者认为进一步切除肿瘤可以安全地进行，则应继续切除（图 10.2）。

当肿瘤形态不规则时，可采用扩大经鼻入路来实现全切。iMRI 和神经导航有助于加以确认（图 10.3）。

另外一种体现 iMRI 应用价值的情形是复发肿瘤手术。患者可能因为反复接受手术而感到焦虑，iMRI 可以帮助术者确认肿瘤已全切或已达到最佳切除程度。如果残余肿瘤被认为无法切除，可在术后立刻讨论后续治疗方案，决定开颅手术或放射治疗（图 10.4）。

使用 iMRI 还有助于监测术后并发症的发生，如术区血肿。血肿可能位于肿瘤包膜外或者已经突破鞍膈进入蛛网膜下腔以至于无法直接观察到。如果已经用带蒂鼻黏膜瓣进行了鞍底修补，也会阻挡直视术区而无法看到血肿。

诚然，使用 iMRI 会导致手术时间增加。为患者准备和定位的流程往往需要增加 1~2 h 手术时间。但是作者没有发现在垂体瘤手术中使用 iMRI 会增加其他并发症。他们在 iMRI 中使用了高质量 T2 加权成像进行术前和术中扫描，而不是增强对比度的 T1 加权成像，从而更加准确地评估肿瘤残余程度，假阳性结果很少。不可否认 iMRI 手术室的建造和实施成本高昂，需要对基

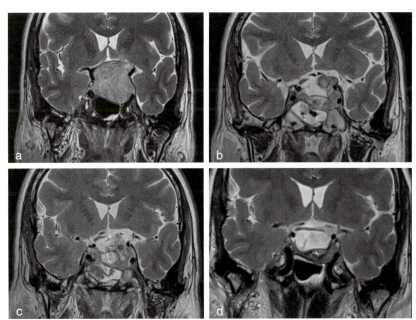

图 10.1 一例巨大垂体大腺瘤（a），肿瘤切除后，首次术中磁共振成像（iMRI）显示，松弛的鞍膈塌陷导致鞍膈皱褶紧密贴合，掩盖了肿瘤囊袋的残留（b）。术中影像确认残余肿瘤已被切除（c）。术后 2 个月进行复查（d）。

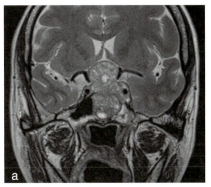 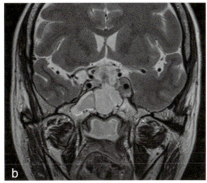 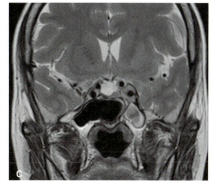

图 10.2 垂体大腺瘤病例（a），术前计划是解除肿瘤对视交叉的压迫，但对侵犯海绵窦的部分肿瘤予以保留。术中（b）和术后 2 个月（c）进行磁共振成像。这名老年患者希望避免大范围手术带来的额外风险，如果后续影像学提示海绵窦内残余肿瘤增大，他也愿意接受放射治疗。

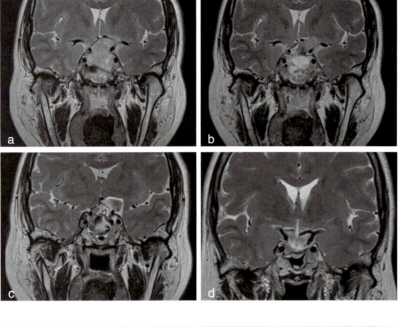

图10.3 这例垂体大腺瘤呈偏心性生长，鞍上部分凸向左侧，与左侧颈内动脉分叉处毗邻（a）。肿瘤大部切除后进行iMRI（b），以重新获得神经导航参数来指导经蝶骨平台切除鞍上肿瘤。内镜下确定切除满意后进行术中扫描（c）。术后2个月进行复查（d）。

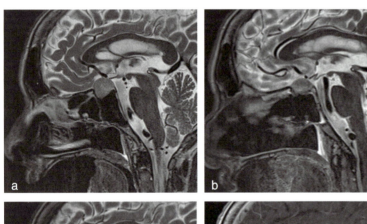
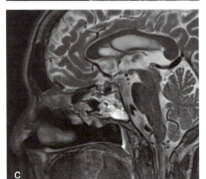
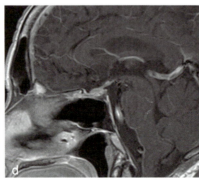

图10.4 这是一例外院转来的复发垂体腺瘤，术前影像显示术区严重瘢痕化（a）。术者对病灶进行了初步切除，直至显示出良好的搏动性和下陷趋势，用iMRI（b）来确定神经导航参数，然后再对剩余病灶进行包膜外切除。（c）术中扫描显示切除效果满意。（d）术后2个月进行复查。

础设施进行重大改造。共用手术室的策略或两间手术室的解决方案可以让手术同时进行，如果不适合或不使用iMRI，也可以进行诊断成像。尽管存在这些局限，但作者的经验显示，iMRI可使患者的治疗显著获益，其可以帮助术者提高手术切除程度，并相应地改善非功能性和功能性垂体大腺瘤的治疗效果。

（王柏森　唐寅达　译）

参考文献

[1] Buchfelder M, Schlaffer SM. Intraoperative magnetic resonance imaging for pituitary adenomas. Front Horm Res,2016,45: 121–132

[2] Buchfelder M, Schlaffer SM. Intraoperative magnetic resonance imaging during surgery for pituitary adenomas: pros and cons. Endocrine,2012,42(3):483–495

[3] Jones J, Ruge J. Intraoperative magnetic resonance imaging in pituitary macroadenoma surgery: an assessment of visual outcome. Neurosurg Focus,2007,23(5):E12

[4] Chittiboina P. iMRI during transsphenoidal surgery. Neurosurg Clin N Am,2017,28(4):499–512

[5] Zaidi HA, De Los Reyes K, Barkhoudarian G, et al. The utility of high-resolution intraoperative MRI in endoscopic transsphenoidal surgery for pituitary macroadenomas: early experience in the advanced multimodality image guided operating suite. Neurosurg Focus,2016,40(3):E18

[6] Boellis A, Espagnet MC, Romano A, et al. Dynamic intraoperative MRI in transsphenoidal resection of pituitary macroadenomas: a quantitative analysis. J Magn Reason Imaging,2014,40(3):668–673

[7] Anand VK, Schwartz TH, Hiltzik DH, et al. Endoscopic transsphenoidal pituitary surgery with real-time intraoperative magnetic resonance imaging. Am J Rhinol,2006,20(4): 401–405

[8] Nimsky C, von Keller B, Ganslandt O, et al. Intraoperative high-field magnetic resonance imaging in transsphenoidal surgery of hormonally inactive pituitary macroadenomas. Neurosurgery,2006,59(1):105–114

[9] Mastorakos P, Taylor DG, Chen C, et al. Prediction of cavernous sinus invasion in patients with Cushing's disease by magnetic resonance imaging. J Neurosurg,2018,1:1–6

[10] Netuka D, Májovský M, Masopust V, et al. Intraoperative magnetic resonance imaging during endoscopic transsphenoidal surgery of growth hormone-secreting pituitary adenomas. World Neurosurg,2016,91:490–496

11 鞍区和鞍旁病变的内镜手术：一种量身定制的手术入路

Michel Roethlisberger, Vicknes Waran, Prepageran Narayanan

单鼻孔经鼻中隔经蝶窦切除垂体大腺瘤

垂体大腺瘤是进行鼻内镜手术最常见的病变。切除这类病变的系统性入路为外科医生提供了更好的手术路径，从而在切除范围方面取得了更好的效果。常用的经蝶窦手术入路包括经鼻中隔、经鼻和经筛窦入路。在作者所在的机构，首选的手术入路是经鼻中隔经蝶入路，切除上鼻甲并保留中鼻甲。这项技术最初是在改良鼻窥器的辅助下进行的[1-3]。

■ 病 史

45 岁患者，表现为性欲缓慢下降、阳痿，日常活动的能量水平普遍降低。内分泌检查显示促性腺激素轴（卵泡刺激素、黄体生成素）分泌不足，促甲状腺激素水平正常。眼科检查进一步发现双颞侧视野缺损。

脑部核磁共振成像证实，鞍区占位扩展至鞍上空间，视交叉受压并扩展至蝶窦腔，怀疑为垂体大腺瘤（图 11.1）。

计划采用单鼻孔内镜经鼻中隔经蝶入路切除肿瘤。

术前步骤

- 全身麻醉，经口气管插管和原位喉罩固定。
- 麻醉诱导时应给予预防性抗生素。
- 建议进行膀胱导管插入术，应持续监测患者术后前几天的尿量。
- 将患者的头部置于中间位置，呈仰卧位且颈部略微伸展。在作者所在的机构，患者头部被固定在 NORAS 框架内进行术中磁共振成像（iMRI）（图 11.2）。
- 为了更灵活地操作单鼻孔和双鼻孔入路的器械，两名术者分别站在患者的两侧（图 11.3）。
- 用复方苯卡因（5% 利多卡因和 0.5% 去氧肾上腺素喷雾剂）喷鼻。

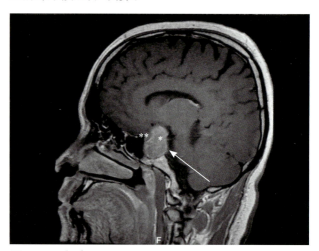

图 11.1 术前矢状位 MRI T1 加权钆对比增强图显示鞍内和鞍上等强度肿块和中等均匀增强，以及提示微出血或坏死的信号区域（*）。垂体（箭头所示）表现出轻微增强，并向后移位。视交叉（**）和两条视神经受压。

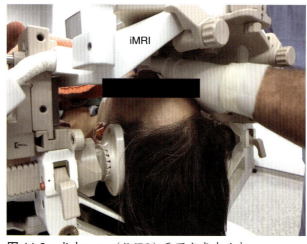

图 11.2 术中 MRI（iMRI）需固定患者头部。

11 鞍区和鞍旁病变的内镜手术：一种量身定制的手术入路

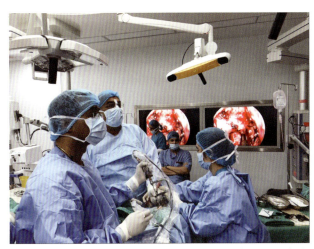

图 11.3 为了进行两人四手技术，两名术者分别站在患者头部的两侧。耳鼻喉科医生（在患者左侧）一只手持内镜，另一只手协助神经外科医生进行更复杂的操作。

• 使用在 1 : 1000 肾上腺素中浸泡的脑棉片进行鼻腔填塞。填塞沿鼻底以及鼻中隔和中鼻甲之间进行。

• 腹部常规准备，以便在后续的步骤中（如果需要）取脂肪移植物。

手术步骤

• 取出鼻腔填塞的棉片，用 0°鼻内镜检查鼻腔。
• 两侧蝶筛隐窝填塞浸泡在 1 : 1000 肾上腺素中的脑棉片。
• 两侧鼻中隔骨软骨连接处黏膜下注入甲哌卡因和 1 : 100 000 肾上腺素（图 11.4，图 11.5）。
• 用双极电凝进行切口部位止血，然后在鼻中隔骨软骨连接处做垂直切口（图 11.6）。
• 掀起一侧鼻中隔黏骨膜瓣（图 11.7）。
• 使用 Freer 剥离子分开骨软骨交界处（图 11.8）。这为掀起对侧的黏膜瓣提供了通道（图 11.9）。
• 然后移除鼻中隔后部。
• 继续掀起双侧黏骨膜瓣至蝶犁缝。
• 继续向外侧掀起黏骨膜，暴露蝶窦开口。手术医生必须注意不要损伤蝶腭动脉（SPA）的后中隔支（图 11.10）。
• 使用 Kerrison 咬骨钳咬除蝶喙和蝶窦前壁，扩大蝶窦腔的暴露范围（图 11.11）。
• 仔细去除蝶窦内的间隔，应特别注意附着于斜坡旁段和海绵窦颈内动脉（ICA）的间隔。
• 应识别颅底的重要标志，并通过影像导航设备进行确认（蝶骨平台、鞍结节、蝶鞍、斜坡旁段颈内动脉、斜坡、海绵窦段颈内动脉、视神经和视神经颈内动脉隐窝）。
• 该病例中，垂体腺瘤扩展至蝶窦腔，并挤压颅底的骨性解剖结构。在这种情况下，影像导航对于术中识别关键的神经血管结构非常重要（图 11.12）。
• 从中线开始并向外侧移动，小心去除覆盖硬脑膜的蝶窦黏膜。应提前评估神经血管结构的缺损程度，并研究相应的术前影像资料（图 11.12）。
• 分离硬脑膜和鞍结节骨质之间的平面（图 11.13）。

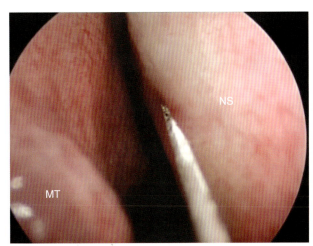

图 11.4 在右侧骨软骨连接处进行鼻中隔黏膜下浸润麻醉。NS：鼻中隔；MT：中鼻甲。

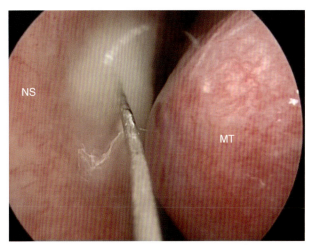

图 11.5 在左侧骨软骨连接处进行鼻中隔黏膜下浸润麻醉。NS：鼻中隔；MT：中鼻甲。

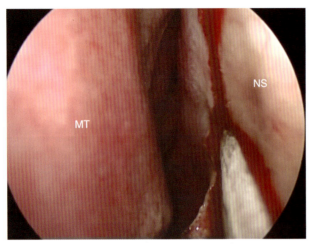

图 11.6 右侧鼻中隔（NS）切口位于中鼻甲（MT）前部的对面。

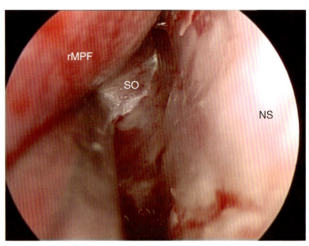

图 11.7 沿鼻中隔（NS）掀开右侧黏软骨膜（rMPF）。SO：蝶窦口。

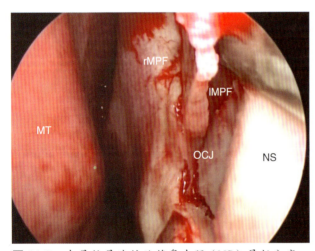

图 11.8 在骨软骨连接处将鼻中隔（NS）骨折分离。MT：中鼻甲；rMPF：右侧黏软骨膜；lMPF：左侧黏软骨膜；OCJ：骨软骨连接处。

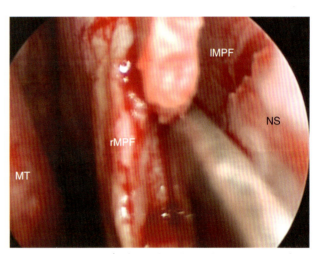

图 11.9 沿对侧鼻中隔（NS）掀起左侧黏软骨膜（lMPF）。MT：中鼻甲；rMPF：右侧黏软骨膜。

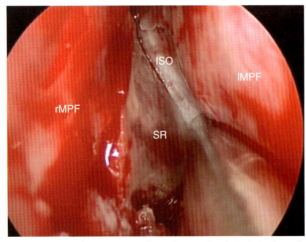

图 11.10 掀起左侧黏软骨膜（lMPF）并去除软骨和骨性鼻中隔。SR：蝶喙；lSO：左侧蝶窦口；rMPF：右侧黏软骨膜。

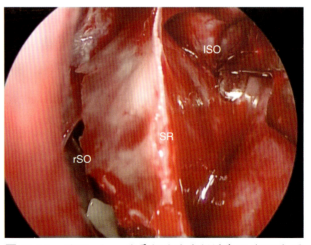

图 11.11 用 Kerrison 咬骨钳咬除左侧蝶窦口（lSO）周围骨质。右侧蝶窦口（rSO）已由外向内开放。SR：蝶喙。

鞍区和鞍旁病变的内镜手术：一种量身定制的手术入路 | 11

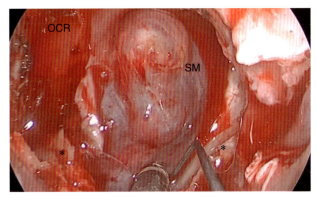

图 11.12　去除蝶窦前壁（*）后，可见被蝶窦黏膜（SM）覆盖的鞍底前壁被侵蚀，鞍底硬脑膜已被穿透。OCR：视神经颈内动脉隐窝。

- 如需要，可以用 Kerrison 咬骨钳扩大鞍结节区域的硬脑膜暴露范围，并向外侧通过弯折骨板增加暴露（图 11.14）。
- "十"字形切开硬脑膜，暴露典型的垂体腺瘤组织（图 11.15）。
- 应使用抓钳取肿瘤组织进行组织病理学检查（图 11.16）。
- 肿瘤切除顺序应为从下到外侧，最后向上进行系统性切除。下部肿瘤应沿鞍底中线（中柱）开始剥离（图 11.17），然后在两侧（侧柱）向外扩展（图 11.18，图 11.19）。

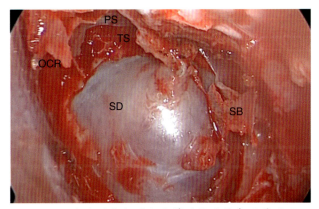

图 11.13　去除蝶窦黏膜和磨薄的鞍结节表面骨质后，切开硬脑膜。SD：鞍区硬脑膜；SB：已掀开的鞍底骨质；TS：鞍结节；PS：蝶骨平台；OCR：视神经颈内动脉隐窝。

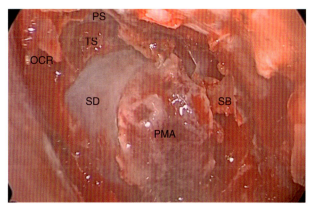

图 11.14　切开鞍区硬脑膜（SD）后，肿瘤组织在压力下向外挤出。SB：已掀开的鞍底骨质；TS：鞍结节；PS：蝶骨平台；OCR：视神经颈内动脉隐窝；PMA：垂体大腺瘤。

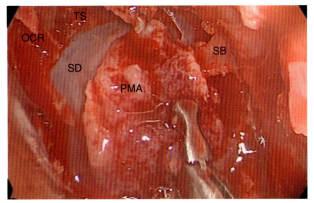

图 11.15　取病检组织。SD：鞍底硬脑膜；SB：已掀开的鞍底骨质；TS：鞍结节；OCR：视神经颈内动脉隐窝；PMA：垂体大腺瘤。

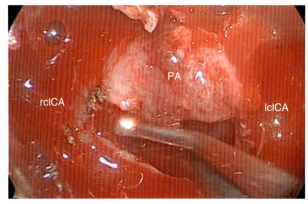

图 11.16　用钝环刮匙切除前下部的肿瘤。PA：垂体腺瘤；rcICA：右侧海绵窦段颈内动脉；lcICA：左侧海绵窦段颈内动脉。

- 后界是覆盖斜坡的硬脑膜，形成蝶鞍腔的后壁（图 11.20）。
- 从后方开始剥离肿瘤上部，以避免鞍膈硬脑膜凸出到视野中并遮挡术者的视野（图 11.21）。
- 最后一步应到达肿瘤的前上部分。切除蝶骨平台附近的肿瘤时，脑脊液漏的可能性更大（图 11.22，图 11.23）。
- 用速即纱（氧化纤维素聚合物）封闭小的颅底缺损，用明胶海绵（吸收性明胶海绵）充填蝶窦。
- 两侧鼻中隔黏膜瓣均接近中线，鼻中隔黏膜切口覆盖 NasoPore（合成可生物降解泡沫），同时确保沿鼻底有能够提供充足通气的通道。

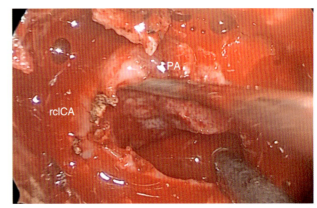

图 11.17　用钝环刮匙切除下外侧的肿瘤。PA：垂体腺瘤；rcICA：右侧海绵窦段颈内动脉。

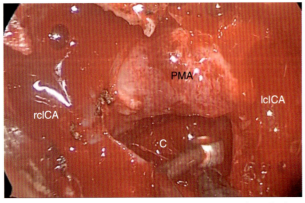

图 11.18　用钝环刮匙切除后下方间隙的肿瘤。覆盖鞍后壁的斜坡硬脑膜（C）是后界。PMA：垂体大腺瘤；rcICA：右侧海绵窦段颈内动脉；lcICA：左侧海绵窦段颈内动脉。

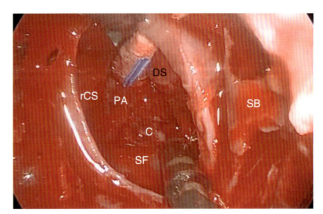

图 11.19　切除后上间隙的肿瘤。用棉片保护鞍膈（DS），以防止术中鞍膈塌陷以及遮挡术野。rCS：右侧海绵窦；C：斜坡；SB：鞍底骨质；PA：垂体腺瘤。

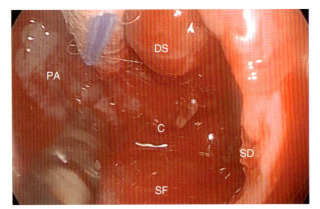

图 11.20　切除后上间隙的肿瘤。用棉片保护鞍膈（DS），以防止其塌陷并遮挡手术区域。C：斜坡；*：受压的垂体；SF：鞍底；SD：鞍区硬脑膜；PA：垂体腺瘤。

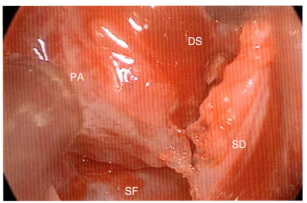

图 11.21　沿着鞍膈（DS）从受压的垂体（*）表面切除前上间隙的肿瘤。SD：鞍区硬脑膜；PA：垂体腺瘤。

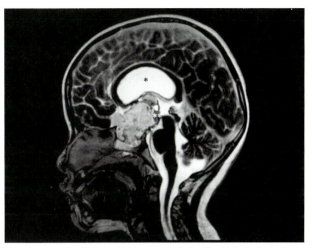

图 11.22 术前矢状位 MRI T2 加权像显示鞍内和鞍上高信号占位，累及第三脑室并导致梗阻性脑积水（*）。低信号提示钙化（**）。无法区分皮质袖带。

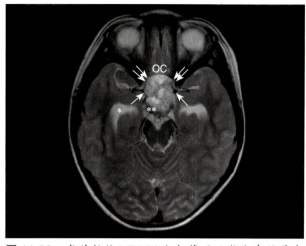

图 11.23 术前轴位 MRI T2 加权像显示鞍上高信号占位导致梗阻性脑积水（*）。低信号提示钙化（**）。无法区分皮质袖带。肿瘤似乎黏附在颈内动脉分叉（单箭头）和大脑前动脉（双箭头）上。OC：视交叉。

双鼻孔经鼻中隔经蝶窦入路治疗累及第三脑室的巨大实性儿童造釉型颅咽管瘤

经双鼻孔入路用于较大鞍区病变的手术切除，可以进行更大范围的操作。双鼻孔入路为耳鼻喉科医生提供了更好的内镜灵活性，并允许两名外科医生使用四手技术[4-5]。神经外科医生使用显微外科器械双手操作的可能性在治疗鞍上病变（如颅咽管瘤）时尤为重要，与垂体瘤相比，颅咽管瘤往往与重要的神经血管结构黏附并密切相关，甚至可能扩展到第三脑室[6]。

■ 病 史

6 岁儿童，出现渐进性头痛和视力丧失，偶尔出现呕吐。内分泌检查显示生长激素缺乏。脑部影像学检查证实鞍区和鞍上病变主要为实性病变，累及第三脑室，视神经受压移位，怀疑为颅咽管瘤（图 11.24，图 11.25）。

建议在鼻内镜下经蝶经双鼻孔切除病变。

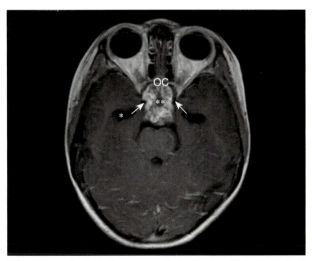

图 11.24 术前轴位 MRI T1 加权钆对比增强图像显示鞍上高信号对比增强占位导致梗阻性脑积水（*）。存在低信号非强化区域，并提示有钙化（**）。箭头：颈内动脉分叉；OC：视交叉。

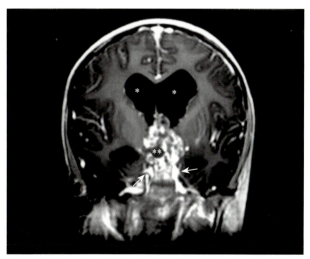

图 11.25 术前冠状位 MRI T1 加权钆对比增强图像显示鞍上区高信号对比增强占位导致梗阻性脑积水（*）。存在低信号非强化区域，提示有钙化（**）。箭头：颈内动脉分叉。

手术步骤

- 将局部麻醉药注入鼻中隔黏膜下，掀起双侧黏软骨膜瓣，为制作带蒂鼻中隔黏膜瓣做准备。
- 用 15 号刀片在中鼻甲前缘水平向下切开鼻中隔黏膜，直至中隔软骨。
- 用 Freer 剥离子将鼻中隔黏膜瓣从鼻中隔软骨表面向后掀起，直至可以看到蝶窦开口和后鼻孔。在顶部，黏膜瓣可位于颅底下方 0.5~1 cm 处，以保留嗅觉功能。在下方，如果预计会有大的颅底缺损，可以将黏膜瓣扩大到鼻底的一半水平。
- 随后用显微剪刀将鼻中隔黏膜瓣蒂部的上下缘分别以蝶窦口和后鼻孔为界进行游离（Hadad-Bassagasteguy 瓣）[7-8]。
- 暴露断裂的鼻中隔软骨，已与对侧连通，分块取出，同时将其从表面覆盖的对侧鼻中隔黏软骨膜游离（图 11.26）。
- 继续完成此步骤，直到暴露蝶喙，同时可见两侧蝶窦口。然后可将带蒂黏膜瓣置于鼻咽部，直到需要进行鞍底重建为止（图 11.27）。
- 此处，对侧的鼻中隔黏膜瓣可以按照前面描述的相同方式制作。
- 一旦完全暴露蝶喙，使用 Kerrison 咬骨钳朝中线呈 "V" 形向下扩宽蝶窦口（图 11.28，图 11.29）。

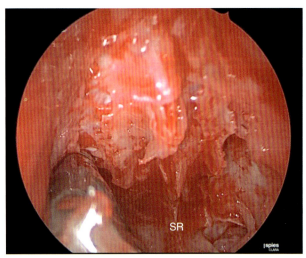

图 11.26　完成后组筛窦切除术并去除骨性中隔后暴露蝶喙（SR）上部。

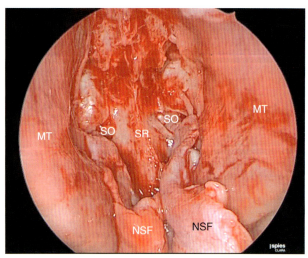

图 11.27　暴露蝶喙（SR）、蝶窦口（SO）及双侧鼻中隔黏膜瓣（NSF）。MT：中鼻甲。

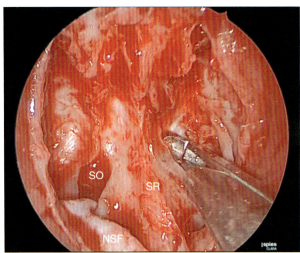

图 11.28　使用 Kerrison 咬骨钳行蝶窦开放术（SO）。SR：蝶喙；NSF：鼻中隔黏膜瓣。

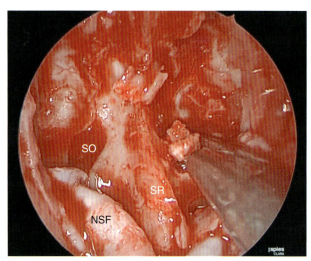

图 11.29　使用 Kerrison 咬骨钳行蝶窦开放术（SO）。SR：蝶喙；NSF：鼻中隔黏膜瓣。

11 鞍区和鞍旁病变的内镜手术：一种量身定制的手术入路

- 用垂体咬骨钳去除蝶喙。
- 去除残留的蝶喙、后组筛窦和黏膜以及蝶窦间隔，以获得开阔的术野。
- 采用单极烧灼式抽吸器去除蝶窦后壁的黏膜。

这一操作便于鞍底和鞍结节的骨质磨除，并可防止黏膜边缘渗血。

- 然后用高速金刚砂磨钻磨薄鞍底和鞍结节表面的骨质。鼻腔内放置一个吸引器，可以及时清除骨屑和烟雾，保持视野清晰。
- 充分磨薄骨质后，可以在骨板和硬脑膜之间插入直角剥离子，然后将骨板剥离。
- 充分移除骨质后，可以使用 Kerrison 咬骨钳完成暴露。硬脑膜上下缘的暴露程度取决于病变范围的大小，这可以通过神经导航进行确认（图 11.30）。
- 垂直切开病变表面的硬脑膜（图 11.31）。
- 使用圆钝钩状器械将下方组织与切口分离，并以"十"字形切开硬脑膜（图 11.32，图 11.33）。
- 然后联合使用吸引器、剥离子和超声吸引器开始在中心部位切除病变（图 11.34）。

当肿瘤中心部分完成减瘤时，周围软组织的压力将导致肿瘤边缘塌陷到中心区域。这使病变的周围和边缘部分可以通过较小的开口被切除，而不必沿着颅底扩大术野显露范围（图 11.35，图 11.36）。

- 应尽可能安全地继续进行中心减瘤。应定期通过手术导航系统确认位置。当缺乏深部位置参照时，不应继续进行切除（图 11.37）。
- 肿瘤的上缘塌陷到术野内。这个步骤应该轻柔地进行，以避免对上方的视交叉施加过多的牵拉（图 11.38）。
- 肿瘤钙化的部分可能会黏附在颅内和邻近的穿支血管上，须从视交叉表面分离（图 11.39）。
- 当肿瘤向下塌陷时，可以继续进行减瘤以使肿瘤边缘进一步塌陷，但应保持肿瘤包膜完整，以免失去解剖分离平面（图 11.40）。
- 分离界面，仔细去除肿瘤实质及黏附的肿瘤包膜，可以识别和保留重要结构，包括前交通复合体的血管、视交叉、视神经、漏斗和垂体柄（图 11.41）。
- 切除前部的肿瘤后，确定鞍上池的解剖结构，切除通向第三脑室后部和上部的肿瘤（图 11.42）。
- 涉及第三脑室的颅咽管瘤可能与下丘脑壁黏附紧密，只有在分离界面或肿瘤包膜自发塌陷允许非创伤性切除的情况下才应考虑切除（图 11.43）。
- 去除脑室内部分后，第三脑室脉络丛和 Monro 孔是需要识别的重要解剖标志（图 11.44 至图 11.46）。
- 用从右侧大腿采集的脂肪移植物封堵硬脑膜

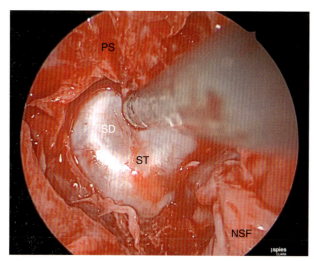

图 11.30 去除蝶喙并打开覆盖鞍底骨质（ST）后的鞍区硬脑膜（SD）。NSF：左侧鼻中隔的蒂部；PS：蝶骨平台。

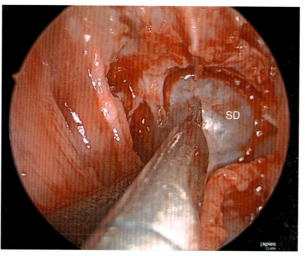

图 11.31 鞍区硬脑膜（SD）的垂直切口。

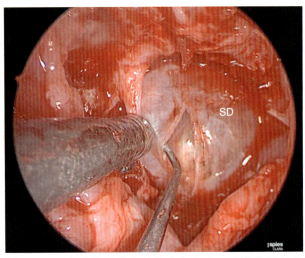

图 11.32 使用钝性钩状器械进行分离以确认鞍区硬脑膜（SD）和鞍内病变之间的解剖平面。

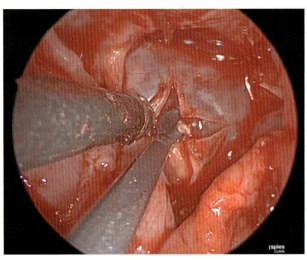

图 11.33 以"十"字形切开硬脑膜并确认分离界面（*）。

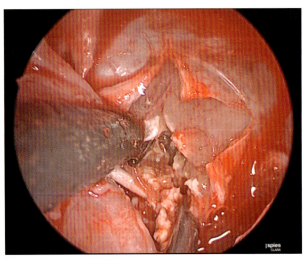

图 11.34 进行肿瘤中心部分的减瘤。病变呈肉质，偶尔伴有钙化（*）。可以看到肿瘤上缘逐渐塌陷到术野内。

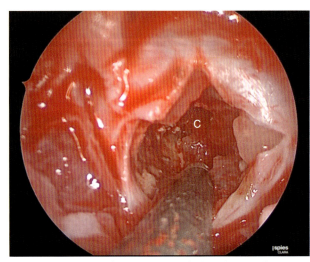

图 11.35 切除更靠后下方的肿瘤实质部分，直至位于鞍腔后壁的斜坡硬脑膜（C）。

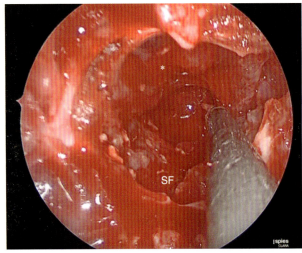

图 11.36 沿着鞍腔底部（SF）去除更多位于外下方的肿瘤，使位于上方的肿瘤（*）塌陷下来。

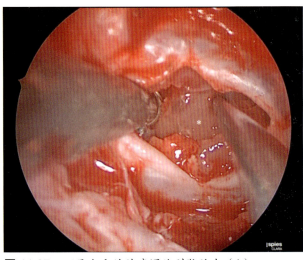

图 11.37 可见上方的肿瘤塌陷到鞍腔内（*）。

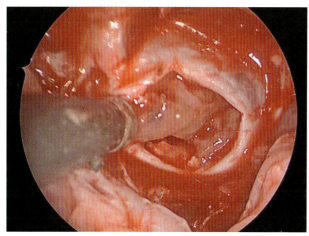

图 11.38　仔细切除上方的肿瘤（*），检查粘连组织，并沿着神经血管结构的解剖平面进行分离。

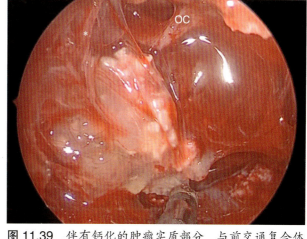

图 11.39　伴有钙化的肿瘤实质部分，与前交通复合体（*）和视交叉（OC）发出的穿支血管粘连。

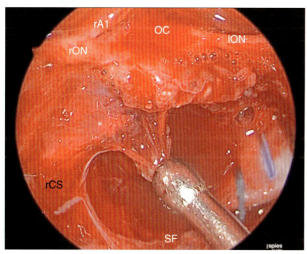

图 11.40　存在粘连的情况下，保留包膜界面并仔细分离可以识别和保护重要的神经血管结构。*：肿瘤包膜；**：肿瘤实质；lON：左侧视神经；rON：右侧视神经；rA1：右侧大脑前动脉近端；rCS：右侧海绵窦；SF：鞍腔底壁；OC：视交叉。

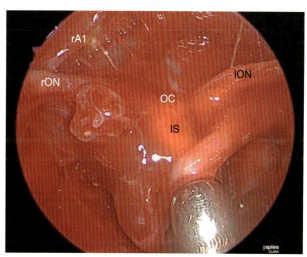

图 11.41　小心地从视交叉（OC）、左侧视神经（lON）、垂体柄（IS）上去除黏附的肿瘤包膜（箭头）。rON：右侧视神经；rA1：右侧大脑前动脉近端；*：前穿支血管。

缺损。将边缘折叠在缺损处下方，以实现水密封闭（图 11.47）。

- 将一层从右侧大腿采集的阔筋膜移植物放置在脂肪上（图 11.48）。
- 该结构用人造硬脑膜密封剂密封（图 11.49），并用一层速即纱加固。
- 最后，将带蒂鼻中隔黏膜瓣翻转作为最后一层修补材料贴附在缺损表面。
- 用吸收性明胶海绵固定鼻中隔黏膜瓣，无需鼻腔填塞。

扩大的鼻内镜下经平台经结节入路治疗鞍结节脑膜瘤

文献中广泛报道了将颅底区域性解剖扩展到蝶鞍区以外的方法[6,9-13]。在处理颅底较大的病变时可能应用的扩展入路包括经筛板入路、经蝶骨平台入路、经鞍结节入路和经斜坡入路[14-15]。这些扩展的手术路径的应用取决于病变的大小和质地；颅底的区域性解剖[16-17]。在现代鼻内镜手术时代，鞍上脑膜瘤越来越适合单纯鼻内镜入路切除。与重要的邻近神经血管结构紧密相邻仍然是

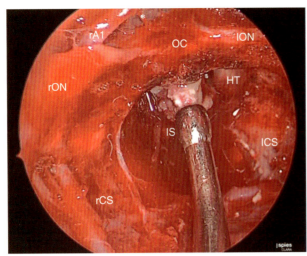

图 11.42 从下丘脑（HT）形成的第三脑室壁切除脑室内肿瘤实质。OC：视交叉；lON：左侧视神经；rON：右侧视神经；rA1：右侧大脑前动脉近端；*：前穿支血管；rCS：右侧海绵窦；lCS：左侧海绵窦。

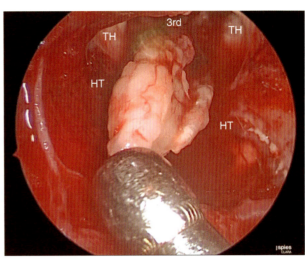

图 11.43 从下丘脑（HT）和丘脑（TH）形成的第三脑室（3rd）壁切除脑室内肿瘤实质部分。

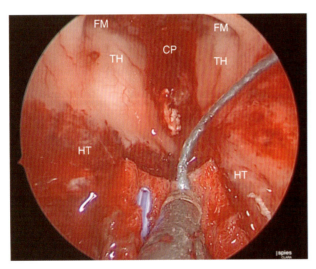

图 11.44 鼻内镜下检查第三脑室，无肿瘤残留。Monro 孔（FM）位于侧脑室上方，在图片的底部可见脉络丛（CP）。双侧可见下丘脑（HT）和丘脑（TH）。

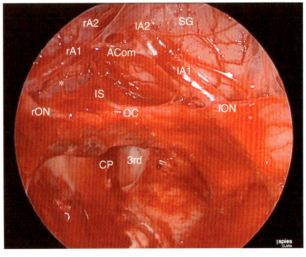

图 11.45 肿瘤切除后的最终视图。OC：视交叉；lON：左侧视神经；rON：右侧视神经；rA1：右侧大脑前动脉近端；lA1：左侧大脑前动脉近端；ACom：前交通动脉；*：前穿支血管；rA2：右侧大脑前动脉远端；lA2：左侧大脑前动脉远端；IS：垂体柄；SG：直回；3rd：第三脑室；CP：脉络丛。

在切除这类肿瘤时的一个挑战[18]。世界各地的许多团队报道了经典的中线入路扩展到鞍结节和蝶骨平台[19-20]。在手术前，确定正确的手术适应证和评估颅底脑膜瘤切除不成功或不完全的因素非常重要[21-22]。很多传统的经颅入路已得到很好的描述，在需要切除这些病变时必须考虑到这一点[23-26]。

■ 病　史

36 岁女性，因偶发头痛和进行性的视力丧失而接受了评估。眼科检查显示典型的单侧颞侧视野缺损伴对侧象限盲。内分泌检查显示垂体功能正常。脑部影像学检查证实存在一个巨大的鞍上病变，累及鞍结节和蝶骨平台，颈动脉分叉移位，并与大脑前动脉复合体关系紧密。医生发现其视交叉和视神经的移位与眼科症状有关（图 11.50 至图 11.53）。

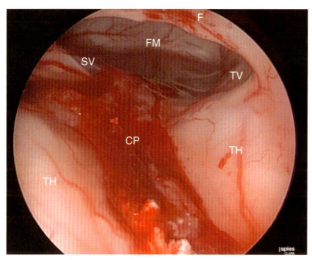

图 11.46　鼻内镜下观察第三脑室。穹窿（F）形成通向左侧侧脑室的左侧 Monro 室间孔（FM）的顶壁。可见脉络丛（CP）、透明隔静脉（SV）和丘脑静脉（TV）。在图片底部的两侧可见丘脑（TH）。

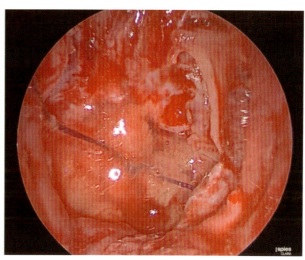

图 11.47　将自体脂肪移植物嵌塞在缺损边缘下方。

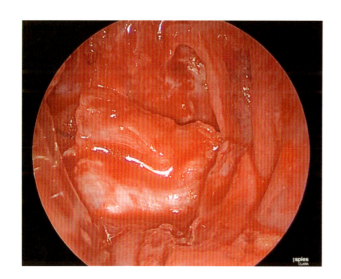

图 11.48　将自体阔筋膜移植物覆盖在结构表面。

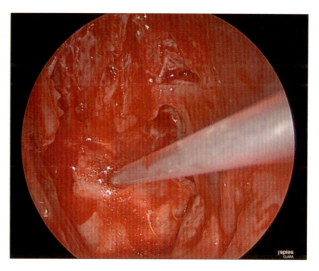

图 11.49　使用人工硬脑膜封闭剂。

该病变被认为适合鼻内镜下经蝶切除。

手术步骤

- 双鼻孔经鼻中隔经蝶窦入路，制备双侧带蒂鼻中隔黏膜瓣（Hadad-Bassagasteguy），可暴露蝶鞍、鞍结节和蝶骨平台。
- 在开始暴露脑膜瘤的硬膜外骨质之前，须首先充分暴露蝶骨平台（图 11.54）。
- 可以使用术中神经导航来确定前方病变的最前部和外侧扩展范围。
- 经蝶骨平台入路，使用高速金刚砂磨钻将蝶骨平台覆盖的骨质磨薄（图 11.55）。
- 应将磨薄的骨板从硬脑膜表面分开，并可继续扩大硬脑膜外骨质暴露范围。
- 对于经蝶鞍和经结节入路，需磨薄鞍结节和前海绵间窦表面的骨质（图 11.56）。将骨质磨薄后，可以继续磨除覆盖在鞍底的骨质（图 11.57）。
- 进一步去除鞍结节外缘的骨质，可以充分暴露硬膜外，并剥离后方的脑膜瘤。这将有助于后部的肿瘤中心减瘤，以及沿着脑-肿瘤界面进行囊外分离（图 11.58）。

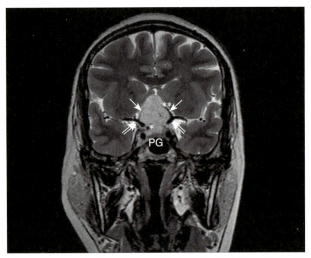

图 11.50 术前冠状位 MRI T2 加权像显示鞍结节上 T2 等强度轴外实质性占位。顶部与大脑前动脉的交通前段接触（箭头），并使两侧的颈内动脉分叉向外移位（双箭头）。低信号提示钙化（*）。可以观察到皮质袖带征（**）。PG：垂体。

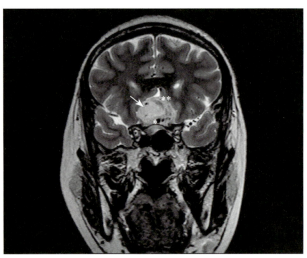

图 11.51 术前冠状位 MRI T2 加权像显示沿蝶骨平台扩展的 T2 等强度轴外实质性占位。顶部与大脑前动脉的交通后段接触（箭头）。低信号提示钙化（*）。可以观察到皮质袖带征（**）。

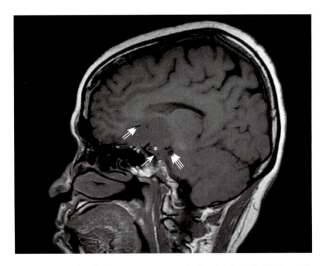

图 11.52 术前矢状位 MRI T1 加权非增强成像显示鞍上占位从鞍结节扩展到蝶骨平台。存在低信号的非增强区域，并提示钙化（*）。单箭头：颈内动脉分叉；双箭头：大脑前动脉交通后段；三箭头：基底动脉。

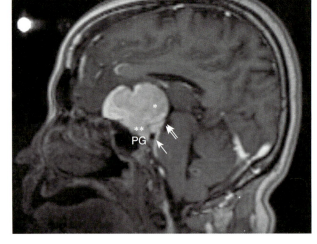

图 11.53 术前矢状位 MRI T1 加权钆对比增强成像显示鞍上占位从鞍结节扩展到蝶骨平台。存在低信号非强化区域，提示有钙化（*）。垂体（PG）通过低信号的蛛网膜裂隙（**）与病变分离。单箭头：基底动脉；双箭头：大脑后动脉。

- 从蝶骨平台开始以"T"形切开硬脑膜。使用剥离子和显微剪，确认肿瘤的最前方边界，可见肿瘤前方的蛛网膜（图 11.59）。
- 在肿瘤的前部开始使用吸引器或超声刀进行初步的内部减瘤（图 11.60）。
- 前方的肿瘤囊外分离从最前面的点开始，然后向两侧，再继续向后（图 11.61）。
- 使用反向"T"形切口打开蝶鞍硬脑膜。这一操作完成后可以看到垂体和垂体柄。
- 为了将蝶骨平台与鞍区连接起来，需要妥善电凝并切开前海绵间窦。
- 继续对肿瘤后部和鞍结节部分进行内部减瘤（图 11.62）。
- 沿着脑 – 肿瘤界面通过蛛网膜层进行囊外剥离，在每侧的后部继续进行分离（图 11.63，图 11.64）。

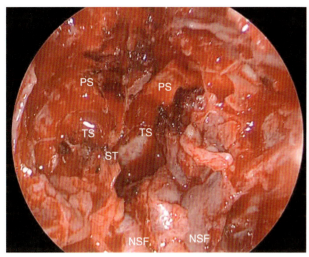

图11.54 暴露蝶窦腔可见蝶骨平台（PS）、鞍结节（TS）和蝶鞍（ST），通过影像导航系统进行确认。NSF：带蒂的鼻中隔黏膜瓣。

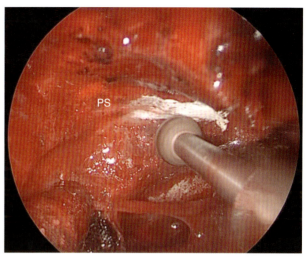

图11.55 磨除蝶骨平台（PS）骨质。

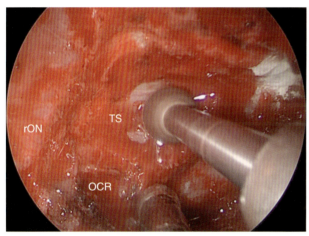

图11.56 图示正在磨除鞍结节（TS）骨质。OCR：视神经颈内动脉隐窝；rON：右侧视神经。

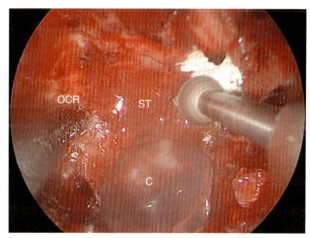

图11.57 磨除鞍区（ST）骨质。OCR：视神经颈内动脉隐窝；C：斜坡。

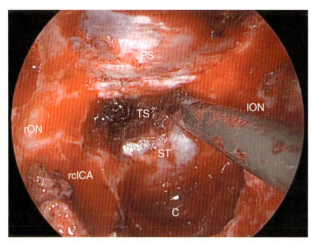

图11.58 鞍结节脑膜瘤的分区解剖和硬膜外暴露已完成。PS：蝶骨平台；TS：鞍结节；ST：蝶鞍；C：斜坡；rON：右侧视神经；lON：左侧视神经；rcICA：右侧海绵窦段颈内动脉。

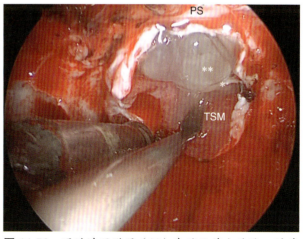

图11.59 通过蛛网膜层（**）来确认前方的脑-肿瘤界面（*）。PS：蝶骨平台；TSM：鞍结节脑膜瘤。

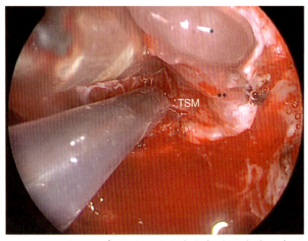

图 11.60 使用超声吸引器对肿瘤内部进行减瘤。在切除鞍结节脑膜瘤（TSM）时，应沿蛛网膜层（*）和脑肿瘤界面（**）进行分离。

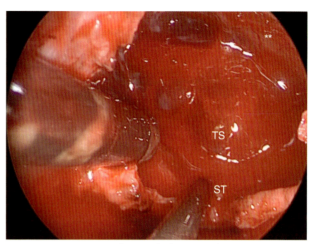

图 11.61 切除脑膜瘤鞍结节（TS）和鞍上（ST）部分。

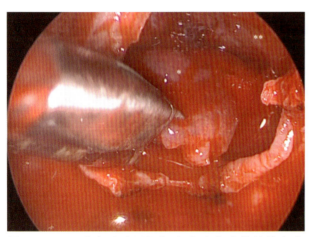

图 11.62 从脑表面（**）切除脑膜瘤的鞍结节上方部分（*）。

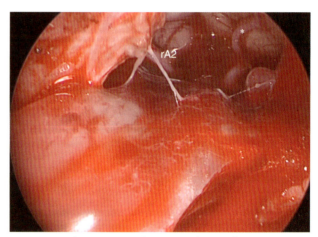

图 11.63 在切除脑膜瘤的鞍结节上方部分时，可以看到右侧大脑前动脉远端（rA2）和额极动脉的一个小分支（*）。

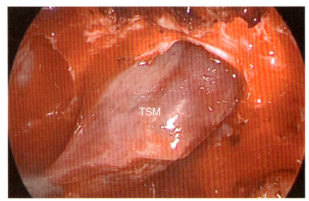

图 11.64 从周围蛛网膜层充分松解后，可以切除大块脑膜瘤（TSM）。只有在可以对解剖平面进行全面探查的情况下，才能小心地进行这种操作，以免撕裂和损伤周围的神经血管结构。

- 鞍结节脑膜瘤肿瘤外侧面与视神经和床突段颈内动脉解剖关系密切。
- 必须仔细辨别视神经、视交叉、双侧大脑前动脉的交通前段和交通后段、前交通动脉，以及双侧 Heubner 回返动脉（图 11.65）。
- 使用可吸收止血材料来止血（图 11.66）。
- 用大腿的自体脂肪移植物封堵缺损处，并将脂肪边缘放入颅内，水密封闭。注意不要把过多的脂肪紧紧地塞进空腔。该结构用来自大腿的自体阔筋膜移植物密封（图 11.67）。
- 使用第二个自体脂肪移植物，并用合成硬脑膜密封剂固定结构（图 11.68）。
- 在缺损处旋转双侧带血管蒂的鼻中隔黏膜瓣

以完成修补，并用明胶海绵加固以保证黏膜瓣不移位。不需要其他鼻腔填塞物。

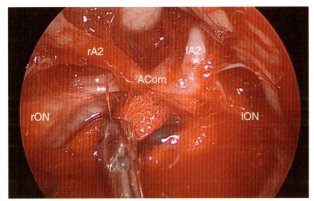

图11.65 鞍结节脑膜瘤切除后的肿瘤切除腔。视交叉被棉片覆盖。rON：右侧视神经；lON：左侧视神经；ACom：前交通动脉；rA2：右侧大脑前动脉远端；lA2：左侧大脑前动脉远端；*：右侧Heubner回返动脉；**：穿支动脉。

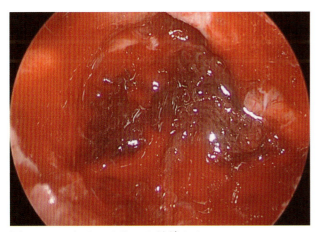

图11.66 应用可吸收止血材料止血。

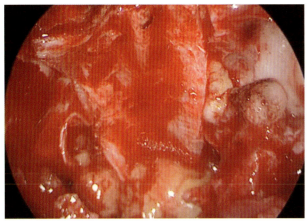

图11.67 将自体阔筋膜移植物覆盖在硬膜内自体脂肪移植物表面。

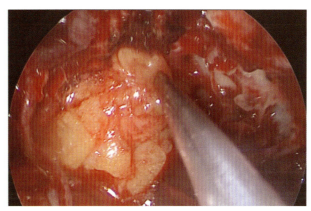

图11.68 使用人工硬脑膜密封剂对重建后的颅底缺损进行密封。

（麻晓峰　汤文龙　译）

参考文献

[1] Waran V, Tang IP, Karuppiah R, et al. A new modified speculum guided single nostril technique for endoscopic transnasal transsphenoidal surgery: an analysis of nasal complications. Br J Neurosurg,2013,27(6): 742–746

[2] Wen G, Tang C, Zhong C, et al. Mononostril versus binostril endoscopic transsphenoidal approach for pituitary adenomas: a systematic review and meta-analysis. PLoS One, 2016, 11(4): e0153397

[3] Conrad J, Ayyad A, Wüster C, et al. Binostril versus mononostril approaches in endoscopic transsphenoidal pituitary surgery: clinical evaluation and cadaver study. J Neurosurg, 2016, 125(2): 334–345

[4] Gao Y, Zhong C, Wang Y, et al. Endoscopic versus microscopic transsphenoidal pituitary adenoma surgery: a meta-analysis. World J Surg Oncol, 2014, 12: 94

[5] Little AS, Kelly DF, Milligan J, et al. Comparison of sinonasal quality of life and health status in patients undergoing microscopic and endoscopic transsphenoidal surgery for pituitary lesions: a prospective cohort study. J Neurosurg, 2015, 123(3): 799–807

[6] de Divitiis E, Cappabianca P, Cavallo LM. Endoscopic transsphenoidal approach: adaptability of the procedure to different sellar lesions. Neurosurgery, 2002, 51(3): 699–705, discussion705–707

[7] Hadad G, Bassagasteguy L, Carrau RL, et al. A novel reconstructive technique after endoscopic expanded endonasal approaches: vascular pedicle nasoseptal flap. Laryngoscope 2006, 116(10): 1882–1886

[8] Kassam AB, Thomas A, Carrau RL, et al. Endoscopic reconstruction of the cranial base using a pedicled nasoseptal flap. Neurosurgery, 2008, 63(1, Suppl 1): ONS44-ONS52, discussion ONS52-ONS53

[9] Dehdashti AR, Ganna A, Witterick I, et al. Expanded endoscopic endonasal approach for anterior cranial base and suprasellar lesions: indications and limitations. Neurosurgery, 2009, 64(4):677–687, discussion 687–689

[10] de Divitiis E, Cavallo LM, Cappabianca P, et al. Extended

[11] Lee SC, Senior BA. Endoscopic skull base surgery. Clin Exp Otorhinolaryngol, 2008, 1(2): 53–62

[12] Lobo B, Heng A, Barkhoudarian G, et al. The expanding role of the endonasal endoscopic approach in pituitary and skull base surgery: a 2014 perspective. Surg Neurol Int, 2015, 6: 82

[13] Paluzzi A, Gardner P, Fernandez-Miranda JC, et al. The expanding role of endoscopic skull base surgery. Br J Neurosurg, 2012, 26(5):649–661

[14] Solari D, Chiaramonte C, Di Somma A, et al. Endoscopic anatomy of the skull base explored through the nose. World Neurosurg, 2014, 82(6, Suppl): S164–S170

[15] Solari D, Villa A, De Angelis M, et al. Anatomy and surgery of the endoscopic endonasal approach to the skull base. Transl Med UniSa, 2012, 2: 36–46

[16] Couldwell WT, Weiss MH, Rabb C, et al. Variations on the standard transsphenoidal approach to the sellar region, with emphasis on the extended approaches and parasellar approaches: surgical experience in 105 cases. Neurosurgery, 2004, 55(3):539–547, discussion 547–550

[17] Couldwell WT. Transsphenoidal and transcranial surgery for pituitary adenomas. J Neurooncol, 2004, 69(1-3): 237–256

[18] Jallo GI, Benjamin V. Tuberculum sellae meningiomas: microsurgical anatomy and surgical technique. Neurosurgery, 2002, 51(6): 1432–1439, discussion 1439–1440

[19] Lu VM, Goyal A, Rovin RA. Olfactory groove and tuberculum sellae meningioma resection by endoscopic endonasal approach versus transcranial approach: A systematic review and meta-analysis of comparative studies. Clin Neurol Neurosurg, 2018, 174:13–20

[20] Raza S, Effendi S, DeMonte F. Tuberculum sellae meningiomas: evolving surgical strategies. Curr Surg Rep, 2014, 2(11): 73

[21] Mascarella MA, Tewfik MA, Aldosari M, et al. A simple scoring system to predict the resectability of skull base meningiomas via an endoscopic endonasal approach. World Neurosurg, 2016, 91:582–591.e1

[22] Kong D, Hong C, Hong S, et al. Selection of endoscopic or transcranial surgery for tuberculum sellae meningiomas according to specific anatomical features: a retrospective multicenter analysis (KOSEN-002). J Neurosurg, 2018, 130(3): 838–847

[23] de Divitiis E, Esposito F, Cappabianca P, et al. Tuberculum sellae meningiomas: high route or low route? A series of 51 consecutive cases. Neurosurgery, 2008, 62(3): 556–563, discussion 556–563

[24] Muskens IS, Briceno V, Ouwehand TL, et al. The endoscopic endonasal approach is not superior to the microscopic transcranial approach for anterior skull base meningiomas: a meta-analysis. Acta Neurochir (Wien), 2018, 160(1): 59–75

[25] Song SW, Kim YH, Kim JW, et al. Outcomes after transcranial and endoscopic endonasal approach for tuberculum meningiomas: a retrospective comparison. World Neurosurg, 2018, 109:e434–e445

[26] Bohman LE, Stein SC, Newman JG, et al. Endoscopic versus open resection of tuberculum sellae meningiomas: a decision analysis. ORL J Otorhinolaryngol Relat Spec, 2012, 74(5): 255–263

12 经典颅底入路治疗鞍区、鞍旁病变：相关解剖、技术和理念

Iype Cherian, Hira Burhan

引 言

鞍内、鞍上和鞍旁肿瘤约占所有颅内肿瘤的20%，属于常见病变，其成人患者中以垂体腺瘤最为常见（超过50%）[1]，某些累及血管结构的罕见病变也可能发生在这些区域[2]。磁共振成像（MRI）是判断该区域病变的类型、部位和范围并协助后续手术计划制定和预后分析的绝佳检查手段。

内镜技术的普及极大地削弱了复杂经颅入路治疗鞍内、鞍上病变的作用，但是某些范围广泛的病变仍需采用额颞开颅经海绵窦入路。该入路被认为是最复杂和高级的颅底手术入路[3]，暴露良好，但要求术者具有高超的手术技巧。

熟知鞍区的解剖对于理解经海绵窦入路背后所蕴含的理念非常重要。

相关解剖

蝶鞍位于视交叉沟和鞍结节后方，内有垂体窝容纳垂体，是蝶骨和中颅底的一部分。蝶鞍往后延续为斜坡，两侧止于后床突。

这些骨性结构是手术当中极具价值的解剖标志，尤其是可以定位颈内动脉（ICA）的走行，因为ICA由咽旁上行至床突区域时走行异常迂曲。

鞍区及毗邻的海绵窦与视神经和其他结构关系密切，其复杂的解剖决定了手术显露该区域的巨大挑战性。本章将探讨在传统Dolenc入路的基础上如何通过改良的额颞开颅经海绵窦入路构建无血的硬膜外手术通道。参见视频12.1和视频12.2。

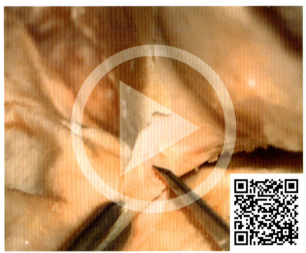

视频12.1 Dolenc入路，第1部分。https://www.thieme.de/de/q.htm?p=opn/cs/19/9/10104318-94339f3f

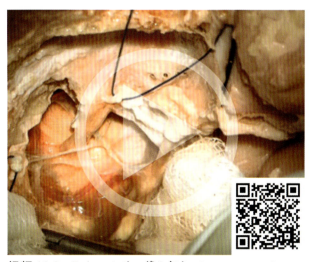

视频12.2 Dolenc入路，第2部分。https://www.thieme.de/de/q.htm?p=opn/cs/19/9/10104319-eaf37bc0

手术技术

■ 皮肤切口和开颅

处理鞍区、鞍上病变时最好采用比常规翼点入路更大的切口，以便充分显露额颞部、眶壁和中颅底（图12.1a）。开颅时逐层分离掀起头皮并牵开颞肌以显露骨面（图12.1b、c），以及翼点和关键孔等重要标志。于蝶骨钻孔时尽量靠近额骨（图12.1d），取下骨瓣的过程中应避免损伤已被牵开的颞肌（图12.2）。

■ 轴位面和矢状面"解锁"额颞叶

充分磨除蝶骨嵴和离断眶脑膜韧带（OMB）可于硬膜外分别从矢状面和轴位面"解锁"额颞叶，减少其对鞍内、鞍上区域的遮挡并扩大手术通道。如果再充分松解侧裂便可于硬膜下从斜外方向"解锁"额颞叶以进一步增大暴露范围[4]。

■ 离断眶脑膜韧带（OMB）

卸除骨瓣显露硬膜后，充分磨除蝶骨嵴和颞骨从矢状面分离额叶和颞叶，为颅底暴露创造空间（图12.3）。OMB位于眶上裂外侧部，是额底和颞叶的移形部位（图12.4）。高倍镜下切开OMB可以使术者清晰地看到额底硬膜与前床突，以及颞前硬膜与真正海绵窦外侧壁之间的剥离界面，沿着这些界面分离能够于硬膜外充分显露前床突和海绵窦，即轴位面"解锁"[5]。

■ 海绵窦外分离技术

离断OMB后若沿着正确的界面做锐性分离，真正的海绵窦外侧壁（TCM）不会被打开，此即海绵窦外分离技术。尽管海绵窦止于上颌神经（V2），但该硬膜间分离界面仍继续往下后延续。海绵窦外分离技术为传统Dolenc经海绵窦入路的改良版，该技术不仅可以保留覆盖于神经表面的TCM，还

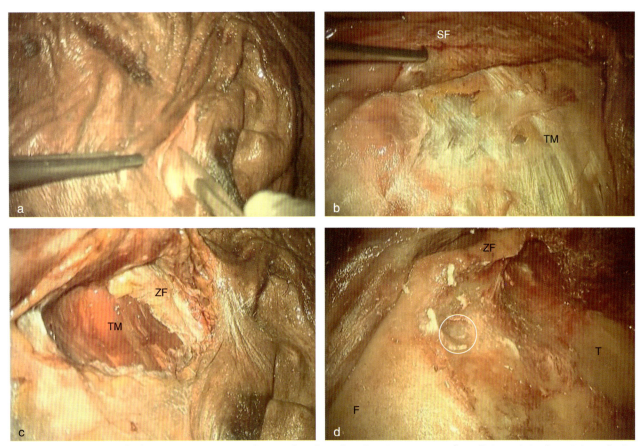

图12.1 头皮切口。（a）为了充分显露额颞部、眶壁和中颅底，皮肤切口必须比常规翼点入路大并逐层翻开皮瓣。（b）分离脂肪垫（SF）掀开头皮。TM：颞肌。（c）切开颞肌筋膜显露颧弓（ZF）。（d）剥离颞肌显露颧弓、颞骨（T）和额骨（F）。圆圈为颅骨钻孔部位，该处位于蝶骨大翼侧面并尽量靠近额突。

12 经典颅底入路治疗鞍区、鞍旁病变：相关解剖、技术和理念

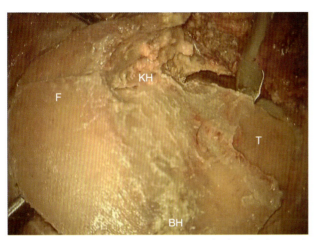

图12.2 开颅过程。为了充分显露颅底并避免对颞肌造成损伤，应先于底部磨一条骨槽再用铣刀卸下骨瓣。F：额骨；KH：关键孔；T：颞骨；BH：钻孔处。

可以有效减少分离过程中的出血，术中若有出血可用纤维蛋白胶和速即纱控制。硬膜剥离至下颌神经（V3）处后烧灼离断脑膜中动脉，此时便可以看到岩浅大神经（GSPN），术中应将GSPN视为硬膜束带而不仅仅是裸露的神经。

■ 前床突切除

离断OMB后便可以开始暴露被额颞部硬膜遮盖的前床突（ACP）。剥离额底硬膜完整暴露ACP以便安全高效地将其磨除（图12.5，图12.6）。磨除部分眶顶壁显露视神经管，后续方能松解远环移位的ICA并为术中处理动脉瘤创造空间[6]。切除ACP并小心磨除视柱后不仅能看到视神经-颈动脉间隙的硬膜外、硬膜下边界，还能更好地显露整个颅底的中央区域——视交叉池和鞍上池。该入路能够处理所有鞍内、鞍上病变。

■ 后床突切除

后床突切除最好从硬膜下进行，熟知其解剖非常重要。可以通过视神经-大脑前动脉间隙、视神经-颈动脉间隙或颈动脉-动眼神经间隙（取决于哪个间隙更大）使用超声骨刀切除后床突（图12.7）。切除后床突可以很好地显露后颅窝，这在后循环动脉瘤和岩斜脑膜瘤手术中具有重要作用。安全磨除后床突的关键在于采用"一触即走"的磨钻技术（正转、反转均可）[7]。

■ 岩骨的解剖及前岩骨切除术

剥离V3硬膜后烧灼离断脑膜中动脉[8]，继续往后时应将GSPN表面的硬膜一同留于骨面以保护该神经。进一步剥离中颅底硬膜显露岩骨嵴和弓状隆起。磨除卵圆孔、将V3轮廓化至颞下窝能够前移三叉神经，为磨除真正的岩尖创造空间。之后术者需要轮廓化内听道（IAM），甚至可以磨除部分IAM后壁骨质。骨质磨除的外侧界为岩骨段ICA，操作过程中应避免损伤位于IAM前外侧的耳蜗，而内侧界及下界为岩下窦和颈静脉结节（图12.8）。硬膜打开的方式为：切开颞叶和后颅窝硬膜后，烧灼离断岩上窦并继续向内侧将小脑幕切开至滑车神经入口后方的游离缘。

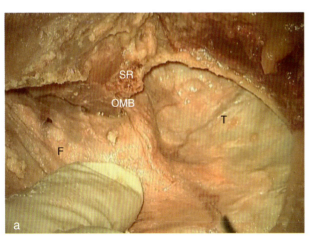
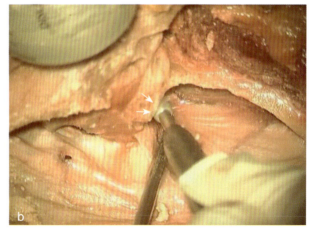

图12.3 矢状面"解锁"。（a）显露颞叶（T）、额叶（F）、眶脑膜韧带（OMB）和蝶骨嵴（SR）。（b）进一步磨除蝶骨嵴和颅底以扩大对颅底的显露范围。

363

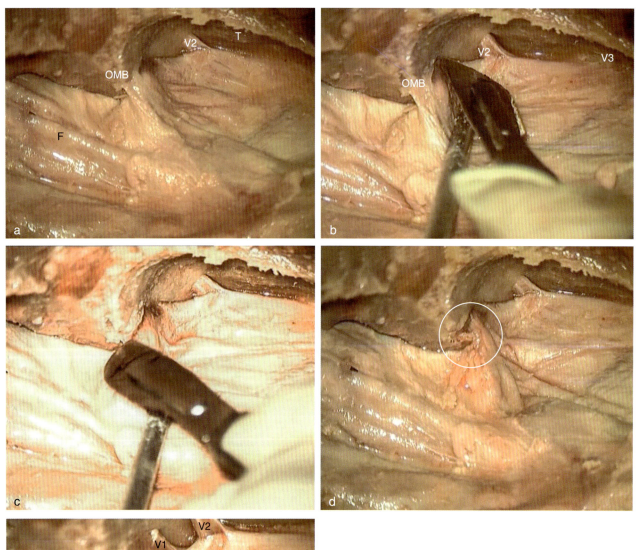

图12.4 离断眶脑膜韧带（OMB）。（a）前外侧入路开颅完成后可见OMB、上颌神经（V2）、颞骨（T）和额骨（F）。（b）识别OMB（位于眶上裂外侧部）、V2和下颌神经（V3）。（c）高倍视野下离断OMB。（d）离断OMB后所见。（e）剥离海绵窦外侧壁，显露眼神经（V1）、V2、动眼神经和滑车神经。cs：海绵窦。

■ 打开Liliequist膜

使用弯的枪式显微剪（工作长度90 mm）于视神经-颈动脉间隙之间锐性打开Liliequist膜便可以显露基底动脉尖复合体，包括双侧小脑上动脉和P1段，突入此处的肿瘤可由此切除。

颈内动脉（ICA）及其与颅底的关系

ICA为大约2/3的脑区供血，是中枢神经系统最重要的血管结构。ICA在颅底走行迂曲，有多处转折并与邻近骨质关系密切。熟知其解剖对于包括鞍区在内的颅底手术至关重要，术中需尽一切可能

12 经典颅底入路治疗鞍区、鞍旁病变：相关解剖、技术和理念

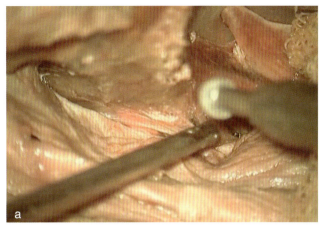
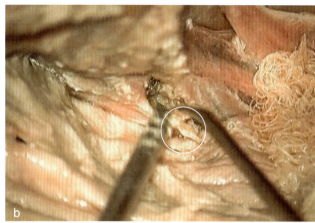
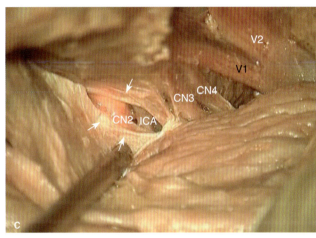

图 12.5 切除前床突（ACP）。（a）小心磨除 ACP，切勿损伤邻近的重要神经血管结构。（b）小心磨除 ACP，视神经位于内侧，颈内动脉（ICA）位于外侧。（c）打开海绵窦外侧壁内层并劈开前岩床突韧带，显露视神经（CN2）、ICA、动眼神经（CN3）、滑车神经（CN4）以及三叉神经眼支（V1）和上颌支（V2）。

避免损伤该血管。

根据不同的应用场景，目前已有多种 ICA 分段法，有些简单，有些复杂[9-11]。作者采用的是类似于 Fukushima 教授提出的分段法，这是一种基于空间导向的简易方法（图 12.9）。根据 ICA 与邻近骨质、韧带、血管和神经的关系可将其划分为不同的节段。在冠状面上，ICA 的走行要么水平要么垂直，并分别对应于其偶数段和奇数段。这些邻近的解剖结构不仅有助于定位不同节段的 ICA，还有助于术者在术中明确空间关系。

ICA 在走行过程中与岩骨、斜坡及 ACP、后床突等骨性结构关系非常密切（图 12.10）。根据每个节段的毗邻结构对其进行命名，如颈（C）7 段为颈段、C_6 段为岩骨段、C_5 段为斜坡旁段、C_4 段为海绵窦段、C_3 段为床突旁或鞍旁段、C_2 段为眼段。

C_7 段大部分位于颅外，只有远端位于岩骨内。整个 C_6 段均位于岩骨内。C_5 段与斜坡和鞍背关系密切，近端小部分位于岩骨内（确切说为破裂孔）。C_4 段近端位于后床突旁。部分 C_3 和 C_2 段紧邻前床突。

咽旁段即 C_7 段（奇数段）ICA 从下方进入颅底的后外侧部，这是 ICA 的第一个垂直段。C_7 段远端位于岩骨内，并沿岩骨的形态水平急转向内延续为岩骨段即 C_6 段（偶数段）ICA，此为 ICA 的第一个水平段。GSPN 位于 C_6 段 ICA 的外侧，该神经可用于预判此段 ICA 的走行。

岩舌韧带位于岩骨的前内侧，ICA 出破裂孔后

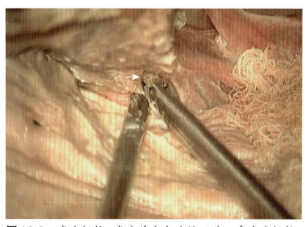

图 12.6 磨除视柱。磨除前床突后便可进一步磨除视柱。

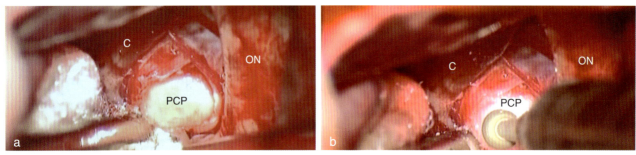

图12.7 磨除后床突（PCP）。（a）于视神经（ON）和颈内动脉（C）之间切开PCP表面的硬膜。（b）使用超声骨刀经视神经－颈内动脉间隙磨除PCP。

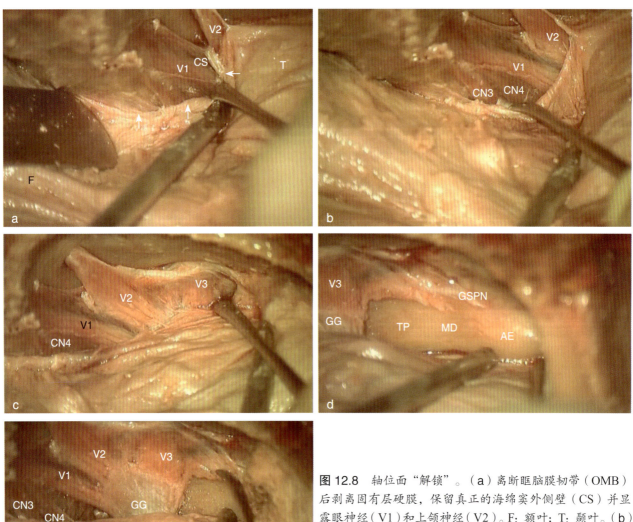

图12.8 轴位面"解锁"。（a）离断眶脑膜韧带（OMB）后剥离固有层硬膜，保留真正的海绵窦外侧壁（CS）并显露眼神经（V1）和上颌神经（V2）。F：额叶；T：颞叶。（b）继续剥离固有层硬膜，显露动眼神经（CN3）、滑车神经（CN4）、V1、V2。（c）进一步往后剥离显露下颌神经（V3）。（d）离断脑膜中动脉继续往后剥离中颅底硬膜以显露三叉神经节（GG）、岩尖（TP）、内听道压迹（MD）和弓状隆起（AE），注意一并保留覆盖于岩浅大神经（GSPN）表面的硬膜。（e）轴位面"解锁"完成后的全貌。

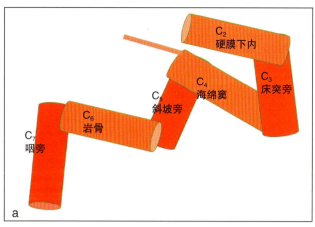 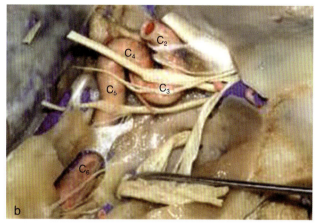

图 12.9 （a）ICA 分段的示意图。（b）ICA 分段的标本解剖图，在二维平面上可将其分为分别对应偶数段和奇数段的水平段和垂直段（解剖图来自 Rhoton Collection）。

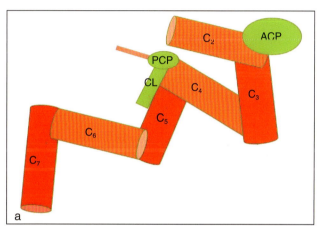 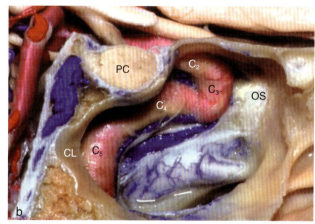

图 12.10　ICA 各节段（a）及其与邻近骨质的关系（b）。C_2：眼段；C_3：床突旁或鞍旁段；C_4：海绵窦段；C_5：斜坡旁段；C_6：岩骨段；C_7：颈段；ACP：前床突；CL：斜坡；OS：视柱；PCP：后床突。

于该韧带处沿斜坡急转垂直向上，形成 ICA 的第二个垂直段，即斜坡旁段或 C_5 段（奇数段）（图 12.11）。该段 ICA 外侧紧邻三叉神经节，是处理斜坡病变时必须注意的结构。

斜坡终止于后床突，C_5 段 ICA 于此处折向水平走行延续为海绵窦段或 C_4 段（偶数段）。该段 ICA 横跨海绵窦并发出垂体分支供应垂体和视交叉。C_4 段、远端 C_5 段和近端 C_3 段 ICA 位于海绵窦内（图 12.12）。海绵窦壁覆盖了部分第Ⅲ、Ⅳ、V1、V2 脑神经和部分三叉神经节[13]。

图 12.13 展示了与 ICA 关系密切的重要结构。C_3 段 ICA 的边界为硬脑膜近环和远环。耳蜗位于 C_7 段和 C_6 段移形处的后外侧，是定位该转折的重要标志，术中磨除岩骨时切勿损伤耳蜗以防听力丧失[14]。

切除垂体病变时必须保留垂体上动脉以防视交叉梗死。C_4 段 ICA 走向下内并移形为床突段或 C_3 段（奇数段）。C_3 段是 ICA 的最后一个硬膜外节段，该段于前床突（ACP）后方垂直上行，与视神经关系密切，磨除 ACP 后可被显露。C_3 段 ICA 越过远环后延续为水平走行的 C_2 段（偶数段），至此，ICA 进入硬膜下。

图 12.14 展示了内镜下 ICA 的垂直段。

必须注意的是，ICA 的走行是三维立体的，每个节段有其独特的空间方向，而且患者之间存在解剖变异。图 12.15 展示了一例额颞开颅经海绵窦入路颅咽管瘤切除术。

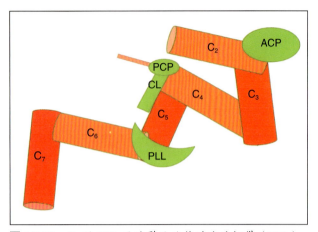
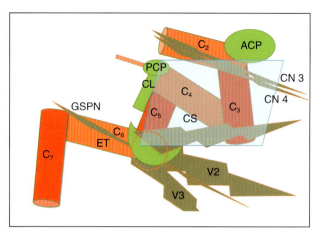

图 12.11 C₅ 段 ICA 于破裂孔处越过岩舌韧带（PLL）。ACP：前床突；PCP：后床突；CL：斜坡；C₂：硬膜下段；C₃：床突旁段；C₄：海绵窦段；C₅：斜坡旁段；C₆：岩骨段；C₇：颈段。

图 12.12 海绵窦与相关 ICA 节段的关系。全部 C₄ 段和部分 C₃、C₅ 段位于海绵窦内（CS）。ACP：前床突；PCP：后床突；CL：斜坡；GSPN：岩浅大神经；V2：上颌神经；V3：下颌神经；C₂：硬膜下段；C₃：床突旁段；C₄：海绵窦段；C₅：斜坡旁段；C₆：岩骨段；C₇：颈段。

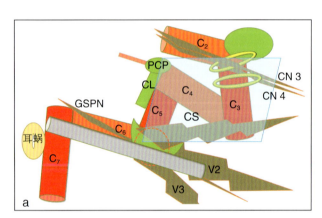
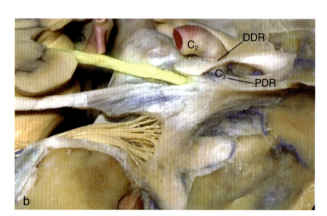

图 12.13 ICA 与硬膜环和耳蜗关系的示意图（a）和标本解剖图（b）。PCP：后床突；CL：斜坡；GSPN：岩浅大神经；CS：海绵窦；C₂：硬膜下段；C₃：床突旁段；C₄：海绵窦段；C₅：斜坡旁段；C₆：岩骨段；C₇：颈段；DDR：远环；PDR：近环。

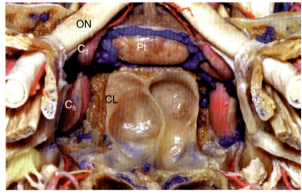

图 12.14 内镜下 ICA 和斜坡、海绵窦的关系。C₃：床突旁或鞍旁段；C₅：斜坡旁段；CL：斜坡；ON：视神经；Pt：垂体（图片来自 Rhoton Collection）。

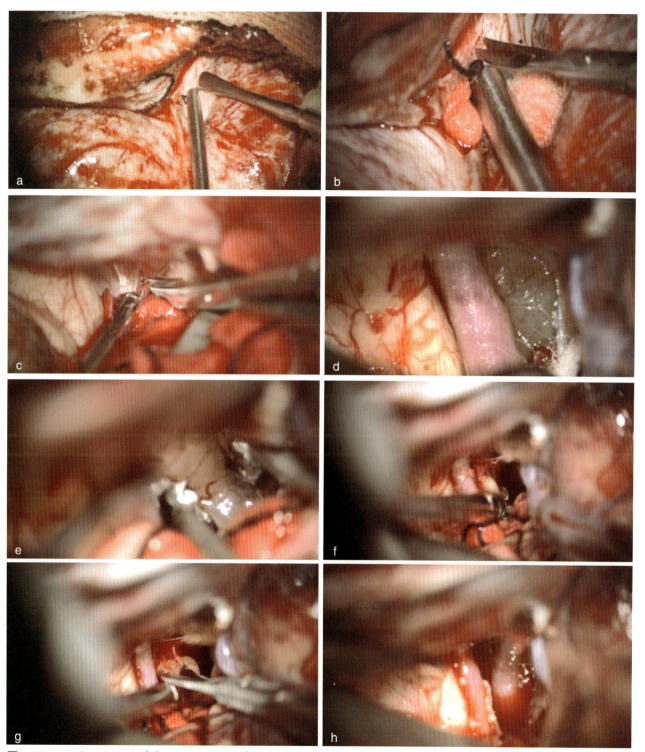

图 12.15　额颞开颅经海绵窦入路切除颅咽管瘤。（a）矢状面"解锁"以便更好地显露视神经－颈动脉间隙和颈动脉外侧间隙。（b）离断 OMB "解锁"轴位面，随后剥离颞叶硬膜固有层并保留真正海绵窦外侧壁的完整性。（c）开放基底池。（d）于颈内动脉外侧可见肿瘤往往粘连于脉络丛前动脉和后交通动脉。（e）减压肿瘤后逐步分离脉络丛前动脉、后交通动脉和基底动脉。（f）往下拖拽肿瘤分离其与下丘脑、乳头体和脚间池内结构的粘连。（g）切除余留囊壁。（h）肿瘤切除完成后所见，基底动脉、颈内动脉和动眼神经保护完好。

（苏燕东　彭利艳　译　张　珂　审）

参考文献

[1] Bourekas EC, Solnes LB, Slone HW. Pituitary and sellar region lesions//Newton HB, ed. Handbook of Neuro-Oncology Neuroimaging. 2nd ed. Academic Press, 2016: 483-501

[2] Glezer A, Paraiba DB, Bronstein MD. Rare sellar lesions. Endocrinol Metab Clin North Am, 2008, 37(1):195-211

[3] Day JD. Surgical approaches to suprasellar and parasellar tumors. Neurosurg Clin N Am, 2003, 14(1):109-122

[4] Nathal E, Gomez-Amador JL. Anatomic and surgical basis of the sphenoid ridge keyhole approach for cerebral aneurysms. Neurosurgery, 2005, 56(1, Suppl)178-185, discussion 178-185

[5] Cherian I, Kasper EM, Agarwal A. The orbitomeningeal band as a way to bloodless transcavernous dissection and anterior clinoidectomy. Asian J Neurosurg, 2018, 13(3):943-945

[6] Mishra S, Leão B, Rosito DM. Extradural anterior clinoidectomy: Technical nuances from a learner's perspective. Asian J Neurosurg, 2017, 12(2):189-193

[7] Cherian I, Kasper EM, Agarwal A. Technique of posterior clinoidectomy and its applications. Asian J Neurosurg, 2018, 13(3):777-778

[8] Shibao S, Borghei-Razavi H, Yoshida K. Intraspinosum middle meningeal artery ligation: a simple technique to control bleeding in the middle fossa during the anterior transpetrosal approach. Oper Neurosurg (Hagerstown), 2017, 13(2):163-172

[9] Bouthillier A, van Loveren HR, Keller JT. Segments of the internal carotid artery: a new classification. Neurosurgery, 1996, 38(3): 425-432, discussion 432-433

[10] Ziyal IM, Ozgen T, Sekhar LN, et al. Proposed classification of segments of the internal carotid artery: anatomical study with angiographical interpretation. Neurol Med Chir (Tokyo), 2005, 45(4):184-190, discussion 190-191

[11] Abdulrauf SI, Ashour AM, Marvin E, et al. Proposed clinical internal carotid artery classification system. J Craniovertebr Junction Spine, 2016, 7(3):161-170

[12] Sameshima T, Mastronardi L, Friedman A, et al. Middle fossa dissection for extended middle fossa and anterior petrosectomy approach. Fukushima's microanatomy and dissection of the temporal bone for surgery of acoustic neuroma, and petroclival meningioma, 2nd ed. AF Neurovideo, Raleigh, 2007:51-83

[13] Harris FS, Rhoton AL. Anatomy of the cavernous sinus. A microsurgical study. J Neurosurg, 1976, 45(2):169-180.

[14] Guo X, Tabani H, Griswold D, et al. Hearing preservation during anterior petrosectomy: the "cochlear safety line". World Neurosurg, 2016, 99: 618-622

13 鞍区和鞍旁病变的外科治疗

Atul Goel

引 言

手术切除垂体瘤通常是安全的，且具有高度的结果导向性。充分了解垂体瘤的手术技巧是获得满意结果的必要条件。垂体瘤的体积差别很大，微腺瘤通常与激素活性有关，但大型和巨大型肿瘤通常是非功能性的。对于不同体积大小的垂体瘤，其手术的关注点各不相同，但所有垂体瘤都需要根治性切除。对于与库欣（Cushing）病、肢端肥大症或生长激素相关的微腺瘤，根治性切除或完全切除是实现"治愈"的必要条件。对于这些类型的肿瘤，手术成功不但可治愈激素功能障碍，而且术后患者的症状立即缓解，但如果手术失败则会使患者长期承受痛苦，甚至过早或迅速死亡。体积较大的肿瘤患者通常伴有视觉功能障碍，及时根治性切除肿瘤有助于患者术后视力及时恢复。

巨大型垂体瘤是神经外科中更具挑战性的手术之一。尽管在组织学上这类肿瘤是良性的，但其中一些肿瘤可以生长到很大。由于该类肿瘤具有侵袭性且体积较大，导致手术切除困难，在某些情况下还具有危险性[1-5]。切除不完全可能会导致术后并发症，甚至死亡。由于放射治疗的结果不一致，手术仍是主要治疗手段。

关于硬膜及其与垂体瘤关系的颠覆性观点

了解肿瘤扩展的解剖结构及其与鞍区硬膜、鞍膈和海绵窦壁的关系对手术至关重要，尤其当肿瘤体积较大或巨大时。作者首次描述肿瘤与鞍膈的关系是肿瘤主要将鞍膈向上顶起而很少突破[2]。这一观点对此类肿瘤手术理念的发展有着重要的影响。

肿瘤上部被鞍膈"硬膜"层覆盖，肿瘤位于膈下，对这一解剖概念的认识彻底改变了垂体瘤的手术入路。早期，人们认为哑铃型肿瘤的下部位于鞍膈下方，喙侧位于颅内蛛网膜下腔，腰部由鞍膈缺损的边缘形成。在颅内部分体积较大的情况下，经颅手术是首选。然而，在了解了肿瘤是将鞍膈顶起并在肿瘤和大脑之间形成分隔后，可以通过经鼻入路将这类肿瘤进行安全地切除。

海绵窦硬膜壁：与垂体手术的相关性

作者认为肿瘤常侵犯海绵窦内侧壁，但侵犯外侧壁和顶壁则非常罕见或不可能。他首先描述了垂体瘤将海绵窦顶壁硬膜向上顶起[1,6]。这些对鞍区和海绵窦硬膜的描述促进了垂体瘤手术的发展，并扩大了经鼻入路的范围[6]。早期认为适合经颅手术的一些肿瘤，现在则可以通过经鼻入路切除。这些解剖学概念彻底改变了巨大垂体瘤的手术方法，特别是那些生长至鞍上和侵及海绵窦的肿瘤。内镜手术的引入有助于进一步推动这个理念的发展。

巨大型垂体瘤

巨大型和"侵袭性"垂体瘤手术是神经外科较具复杂性的挑战之一。尽管在组织学上这些肿瘤是良性的，但其中一些肿瘤体积很大且侵入了不同的结构[2-3]。由于这类肿瘤的侵袭性和体积较大，手术切除很困难，有时甚至很危险。

■ 巨大型垂体瘤的分级[1,7]

作者基于肿瘤与硬膜的关系讨论了巨大型垂体瘤的分型方案。分型有助于描述这类肿瘤的特征，制定手术计划,并预测手术风险和长期预后[7-11]。

I 级巨大型垂体瘤

该类型肿瘤局限于鞍膈硬膜下,以完整的海绵窦内侧壁为外界。有时肿瘤可以将鞍膈顶起,高度甚至超过胼胝体。鞍膈部分明显变薄,常形成大小不一的球体。肿瘤的圆形上壁提示鞍膈是完整的。肿瘤不同程度地抬高鞍膈而没有贯穿,是根据Wills环动脉没有被肿瘤包裹这一事实判断的。术中证实鞍膈完整,这一特征具有重要的外科意义。

因为它形成了一层重要的保护屏障,这样可以通过经鼻蝶入路相对较小的暴露来实现完全切除肿瘤(图 13.1)。

II 级巨大型垂体瘤

该型为 I 级肿瘤突破海绵窦内侧壁,侵入海绵窦。如果肿瘤向两侧 ICA 延伸,则通过 MRI 可证实肿瘤侵入海绵窦。肿瘤虽然向侧方生长,但未见海绵窦外侧壁被突破,提示海绵窦外侧壁相对坚韧(图 13.2)。

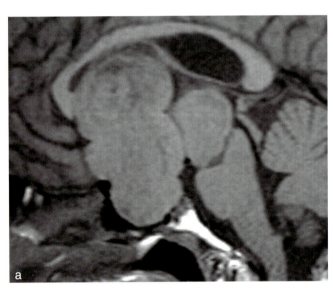
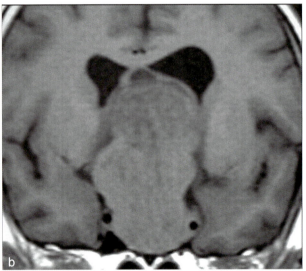

图 13.1 (a)矢状位图像显示 I 级大垂体瘤鞍上部分呈大型多腔室状,鞍膈呈多叶状抬高,大脑前动脉复合体位于肿瘤上。(b)冠状位图像显示肿瘤未累及海绵窦。

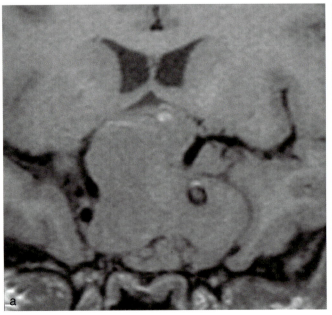
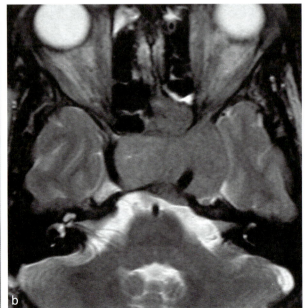

图 13.2 (a)冠状位 MRI 显示 II 级巨大垂体瘤。肿瘤侵入海绵窦并包裹左侧颈内动脉,推移鞍膈硬膜和海绵窦侧壁。(b)轴位 MRI T2 加权像显示肿瘤累及海绵窦。

Ⅲ级巨大型垂体瘤

海绵窦上壁比较"薄弱",当脑膜瘤在海绵窦内生长时,可将其向上顶起,这在早期已被作者描述过[12]。我们观察到许多侵入海绵窦的巨大垂体瘤将海绵窦上壁顶起,我们将这种选择性将海绵窦上壁顶起的肿瘤定义为Ⅲ级垂体瘤。作者首先描述了垂体瘤将海绵窦顶壁抬起的特征[7]。海绵窦上壁的弹性与鞍膈相当,但相对较薄。大多数这类肿瘤可采用经蝶切除。我们曾尝试切除侵及海绵窦及其上壁的肿瘤,然而由于难以充分暴露且海绵窦顶壁硬膜颈较狭窄,因此根治性切除沿海绵窦上壁生长的肿瘤操作较为复杂。此外,由于在解剖结构上与动眼神经接近,因此在海绵窦顶部操作时容易伤及该神经(图13.3)。

Ⅳ级巨大型垂体瘤

突破鞍膈包绕 Wills 动脉环的巨大垂体瘤为Ⅳ级。这种类型的肿瘤向蛛网膜下腔生长并包裹动脉及穿支,但不能确定硬膜破口的确切位置。这类肿瘤的侵袭性与表皮样囊肿相当,可沿着一切间隙生长并包裹神经和血管,但不会侵及这些结构,很少损伤动脉,一般只引起适度移位。在这种情况下,尝试根治性手术切除是危险的,因为可能会损伤穿支。近期作者发现,许多该类型的肿瘤都具有较高的激素活性。催乳素型肿瘤有时可长到巨大的体积,常表现为形状奇特,其中一些可能是Ⅳ型。任何情况下,根治性切除该类型肿瘤都很困难,建议首选药物治疗。活检和放射治疗可作为备选方案(图13.4)。

肿瘤通过侵蚀鞍底硬膜、蝶鞍及邻近骨质,可延伸至鼻咽、蝶窦和(或)筛窦,也可通过侵蚀斜坡和岩尖向咽后间隙的下后方生长。较大的肿瘤可扩展至枕骨大孔。

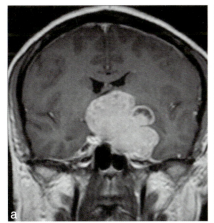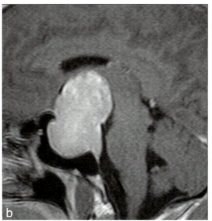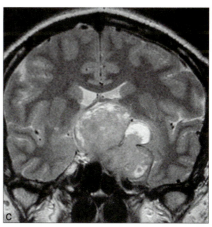

图13.3 (a)冠状位MRI T1加权增强像显示Ⅲ级垂体瘤,可见海绵窦顶壁和鞍膈上抬。(b)矢状位MRI增强像显示鞍膈上抬。(c)T2加权像显示Ⅲ级垂体瘤,海绵窦顶壁和鞍膈上抬。

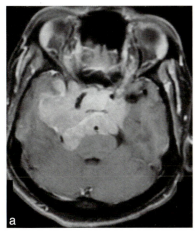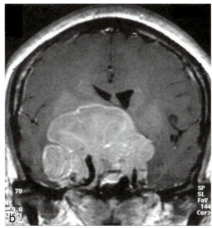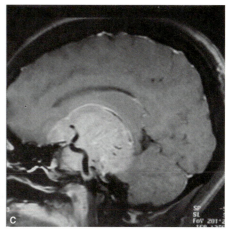

图13.4 (a)Ⅳ级垂体瘤。可见肿瘤包裹基底动脉。(b)冠状位增强像显示肿瘤包裹Wills动脉环。(c)矢状位像。

垂体瘤的手术治疗

显微镜的引入极大地改变了垂体瘤手术的视野情况。良好的深度照明和舒适轻松的操作有助于很好地控制整个手术进程。垂体瘤手术是最注重结果的神经外科手术之一。一台成功的手术，可立即显著改善患者的视力，逆转肢端肥大症和库欣病特征，以及达到其他类似的结果。此外，切除这些"良性"肿瘤可以达到"治愈"这种疾病的效果。

显微镜在垂体瘤手术中的应用

唇下经蝶入路

唇下经鼻中隔经蝶入路是切除垂体瘤的一个有效手术入路。许多神经外科医生发现该入路无论对于大肿瘤还是小肿瘤都很适合且有效、快速，因此始终受到术者的喜爱。经中线入路可以广泛显露蝶鞍前壁范围以及向侧方扩展的肿瘤和海绵窦，同时可保证操作器械时畅通无阻，该入路可保证有效地处理病变，因此广受欢迎。显微镜不但可以提供良好和令人满意的深度照明，而且还允许术者自由地用双手进行操作。

手术技术包括充分暴露蝶窦前壁。首先用凿子打开蝶窦前壁，然后用咬骨钳充分打开。打开蝶窦前壁后以"十"字形剪开硬膜，然后逐渐减小肿瘤体积。通常，垂体瘤质地软、脆，且有坏死。这一特点使"缩减体积"的操作安全且相对较快。有策略、控制性地缩减肿瘤体积是该手术的要点。肿瘤质地软且坏死的性质有利于快速切除肿瘤。尽管偶尔会遇到血供很丰富的肿瘤，但运用止血材料（如Gelfoam 和 Surgicel）即可轻松控制出血。避免在瘤内进行电凝操作。肿瘤的切除首先从蝶鞍中线处开始，然后切除侧方部分，再继续向上切除。随着鞍内肿瘤的切除，鞍上的部分逐渐下降至术野。术中采用 Valsalva 法促使肿瘤下降。使肿瘤下降至术野的过程要求术者具有手术经验和信心。通常需将鞍膈向上牵引，显露鞍膈皱褶内的肿瘤。在Ⅰ～Ⅲ级垂体瘤中，位于鞍膈下方的肿瘤通常可以切除。有些肿瘤虽然质地相对坚硬，甚至纤维化和富有"弹性"，但总可以通过逐渐缩小体积使其下降至术野，然后切除。基于早期经验，作者倾向于通过磨除鞍结节和蝶骨平台来切除肿瘤的鞍上部分。然而，后来作者意识到即使是巨大的肿瘤也可以避免磨除鞍结节和蝶骨平台，仅有少数患者需要（图13.5，图13.6）。

不同角度的垂体取瘤钳和刮匙有助于切除蝶鞍侧方部分的肿瘤。缩小肿瘤体积以及通过逐渐缩小肿瘤体积使其降至术野的技术，需要通过不断总结经验来掌握。

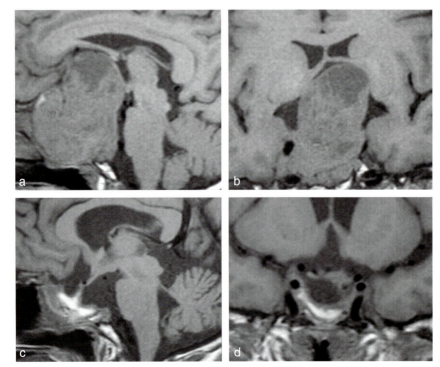

图 13.5 （a）矢状位 MRI T1 加权像显示巨大的Ⅰ级垂体瘤。（b）冠状位像显示海绵窦未受累。（c）术后矢状位 T1 加权像显示肿瘤切除。（d）术后冠状位像。

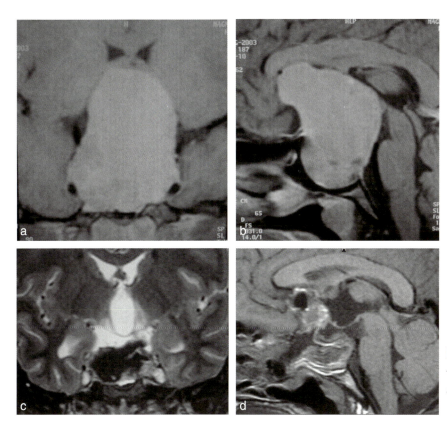

图 13.6 （a）冠状位 MRI 增强图像显示巨大的 I 级垂体瘤。（b）矢状位像显示肿瘤。（c）术后冠状位像。（d）矢状位像显示肿瘤切除。

暴露蝶鞍和海绵窦外侧

从中线区向外侧移位，可以暴露海绵窦前壁。切开前壁硬膜，保护 ICA。在 ICA 前襻的前方和下方显露海绵窦内结构。海绵窦内肿瘤的切除程度取决于肿瘤的质地，而是否需要根治性切除海绵窦内的肿瘤则取决于激素的性质。根治性切除很容易损伤第 VI 脑神经，这需要术者进行权衡。一般情况下，激素活跃的肿瘤才需要进行海绵窦内操作。切除海绵窦部分的肿瘤的必要性和可能性主要取决于肿瘤的质地。在一些情况下，侵及海绵窦的肿瘤比没有累及海绵窦的肿瘤质地更软且更易发生坏死，这种情况下可以安全、彻底地切除肿瘤。对于功能性垂体瘤，在迫不得已的情况下可以采用颞底硬膜外入路切除。

■ 内镜在垂体瘤手术中的应用

内镜引入已有一段时间，目前许多神经外科手术都被建议使用内镜进行操作。目前公认内镜在处理鼻旁窦、斜坡区域和海绵窦内侧硬膜外肿瘤方面具有优势。使用显微镜做垂体瘤手术的医生也认同内镜的优势。

如果能正确理解硬膜相关解剖关系，尤其是与垂体瘤及其侵袭海绵窦可能性之间的关系，那么通过常规的显微手术就可以满意地从侧方视角探查海绵窦内角落以及 ICA 外侧的肿瘤。这种技术需要通过适当地学习和实践。根治性切除海绵窦内肿瘤更多地取决于肿瘤的特性，如脆性和血供情况。

结 论

垂体瘤的手术必须建立在对硬膜解剖结构深入理解以及处理和切除肿瘤经验的基础上。根治性肿瘤切除与快速缓解症状和长期"治愈"疾病相关。

（刘 永 译 曾晓霞 审）

参考文献

[1] Goel A, Nadkarni T. Surgical management of giant pituitary tumours: a review of 30 cases. Acta Neurochir (Wien), 1996, 138(9): 1042–1049

[2] Krisht AF. Giant invasive pituitary adenomas: management plan. Contemp Neurosurg, 1999, 21: 1–6

[3] Symon L, Jakubowski J, Kendall B. Surgical treatment of giant pituitary adenomas. J Neurol Neurosurg Psychiatry, 1979, 42(11):973–982

[4] Martins AN, Hayes GJ, Kempe LG. Invasive pituitary adenomas. J Neurosurg, 1965, 22: 268–276

[5] Mohr G, Hardy J, Comtois R, et al. Surgical management of giant pituitary adenomas. Can J Neurol Sci, 1990, 17(1): 62–66

[6] Shah A, Mohamed Elsanafiry MS. Diaphragma sellae: Anatomical and surgical implication in surgery for pituitary adenomas: highlighting contributions by Goel. J Craniovertebr Junction Spine, 2018, 9(3): 135–139

[7] Goel A, Nadkarni T, Muzumdar D, et al. Giant pituitary tumors: a study based on surgical treatment of 118 cases. Surg Neurol, 2004, 61(5): 436–445, discussion 445–446

[8] Agrawal A, Cincu R, Goel A. Current concepts and controversies in the management of non-functioning giant pituitary macroadenomas. Clin Neurol Neurosurg, 2007,109(8): 645–650

[9] Goel A. Challenge of giant pituitary tumors. World Neurosurg, 2014, 82(1/2): e121–e124

[10] Goel A. Letter to the Editor: surgical management of pituitary macroadenomas. J Neurosurg, 2016,125(2): 516–518

[11] Goel A. Letter to the Editor: pituitary tumors and cavernous sinus extension. J Neurosurg, 2016, 124(4): 1129–1130

[12] Goel A. Meningeal architecture of the cavernous sinus: clinical and surgical implications. Neurosurgery, 1998, 42(2): 430–431 (letter)

14 垂体瘤的放射治疗

Bhargavi Ilangova, Murali Venkatraman, Murugan Logamuthukrishnan, Babu Rajendran

引 言

放射治疗（简称"放疗"）是激素抑制药物治疗和手术切除两种治疗垂体瘤的主要方式的关键辅助手段。在激素抑制药物治疗后未能实现内分泌正常化和肿瘤缩小，或手术切除后仍有残留肿瘤时，放疗可以发挥很好的治疗作用。在激素抑制药物治疗禁忌或不耐受，以及由于相关合并症而无法进行手术时，放疗也被作为首选治疗方法。此外，放疗还用于治疗无法通过手术治疗的复发性肿瘤。对于放疗后再次复发的肿瘤，如果手术不可行，也可考虑再次放疗。

了解这些肿瘤的基本生物学行为、解剖位置以及放疗相关的不良反应特征，对于决定和计划多模态管理至关重要。垂体腺的解剖和生理学，垂体瘤的发病率、分类、临床表现、病理生理学、放射学、组织学、免疫组织化学和细胞毒性化疗，以及鞍区和鞍上区病变的鉴别诊断等，在其他章节已有讨论。

治疗目的

垂体腺瘤是最常见的垂体肿瘤，属于良性肿瘤，分为两类：激素过度分泌/分泌性/功能性腺瘤和非分泌性/非功能性腺瘤。

激素抑制药物治疗（如溴隐亭、加巴沙林等）、手术、放疗和细胞毒性化疗（在良性垂体腺瘤中无作用）的目标是正常化垂体激素的过度分泌并减小肿瘤，以减轻其对邻近结构的压迫效应（包括视觉通路和海绵窦），以及保留剩余正常垂体腺的功能。

部分分泌性垂体腺瘤常以微腺瘤（小于 10 mm）的形式较早出现，通常限于鞍窝，这是垂体激素分泌过多而引起的临床表现，如高催乳素血症、肢端肥大症和库欣病。这类分泌性垂体微腺瘤的治疗方法主要是激素抑制药物治疗，旨在逆转或控制异常的系统性临床表现。如果这种治疗失败，则进行手术；如果手术也失败，则给予放疗。

其他分泌性和非分泌性垂体肿瘤通常稍晚表现为大腺瘤（超过 10 mm），常伴有鞍上和鞍旁延伸，由于对邻近结构的压迫效应而引起头痛和其他症状。对视觉通路的压迫效应导致视野缺损；对海绵窦的压迫导致眼神经麻痹或三叉神经分布区的麻木或疼痛；对剩余正常垂体腺的压迫导致激素分泌不足，引起激素不足的临床特征，很少导致脑室系统阻塞时的脑积水。这类垂体大腺瘤的治疗方法主要是手术，目的是逆转压力效应，从而缓解头痛，恢复视野，逆转其他脑神经麻痹和疼痛，恢复正常的腺垂体激素分泌并缓解脑积水。如果手术未达到预期效果，由于存在残余肿瘤，将给予放疗。

还有其他罕见的垂体肿瘤，例如垂体癌[1]、垂体窝色素性乳头状瘤[2]，以及垂体区域的许多其他常见肿瘤，如颅咽管瘤、脑膜瘤等，以及偶然瘤（在因非垂体症状进行头颅 CT 或 MRI 检查时偶然发现的垂体病变），这些肿瘤可能有类似的表现，需要多模态治疗。

有助于放疗的细节

接受放疗的腺瘤患者中，建议至少在放疗前 1 个月停止激素抑制药物治疗。在一项研究中，这与较高的激素过度分泌的正常化率及较低的垂体功能减退率有关[3]。有人推测，激素抑制药物可能具有放射防护效果，从而降低放疗的效果[4]。如果需要，可以在放疗后重新开始使用这些药物[3]。

在计划对手术切除后残留的垂体肿瘤进行放疗的患者中，建议进行垂体固定术。垂体固定术涉及在手术切除垂体肿瘤时，放置脂肪和筋膜移植物以增加残留肿瘤与正常垂体腺之间的距离，减少对正常垂体腺的放射。这一方法已在涉及海绵窦的垂体肿瘤中进行了尝试，自体移植物放置在海绵窦与垂体腺之间。在垂体固定术后评估长期的内分泌学结果，发现即使在手术后 4 年，这些患者也没有出现新的内分泌功能障碍。建议进行长期随访[5]。

此外，应避免使用金属植入物，尤其是在残留肿瘤的部位附近。可能由于影像上看到的伪影而妨碍放疗规划，并且还会导致辐射散射。金属植入物的存在不会显著干扰光子放疗规划，因为规划系统软件能够考虑到植入物的衰减和散射。然而，在质子束治疗中，金属植入物引起的剂量扰动问题仍需要进一步探索[6]。

放疗的时机

关于术后对残留肿瘤进行放疗的时间决定尚存争议。与术后观察肿瘤生长相比，早期实施放疗与更好的肿瘤控制相关，尽管垂体功能减退的风险增加[7]。在肿瘤进展且无法再次手术的情况下，标准治疗方案是放疗。这需要通过定期随访脑部 MRI 来评估进展。第一次随访 MRI 通常在术后 2~3 个月进行，以保证术后 MRI 所见的变化消退，从而区分残余肿瘤和术后变化。2~3 个月的等待期也为手术伤口愈合提供了时间，特别是当进行脑脊液漏修复时。有时在此期间，垂体腺瘤的鞍上部分会下降从而远离视交叉。当肿瘤接近视觉通路并对视力构成威胁，而且可能进一步生长时，即刻进行放疗是必要的。

放疗前的准备工作

垂体腺瘤的放疗涉及多个专业领域的团队合作，如神经外科医生、耳鼻喉科医生、放射肿瘤医生、内分泌医生、神经眼科医生、神经放射科医生、医学物理师、剂量师和放疗技师。

完整的临床史、治疗史（包括手术、激素抑制药物治疗和之前的放疗）、合并症、详细的体格检查（包括视野和激素高低表现）、激素检测、所有术前和术后/药物治疗的脑部影像、垂体病变方案中的放疗前即刻脑部钆对比增强 MRI、组织病理学检查、免疫组织化学检查等，都是为患者提供最佳和全面护理所必需的。

垂体腺瘤的放疗剂量

非分泌性垂体腺瘤的放疗剂量在常规分割中为 45~50 戈瑞（Gy）[8]，分次立体定向放疗（FSRT）为 25 Gy/5#，立体定向放射外科（SRS）的中位边缘剂量为 18~20 Gy。

分泌性垂体腺瘤的放疗剂量在常规分割中为 50~56 Gy，SRS 的中位边缘剂量为 23~25 Gy。这些肿瘤需要比非分泌性肿瘤更高的放疗剂量。

垂体癌的放疗剂量更高，在常规分割中为 54~56 Gy。

应确保接受放射剂量的风险器官（OAR），如视交叉和脑干，其承受的剂量在耐受限度内。其他大脑部分在理想情况下应尽可能少地接受放射剂量。

放疗技术

放疗可以作为常规分割的放疗计划或通过 SRS/低分割放疗来进行。在非分泌性肿瘤的肿瘤控制和分泌性肿瘤的激素控制方面，这些方法已被发现具有可比性。随着放疗技术的进步，如何传递所需放射剂量到靶体积的技术已有了显著改进。随着更符合人体结构的技术出现，像视交叉这样的邻近结构的安全性不再是一个问题。

二维放疗

在二维（2D）计划中，通过固定一个点在耳屏前 2 cm 和上方 2 cm 处标记场域。以此为中心，在皮肤上标记出 4 cm×4 cm 的方框场域。在场域边界放置铅丝，并进行头骨的模拟 X 线拍摄以确认覆盖鞍区。使用两个平行对置场域，在中平面深度按规定剂量使用（图 14.1）。颞叶接受比处方剂量略高的剂量。视觉通路也接受较高剂量。与其他技术相比，2D 技术给视觉通路和颞叶的剂量更高。2D 技术基本上是手工计算，在一些没有计算机规划设施的中心仍在使用。

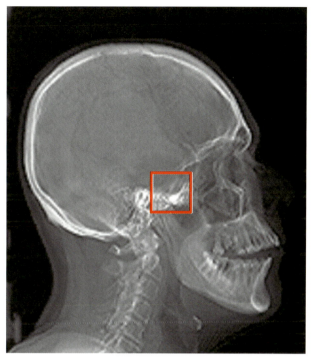

图 14.1 光束入口的标记：二维计划。

这种方法曾经常用于钴-60设备。随着计划CT扫描和带有多叶准直器（MLC）的直线加速器（Linac）的出现，二维放疗已经退居二线，不再常用。

■ 三维适形放疗

三维适形放疗（3DCRT）涉及在适当固定患者后获取计划CT扫描，使用三点热塑性面罩（图14.2a）。切片厚度应为2~3 mm。标记出肿瘤，并用MLC塑造场域，以符合目标形状。因此，减少了暴露于射线的正常结构，从而最大限度地降低毒性。

通常场域布局大多是两个平行对置的侧面场（图14.2b）和一个前上斜场（图14.2c-d），以使对目标的剂量分配更合适。通过这种布局，给颞叶和视觉通路的剂量显著减少。

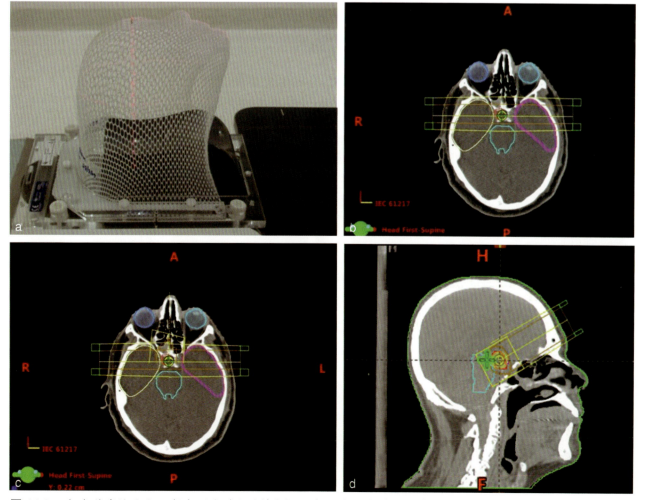

图 14.2 （a）热塑性面具。（b）两个对立的横向场。（c-d）两个对立的横向场和一个前上斜场。

■ 调强放射治疗

调强放射治疗（IMRT）利用多个小场，通过横向不同的辐射强度将放射治疗集中到目标上，同时最大限度地保护邻近重要结构（图 14.3）。通过 IMRT 可以在目标范围内实现剂量梯度。这在垂体腺瘤的放疗中很少需要。

IMRT 的剂量传递有两种方式：逐步射击法和滑动窗口法。两者的区别在于，逐步射击法在 MLC 移动时束流关闭；而在滑动窗口法中，束流在 MLC 移动时保持开启，由于束流的连续调节，可以产生更好的剂量分布。

通过使用 MLC，IMRT 可以实现复杂的剂量分布。这些 MLC 有不同的宽度，宽度越小，剂量分布越符合。它们能够独立移动。由于这些属性，每个束被分成多个小束，每个小束都有自己的辐射强度，使目标各处的剂量沉积不同。IMRT 采用逆向规划，用户设置目标剂量和 OAR 的剂量限制。视交叉和海绵窦紧邻鞍区，这种技术在正常组织保护方面是可取的。

■ 图像引导放疗

成功的放疗计划关键在于确保计划剂量精确传递到目标体积。在此过程中存在许多不确定性，每

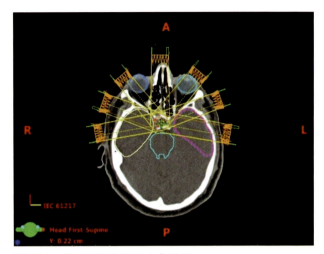

图 14.3　7F 调强放射治疗束排列。

日治疗的可重复性一直是放疗的薄弱环节。存在设置不确定性、器官和肿瘤的分数间和分数内运动及肿瘤缩小等问题。通过图像引导可以在一定程度上克服由于设置不确定和分数间变化引入的误差。图像引导的方法包括使用门片、MV 或 KV 锥束 CT（CBCT）扫描，这些都是通过电子门成像设备（电子射野影像装置）获得的。这使我们能够在放射前验证治疗位置（图 14.4）。

■ 容积弧形调强放射治疗（VMAT）

这是一种更为精密的放疗传递形式，剂量在机

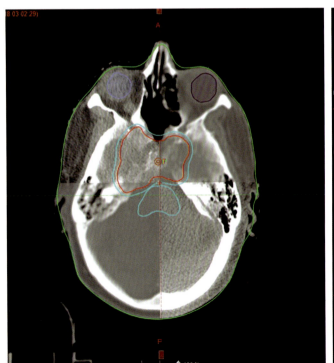
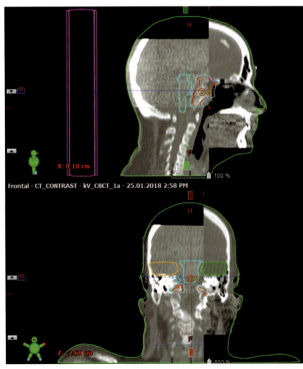

图 14.4　CBCT 图像引导。（a）轴向图像。（b）矢状面和冠状面图像。

架和MLC做弧形（完整或部分）移动时传递（图14.5）。容积调强弧形放疗（VMAT）计划已显示出在均匀性/符合性指数和正常组织剂量方面优于IMRT或3DCRT，然而，低剂量溢出比固定束技术更高。

■ 立体定向放射外科（SRS）

SRS是一种将大剂量放疗集中在单次分割中传递给小的残余或复发肿瘤的技术。SRS可以通过伽马刀（Gamma knife）或基于直线加速器的技术进行传递。1968年，首次用Leksell伽马刀治疗垂体肿瘤。使用一个头盔，内置192~201个钴-60源，这些源被集成在一个圆环中。这些源可以被准直并精确聚焦到目标上，精确度可达3 mm。通过在应用器上使用坐标来定位目标[11]。

随后引入了基于直线加速器的SRS传递系统。该系统使用固定在头皮上的头架（如BRW架）和立体定位坐标来定位目标。使用圆锥形或微MLC（在等中心平面处宽度为2.5 mm）来使场形符合目标。对于较大的肿瘤，使用多个等中心和圆锥形；对于任何大小的肿瘤，使用微MLC时均使用单一等中心。大多数情况下，使用基于直线加速器的SRS时采用非共面束（图14.6a）。

射波刀（CyberKnife，CK）是一个安装在机器人上的微型直线加速器，拥有6级自由度。它不需要固定的框架，并且利用实时跟踪技术和一次放疗中图像验证。机器人臂能够从多个非共面的角度传递辐射（图14.6b），因此确保了与邻近结构的高度符合性剂量分布。

这些技术的主要优点是靶区更好地符合剂量分布及对周围关键结构的较小剂量分布。因此，与传统方法相比，视觉器官得到了更好的保护。从放射生物学角度来看，这些肿瘤被认为具有低α/β值。因此，对这些生长缓慢的肿瘤来说，大剂量的分次治疗可以更好地控制肿瘤。SRS背后的放射生物学与传统的分次照射不同。常规分次放疗中的细胞死亡是由单链和双链DNA损伤引起的致死、亚致死和潜在致死性损伤所导致的。当肿瘤细胞尝试分裂时，会因为这些损伤而死亡。分次间隔使组织能够通过DNA损伤修复从亚致死性损伤中恢复过来。这一特性在正常组织中比在肿瘤细胞中得到了更好的保留，从而导致对肿瘤细胞的差异性损伤。对于

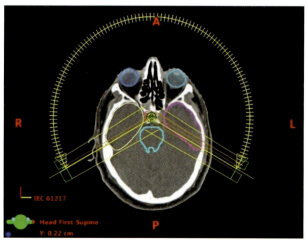

图14.5 两弧容积弧形调强放疗（VMAT）。

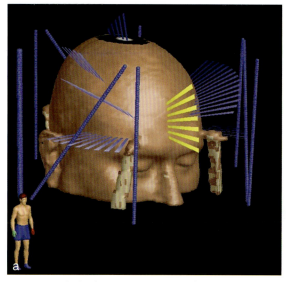
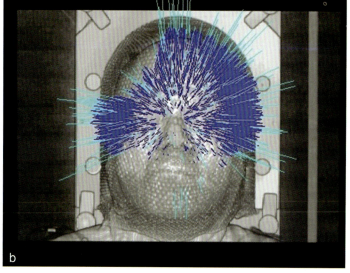

图14.6 （a）基于直线加速器的带框架立体定向放射外科（SRS）技术。（b）射波刀（CyberKnife）SRS：无框架。

超过 10 Gy 的剂量，线性二次模型似乎不再适用。血管损伤可能是除凋亡外导致细胞死亡的机制。这一假设是基于对接受大剂量放疗的良性疾病（如脑膜瘤）的术后组织病理学检查提出的。

就效果和安全性而言，SRS 与常规分次放疗相当。但 SRS 可能优于常规分次放疗的说法尚未得到证实。有报告称，使用 SRS 治疗后激素水平的正常化更快[12]。同样，它也没有增加不良反应的发生率。

然而，并非所有病例都适合进行 SRS。SRS 适合肿瘤体积小于 4 mL 且与视交叉距离在 2~5 mm 的病例[13]。需要这一距离来实现快速的剂量下降，从而将视交叉排除在高剂量区域外。如果不这样做，可能会增加视神经病变的风险。仔细筛选病例在 SRS 治疗中非常重要。

■ 分次立体定向放射治疗（FSRT）

FSRT 结合了立体定位和分割技术。它被证明与传统技术一样有效，并具有更好的符合性。FSRT 可以用于不符合 SRS 标准的病例。

它们可以以传统分割（45~50 Gy/25~28#）或低分割计划传递。研究者已经评估了 25 Gy/5# 的剂量，并且发现该剂量对肿瘤控制和视力保护都是安全的[14]。

■ 质子束治疗

粒子治疗最近在放疗领域获得了一定进展。质子束治疗正在被用于治疗垂体腺瘤等靠近许多关键结构的病变。质子能穿过介质一定距离，该距离由它们的能量决定，并在其范围的末端沉积所有能量。这种能量沉积在其范围的末端最大，这被称为布拉格峰。通过选择不同能量的质子束，可以使不同质子束的布拉格峰覆盖目标。质子束治疗几乎没有退出剂量。近期研究表明，基于光子和基于质子的 SRS 的结果相似。这一好处将对邻近视觉通路或海绵窦的较大肿瘤带来益处。质子治疗所接受的整体剂量（即身体接受的总剂量）也被证明相对较小。这可能在降低二次恶性肿瘤和神经认知缺陷的发生率方面具有重要意义[15]。

■ 碳离子治疗

碳离子治疗是另一种粒子治疗形式，特点也是没有退出剂量。碳离子和质子束已被用于垂体肿瘤的治疗。研究发现，碳离子治疗在肿瘤控制上与光子治疗一样有效，并且急性不良反应更少[16]。

工作流程

放疗计划涉及在固定患者仰卧位时获取 2~3 mm 厚的轴向 CT 图像。CT 图像是进行规划的主要图像，使用治疗规划系统进行规划。获取脑部 MRI 并与 CT 图像配准，以界定目标和关键结构，如视交叉和脑干（图 14.7）。

肿瘤的总体积（GTV）是指在 MRI 上可见的残余或复发肿瘤，可在轴向切片中被界定。临床目标体积（CTV），包括显微镜下可见的病变体积，通常无需处理，除非是涉及海绵窦的侵袭性肿瘤。在这种情况下，整个海绵窦都被包括在 CTV 中。在其他情况下，通过对 GTV 进行几何扩展生成计划目标体积（PTV）[17]。

这个边界取决于固定技术、治疗技术和验证协议。在 SRS 和 SRT 中，由于严格的成像和固定，2~3 mm 的边缘可能就足够。对于 3DCRT、IMRT 和 VMAT，通常给出 5~10 mm 的边缘，以应对设置不确定性。

如视神经、视交叉、颞叶、海马体、晶状体和脑干等 OAR 在轴向切片上被勾画出来。在遵循 PTV 相同原则的情况下，可能会生成一个计划 OAR 体积。

剂量基于技术（常规分割放疗/SRS/FSRT）和组织学（分泌性/非分泌性/其他组织类型）来决定。

表 14.1 和表 14.2 提供了目标（所需剂量和覆盖范围）和限制条件（对 OAR 的剂量限制）。视觉通路是具有连续性的器官。功能子单元（FSU）依次排列，前一个 FSU 的完整性对于后一个 FSU 的正常功能是必需的。需要对这些器官的剂量进行严格限制，因此需要记录最大剂量。

其他结构的耐受度足够高，可以承受为垂体肿瘤所规定的剂量。在重新放疗时应特别小心。

■ 计划评估

通过检查等剂量分布和分析剂量体积直方图（DVH），逐层评估计划。DVH 是一个图表，绘制靶器官和关键器官剂量与接受剂量体积的关系。

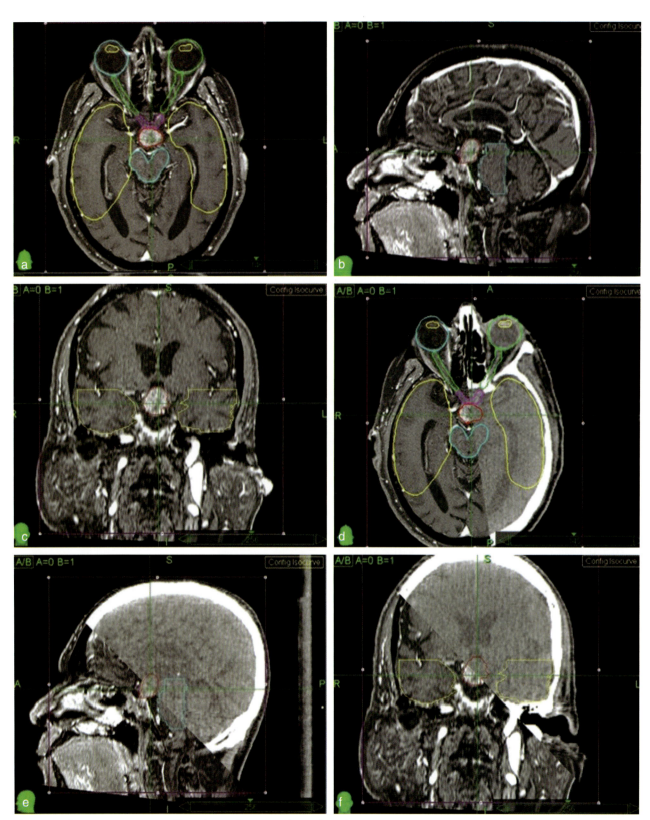

图 14.7 靶区体积和 OAR 图像。（a-c）MRI。（d-f）融合 CT。

表 14.1 计划靶区体积（PTV）目标

PTV（%）	规定剂量（%）
99	> 90
95	> 95
50	100
5	< 105
2	< 107

表 14.2 正常组织限制剂量

OAR	限制剂量	
	SRT	SRS
视交叉	Dmax < 48 Gy	< 12 Gy
晶状体	< 5 Gy	未规定
视网膜	Dmax < 40 Gy	未规定

如果计划满足目标和限制，则批准该计划并执行。

一旦设置满意，就可以进行治疗。这是通过现有的机载成像设备来确保的。每日设置的变化都会被记录和验证，以确保计划靶区体积（PTV）边界在本病例中是足够的。

放疗计划的比较分析

对于治疗计划的开发，我们对 4 个不同病例的治疗计划进行了随后的分析和比较。这些治疗计划仅用于比较研究，并未应用于患者。使用 6 MV 光子生成放疗计划，使用两个平行对立场（2F）、三场（3F，2 对立和一个 ASO 非共面场）、IMRT、VMAT 和 FSRT。在等中心平面使用 2.5 mm 叶宽的 MLC 来适形叶片开口。对于 2F 和 3F，进行正向计划，首先进行计算，处方剂量是在等剂量上完成的，等剂量包括覆盖目标体积的 95%，考虑 OAR 将接收的剂量。在 IMRT、VMAT 和 FSRT 中，进行逆向计划，用户设置 GTV 和 OAR 的总剂量，治疗计划系统使用迭代方法进行计划，尝试实现设定的目标。GTV 的处方剂量为 45 Gy/25 分割。

案例 1

29 岁女性，因头痛就诊时被诊断出垂体病变，接受了经蝶窦手术治疗。病理检查（HPE）显示为分泌促肾上腺皮质激素（ACTH）的肿瘤。她开始接受激素抑制药物治疗，由于皮质醇水平升高，她在 1 年后被建议接受放疗以治疗残留的肿瘤。

在计划 CT 图像与 MRI 图像配准后，基于 T1 加权 MRI 图像绘制了 GTV。合并 CT 图像绘制的 OAR 包括视交叉、脑干和两侧颞叶。

所有 4 种技术的剂量分布图（常规分割和 CK SRS）如图 14.8 所示。

比较与分析

在分析计划时，可以看出 GTV 的剂量覆盖并没有显著差异。在 2F 计划中，视交叉和脑干的剂量显著降低，而两侧颞叶的剂量比 3F 计划高出 10%。通过添加一个前上方的第 3 个野场，降低了对颞叶的剂量。另一方面，第 3 个野场不理想地增加了对视交叉和脑干的剂量分布，但同时 3F 计划对目标的剂量适形性更好。这是添加第 3 个野场的优点。当将这两种计划与 IMRT 和 VMAT 计划进行比较时，很明显除了目标适形性外，IMRT 或 VMAT 计划还显著减少了视交叉和颞叶的剂量，特别是在 25~40 Gy（即目标剂量的 60%~90%）区域，使 IMRT 或 VMAT 成为首选的治疗方法。

考虑到视交叉的接近性，还生成了一个处方为 12 Gy 的单次分次 SRS 计划，以 CK 为比较对象，可以看出 GTV 的适形性要好得多，因为该系统使用了多个非共面铅笔束。视交叉和脑干的最大剂量分别为 9.9 Gy 和 10.7 Gy，均在 SRS 程序的限值内。如果考虑使用分次 FSRT，GTV 的剂量本可以增加。剂量衰减非常迅速，使颞叶的剂量大大减少。为了便于比较，图 14.9 展示了所有 OAR（除了左侧颞叶，因为左侧和右侧颞叶接受的剂量没有太大差异）和 GTV 的 DVH（剂量体积直方图），这些计划均采用常规分割。

案例 2

64 岁男性，因视觉障碍进行评估时发现鞍区肿块并延伸至鞍上区。患者于 2018 年 7 月接受了经蝶窦切除手术。2018 年 11 月的随访 MRI 显示残留肿瘤压迫视交叉，被建议进行放疗。

比较与分析

如案例 1 分析所述，3F 计划中视交叉和脑干的剂量比 2F 计划高，原因已解释过。两侧颞叶的

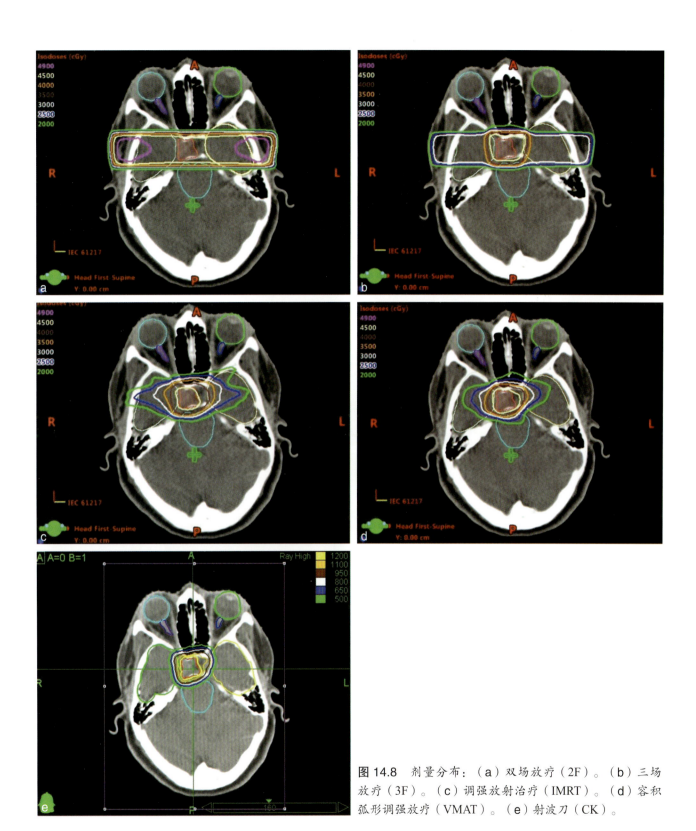

图14.8 剂量分布：(a)双场放疗(2F)。(b)三场放疗(3F)。(c)调强放射治疗(IMRT)。(d)容积弧形调强放疗(VMAT)。(e)射波刀(CK)。

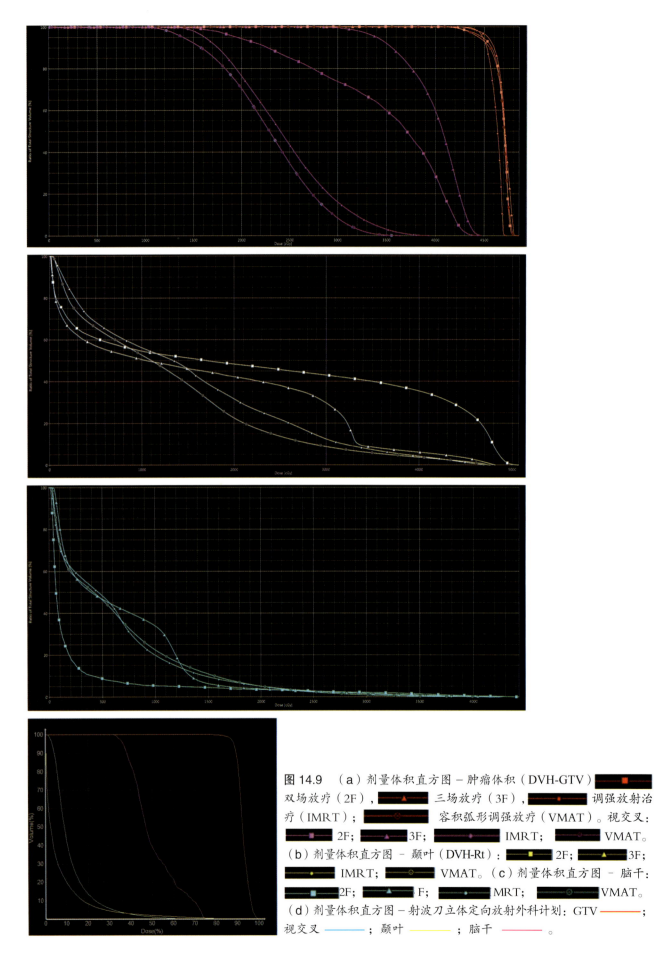

图 14.9 （a）剂量体积直方图 – 肿瘤体积（DVH-GTV）双场放疗（2F），三场放疗（3F），调强放射治疗（IMRT）；容积弧形调强放疗（VMAT）。视交叉：2F；3F；IMRT；VMAT。（b）剂量体积直方图 – 颞叶（DVH-Rt）：2F；3F；IMRT；VMAT。（c）剂量体积直方图 – 脑干：2F；F；MRT；VMAT。（d）剂量体积直方图 – 射波刀立体定向放射外科计划：GTV————；视交叉————；颞叶————；脑干————。

剂量在 3F 计划中也较少（图 14.10a - b）。非常有趣的是，尽管 IMRT 和 VMAT 计划中的目标剂量适形性要好得多（图 14.10c - d），并且显著减少了对颞叶的剂量，但在 15~40 Gy 的剂量范围内和低于 15 Gy 的剂量范围内，IMRT 和 VMAT 计划对颞叶的剂量高于 2F 和 3F 计划（图 14.11a - c）。这是由于使用了多重照野，导致低剂量体积增加，这可能是新发肿瘤的致病因素。因此，选择合适的治疗计划时必须考虑这些因素。

还生成了一个使用 CK 的分次 FSRT 计划进行比较，处方为 25 Gy 分 5 次给 GTV（图 14.10e）。可以看出，剂量适形性要好得多，因为系统大约使用了 150 个非共面铅笔束。视交叉和脑干的最大剂量分别为 24 Gy 和 23 Gy，均在 5 次分次 FSRT 程序的限值内。剂量衰减非常迅速，使颞叶的剂量大大减少（图 14.11d）。

■ **案例 3**

53 岁男性，2004 年被诊断为垂体腺瘤，并接受了手术治疗。2007 年肿瘤复发并再次手术，术后接受了 27 次 48.6 Gy 的放疗，但对正常组织的剂量未知。2017 年 12 月再次发现肿瘤复发，伴有鞍上、鞍旁扩展及沿斜坡后下方扩展，接受减瘤手术，术前视野评估显示左侧颞侧偏盲。

由于病情广泛且为了防止进一步视力丧失，该患者被建议重新接受放疗。该病例的困难在于视交叉无法清楚地与肿瘤区分开，且对先前放疗的细节未知，使情况变得复杂。在与患者及神经外科医生讨论后，决定重新放疗，以防止肿瘤进展并导致失明。但必须记住，放疗引起的视神经病变风险也需要考虑在内。

该病例中适当技术的选择将取决于各技术对视交叉的剂量。

比较与分析

常规分割放疗的剂量分布如图 14.12a - d 所示，CK FSRT 的剂量分布如图 14.12e 所示。需要注意的是，在此病例中，由于视交叉与肿瘤接近，其最大剂量超过了规定的 PTV 剂量。有趣的是，3F 计划中的视交叉剂量比 2F 计划稍低。比较所有的 DVH 可以看出，IMRT 计划中视交叉的最低剂量为 13 Gy，最高剂量为 43 Gy，处方剂量为 45 Gy/25 次（图 14.13a - c）。同样，在 CK FSRT 计划中，视交叉的最低剂量为 21 Gy，最高剂量为 26 Gy，处方为 25 Gy/5 次 PTV（图 14.13d）。这表明，对于这种体积大且靠近视交叉的肿瘤，IMRT 提供了更好的解决方案。至于脑干和颞叶内的剂量衰减，高精度治疗（如 IMRT、VMAT 和 CK）具有相当大的优势。

■ **案例 4**

患者因复发性垂体大腺瘤接受了手术，随后接受辅助放疗。计划采用 VMAT 技术和铅笔束扫描质子束治疗进行辅助放疗，剂量为 45 Gy，分 25 次 [使用 230 MeV 质子束在空气中（等中心处）的束斑尺寸为 3 mm]。

比较与分析

在质子计划和 VMAT 计划的比较中，目标覆盖和视器官剂量没有显著差异。双侧海马体接受的平均剂量显著低于光子计划（质子和光子：左侧 540 cGy vs. 1020 cGy；右侧 710 cGy vs. 1251 cGy）。与 VMAT/ 光子计划相比，双侧颞叶的剂量也较低（图 14.14）。

总体而言，高剂量曲线（至 70 Gy）的等剂量分布差异很小。差异显著增加始于 50% 等剂量线。图 14.15 展示了质子治疗和 VMAT 计划的低剂量（30%）等剂量线。

结 果

对于分泌性和非分泌性肿瘤，10 年生存率都在 95% 左右。然而，放疗的肿瘤控制率在非分泌性肿瘤中更好（80%），而在分泌性肿瘤中则较低（45%）[18-20]。

■ **非分泌性肿瘤**

对于非分泌性肿瘤，肿瘤大小稳定是最常见的反应模式，同时也观察到延迟减小体积。

■ **分泌性肿瘤**

在分泌性肿瘤中，激素正常化是目标，同时也监测肿瘤大小的变化[13]。在一项研究中，库欣病患者放射外科手术后激素正常化率约为 40%，中

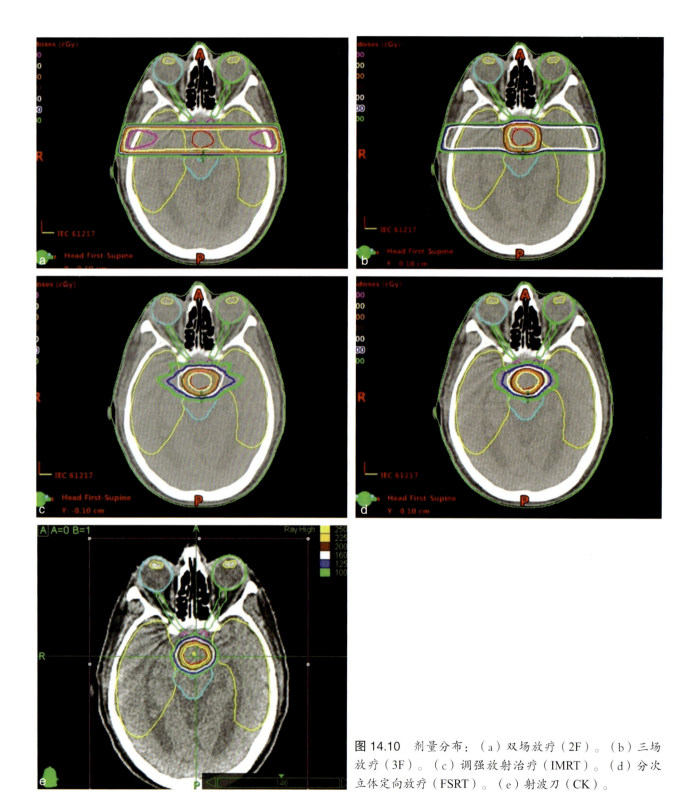

图14.10 剂量分布：（a）双场放疗（2F）。（b）三场放疗（3F）。（c）调强放射治疗（IMRT）。（d）分次立体定向放疗（FSRT）。（e）射波刀（CK）。

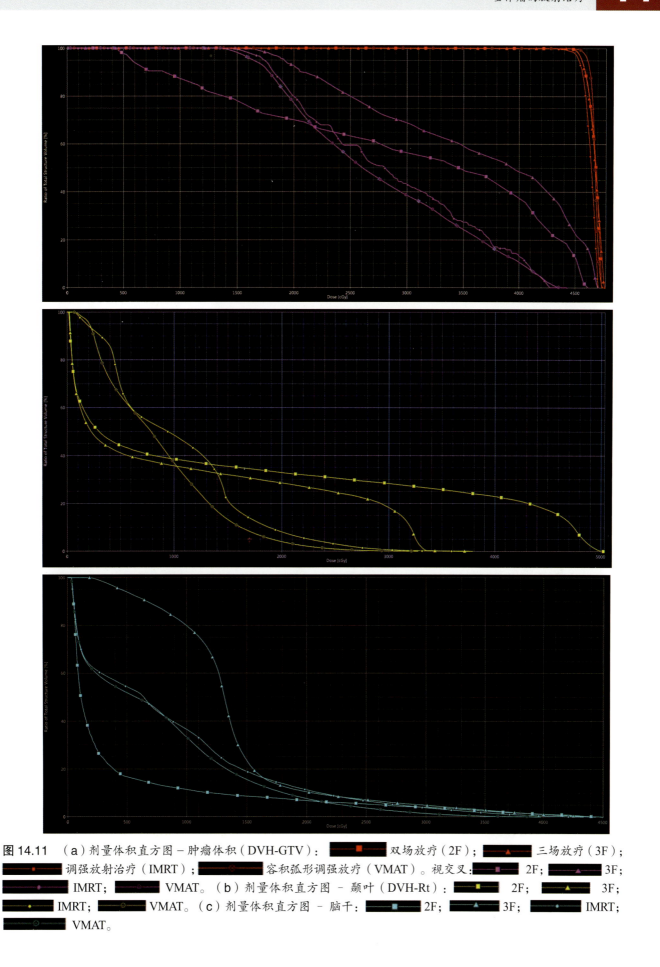

图 14.11 （a）剂量体积直方图 - 肿瘤体积（DVH-GTV）：■ 双场放疗（2F）；▲ 三场放疗（3F）；● 调强放射治疗（IMRT）；○ 容积弧形调强放疗（VMAT）。视交叉：■ 2F；▲ 3F；● IMRT；○ VMAT。（b）剂量体积直方图 - 颞叶（DVH-Rt）：■ 2F；▲ 3F；● IMRT；○ VMAT。（c）剂量体积直方图 - 脑干：■ 2F；▲ 3F；● IMRT；○ VMAT。

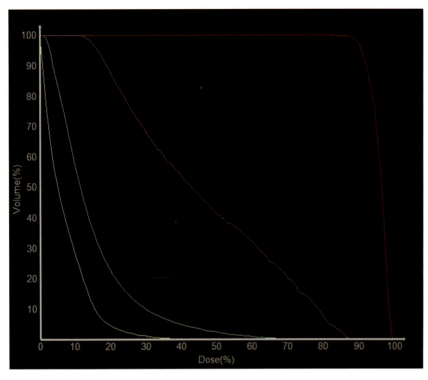

图14.11(续) (d)剂量体积直方图 - 射波刀分次立体定向放疗计划：GTV ———；视交叉 ———；颞叶 ———；脑干 ———。

位随访时间为 22 个月[21-22]。

肢端肥大症：在一项研究中，SRS 后的平均激素正常化时间为 27.5 个月，随访中位时间为 61.5 个月，正常化率为 65.4%[23]。在 Miniti 等人的另一项分析中，5 年时 GH/IGF-1 比值的正常化率为 48%。

催乳素瘤：在 Pan 等人的一项大规模研究中，SRS 后的激素正常化率为 52%。其他一些研究显示正常化率为 25%~35%。但这些都是较小的研究组，随访时间不定[24]。

需要持续进行激素抑制药物治疗，直到垂体激素水平正常化。

不良反应

不良反应包括垂体功能减退、脑血管意外、神经认知缺陷、脑神经和脑损伤，以及继发性恶性肿瘤[25-26]。

垂体功能减退是放疗最常见的不良反应（30%~60%）[20]。研究发现垂体功能减退的发生率与肿瘤大小、技术、既有的激素缺乏症及施加的剂量有关。新发垂体功能减退的发生率约为 10%。SRS 治疗的小肿瘤发生垂体功能减退的概率较低，而在大肿瘤的发生率较高。相比于 SRT，常规技术更容易引起垂体功能减退。垂体柄接受的剂量决定了垂体功能减退的发生。为了防止垂体功能减退，不建议减少剂量，因为这可能会影响肿瘤控制的可能性。

脑血管意外的发生率（5 年为 4%，10 年为 11%，20 年为 21%）与肿瘤剂量和肿瘤的局部扩展有关。放疗可能导致血管硬化，进而引起后续的脑血管意外。一些患者在 SRS 术后发生了颈内动脉闭塞导致的偏瘫，但这也受到多种因素的影响。激素替代治疗的依从性差也会导致血管变化。目前没有具体的数据表明放疗是脑血管意外的直接原因，但在随访中应注意这一点[27-28]。

视神经病变是因视交叉损伤而引起的已知并发症。8~12 Gy 的剂量被认为是安全的。虽然也有在 10 Gy 时出现视力缺陷的报告，但这种情况非常罕见。

以癫痫发作的形式出现的脑损伤已有报道。在接受过分次放疗的病例中，使 SRS 再次照射可能导致颞叶坏死而需要手术。有报告显示下丘脑损伤引起的高热。但这些都是罕见的不良反应，并且在报告的病例中下丘脑的接受剂量较高。

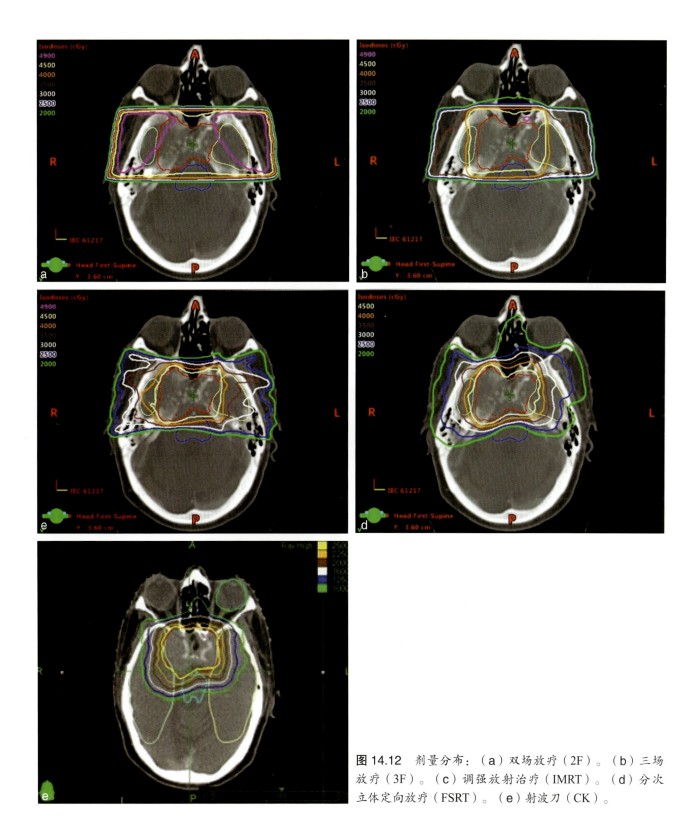

图 14.12 剂量分布：（a）双场放疗（2F）。（b）三场放疗（3F）。（c）调强放射治疗（IMRT）。（d）分次立体定向放疗（FSRT）。（e）射波刀（CK）。

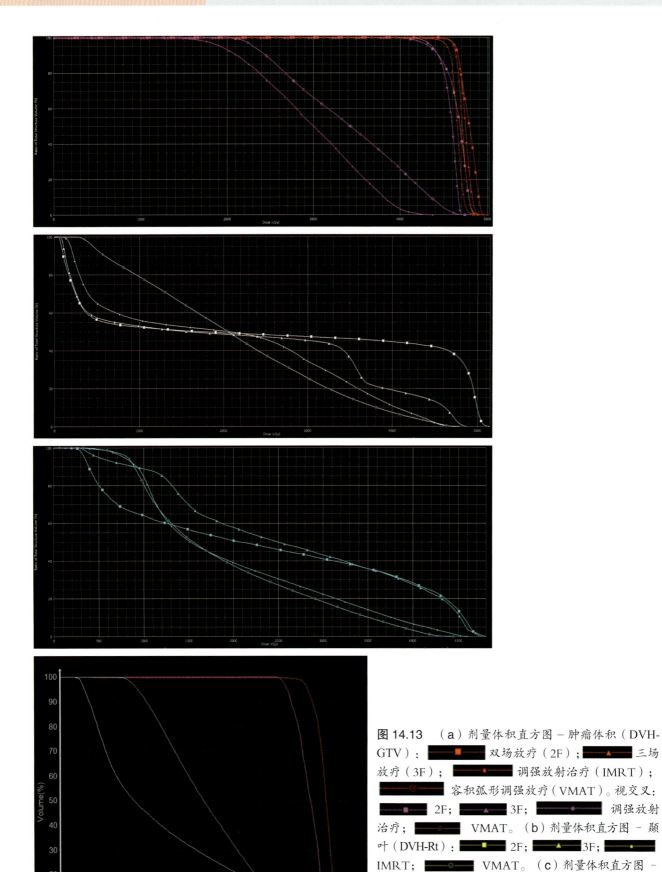

图 14.13 （a）剂量体积直方图－肿瘤体积（DVH-GTV）：▬■▬双场放疗（2F）；▬▲▬三场放疗（3F）；▬■▬调强放射治疗（IMRT）；▬⊗▬容积弧形调强放疗（VMAT）。视交叉：▬■▬2F；▬▲▬3F；▬●▬调强放射治疗；▬⊙▬VMAT。（b）剂量体积直方图－颞叶（DVH-Rt）：▬■▬2F；▬▲▬3F；▬●▬IMRT；▬⊙▬VMAT。（c）剂量体积直方图－脑干：▬■▬2F；▬▲▬3F；▬●▬IMRT。（d）剂量体积直方图－射波刀立体定向放射外科计划：GTV ▬▬▬；视交叉 ▬▬▬；颞叶 ▬▬▬；脑干 ▬▬▬。

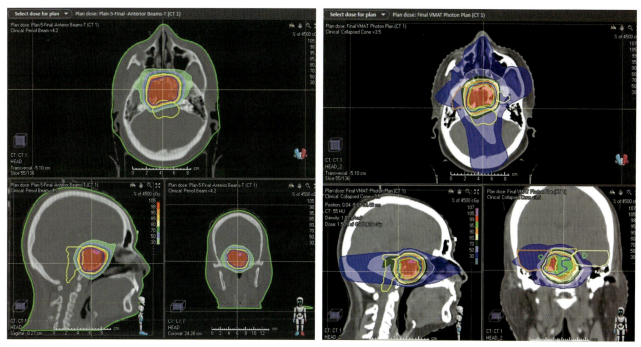

图 14.14 等剂量分布。（a）质子计划。（b）光子 VMAT 计划。

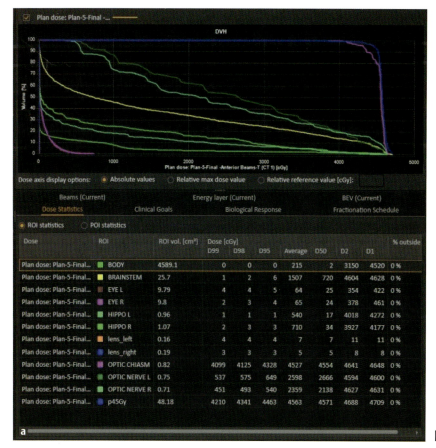

图 14.15 DVH。（a）质子计划。

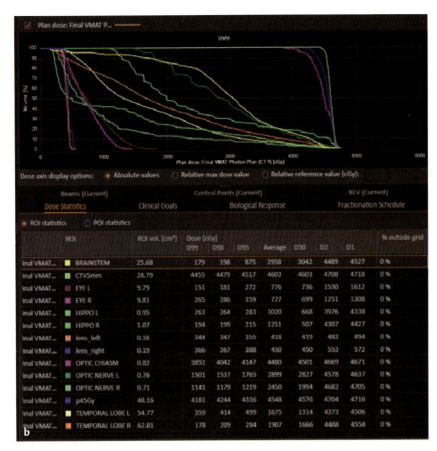

图 14.15（续） （b）光子 VMAT 计划。

随 访

对接受过垂体腺瘤放疗的患者的随访应包括临床、放射学和内分泌学检查。建议在前 2 年每 6 个月进行 1 次随访，之后每年进行 1 次随访。随访评估内容包括神经影像学检查、视野和视力评估及激素检测。若发生垂体功能减退，应强调长期激素替代治疗的必要性（图 14.16）。

结 论

随着技术的进步和病例选择的优化，垂体肿瘤的放疗在这些年发生了很多变化。对于远离视交叉的小肿瘤，可以安全地使用 SRS 治疗。对于体积稍大且靠近视交叉的肿瘤，建议使用 FSRT（常规分割或大分割 SRT）。对于涉及海绵窦、鞍上区肿瘤较大或先前接受过放疗的较大肿瘤，为避免视力障碍，建议使用常规分次放疗。质子束和碳离子治疗是新的技术，可能与较少的继发性恶性肿瘤和晚期毒性有关。充分的放疗前后工作以及影像学、神经学、视力和内分泌随访是必不可少的。

（陈灵朝 译 莫梦燕 审）

参考文献

[1] Heaney AP. Clinical review: Pituitary carcinoma: difficult diagnosis and treatment. J Clin Endocrinol Metab, 2011, 96(12): 3649–3660

[2] Fuller CE, Smith M, Miller DC, et al. Pigmented papillary epithelial neoplasm of the pituitary fossa: a distinct lesion of uncertain histogenesis. Arch Pathol Lab Med, 2001, 125(9): 1242–1245

[3] Loeffler JS, Shih HA. Radiation therapy in the management of pituitary adenomas. J Clin Endocrinol Metab, 2011, 96(7): 1992–2003

[4] Pollock BE, Jacob JT, Brown PD, et al. Radiosurgery of growth hormone-producing pituitary adenomas: factors associated with biochemical remission. J Neurosurg, 2007, 106(5): 833–838

[5] Taussky P, Kalra R, Coppens J, et al. Endocrinological outcome after pituitary transposition(hypophysopexy) and adjuvant radiotherapy for tumors involving the cavernous sinus. J Neurosurg, 2011, 115(1): 55–62

[6] Giantsoudi D, De Man B, Verburg J, et al. Metal artifacts in computed tomography for radiation therapy planning: dosimetric effects and impact of metal artifact reduction. Phys Med Biol, 2017, 62(8):R49–R80

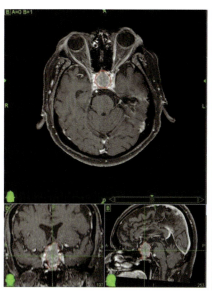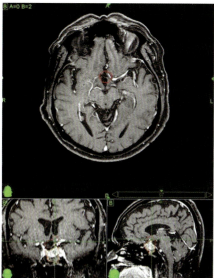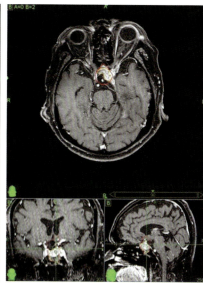

图 14.16 （a）CK 治疗前。（b-c）12 个月后的随访显示肿瘤消退。

[7] van den Bergh ACM, van den Berg G, Schoorl MA, et al. Immediate postoperative radiotherapy in residual nonfunctioning pituitary adenoma: beneficial effect on local control without additional negative impact on pituitary function and life expectancy. Int J Radiat Oncol Biol Phys, 2007, 67(3): 863–869

[8] Syndikus I, Ashley S, Jannoun L, et al. Clinical original contribution. Science, 1994, 30(4): 781–787

[9] Minniti G, Gilbert DC, Brada M. Modern techniques for pituitary radiotherapy. Rev Endocr Metab Disord, 2009, 10(2): 135–144

[10] Adama D, Gar-elnabi MEM, Aliomer A. The advantages of two dimensional techniques (2D) in pituitary adenoma treatment. J Appl Phys, 2014, 5(6): 49–54

[11] Pollock BE, Cochran J, Natt N, et al. Gamma knife radiosurgery for patients with nonfunctioning pituitary adenomas: results from a 15-year experience. Int J Radiat Oncol Biol Phys, 2008, 70(5): 1325–1329

[12] Mitsumori M, Shrieve DC, Alexander E III, et al. Initial clinical results of LINAC-based stereotactic radiosurgery and stereotactic radiotherapy for pituitary adenomas. Int J Radiat Oncol Biol Phys, 1998, 42(3): 573–580

[13] Brada M, Jankowska P. Radiotherapy for pituitary adenomas. Endocrinol Metab Clin North Am, 2008, 37: 263–275

[14] Killory BD, Kresl JJ, Wait SD, et al. Hypofractionated cyberknife radiosurgery for perichiasmatic pituitary adenomas: early results. Neurosurgery, 2009, 64: 19–25

[15] Kennedy WR, Dagan R, Rotondo RL, et al. Proton therapy for pituitary adenoma. Radiat Oncol Biol, 2014, 90(1): S299

[16] Combs SE, Kessel K, Habermehl D, et al. Proton and carbon ion radiotherapy for primary brain tumors and tumors of the skull base. Acta Oncol, 2013, 52(7): 1504–1509

[17] Minniti G, Osti MF, Niyazi M. Target delineation and optimal radiosurgical dose for pituitary tumors. Radiat Oncol, 2016, 11(1): 135

[18] Rim CH, Yang DS, Park YJ, et al. Radiotherapy for pituitary adenomas: long-term outcome and complications. Radiat Oncol J, 2011, 29(3): 156–163

[19] Minniti G, Clarke E, Scaringi C, et al. Stereotactic radiotherapy and radiosurgery for non-functioning and secreting pituitary adenomas. Rep Pract Oncol Radiother, 2016, 21(4): 370–378

[20] Brada M, Ajithkumar TV, Minniti G. Radiosurgery for pituitary adenomas. Clin Endocrinol (Oxf), 2004, 61(5): 531–543

[21] Castinetti F, Nagai M, Dufour H, et al. Gamma knife radiosurgery is a successful adjunctive treatment in Cushing's disease. Eur J Endocrinol, 2007, 156(1): 91–98

[22] Sheehan JP, Xu Z, Salvetti DJ, et al. Results of gamma knife surgery for Cushing's disease. J Neurosurg, 2013, 119(6): 1486–1492

[23] Lee C, Vance ML, Xu Z, et al. Stereotactic radiosurgery for acromegaly. J Clin Endocrinol Metab, 2014, 99(4): 1273–1281

[24] Liu X, Kano H, Kondziolka D, et al. Gamma knife stereotactic radiosurgery for drug resistant or intolerant invasive prolactinomas. Pituitary, 2013, 16(1): 68–75

[25] Sebastian P, Balakrishnan R, Yadav B, et al. Outcome of radiotherapy for pituitary adenomas. Rep Pract Oncol Radiother, 2016, 21(5): 466–472

[26] Minniti G, Traish D, Ashley S, et al. Fractionated stereotactic conformal radiotherapy for secreting and nonsecreting pituitary adenomas. Clin Endocrinol(Oxf), 2006, 64(5): 542–548

[27] Brada M, Burchell L, Ashley S, et al. The incidence of cerebrovascular accidents in patients with pituitary adenoma. Int J Radiat Oncol Biol Phys, 1999, 45(3): 693–698

[28] van Westrhenen A, Muskens IS, Verhoeff JJC, et al. Ischemic stroke after radiation therapy for pituitary adenomas: a systematic review. J Neurooncol, 2017, 135(1): 1–11

索 引

A

鞍膈 6，7，22-24，28，32，43，87，89，152，157，159，164，168，169，173，174，186，187，190，191，197，200，201，205，206，210，211，230，258，263，264，284，313-315，340，341，348，371-374

鞍结节 23

鞍旁扩展 191，266，285，286，292，293，299，299，300，310，311，315，387

鞍旁区域 17，32，86，266，267，281，315，328，339

鞍区－鞍上型颅咽管瘤 152

鞍区阶段 88，200

鞍上扩展 6，45，159，164，175，182，187，197，201，206，265，304，305，316

鞍上区解剖 23

鞍上区域 10，21，23，31，35，42，46，159，160，179，181，189，215，244，265，362

B

补救瓣 67，88

C

垂体柄病变 46

垂体大腺瘤（鞍旁扩展） 299

垂体大腺瘤（鞍上和鞍旁扩展） 315

垂体大腺瘤伴鞍上和右侧鞍旁扩展 191

垂体大腺瘤伴鞍上扩展 164，175，182，187，197，201，206

垂体大腺瘤伴肢端肥大症 114

垂体大腺瘤修正手术（肢端肥大症） 292

垂体结核 135

垂体脓肿 87，107

垂体纤维性病变 121

垂体腺瘤 5，23，31，34，35，40，42，52，86，87，121，159，163，169，266，267，304，340-342，345，347，378，361，377，378，380，382，387，394

垂体增生 34

垂体卒中 35，39-41，55，58，97

唇下经蝶入路 374

D

单鼻孔经鼻中隔经蝶窦切除垂体大腺瘤 344

蒂在后的鼻外侧壁黏膜瓣 74，75

蝶鞍阶段 268，271

蝶窦的气化模式 17

蝶窦后壁 19，22，88，89，107，114，121，351

蝶窦阶段 88，268，270-272，310，320

蝶骨大翼　10，11，13，14，24，362
蝶骨固有韧带　17
蝶骨平台-鞍结节　152，154，211，215，220，225
蝶骨体　10，11，13-15，17，19，21，22，24，28
蝶骨小翼　10，11，13，14，16，22，28

经鞍结节入路　86，160，353
经蝶鞍入路　86，87
经蝶骨平台入路　86，160，353
颈内动脉包裹（360°包裹）　337
巨大实性儿童造釉型颅咽管瘤　349
巨大型垂体瘤　371-373

E
腭瓣　64，81

K
空蝶鞍　23，32，33
眶脑膜韧带　362-364，366
扩大的鼻内镜下经平台经结节入路　353
扩展至左侧蝶窦的垂体大腺瘤　128

F
反向鼻中隔旋转瓣（Caicedo 瓣）　71
非分泌性肿瘤　378，387
分次立体定向放射治疗（FSRT）　382
分泌性肿瘤　35，277

L
累及海绵窦内侧　271，272，332
立体定向放射外科（SRS）　378，381
颅底重建　8，59，63，64，77，79，81，84
颅骨膜瓣　60，64，77-79，84
颅咽管瘤　7，34，35，40-43，52，86，87，152，159，230，231，238，243，251，253，258，265，349，351，367，369，377

H
海绵窦后腔　25
海绵窦阶段　270，271
海绵窦脑膜瘤　328，329
海绵窦上腔　24，25
海绵窦外侧腔　25
海绵窦外分离技术　362
海绵窦下腔　25
海绵窦腺泡细胞癌　320
海绵窦血管瘤　324
海绵窦硬膜壁　371
海绵状血管瘤　324
后床突切除　363

M
面颊肌瓣　81
脑膜瘤　23，24，29，34，42-45，49，86，87，159，211，215，220，225，265-267，270，328，329，353-355，357-359，363，373，377，382

N
内侧视神经颈内动脉隐窝　19-21
内镜下经鼻蝶入路　107，159
内镜下经上颌-翼突入路　270

J
脊索瘤　34，42，46，47，49，86，159，266，267

内镜下中线经蝶入路 268

颞顶筋膜瓣 64，79-81，84，85

O

Onodi 气房 18，19，29

Q

前床突切除 363

前颅底肿瘤的围手术期管理 52，53

前颅底重建 63，84

侵袭性垂体大腺瘤 304

青少年鼻咽血管纤维瘤 266，270，328

R

Rathke 裂囊肿 22，33-35，49，87，141，146，159

S

筛窦阶段 270

筛-翼-蝶入路 268，269

视交叉 11，12，14，19，20，22-24，29，32，34，36，37，43，46，48，49，52，86，159，160，163，164，175，211，215，219，220，225，230，231，235，238，243，248，250，252，265，340，341，344，349，351，354，358，359，361，363，367，370，380，382，384，386，387，389，390，392，394

视神经管 10，11，13，14，19，21-23，43，160，211，213，216，220，223，225，227，230，238，243，265，363

视神经支柱（视柱） 22

T

碳离子治疗 382，394

W

外侧视神经颈内动脉隐窝 18-21

X

下鼻甲黏膜瓣 64，72-74，265

纤维型垂体大腺瘤 169，285

显微镜在垂体瘤手术中的应用 374

岩骨的解剖及前岩骨切除术 363

Y

腰大池引流 56，160

翼内板 11，17，88，270

翼突阶段 270，328

翼突内侧板 14，16，17

翼突外侧板 16，17，79

翼外板 11，16，17

预防性使用抗生素 56

Z

质子束治疗 378，382，387